# 法醫學

前 國立科學搜査研究所 所少
尹　重　鎭　著

고려의학

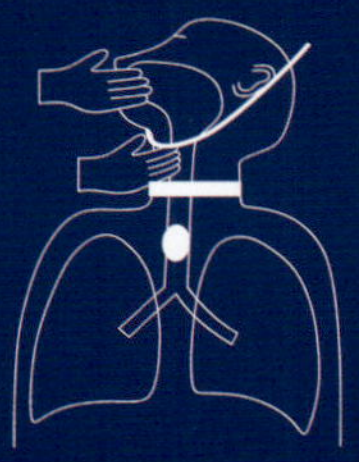

# 法醫學

前 國立科學搜查研究所 所少
尹 重 鎭 著

고려의학

# 서 문

모든 학문은 그 나름대로 가치가 있으므로 이에 경중이 있을 수 없으나 우리나라에서는 의학분야중 유독 법의학만 아직 걸음마 단계에 있다. 그동안 사법해부를 전담하고 있는 국립과학수사연구소에는 몇명 안되는 검시관들이 힘겹게 수많은 변사체를 처리하여 왔으나 이제 다행히 상당수의 전임검시관이 활동하고 있고 금년부터는 부산에 분소를 설치하여 곧 업무를 시작할 예정이다. 그러나 선진제국에 비하여 볼 때는 아직도 그야말로 황무지 상태라고 아니할 수 없는 실정이다.

이러한 이유로는 몇가지를 들 수 있다. 첫째는 검시제도의 취약점이다. 즉 미국의 감찰의(medical examiner)나 영국의 검시관(coroner)과 같이 국민의 죽음을 전적으로 책임지는 제도가 없다. 따라서 우리나라의 제도하에서는 하나의 죽음을 둘러싸고 법의의사 따로, 검사 따로, 판사 따로, 경찰관 따로 판단하고 있는 실정이라고 해도 과언이 아니다. 물론 대부분의 경우에는 그 의견이 일치하나 그야말로 전문적인 판단이 필요할 때는 그 죽음에 대해 아무도 책임을 지지 않으며 이는 저자가 수많이 경험해온 바이다. 둘째는 법의학에 대한 사회적 인식이다. 저자는 직책상 선진제국의 법의학관련기관을 둘러볼 기회가 많은 편이다. 여러나라의 예를 들 것 없이 미국에서는 약 200 만명이 거주하는 지역이라면 대개 7~8 명의 감찰의가 국민의 죽음을 감시하고 있으며 일본에서는 90 여개의 의과대학에 모두 법의학교실이 설치되어 있다. 이는 인간의 죽음은 삶과 마찬가지의 가치를 가진다는 복지국가로서의 의지를 표현하는 것이다. 약 4,300 만 인구에 검시에만 종사하는 의사가 10 여명에 불과하며 30 여개 의과대학중 4 개에만 법의학교실이 있어 의과대학생의 교육을 담당하는 우리나라와는 비교조차 할수 없는 실정이다. 우리나라도 이제 선진국과 복지국가의 대열에 들어서는 시점에서 국민의 죽음에 대하여 더 적극적인 관심을 가져야 할 때라고 생각한다. 셋째는 법의의사에 대한 정책적인 배려이다. 아직까지 이 사회에서 의사가 법의학을 한다면 별난 사람이라고 인식되고 있다. 보수도 별로 안되고 시체만 다루는 의사를 이상하게 보는 것은 당연하다고도 할 수 있다. 그러나 법의학이란 그야말로 사명감을 가지지 않으면 선택하기 어려운 분야이며 법의의사란 국가의 법을 적정하게 운영하는 데 필수불가결한 사람들이다. 따라서 국가적으로 이들에 대한 지원과 육성책이 마련되어야 할 것이다.

동서양을 막론하고 주검을 보기 좋아하는 사람이 있을까마는 검시의 역사가 500 년을 넘는 이 땅에서 이러한 현실이나마 법의학이 명맥을 유지하고 있는 것도 퍽 다행스러운 일이라고 자위해 본다. 의사였던 저자의 선친께서는 의사란 병의 예방과 치료가 그 임무의 전부가 아니라 죽음까지도 책임을 져야 한다고 하셨다. 한 인간이 왜, 무엇 때문에, 어떻게 죽음에 이르렀는가를 밝혀야 할 책임이 의사에게 있다는 뜻이다. 그렇기 때문에 법의학을 두고 '사회의학' 이란 표현을 쓰고 있다. 법의학을 시작한지 30 년이 넘은 지금에야 그 의미를 알 수 있을 것 같다.

저자는 지금까지 선배의 저서로 강의도 했고 학술발표에도 활용해 왔다. 여기에 각종의 문헌을 참고하고 저자의 경험을 덧붙여서 의과대학생, 법의의사를 비롯하여 법조인과 경찰관들에게 인간의 죽음을 판단하는 지침서가 되고 검시에 종사하는 사람들 사이에 이해의 폭을 넓히고자 이 한권의 책을 엮어보았다. 전문서적이기는 하나 이 책 한권이 인간의 죽음에 관심을 가지는 모든 분들에게 도움이 된다면 퍽이나 다행한 일이라고 생각된다. 수록된 내용중 사진은 대부분 국립과학수사연구소에서 해부한 예를 사용하였다. 법의학의 학술용어가 우리나라에서는 아직 정리되지 않은 상태이기 때문에 가급적 지금까지 쓰이던 것을 사용하였으나 저자의 생각에 학술용어로서 합당하지 않다고 생각되는 것은 고쳐보았다. 이는 후일 선학 제위와 동료 그리고 후학들의 매서운 지도편달을 바란다.

끝으로 이 책을 펴내는 데 처음부터 끝가지 모든 노고를 아끼지 않고 도와준 국립과학수사연구소 법의학과장 강신몽 박사와 이한영 검시관을 비롯하여 문헌과 자료수집에 협력하여 준 이원태, 권태정, 최영식, 서중석, 권일훈, 윤순웅 검시관, 표본제작 및 사진촬영에 수고를 아끼지 않은 법의부검실, 병리조직실 및 형사사진실 등 법의학과 직원들에게 진심으로 감사드리며 지대한 관심을 갖고 지켜보아 주신 우상덕 박사와 항상 곁에서 조언을 아끼지 않은 서재관 부장에게 감사드린다. 또한 어려운 여건에서도 이 책의 출판을 흔쾌히 맡아준 고려의학출판사의 최병진 사장께 감사드린다.

# 차 례

## 제 7 장 질식사



## 제 8 장 익 사



## 제 9 장 중독사

## 제 10 장 온도이상



## 제 11 장 감전사, 뇌격사



## 제 12 장 기아사



## 제 13 장 성과 관련된 사망

## 제 14 장 신생아 및 소아의 사망



## 제 15 장 내인성 급사

## 제 16 장 모성사망



## 제 17 장 의료와 관련된 사망

# 제 1 장 죽 음

## I. 죽음이란 ?

### 1. 정 의

인체에 질병과 같은 내인(內因)이 발생하거나 손상과 같은 외인(外因)이 가하여지면 인체내에서는 평형상태(平衡狀態)를 유지하기 위하여 여러가지 생체반응(生體反應)이 일어난다. 그러나 내인 또는 외인이 생명을 유지하기에 부적합한 정도라면 평형은 파탄되고 생명활동(生命活動)이 정지되는 방향으로 불가역적(不可逆的)으로 진행된다. 이러한 과정을 거쳐 생명활동은 결국 영구히 정지하여 소멸되는데 이를 죽음(死, death)이라 한다.

### 2. 과정 (그림1-1)

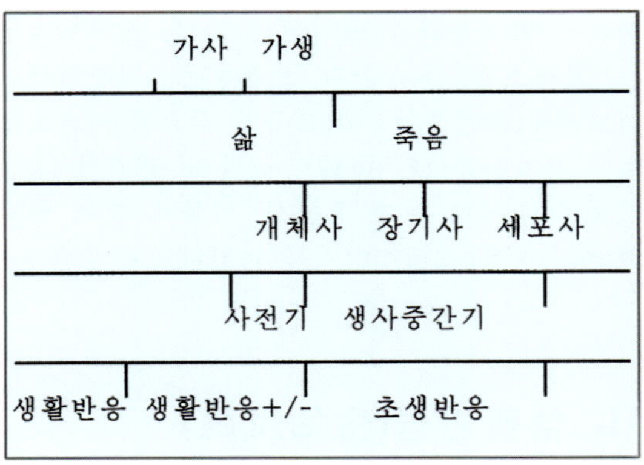


그림 1-1. 삶과 죽음

#### 가. 가사(假死)와 가생(假生)

가사 : 가사(suspended animation 혹은 apparant death)란 생명활동이 극도로 저하되어 객관적으로 생명증후(生命症候, vital signs)를 증명할 수 없는 소위 사망양상태(死亡樣狀態, death-like state)를 말한다.

요가수련자들은 자발적으로 가사상태에 이를 수 있다고 하며 강력한 외력을 받은 직후의 둔마상태(鈍痲狀態), 감전쇼크 또는 수면제나 마약 등 각종 약물중독, 간질, 요독증, 당뇨병 또는 저혈당증에 의한 혼수 등에서 볼 수 있다. 가사는 소생술(蘇生術)에 반응할 수도 있으며 외견상 진정한 사망과 명확히 구별되지 않는 경우가 있으므로 사망을 판정할 때 유의하여야 한다.

가생 : 가생은 빈사(瀕死)라고도 하며 살아있기는 하나 심박동(心拍動) 및 호흡(呼吸)중 어느 하나 또는 양자가 모두 불가역적으로 저하되어 이미 죽음의 과정에 들어선 상태를 말한다. 따라서 소생술에 반응하지 않는다. 가생의 기간을 사전기(死戰期, agonal stage)라고 한다.

#### 나. 개체사(個體死)

개체사(somatic death)란 개체의 사망으로서 그 시점을 언제로 할 것인가에 따라 다음과 같은 설들이 있다.

(1) 심폐사(心肺死)

인체는 많은 장기로 이루어져 있지만 이들중 생명, 즉 죽음과 직접적으로 관련되는 장기는 뇌(腦), 심장(心臟) 및 폐(肺)로서 이들을 3대 생명유지장기(生命維持臟器)라고 한다. 그러나 이들은 서로 독립하여 생명활동을 하는 것이 아니고 서로 연관성을 가지고 있다. 예를 들어 순환기능이 영구히 정지하면 곧이어 중추신경기능과 호흡기능이 정지하며, 호흡기능이 영구히 정지하면 순환기능과 중추신경기능이 정지하게 된다. 이렇게 세 장기의 기능이 모두 영구히 정지한 시점을 심폐사(cardiopulmonary death)라 하며 전통적인 죽음의 개념이다.

(2) 뇌사(腦死)

죽음의 정의는 시대에 따라 큰 변화가 없으며 죽음의 시점에 대하여도 심폐사를 기준으로 하는데 이의가 없었으나 의료의 발달로 말미암아 뇌사(brain death)라는 개념이 주창되었다. 뇌는 대뇌(大腦), 소뇌(小腦) 및 뇌간(腦幹)으로 구성되어 있으며 이중 뇌간은 호흡운동에 관여한다. 따라서 뇌간의 기능이 정지하면 호흡운동은 곧 정지되며 심박동도 자연히 멈추게 된다. 그러나 인공호흡기(人工呼吸器)를 사용하면 폐의 가스교환기능이나 심장의 박동을 계속적으로 유지시킬 수 있기 때문에 뇌 이외의 생명활동을 일정기간 지속시킬 수 있다.

뇌사란 뇌간을 포함한 뇌 전체의 기능이 불가역적으로 정지된 시점을 말하며 인공호흡기에 의하여 심박동과 폐기능이 유지되고 있는 상태를 소위 뇌사상태(腦死狀態)라고 한다. 근래 장기이식(臟器移植)과 생명의 존엄성이란 면에서 제기된 안락사(安樂死) 때문에 각국에서 뇌사를 인정하고 있으며 우리나라에서도 이에 대하여 활발히 논의되고 있다. 그러나 뇌사란 어디까지나 특수한 목적에 국한되는 것일뿐 법의학(法醫學)에서는 심폐사(心肺死)가 개체사(個體死)의 시점이 된다.

식물상태(植物狀態) : 식물상태(persistent vegetative state)는 보통 식물인간(植物人間)이라고도 한다. 이는 뇌간기능의 일부가 살아있는 상태이기 때문에 뇌사와는 다르며 임상적으로 쉽게 감별된다.

(3) 장기사(臟器死)

이미 설명한 바와 같이 생명유지장기중 한 장기의 기능이 영구히 정지하면 나머지 두 장기의 기능은 따라서 정지하므로 세장기중 어느 한 장기가 사멸(死滅)하는 시점이 개체의 사망이라는 개념이 성립할 수 있다. 이를 장기사(organ death)라고 하며 심폐사와 대비(對比)하여 1장기설이라고도 하며 심폐사는 3장기설이라고 한다. 제일 먼저 정지하는 것이 심박동일 때는 심장사(心臟死), 호흡일 때는 폐장사(肺臟死), 중추기능일 때는 뇌사(腦死)라 한다. 그러나 이는 뇌사보다도 항상 앞선 시점이 사망의 시기가 되므로 아직 개체사의 시점으로는 논의의 대상이 되지 않는다.

### 다. 세포사(細胞死)

개체사와 동시에 모든 조직이나 세포의 생명활동이 정지되는 것은 아니며 효소도 기능을 즉시 상실하지는 않는다. 세포사(cellular death)는 모든 세포의 기능이 영구히 정지되는 시점으로서 삶에서 죽음에 이르는 최종단계이며 분자사(分子死, molecular death)라고도 한다.

개체사에서 세포사에 이르는 기간을 생사중간기(生死中間期, intermediate stage of life)라고 하고 이 시기에 일어나는 반응을 초생반응(超生反應, supravital reaction)이라 하며 후술하는 생활반응과 구별하여야 한다. 초생반응에는 조직호흡, 위장관의 연동운동, 기관점막의 섬모운동(纖毛運動), 백혈구의 식균작용(食菌作用), 정자운동(精子運動), 근육의 전기적 혹은 약물적 자극에 대한 흥분성, 약물에 대한 혈관의 수축작용(收縮作用) 등이 있다.

# II. 생활반응(生活反應)

## 1. 정의 및 의의

생전(生前)에 내부 또는 외부로부터 가해진 자극에 대하여 생체로서 반응하여 생긴 현상을 생활반응(vital reaction)이라 한다. 따라서 시체에서 생활반응을 본다면 그 소견은 생전에 이루어졌다는 것을 의미한다.

생활반응은 특히 손상(損傷, injury)을 비롯하여 외인(外因)이 가해진 시점이 생전(生前)인지 사후(死後)인지를 감별하는데 중요한 의의를 지닌다. 손상에서 생활반응을 본다면 외인이 죽기 전에 가하여진 것이므로 사인(死因)이나 사망의 상황과 관련시켜서 해석하여야 하나 생활반응을 보지 못한다면 죽음의 원인과는 거리가 멀어진다.

그러나 사망 직후에 외인이 가하여졌을 때는 사망 직전과 반응이 유사하므로 외력이 가하여진 시점이 생전인지 사후인지 감별하기가 쉽지 않을 때도 많다. 반면 생전에 외인이 가하여졌다 하더라도 사전기(死戰期)가 없거나 극히 짧았을 때 또는 생명활동이 이미 극도로 저하되었을 때에는 생활반응이 매우 경미하거나 없을 수 있다.

## 2. 종 류

### 가. 국소적 생활반응(局所的 生活反應)

국소적 생활반응(local vital reaction)에는 다음과 같은 것들이 있다.

#### (1) 출혈(出血) 및 응혈(凝血)

출혈(hemorrhage)은 가장 대표적이고 중요한 생활반응이다. 생전에 혈관이 파열되면 순환중이던 혈액이 혈압에 의하여 혈관 밖으로 빠져나오는데 이를 출혈이라 한다(그림2-10). 출혈된 혈액은 조직내로 스며들어가며 혈액에서 유래된 섬유소(纖維素, fibrin)는 조직과 치밀(緻密)하게 결합되어 응혈(coagulation)을 형성한다. 따라서 생전의 출혈은 씻거나 닦아도 제거되지 않는다.

그러나 외력(外力)이 생전에 가하여졌다 하더라도 그 정도가 미약하거나 해당부위에 혈관이 없으면 출혈이 일어나지 않는다. 또한 혈관이 파탄(破綻)되는 동시에 강한 압력을 받거나 혈압이 극도로 떨어진 상태라면 출혈량이 극히 적거나 없을 수 있다. 출혈을 육안으로 인정하기 힘들 때는 조직학적 검사를 시행하면 확인할 수 있다.

한편 혈관이 사후에 파탄되더라도 혈액은 혈관 밖으로 유출된다. 그러나 혈압이 없기 때문에 그 양은 생전에 비하여 현저하게 적으며 사후 어느 정도 시간이 경과된 후에 파탄되면 응고능(凝固能)이 없기 때문에 닦으면 쉽게 제거된다.

#### (2) 창구(創口)의 개대(開大) 및 창연(創緣)의 외번(外飜)

개방성 손상(開放性 損傷)이 생전에 형성되면 피부나 근육 등의 연조직(軟組織)내에 있는 탄력섬유(彈力纖維, elastic fiber)가 수축되어 창구는 벌어지고 창연은 외번(extroversion of wound margin)된다(그림1-2). 창구가 벌어지는 정도는 창의 방향과 랑거피부할선(랑거皮膚割線, cleavage lines of Langer)과의 관계가 가장 큰 영향을 미친다(그림1-3). 그외에 창의 크기, 길이 및 깊이 또는 성상물체(成傷物體)

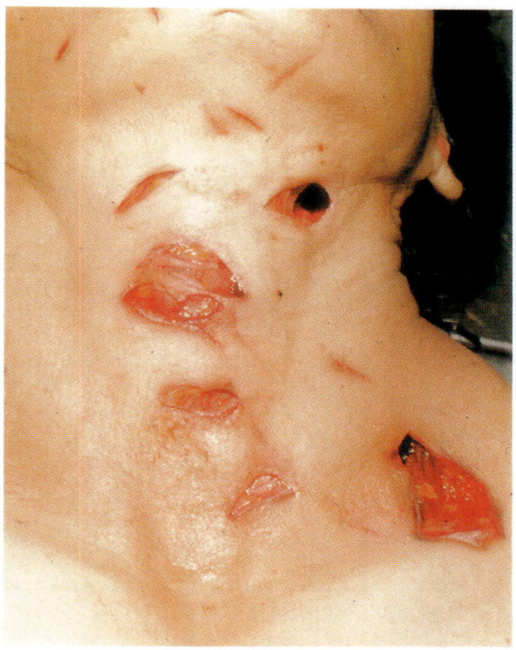

**그림 1-2.** 창연의 외번 및 창구의 개대

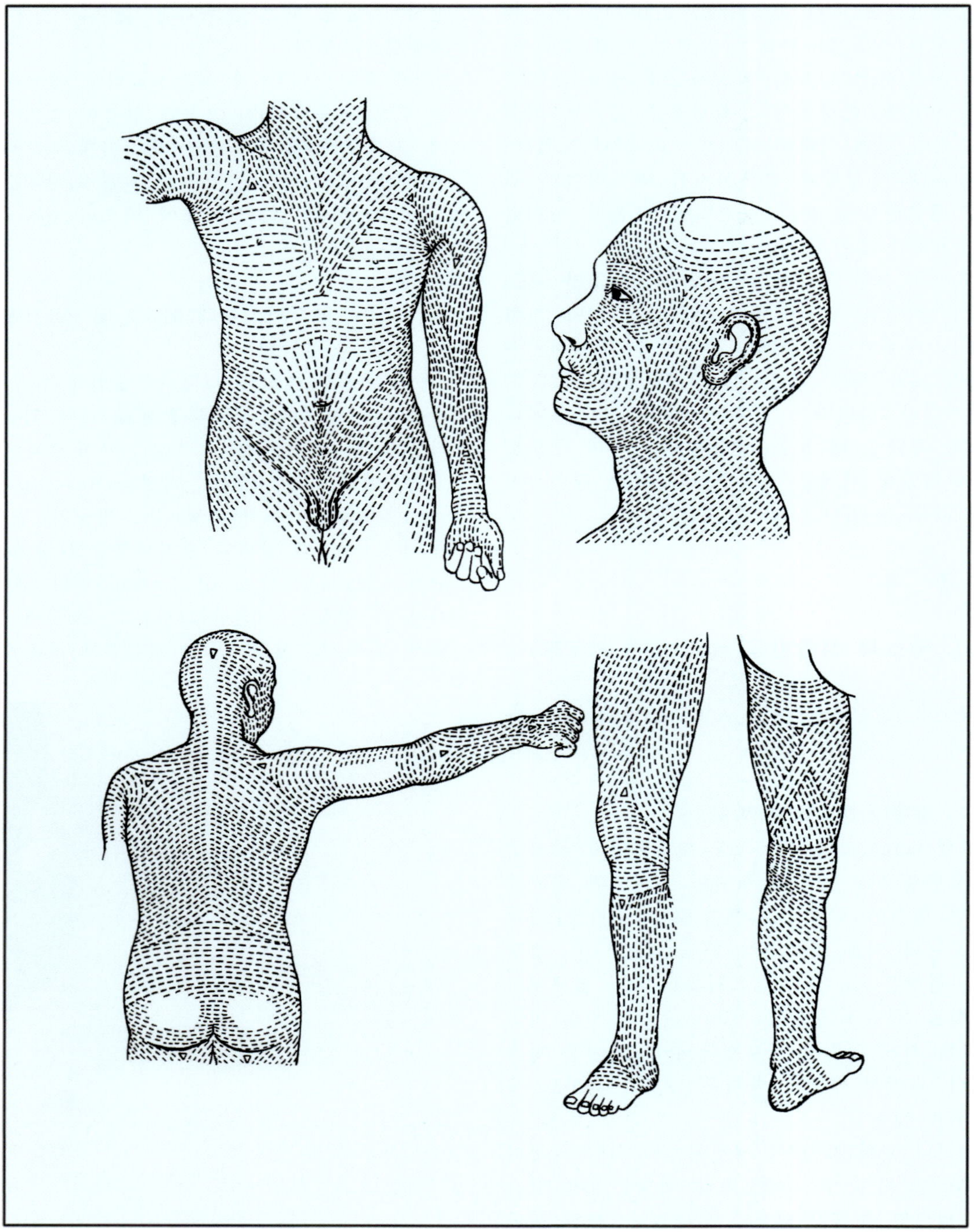

그림 1-3. 랑거피부할선(西村他)

의 종류 등에 의해 달라질 수 있다. 사후에 형성되었을 때는 이러한 소견이 없거나 있다 하더라도 그 정도가 경하다. 그러나 이 소견만으로 생활반응의 유무를 판단하여서는 안된다.

(3) 치유기전(治癒機轉) 및 감염(感染)

섬유아세포 (纖維芽細胞, fibroblast)의 증식이나 육아조직(肉芽組織, granulation tissue)의 생성, 가피(痂皮, crust)의 형성 등 치유기전에 의한 변화를 본다. 감염되면 발적(發赤), 종창(腫脹) 및 화농(化膿) 등의 염증성 변화를 본다(그림1-4).

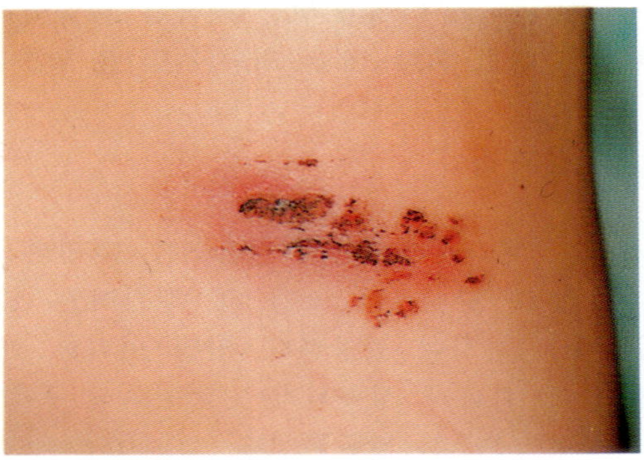

그림 1-4. 가피의 형성 및 발적

(4). 화상(火傷)

화상(火傷, burn)에 의한 홍반(紅斑, erythema)이나 수포(水疱, blister)는 생활반응에 속한다(그림 1-5). 또한 뜨거운 기체를 흡입하거나 액체를 마셨을 때 기도나 상부소화관에서 보는 열변화(熱變化)도 생활반응에 속한다.

(5). 국소적 빈혈(局所的 貧血)

제4장 손상, 중선출혈(47 쪽) 참조.

(6). 압박성 울혈(壓迫性 鬱血)

질식사, 특히 불완전의사, 교사, 액사 또는 압착성 질식사 때 보는 울혈현상도 외력이 가하

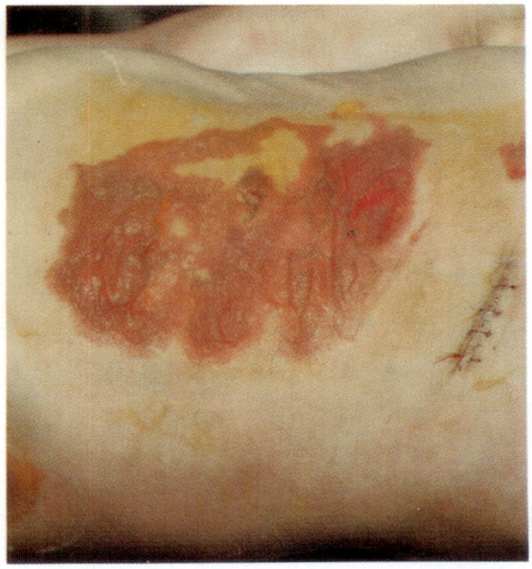

그림 1-5. hot pack에 의한 화상(홍반 및 수포)

여질 당시 혈액순환이 있었다는 근거가 된다(그림1-6).

(7) 흡인(吸引) 및 연하(嚥下)

혈액이나 조직편(組織片) 또는 이물(異物)을 기도내로 흡인하거나 위장관내로 연하하는 것도 생활반응에 속한다(그림 7-44~46 참조). 익사(溺死)시 익수(溺水)나 화재사(火災死)시 매연(煤煙)을 흡입하거나 연하하는 것도 생활반응에 속한다(그림 10-9, 10 참조).

## 나. 전신적 생활반응(全身的 生活反應)

전신적 생활반응(systemic vital reactions)으로는 다음과 같은 것들이 있다.

(1) 전신적 빈혈(全身的 貧血)

생전에 손상이나 질병으로 혈관이 파탄되면 심박동에 의하여 혈관내에 있던 혈액이 체외나 체강(體腔)내로 빠져나오기 때문에 전신적인 빈혈(anemia)이 일어난다.

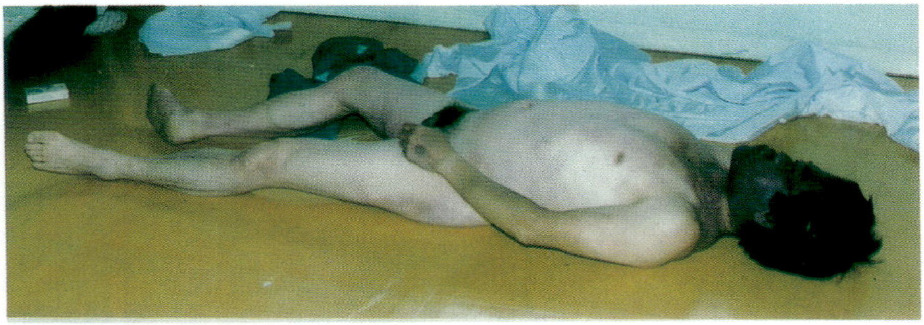

**그림 1-6.** 안면울혈(불완전의사)

(2) 속발성 염증(續發性 炎症)

시간이 상당히 지난 후에 오며 전신적 감염증이 대표적이다.

(3) 색전증(塞栓症)

공기, 지방 및 조직 등 전자(栓子, embolus)에 의한 색전(embolism)은 혈액순환이 있었다는 증거이다(그림4-88~90). 그러나 이들은 모두 간섭현상(干涉現象, artefact)으로 일어날 수 있다. 그외에 양수색전(羊水塞栓)이나 이물색전(異物塞栓) 등이 있다.

(4) 외래물질(外來物質)의 분포(分布) 및 배설(排泄)

전신장기에 플랑크톤(plankton)이 분포하면 물에 들어갈 당시 호흡 및 순환이 있었다는 근거가 된다(그림8-11, 12). 또한 전신장기에 주정(酒精, alcohol)이나 약물이 분포되고 대사후 오줌으로 배설되면 이것도 전신적 생활반응에 속한다. 그외 일산화탄소중독시 일산화탄소헤모글로빈(COHb), 사이안산중독시 사이안헤모글로빈(CNHb), 황화수소중독시 황화메트헤모글로빈(sulfMetHb)이 전신장기에 분포하는 것과 같은 혈색소(血色素)의 변화도 전신적 생활반응이다.

# III. 사인(死因)

## 1. 정의

사인(cause of death)이란 개체를 죽음에 이르게 한 내인(內因) 또는 외인(外因)을 말한다.

## 2. 결정과정

사인은 목격자의 증언, 현장조사, 검안과 해부를 통한 형태학적 소견 및 추가적인 실험결과를 종합하여 판정한다. 만일 이러한 과정 중 어느 하나가 생략되거나 철저하지 못하면 소위 무소견부검(無所見剖檢, negative autopsy)에 빠지게 된다.

### 가. 정보수집 및 현장조사

검시(檢視)의 대상이 되는 죽음은 변시체(變屍體)이므로 죽음에 이르기까지의 과정을 알아내는 데 한계가 있는 경우가 많다. 그러나 이러한 정보를 얻지 못하면 진단에 전혀 이르지 못하는 경우도 있다. 예를 들어 원발성 쇼크(原發性쇼크, primary shock)시 외력을 받았다는 증언이 없으면 진단이 불가능하며 냉온(冷溫)에 노출되었다는 사실을 알지 못하면 저체온사(低體溫死)라는 진단을 주저하게 된다. 따라서 먼저 변사자가 어떠한 상황에서 사망하였는지 목격자나 수사관을 통하여 정보를 얻는 것은 매우 중요하다.

또한 내인성 급사(內因性 急死, sudden and unexpected natural death)는 해부시 보는 형태학적 소견만으로 진단을 내리는 데 한계가 있으므로 가족 또는 친구로부터의 증언이나 치료받은 의료기관으로부터 정보를 얻어야 한다. 또한 유인(誘因)에 대하여 자세히 물어야 하며 발병후 얼마나 급속히 사망하였는지 아는 것은 진단에 큰 도움을 준다.

또한 정보가 없는 상태에서 해부하면 사인이 된 소견을 놓칠 수 있다. 예를 들어 기흉(氣胸, pneumothorax)이나 공기색전(空氣塞栓, air embolism)은 전형적인 해부기법으로는 증명할 수 없으며(그림 4-84, 85, 88) 당뇨병 또는 저혈당성 혼수로 사망하였을 때 특별히 안방수(眼房水)의 glucose 치를 검사하지 않으면 진단이 불가능해진다.

필요하다면 현장조사를 시행할 필요도 있다. 특히 목격자가 없거나 증언을 믿을 수 없을 때 또는 상황이 애매할 때는 현장에 대한 조사는 필수적이다. 예를 들어 의사(縊死)와 위장의사(僞裝縊死) 또는 교사(絞死)를 감별하여야 할 경우 등이다.

### 나. 검안(檢案) 및 해부(解剖)

검안 및 해부시에는 인체의 외부와 내부를 철저히 검사하여야 한다. 외인이 작용하였을 때 뚜렷한 손상을 남기는 경우가 많기는 하나 극히 미세한 손상만 남기는 경우도 허다하다. 예를 들어 어린이의 액사(扼死)시 경부손상(頸部損傷), 비구폐색성 질식사(鼻口閉塞性 窒息死)시 비구부손상(鼻口部損傷), 감전사(感電死)시 전류흔(電流痕), 원발성 쇼크시 흉부좌상(胸部挫傷) 등이 대표적이다. 만일 이러한 소견을 놓친다면 사인은 알 수 없게 된다.

### 다. 검사(檢査)

조직학적 검사와 더불어 세균학적(細菌學的), 생화학적(生化學的) 또는 독물학적(毒物學的) 검사가 필요하다. 사안(事案)에 따라 적절한 검사를 하지 않으면 사인을 알 수 없게 된다.

## 3. 판정

### 가. 하나의 치명적 장애

외인 또는 내인의 어느 하나가 치명적 장애를 일으켜 사인이 되기에 충분하고 그외 사인이 될만한 소견이 없을 때이다. 외인으로는 경막상출혈(硬膜上出血), 심자창(心刺創), 의사(縊死), 충분한 혈중포화도를 보이는 일산화탄소중독(一酸化炭素中毒) 등을, 내인으로는 심근경색증(心筋梗塞症)이나 뇌실질내출혈(腦實質內出血) 등을 예로 들 수 있다.

### 나. 다수의 치명적 장애

사인이 될 수 있는 외인이나 내인이 각각 두개 이상이거나 또는 외인과 내인이 동시에 있을 때에는 다음과 같은 기준하에서 사인을 결정한다.

(1) 사인의 우선(優先)

두개 이상이 모두 치명적이라면 뇌, 심장, 폐와 같은 생명유지장기에 우선을 둔다. 예를 들어 심장총창(心臟銃創)과 간총창(肝銃創)을 본다면 심장총창이 사인이 된다. 그러나 반드시 수상시간(受傷時間)을 고려하여야 한다. 같은 생명유지장기라면 아래에서 설명하는 연립의 개념에 따라야 한다.

(2) 사인의 연립(聯立)

둘 이상의 치명적인 장애를 각각 다른 생명유지장기에서 본다면 복수의 병변(病變) 또는 손상(損傷)을 사인으로 열거하여야 하는데 이를 사인의 연립(coalition)이라 한다. 뇌와 심장에서 동시에 총창을 보는 경우를 예로 들 수 있다.

그러나 내인과 외인을 동시에 갖고 있거나

또는 같은 외인이라 하더라도 시간적 간격이 현저할 때는 연립이라는 개념에서 벗어날 때가 있다. 예를 들어 심장질환이 언제라도 사망할 수 있는 정도이거나 또는 이미 심각한 두부손상(頭部損傷)을 받았다 할지라도 입원가료중 상당시간이 지난 후 심장에 자창(刺創)이 가하여졌다면 심장자창이 사인이 되며 기존의 심장질환이나 두부손상은 사인과 무관해진다. 이를 사인의 개입(介入, intervention) 또는 중단(中斷)이라고 한다.

### 다. 치명적 장애가 없는 경우

(1) 사인의 합동(合同)

내인 혹은 외인에 의한 2 개 이상의 장애를 보며, 그 어느 것도 사인(死因)이 되지 못하나 이를 합쳐서 사인이 될 수 있을 때는 사인의 합동(concert)이라고 한다.

여기서 고려하여야 할 것은 소위 사인의 촉진(促進, acceleration)이라는 개념이다. 예를 들어 뇌동맥류(腦動脈瘤)가 외력에 의하여 파열된 경우, 폐질환이 있는 상태에서 일산화탄소를 흡입하여 사망에 이른 경우, 손상(損傷)과 약물중독(藥物中毒)을 같이 보는 경우 등이다. 이때에는 어느 것이 더 사망에 기여하였는가 판단하여야 한다. 즉 어느 한쪽이 사인이 되기에 충분하고 다른 쪽이 사망에 기여하지 않았을 것으로 판단된다면 문제되지 않으며 양자(兩者)가 비슷한 정도로 기여하였다면 사인의 합동으로 처리하면 된다. 그러나 양자가 모두 사망에 기여는 하였으나 정도의 차가 현격하다면 경한 쪽이 촉진인자(促進因子)가 된다.

특히 외인과 내인이 같이 있을 때는 시간적 관계, 내인의 종류에 따라 그 인과관계(因果關係)의 유무를 고려하고 또 양자의 경중(輕重)을 판단하여야 하나 실제로는 매우 곤란할 때가 많다.

(2). 추정(推定) 및 사인불명(死因不明)

현대의학이란 완벽한 것이 아니기 때문에 해부(解剖)를 비롯한 철저한 사후조사를 통하여도 사인이 애매하거나 또는 사인을 전혀 알 수 없을 때도 있다. 이 때는 사인을 추정하는 정도로 그치거나 사인불명으로 처리하는 수 밖에 없다. 물론 최대의 주의와 세밀한 검사를 통하여 사인을 밝히도록 하여야 함은 마땅하나 어떠한 소견을 독단적으로 또는 과도하게 해석하여 사인을 결정하면 커다란 과오를 범할 수 있다는 것을 명심하여야 한다.

예를 들어 신선한 시체에서 일산화탄소헤모글로빈포화도가 30 % 에 불과하나 기존질병을 증명할 수 없을 때, 수중시체(水中屍體)이지만 익사의 소견도, 그외 사인이 될만한 내인이나 외인도 증명하지 못한다면 각각 일산화탄소중독사 또는 익사를 추정하는 정도에 그칠 수 밖에 없다. 또한 내인사에서도 어떠한 장기에 질병이 있기는 하나 그 정도가 사인이 될 정도가 아니라고 판단되며, 그외의 장기에서도 사인이 될만한 소견을 보지 못한다면 사인을 단정할 수 없는 것이다.

또한 뇌진탕(腦震탕), 심진탕(心震탕), 특이체질, 청장년급사증후군, 영아급사증후군, 원발성 쇼크 등은 사망에 이른 경과를 모른다면 진단에 이를 수 없는 것이며 부패는 사인불명례의 가장 큰 비중을 차지한다.

## IV. 사망(死亡)의 종류(種類)

사망의 종류(manner of death)란 사인이 어떻게 또는 누구에 의하여 초래되었는지를 말하며 다음과 같이 분류한다.

### 1. 내인사(內因死)

제15장 내인성 급사, 정의(237 쪽) 참조.

### 2. 외인사(外因死)

외인사(unnatural 혹은 violent death)란 죽음

이 외인 단독에 의하여 일어나거나 또는 기존 질병이 있는 상태에서 외인이 가하여져 죽음이 앞당겨진 것을 말한다. 외인사는 죽음에 이르게 한 행위자(行爲者) 및 그 의사(意思)에 따라 다음 3 가지로 구분한다.

### 가. 자살(自殺)

스스로 죽을 의사(意思)를 가지고 자기의 행위에 의하여 죽음에 이르는 것을 자살(suicide)이라 한다. 죽을 마음을 가지고 목을 맨다든지, 물에 뛰어든다든지 혹은 독물을 먹는다든지 하여 사망하는 것을 예로 들 수 있다.

현시성 자살(顯示性 自殺, exhibitional suicide)이란 죽을 의사는 없었으나 타인의 관심을 끌기 위한 자기의 행위에 의하여 죽음에 이르는 경우이다. 즉 부모나 애인의 관심을 끌기 위하여 수면제를 복용하였는데 과량으로 사망하는 등이 이에 속한다. 사고사로 분류할 수도 있다.

### 나. 타살(他殺)

법적으로는 가해자의 의사에 따라 살인(영아살해, 촉탁 및 승낙살인, 위계에 의한 살인 포함), 상해치사, 과실치사(업무상 과실치사 포함), 유기치사 등으로 세분하고 있으나 법의학에서는 고의(故意)나 과실(過失)에 관계 없이 타인의 행위에 의한 모든 죽음을 타살(homicide)로 분류한다.

### 다. 사고사(事故死)

죽을 의사가 없었던 자신의 행위에 의한 죽음과 타인의 의사와 행위가 전혀 개입되지 않은 죽음을 사고사(accidental death)라 한다. 예를 들어 지진이나 낙뢰와 같은 천재, 산업재해, 수영중 익사 등을 예로 들 수 있으며 재해사(災害死)라고도 한다. 교통사고나 의료사고와 같이 죽일 의사가 없었다 하더라도 타인의 행위가 사망의 직접적인 원인이 되었다면 법의학에서 타살로 분류한다.

### 라. 불상(不詳)

외인에 의하여 사망하였으나 외인이 누구에 의하여 어떻게 작용하였는지 알 수 없을 때는 불상(undetermined)이라고 한다.

## 3. 불명(不明)

사인은 물론 내인사인지 외인사인지 조차 구별할 수 없는 경우는 불명(unknown)이라 한다.

변사(變死) : 변사(unusual death)란 법률용어로서 외인사는 물론 내인사라도 하더라도 내인사라고 확인되기 이전의 모든 죽음을 말한다.

# 제 2 장 시체현상(屍體現象), 사후경과 시간(死後經過時間)

죽음과 동시에 생명활동이 정지되므로 시체에는 자연의 법칙에 따른 여러가지 변화가 나타나는데 이를 시체현상(postmortem changes) 또는 시체변화(屍體變化)라고 한다. 초기에 나타나는 현상들은 체온하강(體溫下降), 혈액침하(血液沈下), 시체경직(屍體硬直) 및 건조(乾燥) 등 주로 물리학적 변화로서 이를 조기시체현상(早期屍體現象, early postmortem changes) 또는 초기시체현상(初期屍體現象)이라고 한다.

이어 만기시체현상(晩期屍體現象, late postmortem changes)이 나타난다. 조기시체현상이 주로 물리학적 변화로서 시체의 형태는 유지되는데 반하여 만기시체현상은 물리학적 변화와 더불어 미생물학적, 효소학적 및 화학적 변화에 의하여 시체가 분해(分解) 또는 붕괴(崩壞)되는 현상이다. 만기시체현상은 후기시체현상(後期屍體現象)이라고도 하며 자가융해(自家融解)와 부패(腐敗)로 구분한다. 그러나 조기시체현상이 충분히 발현되기 전에 만기시체현상이 시작되는 경우도 많으므로 양자를 시기적으로 명확하게 구분하기는 어렵다. 시체를 냉동(冷凍)시키면 부패가 일어나지 않는다.

특수한 조건하에서는 정상적인 분해가 일어나지 않고 미이라화, 시랍화(屍蠟化) 및 시태침연(屍胎浸軟) 등 특수한 시체변화가 일어날 수 있는데 이를 이상시체현상(異常屍體現象, unusual postmortem changes)이라고 한다.

시체현상은 사후경과시간(time-since-death)의 추정을 비롯하여 사인(死因)을 밝히는데 도움을 주지만 여러가지의 간섭현상(干涉現象, artefacts)이 동반될 수 있으므로 그 해석에 주의를 요한다.

## I. 체온하강(體溫下降)

### 1. 발생기전

생명활동이 중지되면 체내에서 열을 생산하는 화학적 현상은 정지되나 복사(輻射) 및 전도(傳導) 등 체열을 방산하는 물리학적 현상은 계속된다. 따라서 시체의 체온은 시간이 경과할수록 떨어져(body cooling 혹은 algor mortis) 결국 주위의 온도와 같아진다. 때로는 수분이 증발되어 피부는 주위의 온도보다 더 차가와질 수도 있다.

### 2. 영향인자

#### 가. 환경(環境)

시체가 놓여있는 환경에 따라 체온이 하강되는 정도가 달라진다. 온도가 가장 큰 영향을 미치며 습도가 낮을수록, 통풍(通風)이 좋을수록 수분이 빨리 증발되므로 하강의 속도는 빠르다. 또한 강우(降雨)나 시체가 놓여있는 바닥의 온도에 의하여도 영향을 받는다.

#### 나. 개인차(個人差)

연령, 성별, 영양상태 및 착의의 상태 등에 의하여도 좌우된다. 어린이나 노인은 청장년보다, 남자는 여자보다, 마른 사람은 비만한 사람보다, 옷을 적게 입은 사람은 많이 입은 사람보다 빨리 하강한다.

### 3. 사후경과시간

**표 2-1.** 기온과 사후경과시간에 따른 체온하강의 정도 (齊藤, 平懶)

| 사후경과시간 / 기온(℃) | 0~5 | 5~10 | 10~15 | 15~20 | 20~30 | 30~40 | 40~ |
|---|---|---|---|---|---|---|---|
| 3 ~ 5 | 2.00 | — | 0.95 | 0.85 | 0.79 | — | 0.60 |
| 6 ~ 8 | 1.81 | 1.10 | 0.82 | 0.77 | 0.74 | 0.61 | 0.48 |
| 9 ~ 11 | 1.78 | 1.05 | 0.78 | 0.72 | 0.69 | 0.58 | 0.46 |
| 12 ~ 14 | 1.30 | 0.92 | 0.66 | 0.62 | 0.58 | 0.52 | 0.40 |
| 15 ~ 17 | 1.17 | 0.86 | 0.63 | 0.57 | 0.53 | 0.45 | 0.39 |
| 18 ~ 20 | 1.06 | 0.63 | 0.55 | 0.52 | 0.48 | 0.39 | 0.31 |
| 21 ~ 23 | 0.67 | 0.52 | 0.48 | 0.46 | 0.42 | 0.34 | 0.28 |
| 24 ~ 26 | 0.57 | 0.47 | 0.40 | 0.37 | 0.33 | 0.27 | 0.16 |
| 27 ~ | 0.51 | 0.35 | 0.33 | 0.31 | 0.26 | 0.20 | — |

이와 같이 체온하강에 영향을 미치는 인자가 매우 다양하여 사후경과시간을 추정할 때에는 이러한 인자를 모두 고려하여야 하므로 그 정확성에는 논란의 여지가 많다. 더우기 열성 질환(熱性 疾患)이나 경련성 질환(痙攣性 疾患)으로 사망하였을 때는 사망 당시의 체온이 정상보다 높으며 저체온사(低體溫死)일 때는 정상보다 매우 낮아지므로 사후경과시간을 추정하는데 혼돈을 초래할 수 있다. 그러나 일반적으로 사후 얼마되지 않았다면 체온하강의 정도가 사후경과시간을 추정하는 데 중요한 역할을 하는 것은 부인할 수 없다. 대개 사후 1 시간내에는 체온의 변동이 없다고 한다.

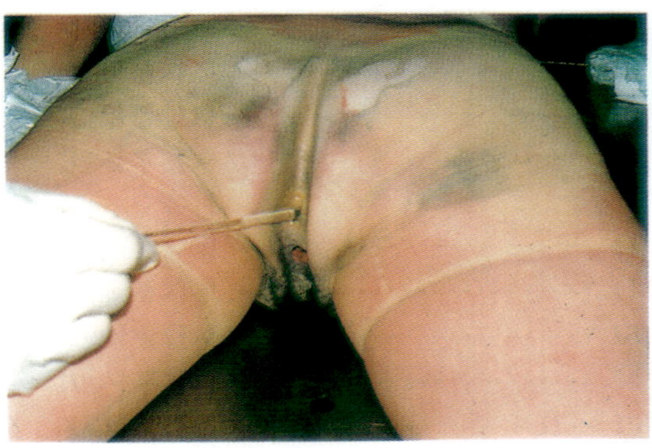

**그림 2-1.** 직장내온도 측정

직장내온도(直腸內溫度)는 다른 부위에 비하여 가장 안정되어 있으므로 체온의 기준으로 삼는다(그림 2-1). 직장내온도가 하강하는 속도도 여러가지의 통계가 있으나 실제적으로는 같은 조건하에서도 상당한 차이를 보이므로 시체 및 주위환경을 변화시키지 않은 상태(옷을 벗기거나 실내라면 문을 여는 등)에서 30분내지 1 시간의 일정한 간격을 두고 3 회 이상 측정하여 역산하는 방법이 가장 유용하다. 동경감찰의무원(東京監察醫務院)의 보고에 의한 기온과 사후경과시간에 따른 체온하강의 정도는 표 2-1 과 같다.

# II. 혈액침하(血液沈下) 및 시반(屍斑)

## 1. 발생기전

생전에는 적혈구(赤血球)가 혈류를 따라 순환하나 사후에는 혈액순환이 정지됨에 따라 적혈구도 정지한다. 따라서 사후에 일정한 자세를 계속적으로 취하고 있으면 미세한 적혈구도 중력에 의하여 혈관을 따라 점차 낮은 곳

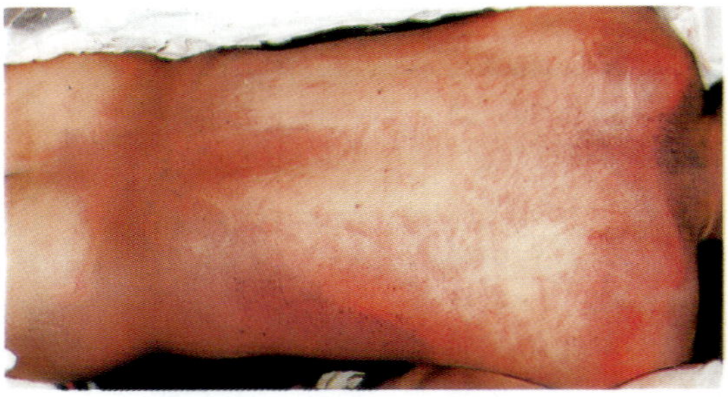

그림 2-2. 정상적인 시반

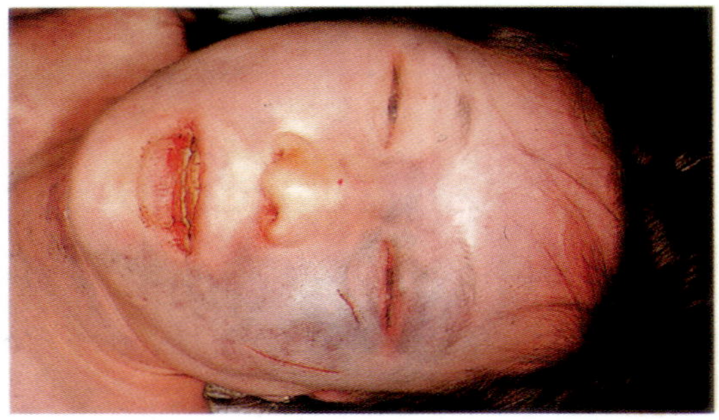

그림 2-3. 복와위에서 물체에 압박된 코와 입 주위는 시반이 결여됨.

으로 흘러내려 시체 아래쪽의 모세혈관에 모인다. 이러한 현상을 혈액침하(hypostasis)라 한다. 혈액침하는 시체의 외표(外表) 및 내장(內臟)에 모두 일어나며 외표에서 보이는 것을 특히 시반(postmortem lividity 혹은 livor mortis)이라고 한다. 검시(檢屍)에서는 시반이 중요하므로 이를 중심으로 설명하기로 한다.

색깔 : 시반이란 시체의 혈액 색깔이 피부를 통하여 나타나는 것이다. 시체의 혈액은 일반적으로 정맥혈과 같은 암적색(暗赤色)을 띠는데 이는 사후에도 조직호흡이 계속되어 혈중에 대량의 이산화탄소헤모글로빈(CO2Hb)이 형성되기 때문이다. 따라서 정상적인 시반은 암적색(暗赤色)을 띤다(그림 2-2).

발현부위 : 시반은 원칙적으로 시체가 취하고 있는 체위(體位)의 아래쪽에 나타난다. 따라서 시체가 앙와위(仰臥位, supine 혹은 face-up position)를 취하면 등쪽, 즉 목덜미나 등, 허리, 팔다리의 뒷쪽에 나타난다(그림 2-2). 반대로 복와위(腹臥位, prone 혹은 face-down position)를 취하면 배쪽, 즉 얼굴, 가슴, 배 및 팔다리의 앞쪽 등에 나타난다(그림 2-3). 그러나 아래쪽이 좁으면 옆쪽에도 나타날 수 있는 데 이러한 현상은 상박부에서 흔히 보며 유동혈(流動血)이 풍부하면 흉복부의 옆쪽에도 나타난다.

그러나 체위의 아래쪽이라 하더라도 지면(地面) 또는 물체에 의하여 압박되면 혈액이 모세혈관안으로 흘러들어가지 못하므로 시반이 나타나지 않는다. 앙와위라면 견갑부나 둔부, 복와위라면 안면부의 일부, 흉복부 및 대퇴부의 중앙에는 시반이 나타나지 않는다(그림 2-3). 따라서 발견 당시의 체위에 합당하지 않은 시반을 보거나 나타날 부위에 결여되었다면 이는 사망 당시의 체위를 변경(變更)하거나 시체

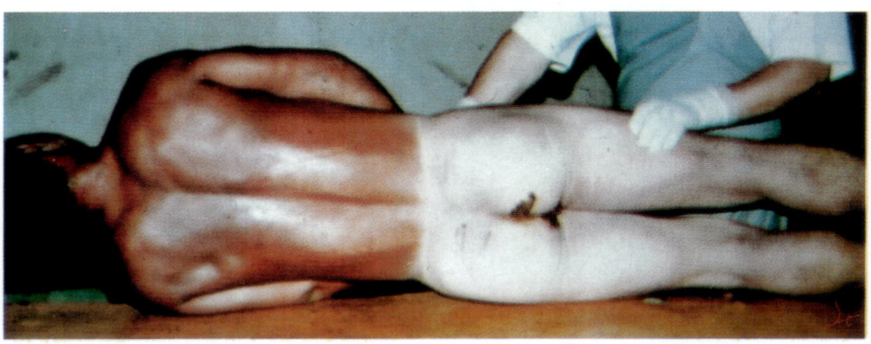

그림 2-4. 스타킹 착용으로 인하여 하반신에는 시반이 결여됨(국방부과학수사연구소)

를 이동(移動)하였다는 근거가 된다. 어떤 물체에 눌렸을 때는 작용면과 동일한 형태로 시반이 나타나지 않는 것을 본다(그림 2-4). 피하연부조직 및 내장에도 사후 취한 자세의 아래쪽에 혈액이 침하되는데 출혈, 염증 및 울혈 등의 생활반응(vital reaction)으로 오인할 수 있으므로 주의를 요한다(그림 2-5).

## 2. 영향인자

### 가. 속도 및 강약

유동혈(流動血)이 많을수록 적혈구의 이동성이 크기 때문에 시반은 빠르고 강하게 나타난다. 따라서 급사나 질식사에서 가장 빠르고 뚜렷하며 때로는 일혈점(溢血點)을 형성하는데 이를 Tardieu's spots이라 한다(그림 2-6). 반면 병적 빈혈이나 외상으로 인하여 실혈되면 유동혈이 적거나 없기 때문에 시반은 느리고 약하게 발현된다. 또 중간에 시체의 체위를 변경시키면 시반의 발현이 늦어지며 수중에서와 같이 끊임없이 체위가 변할 때에는 생기지 않을 수도 있다.

### 나. 색 깔

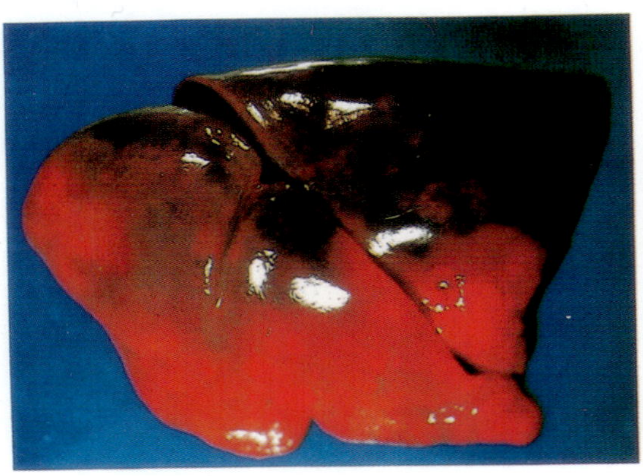

**그림 2-5.** 폐의 혈액침하(若杉)

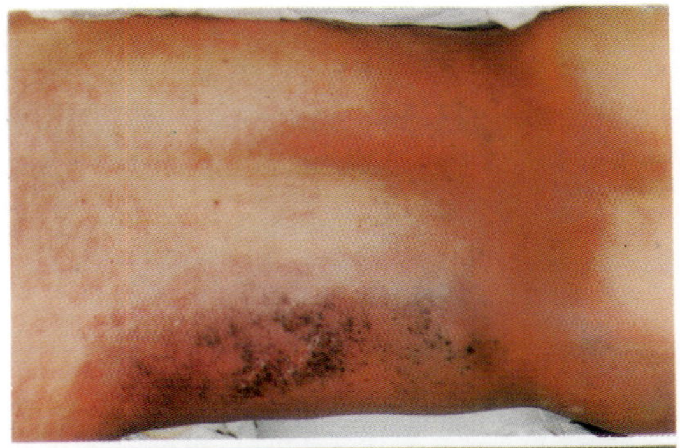

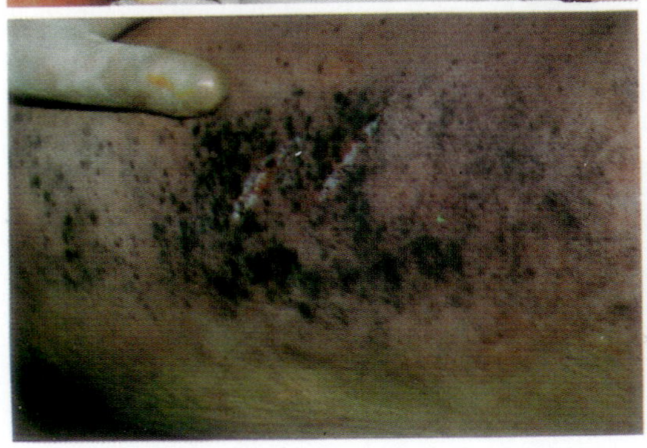

**그림 2-6.** Tardieu's spot을 동반한 시반

(1) 선홍색(鮮紅色)

익사(溺死) 또는 저체온사(低體溫死)와 같이 차가운 곳에서 사망하거나 사망후라도 냉장고 등 차가운 곳에 둔 경우, 또한 일산화탄소나 사이안산 중독으로 사망한 때는 시반이 선홍색을 띤다(그림 2-7). 자세한 것은 각항에서 설명하기로 한다.

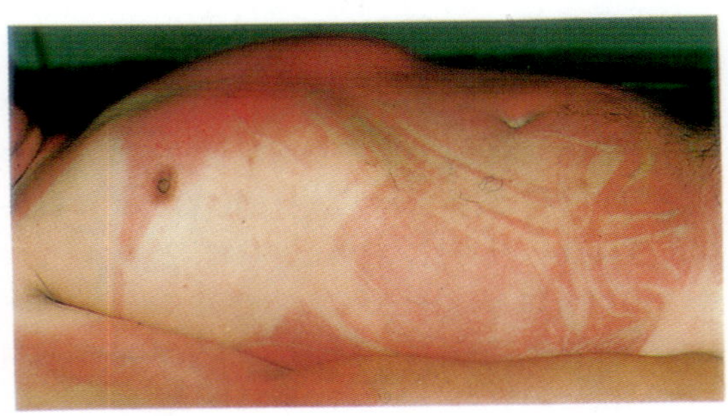

**그림 2-7.** 일산화탄소중독에서 보는 선홍색 시반

(2) 갈색조(褐色調)

메트헤모글로빈(MetHb)을 형성하는 독물중 염소산칼륨(potassium chlorate)나 아질산소다(亞窒酸소다) 등의 중독 때는 MetHb의 색으로 인하여 시반은 암갈색(暗褐色) 또는 황갈색(黃褐色)이나 쵸코렛색과 같은 갈색조를 띤다.

(3) 녹색조(綠色調)

황화수소(黃化水素, hydrogen sulfide)가스 중독 때는 황화메트헤모글로빈이 형성되어 시반은 녹갈색(綠褐色)을 띤다(그림 2-8). 부패(腐敗)시 보는 변색(變色)과 같은 기전이다.

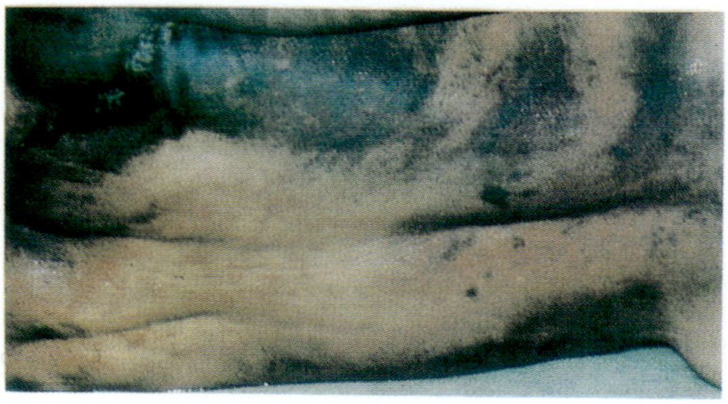

그림 2-8. 황화수소중독시 보는 녹색조의 시반(若杉)

## 3. 사후경과시간

### 가. 발현정도

빠르면 사후 30 분경에 나타날 수도 있으나 일반적으로 2~3 시간쯤 지나 적자색(赤紫色)의 점상(點狀)으로 출현한다. 시간이 지나면서 서로 융합하여 점차 뚜렷해지며 4~5 시간이 되면 암적색(暗赤色)의 반상(斑狀)으로 나타난다. 12~14 시간이 되면 전신에 강하게 출현되며 14~15 시간에서 최고조(最高潮)에 달하여 부패가 시작될 때까지 그 상태를 유지한다. 부패되면 시반이 있었던 부위와 없었던 부위가 구분되지 않는다.

### 나. 퇴색(褪色) 및 전위(轉位)

사후 약 10 시간이 지나면 자가융해로 용혈(溶血, hemolysis)이 일어나 혈관벽은 혈색소에 의하여 염색되어 침윤성 시반(浸潤性 屍斑, infiltrative postmortem lividity)을 형성한다. 침윤성 시반이 형성되기 전에 압력을 가하면 혈관내의 혈액은 밀려나기 때문에 시반은 퇴색하거나 엷어지며 그 정도는 사후경과시간을 추정하는데 중요한 근거가 된다. 사후 4~5시간 이내라면 완전히 소멸된다(그림 2-9).

같은 이치로 사후 4~5 시간 이내에 체위를 변경시키면 변경된 체위의 아래쪽에 시반이 다시 형성되고 먼저 나타났던 곳에서는 소멸된다. 이러한 현상을 시반의 전위(shiftening of postmortem lividity)라고 한다.

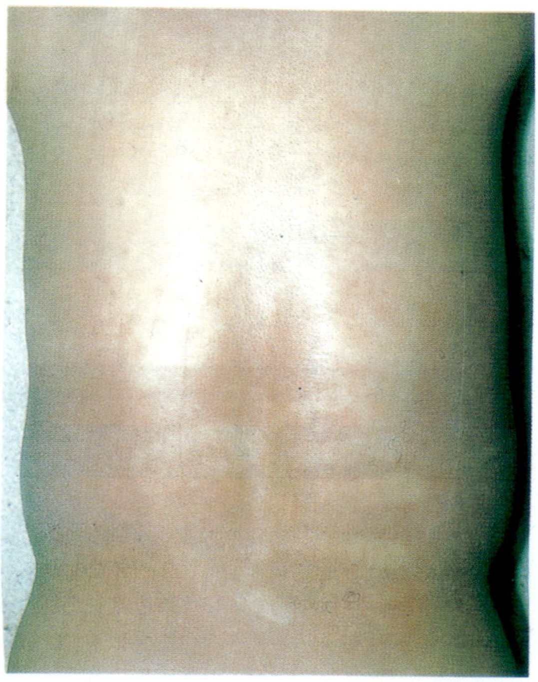

그림 2-9. 시반의 퇴색(若杉)

### 다. 재형성(再形成) 및 고정(固定)

일단 침윤성 시반이 형성되면 체위를 변경시켜도 소멸되지 않으며 시간이 그리 오래 경과되지 않았다면 남아있는 유동혈에 의하여 변경된 체위의 아래쪽에 또다시 새로운 시반이 형성될 수 있다. 이러한 시반의 재형성은 사후 8~10 시간 정도에서 본다.

그러나 시반이 최고조에 달하는 14~15 시간 이상 경과하면 시체의 체위를 변경하여도 변경된 체위의 아래쪽에 새로운 시반이 형성되지 않는다. 이를 시반의 고정이라 한다.

## 4. 피하출혈(皮下出血)과의 감별

시반은 혈액이 혈관내에 머물러 있거나 혈색소가 혈관벽에 침윤된 상태로서 혈관 밖의 혈액인 피하출혈(subcutaneous hemorrhage)과는 근본적으로 다르다. 그러나 양자는 외견상 구별이 안될 때가 있으며 때로는 같이 있는 경우도 있으므로 의심될 때는 반드시 절개하여 검사하여야 한다(그림 2-10). 감별점은 표 2-2와 같다.

# III. 시체경직(屍體硬直)

사망 직후에는 근육의 긴장이 전면적으로 소실되므로 인체는 일시적으로 이완(弛緩)된다. 그러나 일정한 시간이 경과하면 근육이 경직되어 관절이 고정되므로 시체는 뻣뻣해지는데 이러한 현상을 시체경직(postmortem rigidity 혹은 rigor mortis) 또는 시강(屍剛)이라 한다(그림 2-11).

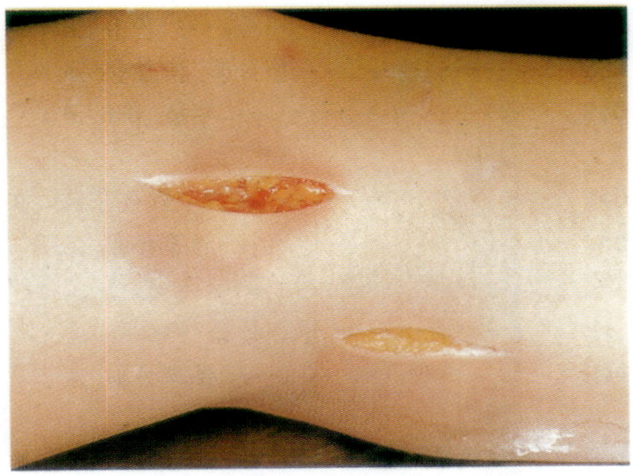

**그림 2-10.** 피하출혈(上)과 시반(下)의 절개

## 1. 발생기전

현재는 사후경직현상을 ATP설로 설명하고 있으며 큰 이의 없이 받아들여지고 있다. ATP(adenosine triphosphate)는 근육수축의 에너지원으로서 사후에는 생성이 중단되고 소비는 지속적으로 일어난다. 근육내 ATP가 저하되어 완전히 소실되면 actin과 myosin이 영구히 결합하여 actomyosin을 형성함으로써 경직이

**표 2-2.** 시반과 피하출혈의 감별

| | 시 반 | 피 하 출 혈 |
|---|---|---|
| 1. 발현부위 | 체위의 하방부 | 일정하지 않음 |
| 2. 압박부 | 보지 못함 | 관계없음 |
| 3. 퇴색 및 전위 | 침윤성 시반 전에는 가능 | 보지 못함 |
| 4. 절 개 | 유혈(流血)이 없거나 유동혈로서 쉽게 닦임 | 응혈(凝血)로서 닦이지 않음 |
| 5. 조직학적 검사 | 혈구(血球)를 보지 못함 | 혈구 및 파괴물을 봄 |

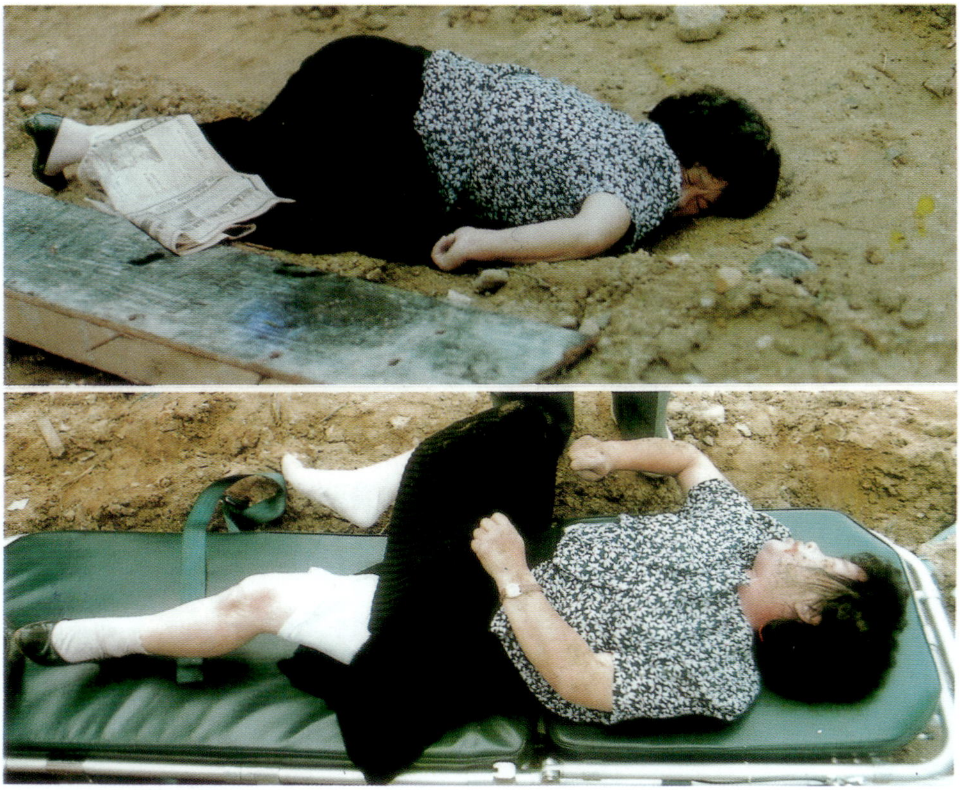

그림 2-11. 시체경직(체위를 변경시켜도 자세를 그대로 유지한다.)

일어난다는 것이다.

과거에 유산설(乳酸說), 신경설(神經說) 및 건조설(乾燥說)이 제창되었었으나 현재는 모두 받아들여지지 않고 있다. 때로는 시체경직이 수분내, 드물기는 하지만 사망 즉시 나타나기도 하는데 이를 시련(屍攣, cadaveric spasm) 또는 즉시성 시체경직(即時性 屍體硬直, instantaneous rigor)이라고 한다(그림 2-12, 8-6). 과거에는 이를 신경설로 설명하고자 하였으나 현재는 ATP의 급격한 소실로 해석하고 있다. 또한 같은 기전으로 인해 심근(心筋) 및 횡격막(橫隔膜)을 비롯한 내부장기의 근육에서도 경직이 발생한다.

## 2. 영향인자

### 가. 기온(氣溫)

온도가 높을수록 출현과 소실이 모두 빠르며 온도가 낮을수록 느리다.

### 나. 개인차(個人差)

근육의 발달이 좋을수록 강하고 오래 지속되며 어린이, 노인과 쇠약자는 출현이 빠른 대신 지속시간이 짧고 정도도 약하다.

### 다. 죽음 직전의 상태 및 사인(死因)

죽기 직전에 격렬한 근육운동을 하거나 strychnine중독 때와 같이 경련(痙攣)이 일어나면 ATP가 빨리 소실되어 경직의 출현이 빠르다.

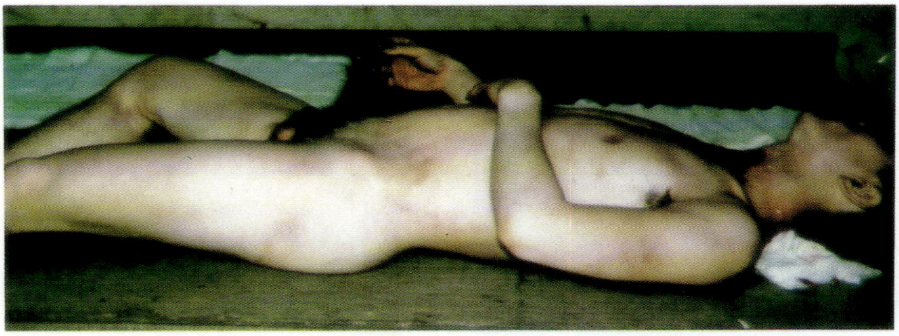

**그림 2-12.** M16 총기에 의한 자살시 보는 즉시성 시체경직(총을 쏜 자세를 그대로 유지하고 있다) (국방부과학수사연구소)

급성열성질환, 열사병을 비롯한 고체온증(高體溫症, hyperthermia) 및 체온조절중추의 실조(失調) 등에 의해 사망 당시의 체온이 높을 때에도 출현이 빠르다.

## 3. 사후경과시간

### 가. 발현정도

경직은 거의 대부분 악관절(顎關節, temporomandibular joint) 및 경부관절에서 시작되어 몸통, 상지 및 하지로 진행되는 하행형(下行型, descending type)이며, 그 역순을 취하는 상행형(上行型, ascending type)도 있으나 매우 드물다. 극히 드물게 전신적으로 동시에 발현되기도 한다.

봄.가을철에는 빠르면 1 시간, 일반적으로 2~4 시간이 지나면 악관절에 이어서 경추관절에 제일 먼저 출현된다. 6~7 시간이 지나면 사지의 큰 관절을 비롯하여 전신에 출현되며, 7~8 시간이 지나면 손가락, 발가락에도 출현된다. 시간이 흐를수록 그 정도가 점점 강하여져 20 시간 정도에서 최고조에 달하여 30 시간까지 그 강도가 지속된다.

### 나. 소실(消失)

최고조에 달하였던 경직은 일정한 시간이 지나면 근육의 자가융해로 인해 발생된 순서에 따라 서서히 소실된다. 따라서 자가융해 및 부패가 잘 일어나는 조건일수록 빨리 소실된다. 봄.가을철에는 48~60 시간, 여름철에는 24~36 시간, 겨울철에는 3~7 일 후에 소실된다. 조건이 적절하여 부패가 빨리 시작되면 9~12 시간만에 소실될 수도 있고 온도가 매우 낮을 때는 수주일이 지나도 풀어지지 않을 수 있다.

### 다. 재경직(再硬直)

사후 5~7 시간 이내에 경직을 인위적으로 소실시키면 경직이 다시 일어난다. 그러나 그 정도는 처음과 같이 강하지 않다. 7~8 시간 이상 경과된 후라면 재경직이 일어나지 않는다.

### 라. 심근경직(心筋硬直)

심근은 사후 약 1~2 시간부터 경직이 오기 시작하여 14~15 시간후에는 소실되나 개인차가 크다(그림 2-13). 그외 횡격막을 비롯하여 위장관 등 골격근 이외에도 경직이 일어난다.

# IV. 건조(乾燥)

사후에는 수분(水分)이 공급되지는 않고 증발

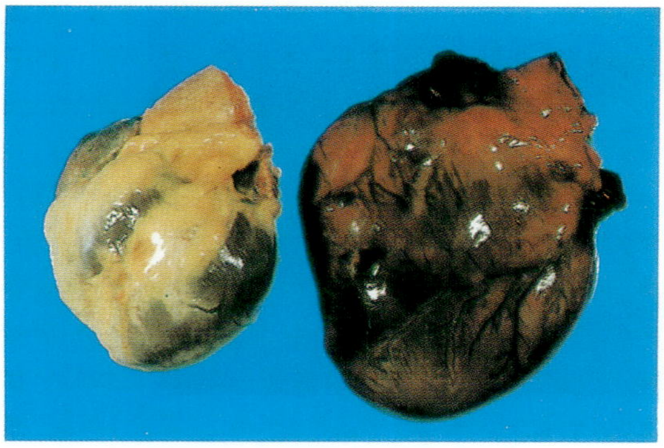

**그림 2-13.** 심장의 사후경직(左)과 소실(右)(若杉)

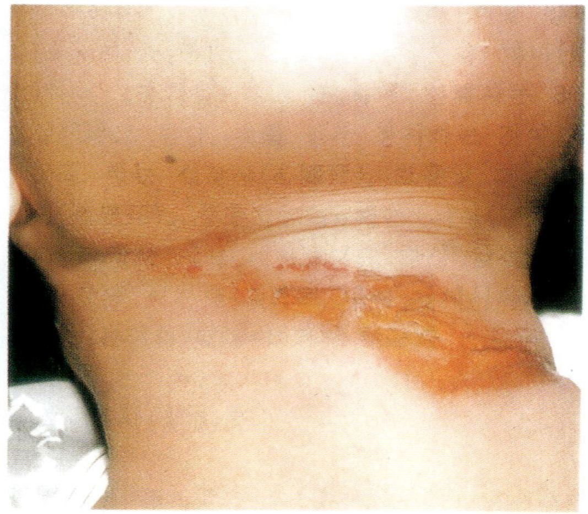

**그림 2-14.** 표피박탈 부위의 건조

은 계속되므로 환경에 따라 다르기는 하나 수 시간이 지나면 시체는 점차 건조(dessication)되기 시작한다. 생전에 형성되었건 사후에 형성되었건 압박흔(壓迫痕)이나 표피박탈, 개방성 손상(開放性 損傷)의 가장자리 또는 화상(火傷) 등 손상을 받은 부위나 치열외로 돌출된 혀끝 등은 주위의 조직보다 빨리 건조되어 변색되며 혁피상(革皮狀)으로 단단해진다. 따라서 피부의 압박흔이나 표피박탈은 시간이 경과하면 뚜렷해져 주위의 정상 피부와 쉽게 구별된다(그림 2-14).

한편 입술이나 음낭(陰囊)의 피부는 다른 곳보다 빨리 건조되어 암갈색의 혁피상으로 변하기 때문에 표피박탈이나 피하출혈로 오인하기 쉽다(그림 2-15). 손가락과 발가락의 끝이나 안면부의 피부가 건조로 인하여 위축되면 손발톱이나 수염이 마치 사후에 자란 것처럼 보인다(그림 2-16). 눈을 뜨고 있으면 감고 있을 때보다 각막이 훨씬 빨리 건조되어 혼탁해진다.

## V. 자가융해(自家融解)

### 1. 발생기전

세포가 사망하면 세포를 구성하는 성분은 각종의 세포내 자가효소(自家酵素)에 의하여 혐기적 분해(嫌氣的 分解)가 일어나는데 이를 자가융해(autolysis)라 한다. 즉 단백질(蛋白質) 및 탄수화물복합체(炭水化物複合體)가 좀 더 단순한 화합물로 분해되므로 세포나 조직은 변

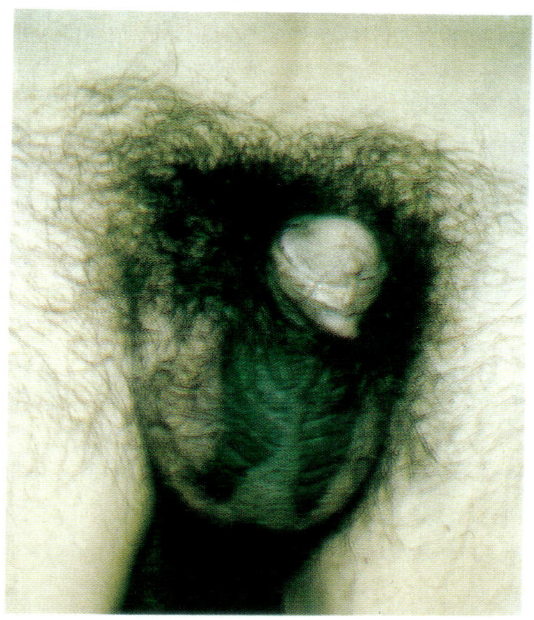

**그림 2-15.** 음낭의 건조

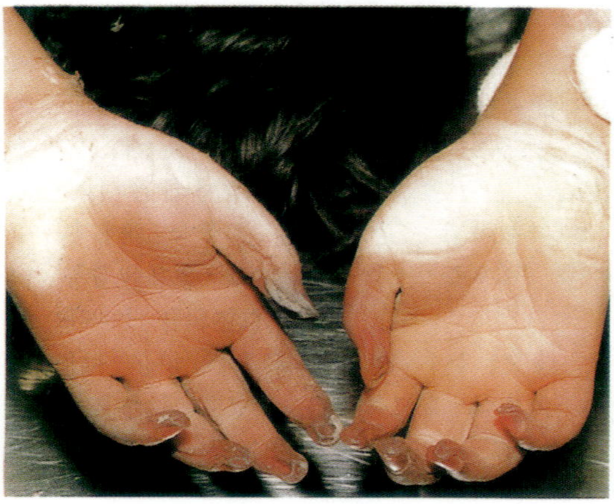

**그림 2-16.** 손가락끝의 건조

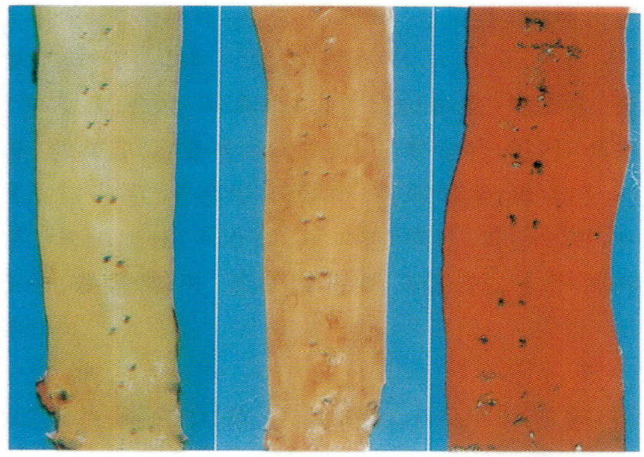

**그림 2-18.** 혈색소가 침윤된 대동맥 내벽
(左:경도, 中:중등도, 右:고도) (若杉)

성(變性)되며 세포간 결합은 이완되어 조직은 연화(軟化)된다. 자가효소가 풍부한 장기(臟器)일수록 자가융해가 빨리 일어난다.

자가융해는 다음에 설명하는 부패와 같이 고온에서 빨리 진행되며 저온에서는 지연된다. 동결되거나 강한 열이 작용되면 효소가 불활성화되어 진행이 정지된다.

## 2. 형태학적 변화

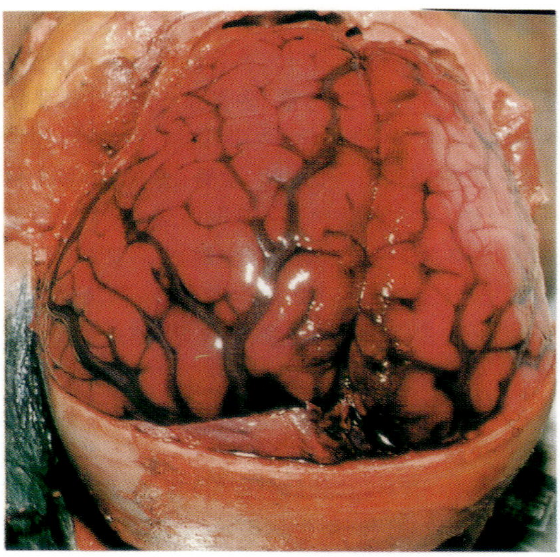

**그림 2-17.** 지주막하강의 혈색소 침윤

자가융해로 용혈되면 적혈구에서 유래된 혈색소가 지주막하강, 혈관내벽, 심장내벽 및 주위 조직에 침윤되어 암적색을 띤다(그림 2-17, 18). 전술한 침윤성 시반(浸潤性 屍斑)도 자가융해로 인하여 나타나는 현상이다. 담즙(膽汁)은 담낭(膽囊)의 점막을 염색시키며 주위의 간이나 위벽을 착색시키기도 한다.

생전에는 위점막이 위액으로부터 보호되나 사후에는 위액에 의하여 소화된다. 심할 때는 체위 아래쪽의 위벽이 천공될 수 있다. 위벽이 천공되면 횡경막과 폐가 소화되기도 한다. 흔하지는 않으나 식도의 하부가 갑자기 소화되어 천공(穿孔)될 수 있으며 이때는 좌측 흉강내로 직접 교통된다.

시태침연(屍胎浸軟)은 자가융해에 의한 특이한 현상으로 이상시체현상에서 설명하기로 한다.

# VI. 부패(腐敗)

1. 발생기전

부패(putrefaction)는 세균(細菌)의 작용에 의하여 일어나는 변화라는 점에서 앞에 기술한 자가융해와 구별된다. 부패균(腐敗菌)은 주로 혈관내 혈액중에서 번식하며 자기가 발생시킨

가스의 압력에 의하여 전신으로 이동한다.

시체의 유기조직은 부패균의 산화작용(酸化作用)과 환원작용(還元作用)에 의하여 고급화합물(高級化合物)에서 저급화합물(低級化合物)로, 고분자(高分子)에서 저분자(低分子)로 변화하고 결국 최종분해산물인 산소화합물(酸素化合物)과 수소화합물(水素化合物)로 되는데 이러한 변화가 부패의 주기전이다. 산소가 많고 수분이 적은 환경에서는 주로 산화작용이 일어나 단백질과 탄수화물이 분해되어 최종적으로 질산, 탄산, 황산, 인산 등의 산소화합물이 형성되며 반대로 산소가 적고 수분이 많은 환경에서는 주로 환원작용이 일어나 각종 amino산이나 ammonia, 황화수소 등 수소화합물이 형성된다. 그러나 일반적으로 두개의 기전이 모두 작용한다.

시체에서 부패될 때 나는 특이한 냄새는 부패가스, 특히 황화수소가스와 ammonia가스에 의한다. 부패에 의하여 각종의 간섭현상이 일어나며 이는 사인의 결정에 혼동을 초래하거나 또는 사인을 알 수 없게 하는 가장 중요한 원인이 된다.

## 2. 영향인자

부패의 정도에 영향을 미치는 인자는 표 2-3과 같다. 즉 이들은 부패균의 활동에 영향을 미치는 인자가 된다. 외인자와 내인자로 나누어 설명하면 다음과 같다.

### 가. 외인자(外因子)

시체가 놓여있는 환경에 따라 부패의 정도는 달라진다. 통풍(通風), 온도(溫度) 및 습도(濕度)가 적절하면 부패는 빠르고 그렇지 않으면 지연된다. 따라서 일반적으로 공기중에서 가장 빠르며 물속 및 흙속의 순을 보인다. 공기중에서 1 주 정도 걸려 진행되는 부패의 정도는 물속이라면 2 주, 흙속이라면 8 주가 걸린다고 한다. 이를 'Casper의 부패법칙'이라고 한다.

**표 2-3.** 인체의 부패속도에 영향을 미치는 인자

| 인자 | 부패율에 미치는 효과 |
|---|---|
| 온도 | 5 |
| 곤충 | 5 |
| 매장 및 깊이 | 5 |
| 식육동물 및 설치류 | 4 |
| 외상(개방 및 좌멸 손상) | 4 |
| 습도 및 건조도 | 4 |
| 강우 | 3 |
| 체격 및 체중 | 3 |
| 방부처리 | 3 |
| 착의 | 2 |
| 접지면의 성상 | 1 |
| 토양 pH | 모름 |

같은 공기중이라도 시멘트바닥보다 맨땅에서 빨리 부패된다. 또한 같은 흙속이라 하더라도 매장의 깊이는 큰 영향을 미친다. 예를 들어 0.3~0.6m 깊이에 묻어 수개월 내지 1 년여 걸린 부패정도는 0.9~1.2m의 깊이에 묻으면 수년이 소요된다.

(1) 기온(氣溫)

부패에서 가장 중요한 인자이다. 기온 또는 체온이 세균이 번식하기에 적당하면 부패가 빨리 진행되며 너무 낮거나 높으면 지연된다. 즉 10 °C 정도부터 부패가 일어나기 시작하여 20~30 °C에서 가장 빨리 진행된다. 10 °C 이하에서는 부패가 상당히 지연되고, 5 °C 이하에서는 거의 일어나지 않으며 0 °C 이하가 되면 정지된다. 또한 30 °C 이상의 고온에서는 수분의 증발로 인한 건조가 부패보다 빨리 진행되며 세균의 활동도 활발하지 못하므로 부패는 지연된다. 적절한 환경하에서 부패가 급속히 진행되면 사후 12~18 시간에서 얼굴을 알아볼 수 없고 모발이 대부분 두피로부터 박리되며 체적(體積)이 정상의 2~3 배로 커지는 경우도 드물지 않다.

(2) 습도(濕度)

대체로 공기중의 습도가 높을수록 부패가 빠르며 건조할수록 느리다. 그러나 수중 등과 같이 습도가 너무 높으면 오히려 지연된다.

(3) 공기의 유통(流通)

공기의 유통이 있으면 부패의 진행이 빠르다. 그러나 공기의 유통이 너무 좋으면 건조가 빨리 진행되므로 부패를 지연시킨다.

(4) 곤충 및 동물의 침습(侵襲)

부패에 영향을 미치는 또다른 중요한 인자로는 곤충, 특히 파리와 식육동물(食肉動物)에 의한 사후손괴를 들 수 있다. 이들이 쉽게 접근하여 시체를 손괴시키면 부패가 가속화된다(그림 3-14~17). 반면 실내나 비닐 등에 싸여 있어 접근로가 차단되면 아무런 영향을 미치지 못한다. 파리는 기온이 낮거나 건조하면 잘 발생하지 않으며 비가 올 때는 접근하지 않는다.

## 나. 내인자(內因子)

(1) 개인차(個人差)

혈액을 포함하여 수분이 풍부할수록 부패가 빠르다. 따라서 유아, 소아, 청장년, 노인의 순으로 빠르다. 또한 영양상태가 좋고 비만할수록 빠르고 영양상태가 불량하거나 마를수록 느리다.

(2) 사인(死因) 및 질병(疾病)

패혈증(敗血症), 괴저성 질환(壞疽性 疾患), 세균성 전염병(細菌性 傳染病)과 같이 원래 세균의 번식이 있었던 경우는 부패가 빠르다. 패혈증으로 사망하였을 때는 9~12 시간내에 고도로 부패되는 경우도 있다. 다음으로 수종(水腫)이 있는 환자와 질식사를 포함한 급사(急死)에서 빠르다. 반면 실혈, 설사, 구토 및 기아 등에 의하여 탈수된 시체는 부패가 느리다. 개방성 손상이 있으면 외부세균과 파리가 쉽게 접근할 수 있으므로 국소부(局所部)는 물론 시체 전체의 부패속도가 빨라진다.

(3) 착의(着衣)

다른 조건이 같다면 옷을 적게 입을수록 빨리 부패되는데 이는 공기의 유통과 관계된다. 또한 옷은 햇볕과 파리의 접근을 막아주기 때문에 부패를 지연시킨다. 옷이나 다른 물체에 의하여 압박된 부위는 부패가 지연된다.

## 다. 장기(臟器)에 따른 차이

부패의 정도를 가늠하는 기준이 애매하기는 하나 기관점막은 공기와 접촉되어 있고 정상세균총(正常細菌叢, normal flora)이 존재하므로 가장 빨리 부패된다. 그 다음으로 유아의 뇌, 위, 장관, 비, 대망 및 장간막, 간, 성인의 뇌, 임신자궁, 심장, 폐, 신, 방광, 식도, 췌, 횡경막, 혈관, 자궁, 전립선, 건, 인대의 순이며 이는 대체로 수분의 함량과 관계된다(그림 2-19). 그후 모발 및 손발톱도 점차로 소실되며 결국 골조직 및 치아만 남았다가 이들도 소실된다.

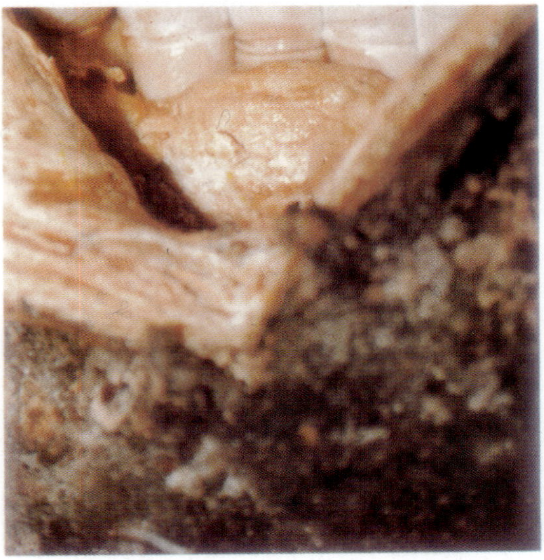

**그림 2-19.** 부패시체에서 보는 자궁
(매장후 4년 경과)

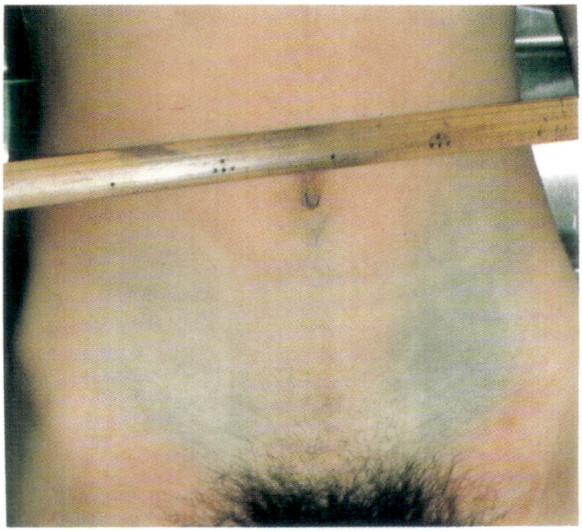

그림 2-20. 부패(하복부의 변색)

## 3. 형태학적 변화 및 사후경과시간

사후 부패되는 속도는 상기한 바와 같이 다양한 인자에 의하여 영향을 받기 때문에 부패의 정도로 사후경과시간을 판단하는 데 어려운 점이 많기는 하나 대체적으로 다음과 같다.

### 가. 부패성 변색(腐敗性 變色)

대개 사후 24~36 시간이 경과하면 하복부의 피부, 특히 우측이 먼저 녹색으로 변하고 이어서 상복부 및 흉부, 두부, 경부 및 견갑부로 파급되며 결국 전신에 걸쳐 일어난다(그림 2-20). 이러한 변색은 부패로 인하여 생성된 황화수소(hydrogen sulfide)가 혈색소와 결합하여 황화헤모글로빈 (sulfhemoglobin, sulfHb) 또는 황화메트헤모글로빈(sulfmethemoglobin, sulf-metHb)을 형성함으로써 일어난다.

### 나. 부패망(腐敗網)

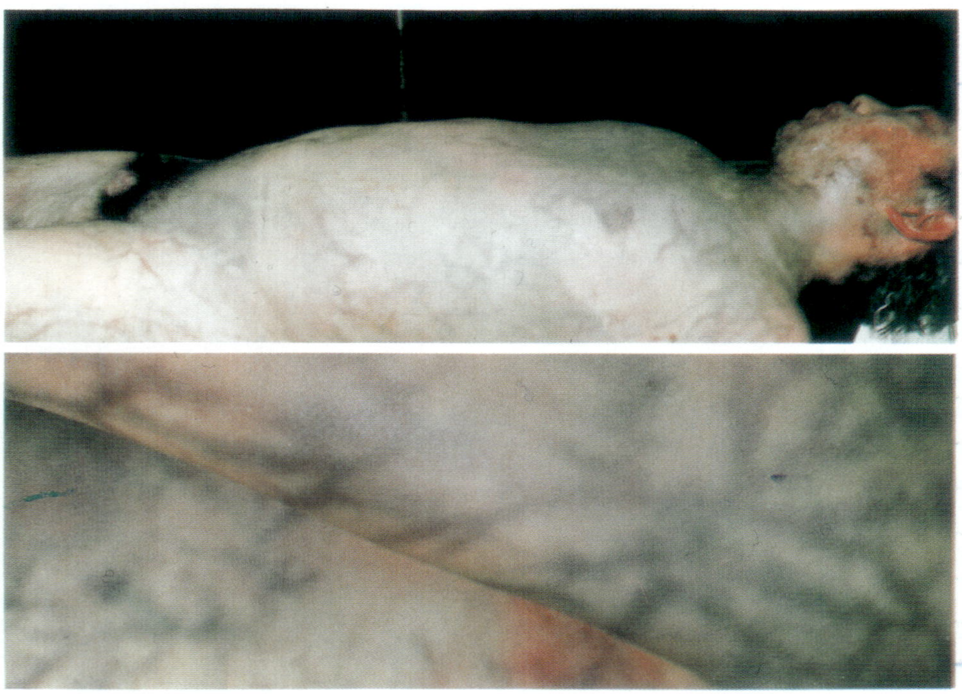

그림 2-21. 부패망

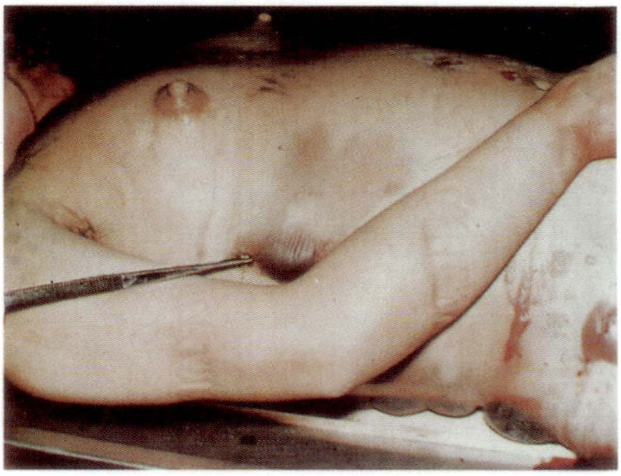

그림 2-22. 부패수포

부패균이 혈관계, 특히 정맥계내에서 번식하면 용혈 또는 부패된 혈색소나 sulfHb, sulfmetHb 등이 정맥 주위에 침윤된다. 이로 인하여 사후 2~3 일이 지나면 피하의 정맥망(靜脈網)이 암녹색을 띠면서 외표에 그대로 드러나 나무가지 모양으로 보이는데 이를 부패망(marbling) 또는 수지상문(樹枝狀紋, arborescent marking)이라 한다(그림 2-21). 부패망은 비교적 큰 정맥이 피하를 주행하는 어깨, 상흉부, 사타구니 및 하지 등에서 잘 볼 수 있다.

### 다. 부패(수)포(腐敗(水)疱)

부패망을 형성하는 시기가 지나면 부패가스가 축적되어 전신은 서서히 팽대(膨大)되기 시작한다. 피하조직에서 발생하는 부패가스는 표피의 하방에 기포(氣疱)를 형성하며 또한 체액이 동시에 침출되어 수포(水疱)를 형성하는데 이를 부패(수)포(putrefacted vesicle)라 한다(그림 2-22). 때로 화상(火傷)에 의한 수포와 감별하여야 할 때가 있다. 부패(수)포는 처음에는 군데군데 나타나나 점차 융합되어 커지며 파열되기 쉽다.

### 라. 거인양외관(巨人樣外觀)

피하조직 및 근육에 부패가스가 많이 축적되

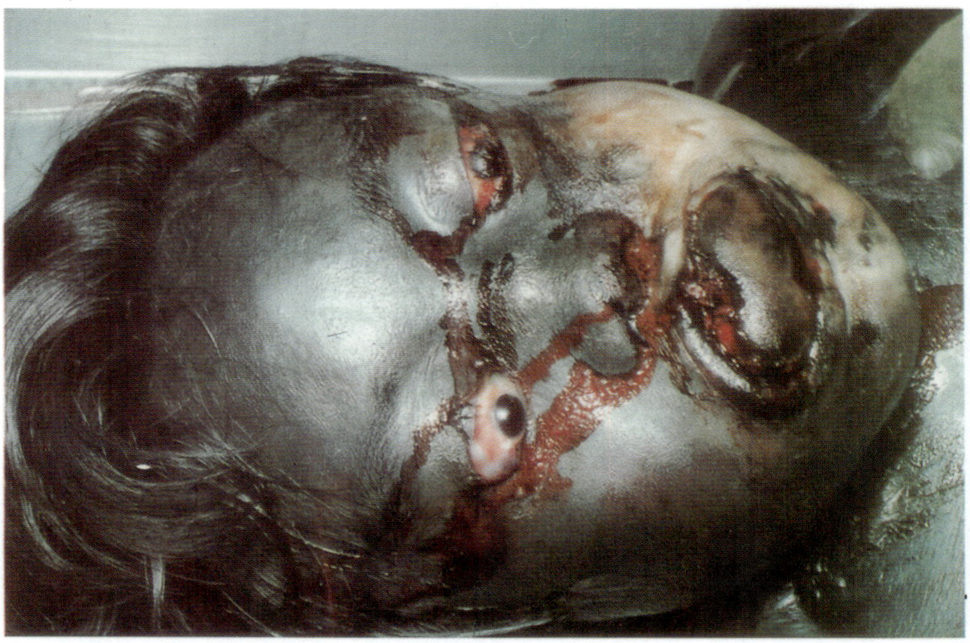

그림 2-23. 부패로 인한 거인양 외관(안면부)과 부패액의 유출

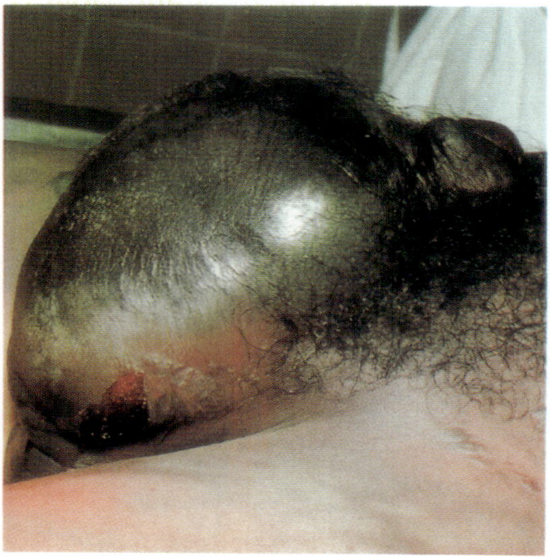

**그림 2-24.** 부패로 거대해진 음낭

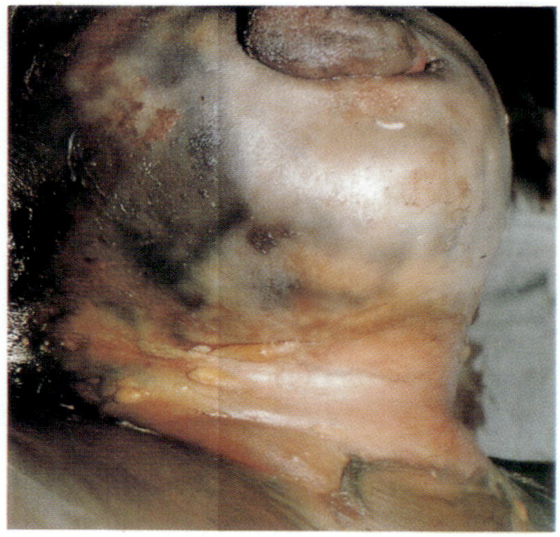

**그림 2-25.** 부패시 의복에 의해 형성된 구(溝)

어 기종상(氣腫狀)이 되면 전신적으로 거대해져 소위 거인양외관(gigantism)을 나타낸다. 이러한 현상은 흔히 안면부부터 시작되며 특히 안구 및 혀가 돌출되고 안검, 입술 및 비익(鼻翼)을 비롯하여 전체적으로 종대된다(그림 2-23). 또한 복부는 팽만되고 음낭이나 음경도 거대해진다(그림 2-24). 이때 부패성 변색은 더욱 강하여져 녹색(綠色)에서 암녹색(暗綠色), 심지어 흑색(黑色)으로 변한다.

거인양외관을 보이는 시체는 생전에 비만하였던 것으로 오인할 수 있다. 그러나 체중을 달아보면 육안으로 계측하였던 것보다 훨씬 가볍다. 거인양외관을 나타낼 정도로 부패가 진행되면 경부도 기종상이 되어 옷동정, 스카프 및 기타 경부에 두른 의복에 의하여 졸리게 되므로 깊은 구(溝)가 형성되어 교사(絞死) 때 보는 삭구(索溝)와 비슷하게 보인다(그림 2-25). 이러한 소견은 시랍화(屍蠟化)되는 과정에서도 볼 수 있다.

부패가스는 복강내에도 차는데 이로 인하여 복강내압(腹腔內壓)이 증가되면 횡경막을 압박하여 부패액이 코와 입으로 유출되는 것을 흔히 볼 수 있다(그림 2-23). 이는 간섭현상(干涉現象)의 하나로서 두부외상(頭部外傷)에 의한 출혈로 오인하면 안된다. 특히 폐부종(肺浮腫)이 있었던 경우는 현장에 부패액이 대량으로 유출되어 있어 실혈사(失血死)를 방불케 할 수도 있다. 위를 압박하면 위내용물이 역류되거나 기도내로 들어갈 수 있으므로 이를 구토(嘔吐) 또는 토물흡인(吐物吸引)에 의한 질식으로 잘못 해석하면 안된다. 또 항문으로 직장(直腸)이 탈출되거나 개방성 손상을 통하여 장관(腸管)이 탈출될 수도 있다(그림 2-26). 여성, 특히 경산부(經產婦)에서는 자궁이 반전(反轉) 또는 탈출될 수도 있다. 임신부, 특히 임신말기에서는 자궁이 압박을 받아 태아가 압출(壓出)될 수도 있는데 이를 사후분만(死後分娩, postmortem delivery)이라고 한다.

## 마. 기 타

장기(臟器) : 실질장기는 부패가 진행될수록 체액이 빠져나가 중량이 감소한다. 부패가스가 발생하면 해면상(海綿狀)이 되는데 이를 포말장기(泡沫臟器, foaming organs)라 한다. 영아시체에서는 폐부유시험 판정에 주의를 요한다.

전반적으로 부패의 정도가 경하더라도 장관

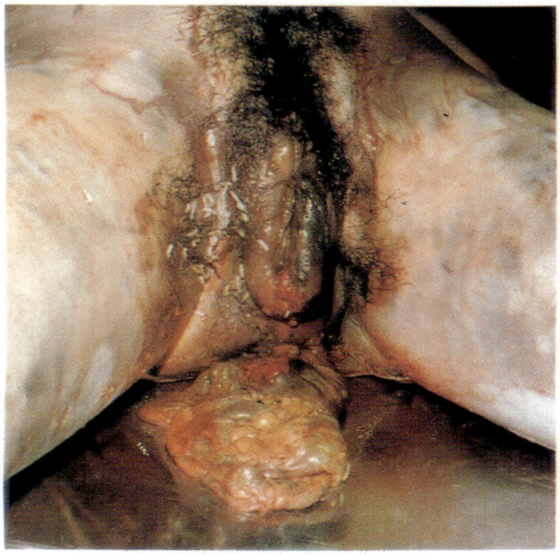

**그림 2-26.** 항문을 통한 직장의 탈출

(腸管), 특히 장관이 밀집되어 있는 골반강내(骨盤腔內)에서는 변색이 뚜렷하고 부패가스에 의하여 팽만되어 장폐쇄증(腸閉塞症) 및 장경색(腸梗塞)으로 오인할 수 있다(그림 2-27). 영아시체는 위장관 부유시험에서 위양성(僞陽性)을 보인다.

췌(膵)가 부패되면 육안상 출혈과 비슷하게 보여 출혈성 췌염으로 오인될 수 있으며 조직학적 검사상 췌괴사(膵壞死)와 같은 소견이 보통 사후 수시간내에 일어난다. 이런 경우 염증(炎症)과 지방괴사(脂肪壞死)가 동반되지 않으면 사후변화로 간주하여야 한다.

**부패체액(腐敗體液)** : 부패액은 체강, 특히 양측 흉강내에 각각 200 ml 이하로 고일 수 있는데 이를 혈흉(血胸)과 혼동하면 안된다. 또한 부패가 진행되면 용혈된 혈액은 조직내로 침출되는데 특히 두피에서는 좌상(挫傷)과 감별하기 힘들므로 좌상으로 속단하면 안된다(그림 3-13).

**모발 및 피부의 탈락** : 부패가 진행되면 모발이 탈락하며(그림 2-28) 손발의 피부도 장갑상 또는 양말상으로 탈락한다(그림 8-4). 이에 대하여는 익사(溺死)에서 상세히 설명하기

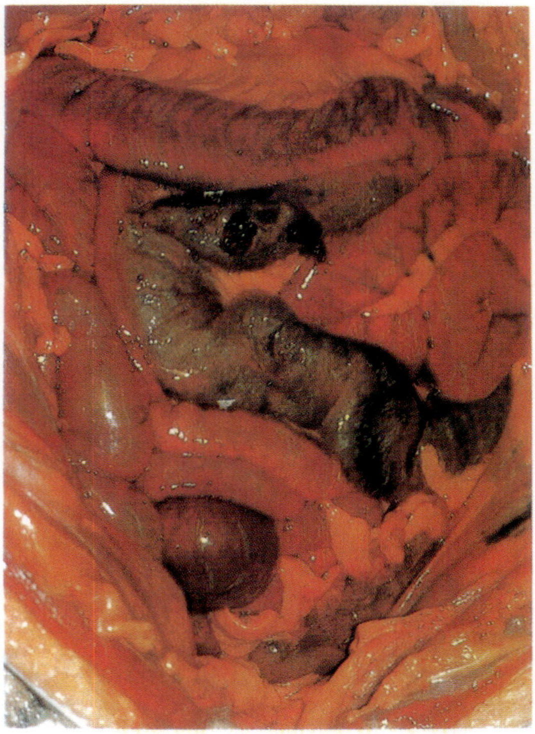

**그림 2-27.** 부패된 위장관(若杉)

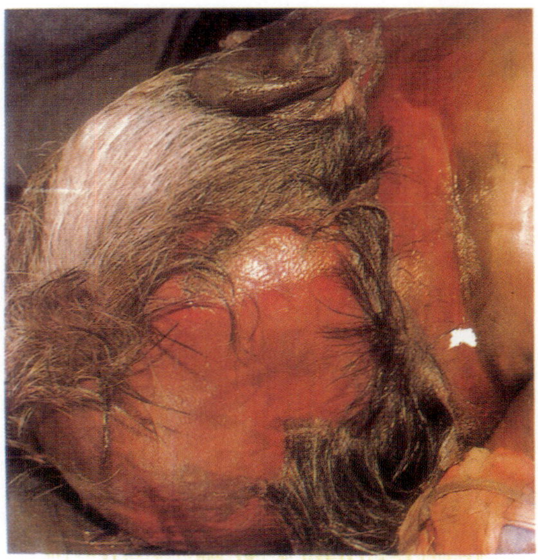

**그림 2-28.** 부패로 인한 모발의 탈락

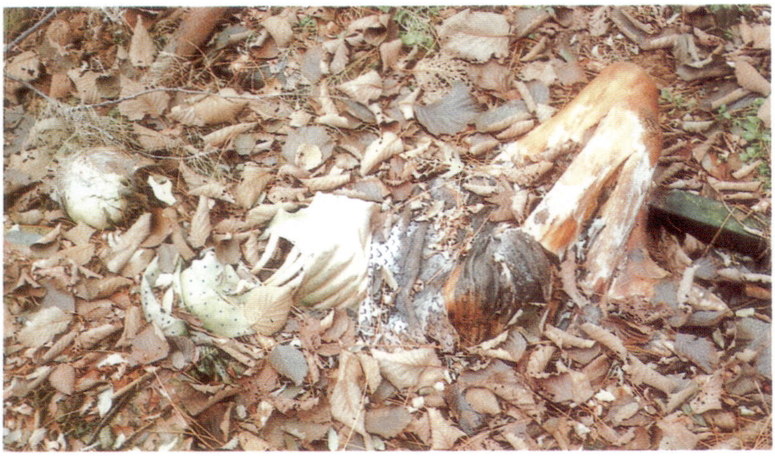

그림 2-29. 부분적인 백골화

로 한다.

백골화(白骨化) : 연조직이 모두 붕괴되면 백골화(skeletonization)되는데 그 기간은 매우 다양하다(그림 2-29).

# VII. 이상시체현상(異常屍體現象)

## 1. 미이라화

시체에서 수분(水分)이 급속히 소실되면 부패는 정지되고 시체는 건조되는데 이러한 현상을 미이라화(mummification)라 하며 그 시체를 미이라(mummy)라고 한다(그림 2-30).

미이라는 기온이 높고 건조하며 통풍이 좋을수록 잘 형성된다. 부패가 어느 정도는 같이 진행되므로 부패삼출액(腐敗滲出液)이 잘 제거될 수 있는 환경에서 잘 형성된다. 온대지방에서 성인이 자연적으로 미이라가 되는 경우는 드물며 대개 신생아를 건조하고 더운 곳에 방치하였을 때 일어난다.

조건에 따라 다양하나 대체로 신생아는 수주, 성인은 수개월이 걸려 완성된다. 시체 및 모든 장기는 크기와 중량이 모두 극도로 감소한다. 피부는 갈색(褐色) 또는 흑갈색(黑褐色)을 띠며 건조로 인하여 단단해지고 주름이 잡힌다.

## 2. 시랍화(屍蠟化)

드물게 보는 현상으로 시체의 중성지방(中性脂肪)이 시체에 존재하는 지방분해효소(脂肪分

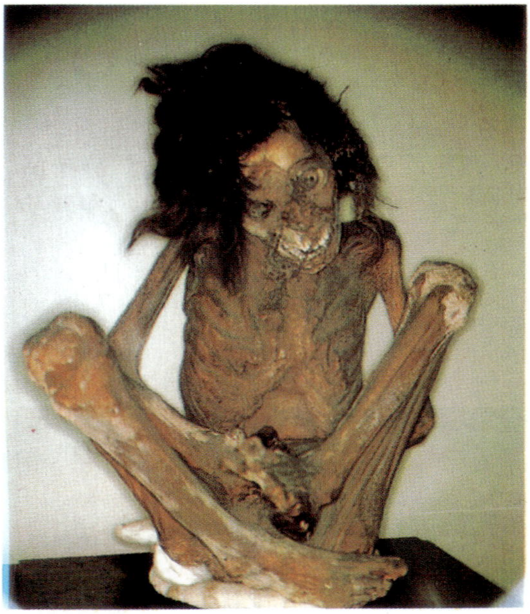

그림 2-30. 미이라(若杉)

解酵素) 또는 세균의 효소에 의하여 가수분해(加水分解)되어 고형의 지방산(脂肪酸) 또는 그 화합물을 형성함으로써 비누와 같은 불용성(不溶性)의 시랍(屍蠟, adipocere)을 형성한다(그림 2-31). 피하지방에 가장 흔히 형성되나 지방이 있는 조직이면 모두 형성될 수 있다.

지방이 가수분해되어 일어나므로 통풍이 되지 않고 수분이 풍부한 수중이나 습한 흙속에서 잘 형성된다. 수중에서는 약 1~2 개월이면 피하지방조직에 형성되기 시작하여 약 2~4 개월이면 완성된다. 약 1 년 정도 경과하면 전신적으로 완성된다. 소아에서는 이보다 빠르다.

시랍은 피하조직에 주로 형성되기 때문에 피부가 탈락될 때가 많다. 회백색을 띠며 미끈미끈하나 시간이 지나면 단단해진다. 시랍이 완전히 형성된 시체는 부패과정이 정지되므로 상당히 오래 보존되나 사후경과시간을 추정하는 데는 도움이 되지 못한다.

### 3. 시태침연(屍胎浸軟)

태아가 자궁내에서 사망하였으나 배출되지 않으면 자궁내는 무균상태(無菌狀態)이므로 부패는 일어나지 않고 자가융해만 진행된다. 이러한 현상을 시태침연(maceration)이라 하며 그 태아를 침연아(浸軟兒)라 한다(그림 2-32). 태아는 혈액과 양수(羊水)에 의해 침윤되어 피하에 수포를 형성하며 수포내에는 암갈색의 혈성액(血性液)이 차 있으나 가스의 발생은 보지 못한다. 침연아에서는 좋지 못한 냄새가 나고 미끈미끈하여 부패된 것 같이 느껴진다. 피부는 박리(剝離)되고 적갈색(赤褐色)을 띤다.

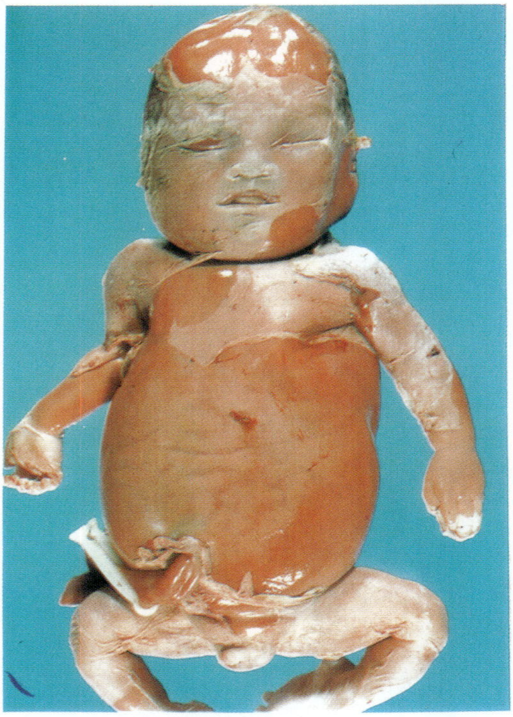

**그림 2-32.** 침연아(중앙대학교)

드물기는 하나 침연아에 석회가 침착되면 화석태아(化石胎兒, lithopedion), 탈수로 점차 위축되면 지상태아(紙狀胎兒, paper-doll fetus 혹은 foetus papyraceous)가 형성된다(그림 2-33).

## VIII. 사후경과시간

법의학에서 사후경과시간을 정확히 추정(ti-

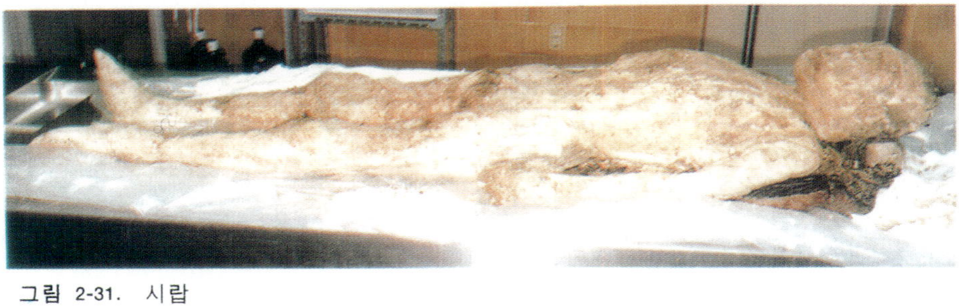

**그림 2-31.** 시랍

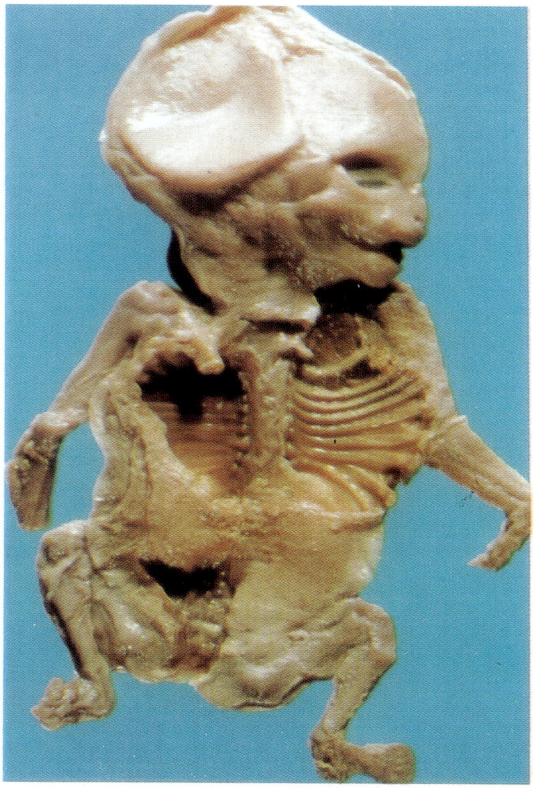

**그림 2-33.** 지상태아(중앙대학교)

me-since-death estimate)하는 것이 극히 중요한 과제이기는 하나 근거의 핵심(核心)이 되는 사후변화(死後變化)에는 너무나 많은 변수(變數)가 작용하기 때문에 매우 어려운 일이다. 육안으로 보거나 만져보는 등 감각(感覺)을 통한 검사는 물론, 좀더 정확하다고 볼 수 있는 체온의 계측도 전적으로 믿을 수는 없다. 또한 비교적 객관적이라고 볼 수 있는 생화학적 검사(生化學的 檢査)도 아직까지는 믿을 만한 성과를 올리지 못하고 있다. 따라서 기껏해야 넓은 범위의 시간대로 추정하는 정도이며 시간이 많이 지날수록 그 범위는 넓어질 수밖에 없다. 그러나 이러한 악조건(惡條件)에도 불구하고 주어진 상황하에서 근접한 추정을 하도록 노력하여야 할 것이다.

## 1. 시체소견

### 가. 시체변화(屍體變化)

이미 설명한 바와 같이 건조, 체온하강, 시반, 시체경직 및 부패 등과 같은 시체현상은 사망과 동시에 진행되므로 사후경과시간을 추정하는데 도움을 준다.

시체현상을 중심으로 하여 추정되는 사후경과시간을 예로 들어 보면 다음과 같다. 1) 시반은 약간 나타나 있지만 시체경직이 아직 안 나타났을 때는 1 시간 내외, 2) 시반은 경미하고 시체경직이 악관절과 경추관절에만 존재할 때는 2~3 시간 내외, 3) 시반이 전위되고, 시체경직이 상지관절에 나타나며 인공적으로 시체경직을 소실시켰을 때 재경직이 일어나면 4~5 시간 내외, 4) 시반 및 시체경직이 강하고, 시반이 압력에 의하여 퇴색하지 않으며, 경직이 하지관절까지 발생하였을 때는 7~8 시간 내외, 5) 시반 및 시체경직이 현저하고 손가락관절에도 경직이 나타나며, 각막이 안개처럼 혼탁되었을 때는 10~12 시간 내외, 6) 각막은 혼탁되어 있으나 동공은 투명하며, 복벽에 부패성 변색이 나타나고 입, 코, 눈 등에 파리 및 구더기가 생겼을 때는 사후 24 시간 내외, 7) 악관절의 경직이 풀어지기 시작할 때는 30 시간 내외, 8) 상지의 경직이 풀어지기 시작할 때는 36 시간 내외, 9) 각막이 불투명하고, 하지의 경직이 풀어지기 시작할 때는 48 시간 내외, 10) 배꼽 주위 및 사타구니의 피부가 부패로 변색되고 여러 곳에 부패(수)포가 생겼을 때는 2~3 일 내외, 11) 구더기가 번데기가 되었을 때는 8 일 내외, 12) 번데기가 선탈(蟬脫)하였을 때는 3 주 내외, 13) 백골화 또는 시랍화되었을 때는 수개월 이상으로 추정할 수 있다.

혈액 및 체액의 화학적 변화로 사후경과시간을 추정하고자 하는 연구는 많으며 현재도 시도되고 있다. 이중 안방수(眼房水)의 K(potassium)는 시간의 경과에 따라 비교적 일정한 비율로 증가하기 때문에 가장 쉽고 믿을 만한 방법으로서 사후경과시간의 지표로 이용되었다. 이것도 변화의 폭이 크다는 것이 알려져 전적으로 믿을 수는 없지만 다른 검사에 비하여는 가장 안정적이다.

### 나. 위장관내용물(胃腸管內容物)

위장관 내용물의 종류와 소화 및 이동 정도로 사망시간을 추정할 수 있다. 즉 식물(植物)의 종류를 식별하여 그 식물을 섭취한 때를 추적하여 보면 사망시간을 알 수 있으며, 소화 및 이동 정도로는 마지막 식사로부터 사망까지의 시간을 알 수 있다. 식물이 위장관내에서 소화 및 이동되는 정도는 식물의 종류와 상태, 육체적 및 정신적 상태에 따라 달라진다. 그러나 위내에 식물이 충만되어 있고 전혀 소화되지 않은 상태라면 식사 직후, 위 및 십이지장에 식물이 남아 있고 소화가 어느 정도 진행된 상태라면 식후 약 2~3 시간, 위는 비어있고 십이지장에서 식물의 고형잔사(固型殘渣)가 남아있는 상태라면 식후 4~5 시간, 위 및 십이지장이 모두 비어있는 상태라면 식후 6 시간 이상, 장간막의 임파선을 절개하여 유즙(乳汁)과 같이 보이는 액체가 유출되면 사망 당시가 소화의 극기(極期)에 해당되는 것으로 추정할 수 있다.

## 2. 시체 이외의 소견

### 가. 구더기의 성장경과

사후에는 여러 종류의 곤충이 모여들어 시체를 잠식(蠶食)한다. 곤충의 종류에 따라 부패의 정도가 달라지며 때로는 시체가 이동되었는지를 판단하는 데 도움을 준다. 이중 파리는 지상에서 가장 흔하고 시체를 좋아하는 종류(necrophagous species)로서 알(egg)로부터 구더기(maggot 혹은 larva), 번데기(pupa)를 거쳐 다시 성충이 되므로 그 성장경과는 사후경과시간을 추정하는데 유용하다. 그러나 이러한 과정은 기온, 기습 및 파리의 종류에 따라 매우 다양하므로 가능하면 곤충학자(昆蟲學者)의 도움을 받는 것이 좋다.

파리가 시체에 날라오는 시간은 기온, 기습과 더불어 접근하기 쉬운지의 여부에 달려 있다. 일반적으로 사후 거의 즉시, 늦어도 30 분 이내에 도달하여 즉시 눈, 코, 입, 귀, 항문과 같이 습기가 있는 인체의 자연구(自然口)나 창구(創口) 등에 산란한다(그림 3-14). 창구에 산란하여 구더기가 잠식하면 창의 모양을 변형시킨다. 알이 부화되는 시기는 기온과 습도 및 파리의 종류에 따라 매우 다양하나 보통 24 시간후에, 여름철에는 곧바로 구더기가 된다.

구더기는 피하연조직(皮下軟組織)부터 잠식하면서 성장한다. 종류에 따라 다르기는 하나 부화 당시는 대개 0.2 cm 정도로서 여름철에는 약 4 일 내지 1 주, 겨울철에는 약 10 일 내지 2 주에 걸쳐 1.2 cm 정도로 성장한 후 번데기가 된다. 번데기는 대개 1~2 주면 파리가 된다. 파리는 또다시 산란하여 이러한 과정은 반복되므로 여러 세대(世代)의 구더기가 같이 섞여있어 그 크기가 서로 다르다. 구더기는 시체의 연조직을 빠르게 먹어치우므로 부패(腐敗)와 백골화(白骨化)를 촉진시킨다.

파리는 대체로 5~13 ℃ 가 되어야 알을 낳으며 20~25 ℃ 에서 가장 활발하게 활동한다. 건조하면 활동이 약해지고 비가 올 때는 접근하지 못한다. 0 ℃ 이하에서는 구더기가 죽지만 체내에서는 구더기 자신들의 열로 생존할 수 있다.

### 나. 현장상황

수거되지 않은 우편물이나 신문, 불이 켜져 있는지의 여부, 잠자리의 상태, 식사중 또는 설거지의 여부, 펼쳐져 있는 TV 스케쥴, 입고있는 옷, 주머니속의 영수증이나 신문, 최후로 목격된 시간 등을 들 수 있다. 이는 비록 과학적인 방법은 아니나 때로는 가장 과학적일 수 있다.

# 제 3 장 간섭현상(干涉現象)

영어로 artefact의 원래 뜻은 인공적 산물(人工的 產物)을 의미하는 것이나 법의학에서 쓰는 용어로서의 artefact는 간섭현상으로 번역하는 것이 적절할 것이다. 간섭현상이란 '생전의 현상이던 사후의 현상이던간에 사인의 진단이나 법의학적 해석에 지장을 초래할 수 있는 모든 소견'이라고 정의할 수 있다.

## I. 형태학적 간섭현상(形態學的 干涉現象)

형태학적 간섭현상(morphological artefacts)로서는 다음과 같은 것들이 있다.

### 1. 생전(生前)

#### 가. 반점(斑點)

몽골리안반점(Mongolian spot)을 비롯한 반점은 좌상(挫傷)과 혼동될 수 있다. 몽골리안반점은 대개 4 세에서 자연히 없어진다. 절개해 보면 좌상과 쉽게 구별된다.

#### 나. 의료처치(醫療處置)

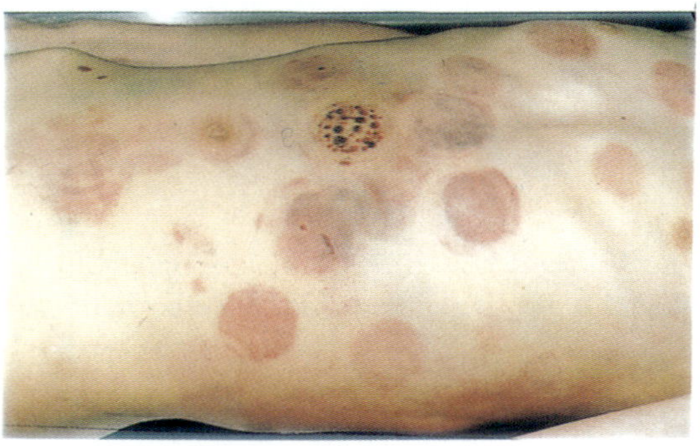

**그림 3-1.** 뜸치료에 의한 피하출혈

후술하는 인공소생술(人工蘇生術)에 의한 간섭현상을 포함하여 의료처치에 의한 간섭현상(그림 3-1~3)을 적절히 해석하기 위하여는 손상에 대한 세밀한 관찰과 더불어 의료처치자, 구급처치자, 병원 응급실 및 중환자실 종사자나 보호자의 진술과 더불어 의료기록 등 기왕력(旣往歷)을 확보하여야 한다. 예를 들어 혈관절개(血管切開, cut-down)는 자창으로, 배농구(排膿口, drainage hole)는 총창의 사입구(射入口)로 오인할 수 있다(그림 3-4). 더우기 손상부위가 수술에 의해 변형 또는 봉합(縫合)

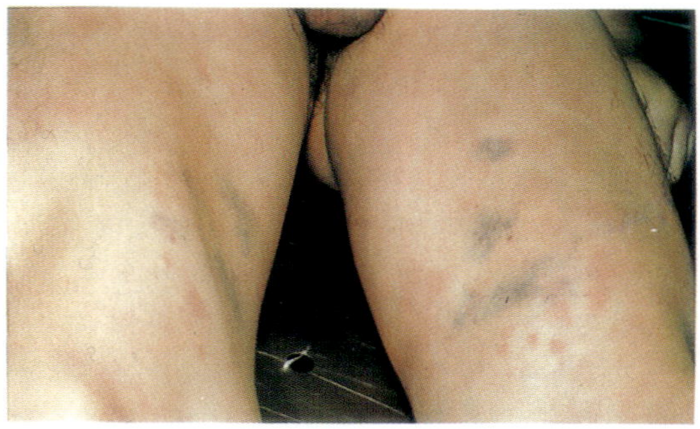

**그림 3-2.** 의식을 점검하기 위하여 꼬집어 형성된 피하출혈

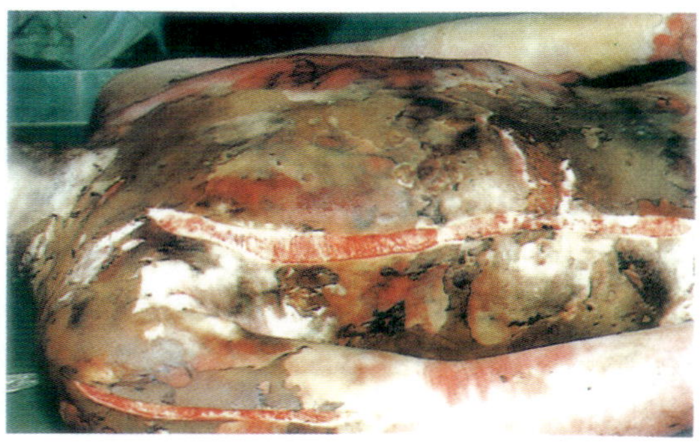

**그림 3-3.** 화상의 치료를 위한 피부절개

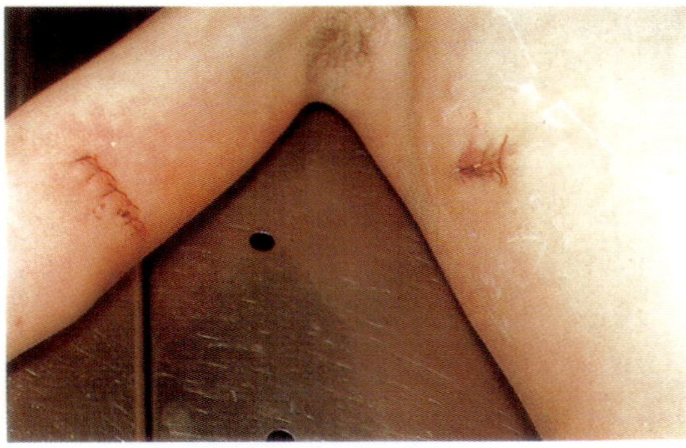

그림 3-4. 혈관절개(左) 및 배농구

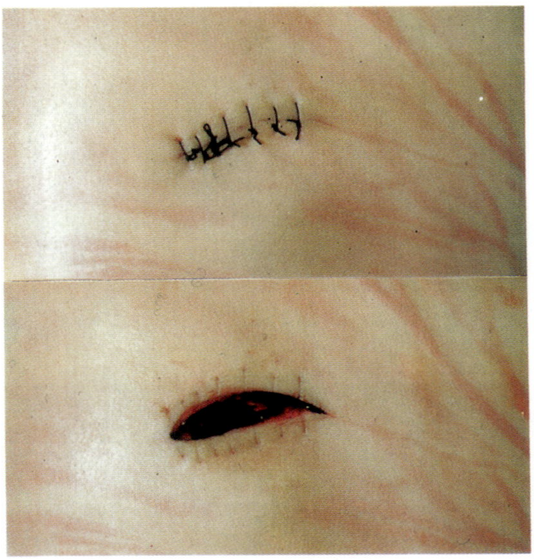

그림 3-5. 봉합된 자창(上)과 봉합사 제거후(下)

된 때에는 그 해석이 더욱 어려워진다. 봉합되었을 때에는 봉합사(縫合絲)를 조심스럽게 자른 후 제거하고 관찰한다(그림 3-5).

## 2. 사망전후(死亡前後)

### 가. 사전기(死戰期)

사전기(agonal stage)에서 가장 흔히 일어나는 간섭현상으로는 위내용물의 역류(逆流)를 들 수 있는데, 이는 내인사(內因死) 및 외인사(外因死) 등 어떠한 경우에서도 발생할 수 있다. 또한 기침반사(cough reflex)가 소실되어 역류된 위내용물을 기도내로 흡입(吸入)하면 일견 기계적 질식(機械的 窒息)의 소견을 보이며(그림 3-6) 일정한 시간이 지나면 흡인성 폐렴(吸引性 肺炎)이 나타날 수도 있다. 이러한 위내용물의 역류 및 흡인은 심지어 시체를 취급하는 과정에서 또는 회복조작(回復操作)에 의하여서도 발생할 수 있다. 따라서 구강(口腔)이나 비강(鼻腔) 또는 기도내에서 위내용물이 있거나 폐에서 폐렴을 본다하여 이를 성급하게 사인으로 단정하여서는 안된다.

### 나. 인공소생술(人工蘇生術)

인공소생술(resuscitation)의 방법으로는 약물의 주입, 탈세동기, 심장마사지, 인공심폐기, 기관내삽관 등을 들 수 있으며 각각의 소견은 다음과 같다.

(1). 주사(注射)

약물을 주입하거나 침을 찌른 부위에서 주사침흔(注射針痕)을 본다(그림 3-7). 심장에 직접 약물을 주입하였을 때는 심장의 내막 및 외막에서 점상(點狀), 때로는 반상출혈(斑狀出血)과 더불어 심근에서도 출혈반을 볼 수 있다. 심지어 심낭내로 혈액이 유출되어 심장탐포네이드(cardiac tamponade)를 형성할 수도 있는데 특히 관상동맥이 천공되었을 때 잘 발생한다. 사지의 혈관에 주사하였을 때는 주사침흔(注射針痕) 주위에 출혈반(出血斑)을 형성하여 좌상(挫傷)과 혼동될 수 있다.

(2). 세동제거기(細動除去器)

세동제거기(defibrillator)를 사용하면 흉부에서 환형(環形) 또는 직사각형의 피하출혈(皮下出血)을 볼 수 있다(그림 3-8, 9).

(3). 심장마사지(心臟마사지)

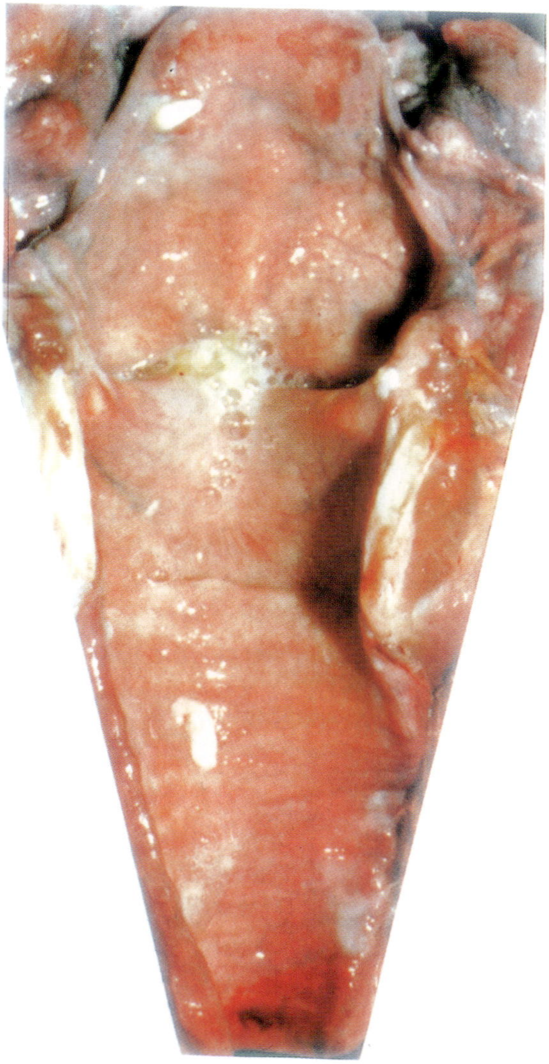

그림 3-6. 기도내 토물 흡입

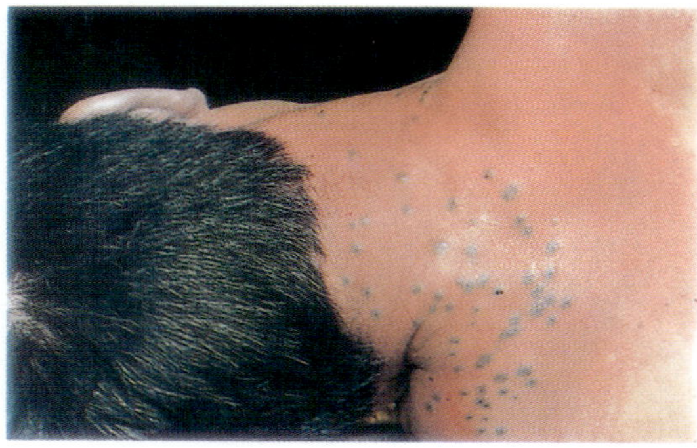

그림 3-7. 사전기에 소생을 위해 침을 찌른 자국

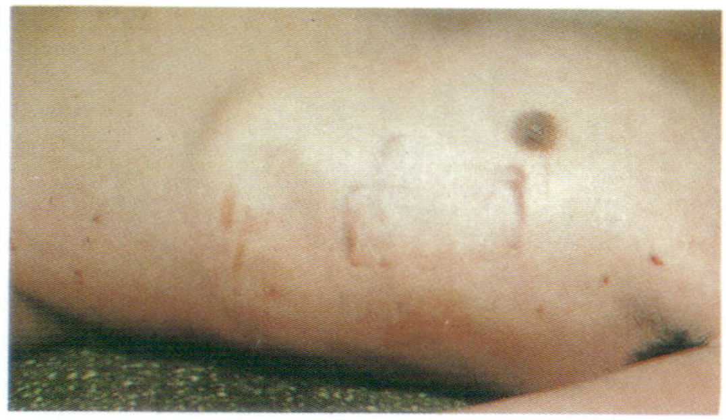

그림 3-8. 세동제거기에 의한 직사각형의 피하출혈

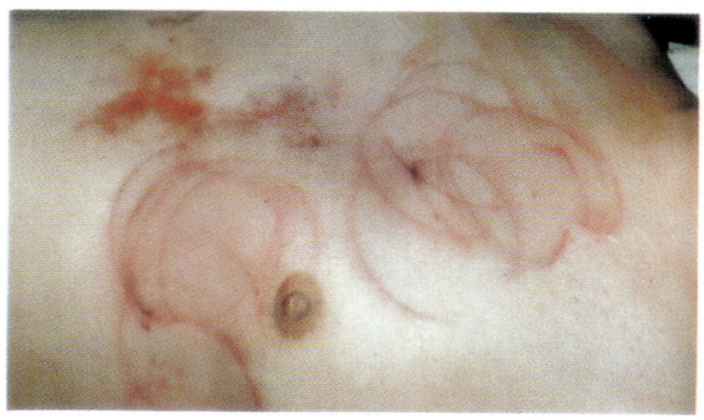

그림 3-9. 세동제거기에 의한 환형의 피하출혈

외부심장마사지(外部心臟마사지, external cardiac massage)를 시행하면 흉부에 좌상이 잘 형성된다(그림 3-10). 또한 늑골(肋骨)의 다발성 골절(多發性 骨折)은 물론 때로는 흉골(胸骨)의 골절도 볼 수 있다(그림 3-11). 흉골은 체부의 중간 또는 체부와 흉골병(胸骨柄, manubrium)의 접합부에서 잘 골절된다.

늑골 및 흉골의 골절 여부에 관계없이 지방색전(脂肪塞栓) 또는 골수색전(骨髓塞栓)은 흔히 보는 간섭현상이다. 보고에 의하면 사망시 외부심장마사지를 한 1800 예의 폐를 검사한 결과 약 10 %에서 골수색전이 관찰되었고, 골수색전 여부와 관계없이 약 20 %에서 지방색전을 보았다고 한다.

심근내 출혈, 흉강내 출혈 및 간의 파열도 올 수 있다. 간의 파열은 직접 가하여진 압박에 의하여 발생할 수도 있으며 간겸상간막(肝鎌狀

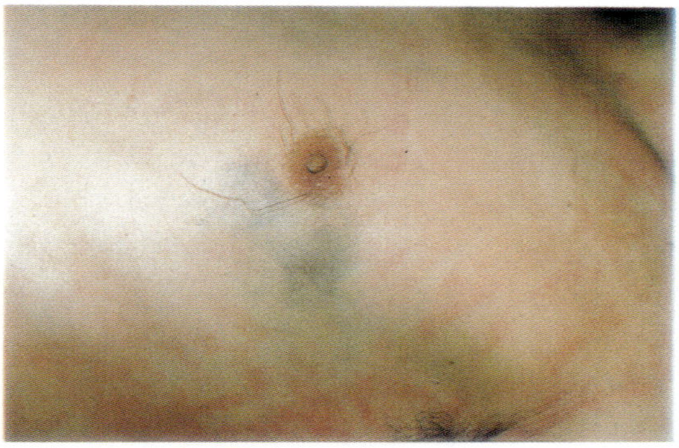

그림 3-10. 외부 심장마사지에 의한 좌상

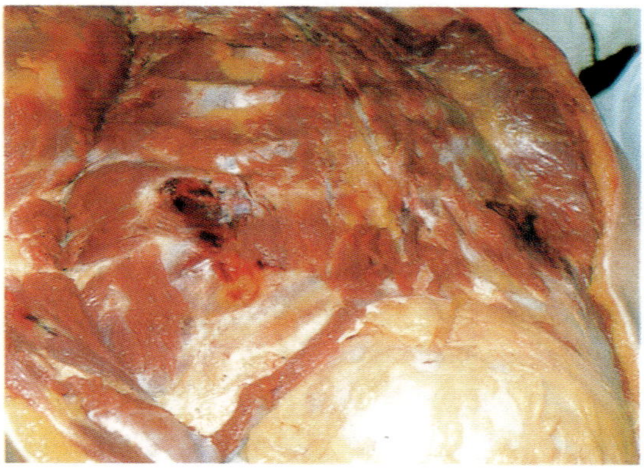

그림 3-11. 외부 심장마사지에 의한 늑골골절 (출혈이 동반됨)

間膜, falciform ligament of liver)과 횡격막(橫隔膜)의 밀고 당기는 효과(push and pull effect)에 의하여 일어날 수도 있다. 비(脾)를 비롯하여 상복부(上腹部)의 다른 장기도 이와 같은 기전에 의하여 파열될 수 있으나 매우 드물다.

골절부위나 파열부위에서 출혈을 보지 못할 때는 사후손상으로 단정하여도 좋다. 그러나 비록 사후라 하더라도 심장마사지를 하면 혈액순환이 어느 정도 이루어지며 또한 잠시 동안이라도 자발적인 심박동(心拍動)이 회복되어 상당한 출혈을 볼 때가 있다(그림 3-11). 때로는 흉강내나 복강내에서도 출혈을 본다.

개흉적 심장마사지(開胸的 心臟마사지, open cardiac massage)나 심장수술(心臟手術)을 하였을 때에도 출혈을 보는데 이때에는 그 정도가 국소적이 아니라 광범하며 주로 심외막의 하층(下層)에 나타난다.

(4). 인공심폐기(人工心肺器)

인공심폐기를 사용하였을 때는 코와 입 주위의 피부에서 표재성의 피하출혈(皮下出血)이나 표피박탈(表皮剝脫)을 일으킬 수 있다. 급성 폐기종(急性 肺氣腫)을 일으킬 수도 있으며 늑막하에 소기포(小氣泡, bleb)가 있을 때는 파열되어 종격동(縱隔洞)내로 공기가 들어갈 수도 있다. 때로는 긴장성 기흉(緊張性 氣胸, tension pneumothorax)이 속발된다.

(5). 기관내삽관(氣管內插管)

기관내삽관(intratracheal intubation)으로 후두부(喉頭部) 및 주위의 경부연조직내에 출혈이 일어나면 경부압박(頸部壓迫)에 의한 타살로 오인될 수 있다.

## 3. 사망과 해부 사이

### 가. 시체현상(屍體現象)

시체현상에 의한 간섭현상은 이미 제 2 장에서 대부분 설명하였으므로 빠진 것에 대하여만 간단히 설명하기로 한다.

**체온하강(體溫下降)** : 체온이 떨어져 피하지방이 굳어지면 밀착된 착의(着衣)가 피부를 압박하여 경부에서는 삭흔(索痕)과 비슷하게 보인다. 특히 어린이에서는 착의에 의하지 않고도 이러한 현상을 잘 보인다(그림 3-12).

**혈액침하(血液沈下)** : 뇌 전반에 걸쳐 대뇌회(大腦回)가 평편화되는 것은 주로 뇌부종(腦浮腫)에 의하나 사인과 관계없이 체위의 아래쪽에 있는 뇌가 국소적으로 평편화되는 것은 흔히 보는 간섭현상이다. 또한 혈액침하현상에 자가융해와 부패가 더하여져 두피좌상(頭皮挫傷)(그림 3-13) 또는 지주막하출혈(蜘蛛膜下出血)(그림 2-17)처럼 보일 수 있다.

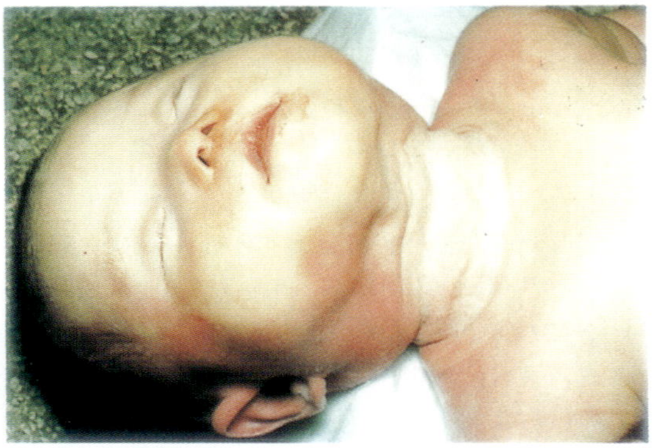

**그림 3-12.** 지방응고에 의한 삭흔양 소견

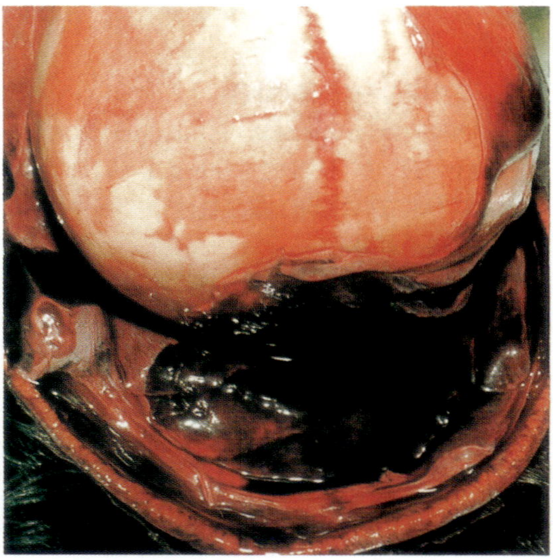

**그림 3-13.** 부패에 의한 두피의 변색

시체경직(**屍體硬直**) : 시체를 함부로 다루어 경직을 파괴하면 사후경과시간을 추정하는데 혼란을 초래할 수 있다. 또한 시체를 환경이 다른 곳으로 이동하는 경우도 마찬가지이다. 심근에 경직이 일어났을 때는 동심성 심근비대증(同心性 心筋肥大症)과 혼동할 수 있다.

사망하면 모발의 성장은 중단된다. 그러나 때로 수염이 생전의 상태보다 자란듯이 더 뚜렷이 보일 때가 있다. 이는 건조와 더불어 모낭(毛囊)이 사후에 경직되어 일어나는 현상이다.

자가융해(**自家融解**) 및 부패(**腐敗**) : 혈관내에 부패가스가 발생하면 공기색전(空氣塞栓)과 감별을 요한다. 더우기 부패가 진행되어 우심(右心)에 공기가 고이면 감별이 곤란하다. 이때는 채취한 공기를 alkaline pyrogallol solution에 주입하여 접촉시켜 본다. 산화되어 갈색(褐色)으로 변하면 산소가 있다는 근거로서 공기색전증으로 볼 수 있으며 변색되지 않으면 부패가스이다.

매우 드물기는 하나 두개강내에 부패가스가 차 봉합선(縫合線)이 이개(離開)될 수 있는 데 특히 어린이에서 볼 수 있으며, 동결(凍結)에 의하여도 이러한 현상이 발생할 수 있다.

## 나. 사후손상(死後損傷)

### (1). 시체취급 부주의

골절(**骨折**) : 시체를 함부로 취급할 때 가장 문제되는 것이 경추(頸椎)의 골절(骨折) 및 탈구(脫臼)이다. 특히 환추후두골(環椎後頭骨)에서 잘 일어난다. 대개는 주위 연조직에서 출혈을 볼 수 없으므로 생전의 손상과 감별이 가능하나 사후(死後)라도 경미한 출혈은 드물지 않게 볼 수 있다. 추락(墜落)이나 전도(轉到)의 기왕력이 있을 때 이러한 소견을 본다면 해석이 매우 어려워진다.

노인이나 침대에 오래 누어있었던 사람은 광범한 골다공증(骨多孔症, osteoporosis)으로 인하여 함부로 취급하면 장골(長骨)이 골절될 수 있다. 이러한 현상은 특히 시체경직으로 인하여 뻣뻣해진 사지를 바로 펼 때 잘 발생한다.

좌상(**挫傷**) : 시체를 함부로 취급하여 특히 후두부(後頭部)와 같은 부위에 강력한 외력이 가해지면 사후라도 피하출혈이 생길 수 있다. 이때 후두부에서 볼 수 있는 사후출혈반(死後出血斑)의 직경은 약 2~3 cm 정도가 된다. 또한 특히 비만한 시체를 들어올릴 때 작은 혈관이 파탄되어 팔이나 어깨에서만 피하출혈을 보는 수가 있다.

### (2). 방부처리(防腐處理)

우리나라는 사후 방부처리(embalming)를 하는 관습이 없어 크게 문제되지는 않으나 때로 방부처리를 하는 경우도 있으며 또한 외국에서 해부한 시체를 재해부(再解剖)하는 경우도 있으므로 주의를 요한다. 방부처리를 위하여 만든 투관침(套管針)에 의한 손상을 자창(刺創)이나 절창(切創)으로 오인하기 쉽다.

(3). 사후출혈(死後出血)

혈액이 유동상(流動狀)일 때는 사후라도 개방성 손상(開放性 損傷)이 일어나면 혈액은 유출된다. 같은 이유로 하여 생전에 손상을 받았다 하더라도 현장에 흘러 있거나 또는 체강(體腔) 내에 고인 혈액이 모두 생전에 일어난 출혈은 아니다.

### 다. 사후손괴(死後損壞)

(1). 지상시체(地上屍體)

시체는 구더기를 비롯하여 각종 동물에 의하여 손괴(損壞)되며 이러한 손괴를 생전손상으로 오인하기 쉽다(그림 3-14). 단 다른 동물은 구더기와는 달리 시체를 백골화(白骨化)시키는 일은 없다.

작은 동물은 입술, 안검, 귀와 같이 가장 연한 부위 또는 접근하기 쉬운 안면부나 경부 또는 손발부터 침범하여 시체를 손괴시킨다(그림 3-15~17). 생쥐와 같이 작은 동물은 시체를 갉아먹으며 비교적 큰 동물은 뜯어먹는다.

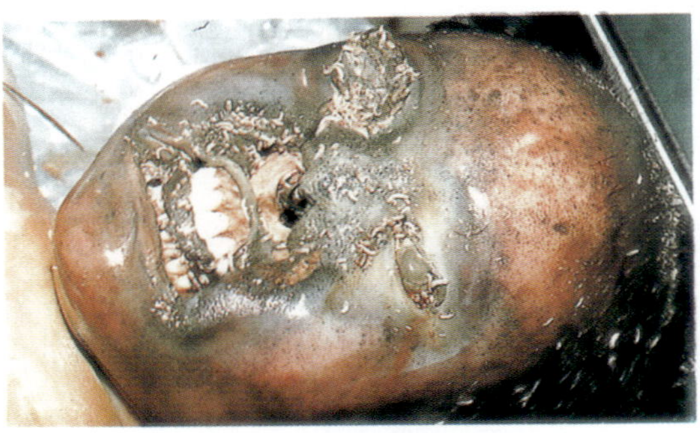

**그림 3-14.** 구더기에 의한 사후손괴

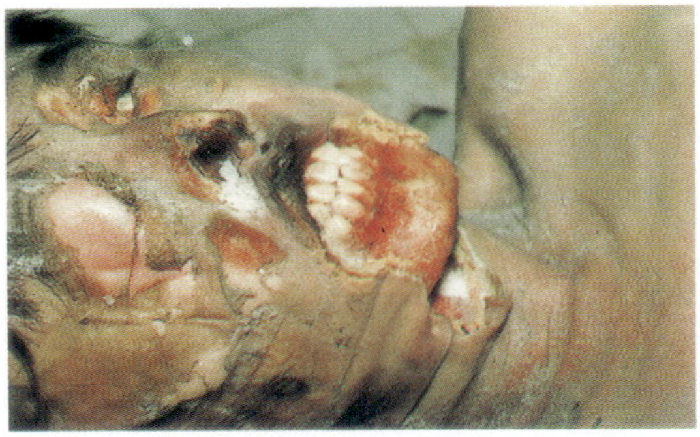

**그림 3-15.** 소동물에 의한 사후손괴

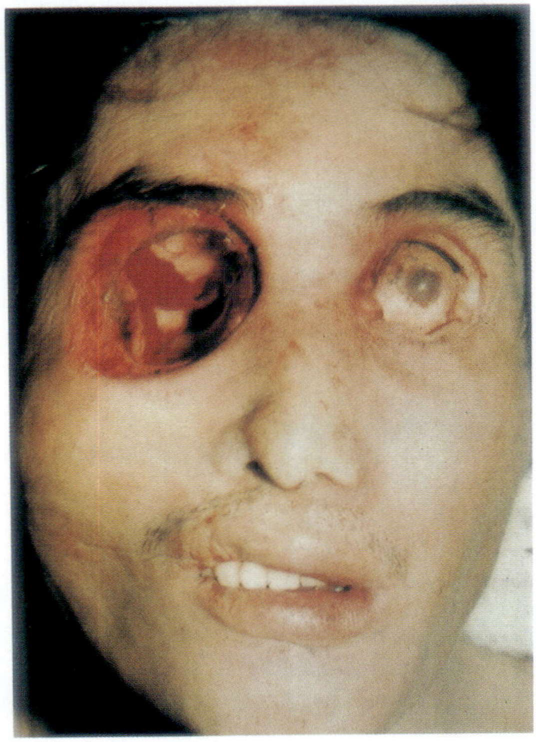

**그림 3-16.** 소동물에 의한 사후손괴

이때에는 특이한 교창(咬創)을 보나 때로는 열창(裂創)이나 절창(切創) 또는 할창(割創)과 감별할 필요가 있다. 개는 시체편(屍體片)을 상당히 먼 거리까지 운반한다. 개미나 바퀴벌레(roach)가 피부를 잠식한 후 건조되면 표피박탈과 혼동하기 쉽다(그림 3-18).

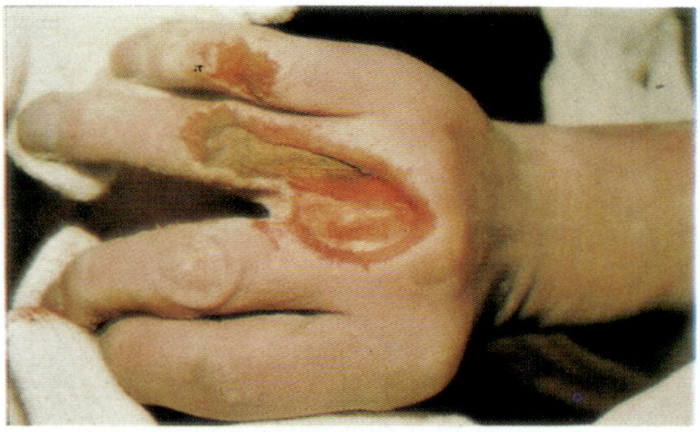

**그림 3-17.** 소동물에 의한 사후손괴

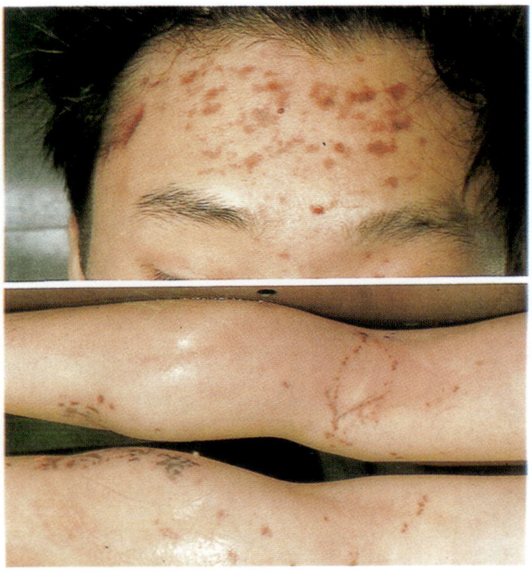

**그림 3-18.** 개미에 의한 피부잠식

(2). 매장시체(埋葬屍體)

매장 후 어느 정도 시간이 경과하면 특히 시체의 자연구(自然口) 및 개방성 손상(開放性損傷) 부위에서 곰팡이가 자란다. 곰팡이를 제거하면 그 부위의 피부가 변색되어 출혈반과 같이 보일 수 있다.

(3). 수중시체(水中屍體)

제8장 익사, 수중손괴(169 쪽) 참조.

### 라. 고열(高熱)

사후 복사열(輻射熱, radiant heat)에 의하여 피부는 이완되거나 건조되며 색깔도 변화되므로 화상(火傷)과 감별하여야 할 때가 있다. 그러나 홍반(紅斑)이나 수포(水疱)를 형성하지 않으므로 생전의 화상(火傷)과 구별된다. 화재사에서 보는 간섭현상으로 균열(龜裂), 탄화(炭化) 및 연소혈종(燃燒血腫) 등이 있으며 이에 대하여는 화재사(火災死)(198쪽, 200 쪽 참조)에서 기술하기로 한다.

## 4. 해부중

### 가. 혈관내공기(血管內空氣)

두개관(頭蓋冠)을 제거할 때 두개강내에는 음압(陰壓)이 형성되어 파손된 혈관내로 공기가 유입(流入)되며 때로는 경부(頸部) 이하로 침입할 수도 있다. 따라서 공기색전(空氣塞栓)이 의심될 때에는 이를 확인하기 전에 두개관을 열어서는 안된다. 또한 흉부장기(胸部臟器)를 절단하거나 조작할 때 심관상혈관계(心冠狀血管系)내로 공기가 들어갈 수도 있다. 경부의 피부를 벌릴 때 경부혈관내로 공기가 유입되는 것도 흔히 보는 현상이다.

### 나. 두개골골절(頭蓋骨骨折)

완전히 절단되지 않은 두개관을 제거하기 위하여 망치나 끌로 두드리거나 무리한 힘으로 잡아당기면 절단선의 연장선상에서 두개골의 골절, 특히 중두개와(中頭蓋窩)에서 선상골절을 초래할 수 있으며 골절이 있었던 때는 연장될 수 있다. 골절에서 출혈을 보지 못하기 때문에 생전골절과 감별되나 때로는 감별이 불가능한 경우도 있다. 따라서 두개골을 제거할 때는 완전히 절단한 후 조심스럽게 잡아당겨야 한다.

### 다. 혈액유출(血液流出)

(1). 두개강내(頭蓋腔內)

두개관을 제거할 때 커다란 정맥동(靜脈洞)이 반드시 잘리게 된다. 특히 심부전(心不全) 등에 의한 혈관계의 울혈로 잔존압(殘存壓, residual pressure)이 상당하다면 비교적 많은 혈액이 두개골과 뇌 사이의 각층 사이, 특히 경막하강(硬膜下腔)으로 유출된다. 혈액이 때로 응고(凝固)되어 있어 생전의 경막하출혈(硬膜下出血)과 비슷하게 보일 수 있다(그림 3-19). 이러한 경우, 우연히 두피(頭皮)에 손상이 있고 적절한 사인이 곧 밝혀지지 않으면 사인을 두부손상(頭部損傷)으로 잘못 해석할 수 있다.

(2). 경부조직내(頸部組織內)

경부의 피부를 절개하거나 박리할 때 혈관이 절단되어 혈액이 유출되는 것은 매우 흔히 보는 현상이다. 사후출혈은 쉽게 닦여지는 반면 생전좌상은 조직간출혈(組織間出血)이므로 닦여지지 않는다(그림 3-20). 그러나 항상 잘 감별되는 것은 아니며 때로는 불가능한 경우도 있다.

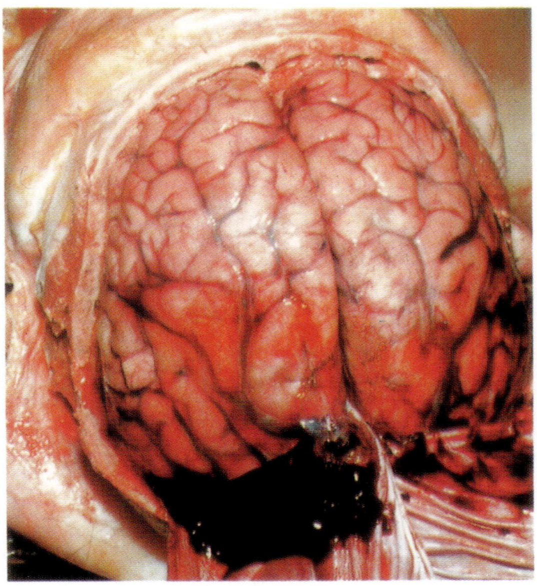

**그림 3-19.** 경막하강내로 유출된 혈액

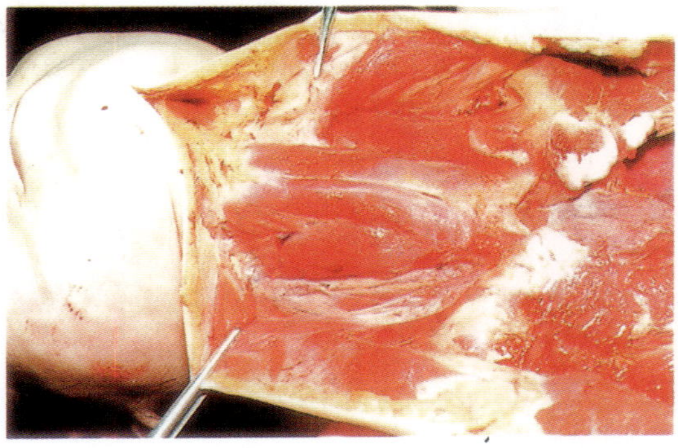

**그림 3-20.** 경부절개시 보는 사후 조직간출혈

(3). 흉강내(胸腔內)

해부중 흉골판(chest plate)을 제거하는 과정에서 커다란 동맥 또는 정맥이 잘리고 계속하여 흉부장기를 조작하면 상당량의 혈액이 흉강내로 유입될 수 있다.

## II. 독물학적 간섭현상(毒物學的 干涉現象)

### 1. 사망과 해부 사이

주정(酒精) : 거의 모든 세균이 주정을 생성할 수 있으므로 시체가 부패되면 혈중에서 주정이 검출되거나 농도가 증가한다. 부패로 생성된 주정은 대개 0.2 % 이하이므로 그 이상이면 생전에 음주한 것을 강력히 의심하여야 한다(제9장 중독사, 198 쪽, 주정 참조). 위가 파열되어 위내용물(胃內容物)이 복강내로 유출되면 주정은 특히 흉강 및 심낭내로 확산된다. 따라서 심장의 혈액을 채취할 때는 체액과 섞이지 않도록 주의하여야 한다.

목정(木精) : 방부처리를 한 시체는 예외 없이 목정에 양성반응을 나타낸다.

사이안산 : 부패에 의하여 독물학적으로 유의한 정도의 사이안산이 생성될 수 있다는 것은 의심할 여지가 없다. 사후 3 개월이 경과된 혈액에서 10 mg% 가 증명된 예가 있다.

비소(砒素) : 매장한지 오래되었을 때는 관을 덮고 있는 흙의 비소가 시체내로 침투될 수 있다.

## 2. 해부중

가장 흔한 것으로는 위내용물(胃內容物)을 채취하여 일단 오염(汚染)된 기구로 다시 혈액을 채취하는 경우이다. 특히 주정(酒精)은 지대한 영향을 받는다. 또한 위내용물로 오염된 곳에 장기를 놓고 다루거나 각장기의 검체를 같은 용기에 담는 경우 또는 이미 오염된 기구나 용기를 사용하는 경우 등이 있다.

# 제 4 장 손상사(損傷死)

## I. 서 론

### 1. 정 의

일반적 정의 : 의학적으로 손상(損傷, injury)이란 그 원인이 무엇이든 조직의 정상적 구조가 형태학적(形態學的)으로 파괴되는 것으로서 상처(傷處, wound) 그 자체를 말한다. 물리적 외력(物理的 外力, physical force)은 물론 화학물질(化學物質), 고온(高溫) 및 저온(低溫), 전기력(電氣力) 등 거의 모든 외인(外因)이 손상을 일으킬 수 있다. 뿐만 아니라 질병(疾病)에 의한 조직의 파괴, 예를 들어 심근경색(心筋梗塞), 폐결핵(肺結核), 위장관궤양(胃腸管潰瘍) 등도 모두 손상에 속한다.

법의학적 정의 : 손상을 위와 같이 광범하게 정의하면 거의 모든 죽음이 손상사라는 결론에 달한다. 따라서 법의학에서는 물리력(物理力)에 의한 형태학적 파괴만 손상이라 하며 외상(外傷, trauma)과 동의어로 쓴다. 즉 손상사(death due to injury)라 함은 기계적 외력(機械的 外力, mechanical force)에 의한 기계적 손상(機械的損傷, mechanical injury)으로 사망한 것을 말한다.

일반적으로 손상은 성상물체(成傷物體)에 따라 둔기, 예기, 총기 및 폭발물 손상으로 나누며 피부의 연속성이 파괴되었는가에 따라 개방성 손상(開放性 損傷, open injury)과 비개방성 손상(非開放性 損傷, non-open injury)으로 분류한다. 개방성 손상은 창(創), 비개방성 손상은 상(傷)이라 하며 이들을 합하여 창상(創傷)이라고 한다.

### 2. 검 사

#### 가. 일반적 원칙

법의학에서 손상은 가장 중요한 부분의 하나이다. 따라서 손상의 부위, 종류, 수, 크기 및 정도, 형태, 방향, 배열상태, 착의와의 관계 등을 면밀히 관찰하여야 하며, 궁극적으로 어떠한 물체(物體)가 어떠한 상황(狀況)에서 어떻게 작용(作用)하였는지를 추정하도록 노력하여야 하며, 이를 토대로 자타살(自他殺) 및 사고사(事故死)의 감별과 더불어 사인(死因)을 결정한다. 크고 심각한 손상은 사인과 직접적인 관계를 가지며 작고 경미한 손상은 비록 사인과는 관계가 없더라도 수상상황(受傷狀況)을 추정하는데 중요한 의미를 가질 때가 많으므로 어떠한 손상도 가볍게 여겨서는 안된다.

시체가 건조(乾燥) 또는 부패(腐敗)되면 손상도 변형(變形)되므로 주의하여야 한다(그림 4-1). 손상 자체뿐만 아니라 주변조직의 변화나 감염(感染)의 여부 등도 함께 관찰하여야 한다. 손상부위나 주위 또는 착의(着衣)에 부착된 이물(異物)은 손상의 기전이나 상황을 추정하는데 중요한 자료가 되므로 이에 대한 관찰과 채취도 게을리하지 말아야 한다. 때로는 체내에 탄환(彈丸), 인기(刃器)나 자기(刺器)의 조각, 혹은 둔기(鈍器)의 파편 등이 남아 있을 수 있다(그림 4-2).

손상은 신체도(身體圖)(부록)를 이용하여 그려넣는 것이 가장 확실하고 편리하며 자세한 형태와 실측(實測)이 필요할 때에는 투명지(透明紙)를 대고 복사하여도 좋다. 사진은 사망당시의 상태 그대로 촬영한 후, 혈액(血液)과 오물(汚物)을 깨끗이 닦고 모발(毛髮)이 있는 부위는 삭발하고 다시 촬영한다. 후일 촬영된

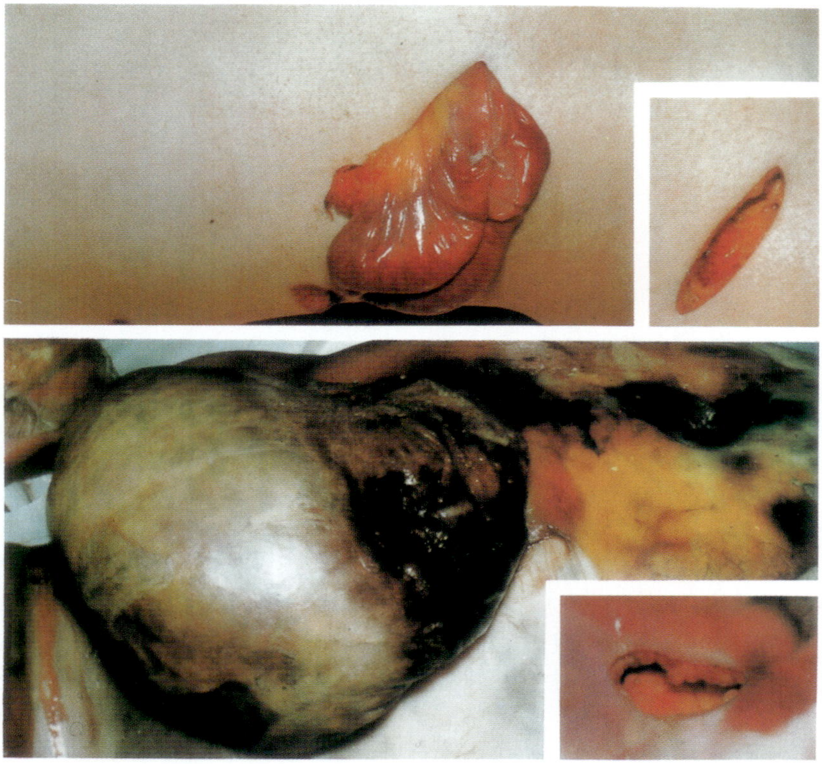

**그림 4-1.** 부패에 의한 자창의 변형(上 ; 신선한 예, 下 ; 부패례)

부위를 쉽게 알아볼 수 있도록 신체의 표준점을 포함시키며 크기를 알아볼 수 있도록 자를 대고 찍는다.

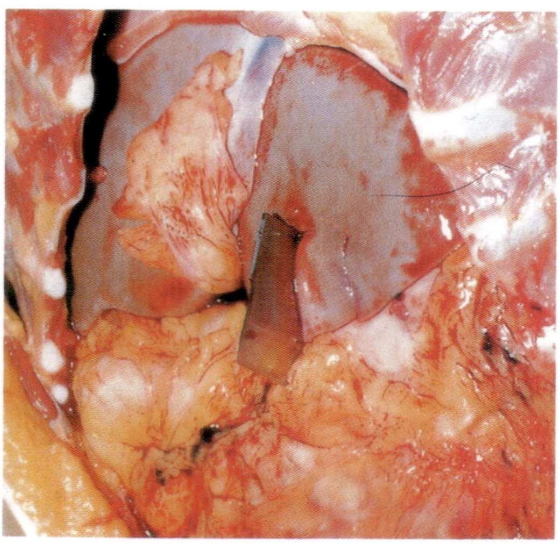

**그림 4-2.** 체내에 남아있는 유리조각

필요할 때는 부검 전 혹은 후에 방사선단순촬영(그림 4-3), 컴퓨터단층촬영, 동맥조영술 등의 방사선학적 검사(放射線學的 檢査) 와 더불어 조직학적(組織學的) 및 조직화학적 검사(組織化學的 檢査)를 시행한다.

## 나. 검사사항

(1). 부위

손상의 부위는 인체의 해부학적 명칭을 사용한다. 정확성을 기하기 위하여 표준선(標準線) 또는 표준점(標準點)으로부터의 방향과 거리를 표시한다. 표준선이나 표준점을 선정할 때 개체차(個體差)가 크거나 쉽게 이동될 수 있는 부위는 피해야 한다.

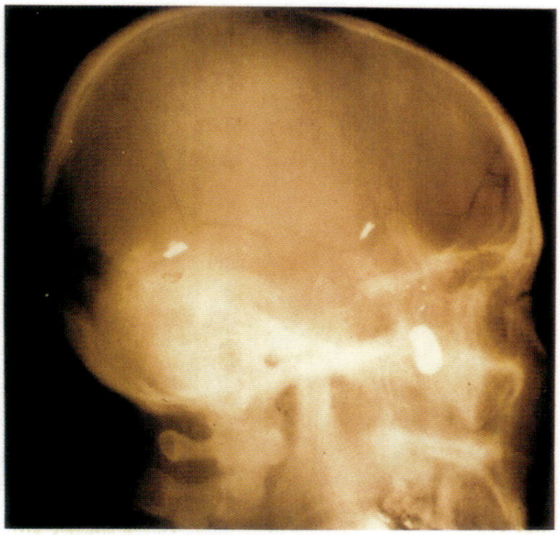

그림 4-3. 두부총창시 방사선학적 검사로 발견된 탄환

## (2). 성 상

개방성이던 비개방성이던 손상의 성상(性狀)을 면밀히 관찰하면 성상물체의 종류와 외력이 가해진 방향을 비롯한 수상상황(受傷狀況)을 추정하는 데 도움이 된다. 예기는 물론 둔기에서도 성상물체의 작용면의 형태가 피부를 비롯한 작용부위에 그대로 인상(印象)되는 때가 있다. 자세한 것은 각 부분을 참고하기 바라며 여기서는 개방성 손상(開放性 損傷)의 일반적 사항에 대하여 설명하기로 한다. 개방성 손상은 창구와 창강으로 나누어진다(그림 4-4).

**창구(創口)** : 피부에 형성된 창(創) 자체, 즉 창의 입구로서 창연(創緣, wound margin)과

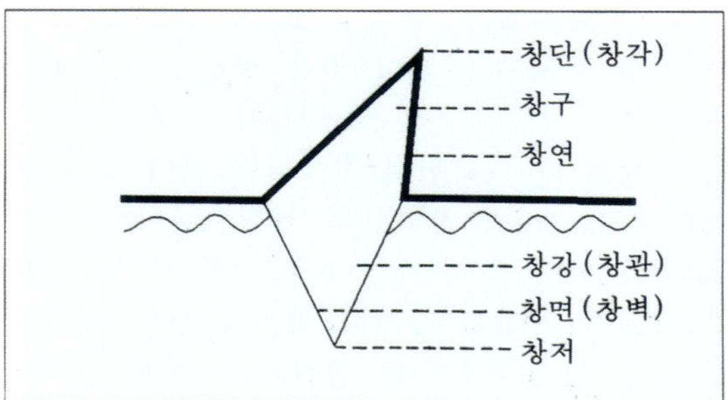


그림 4-4. 개방성 손상의 부위별 명칭

창단(創端, wound angle)으로 구성된다. 창연은 창구의 변연(邊緣)을, 창단은 창연이 만나는 부위를 말하며 특히 각을 이루었을 때는 창각(創角)이라고도 한다. 창의 방향이 피부에 있는 탄력섬유(彈力纖維)와 교원섬유(膠原纖維)의 주행방향에 따라 이루어지는 랑거할선(랑거割線, cleavage lines of Langer)(그림 1-3)에 직각(直角)에 가까울수록 창구의 모양이 많이 변형된다(그림 1-2). 이 할선은 체표의 주름(crease)과 일치한다.

변형된 상태 그대로 검사하는 것은 의미가 없으므로 양측의 피부를 손가락으로 모으거나 투명한 접착테이프로 재건하여 검사하여야 한다(그림 4-5).

특히 자창(刺創)을 재건하여 보면 창구는 원래의 길이보다 상당히 길어진다. 또한 칼날쪽과 칼등쪽을 구분할 필요가 있는데 칼등이 비교적 얇은 편인기(片刃器)일 때는 이렇게 재건하여 보지 않으면 양인기(兩刃器)와 혼동할 수 있다.

**창강(創腔)** : 창강(wound cavity)은 창면(創面, wound surface)과 창저(創低, wound base)로 구성되는 창의 공간으로서 창동(創洞)이라고도 한다. 자창(刺創)이나 총창(銃創)에서와 같이 모양이 길고 가는 때에는 자창관(刺創管)

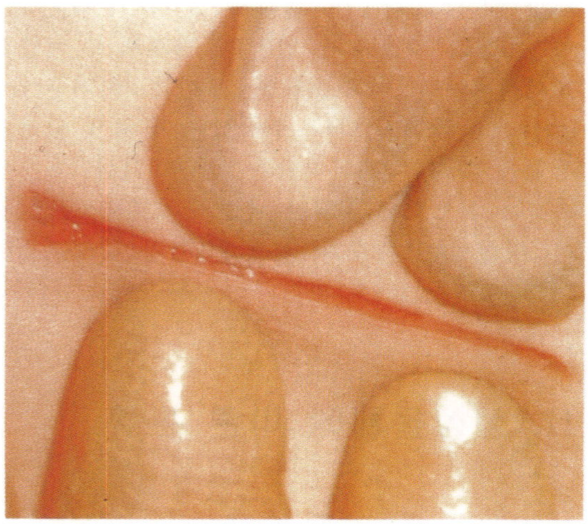

그림 4-5. 창의 재건(若杉)

또는 사창관(射創管)이라고도 부른다.

창면은 창벽(創壁)이라고도 하며 창연에서 창저에 이르는 창강의 면을 말한다. 창저는 창강의 바닥으로서 자창에서는 한 점(點)일 때가 많고 절창에서는 선상(線狀)이며 좌창이나 열창에서는 면(面)을 이룰 때가 많다. 관통되었을 때는 창저가 없다. 창강에서는 방향과 깊이를 관찰하여야 한다. 그러나 핀셋이나 탐침(探針, probe) 또는 손가락 등을 함부로 사용하여 손상을 변형시키지 말아야 한다.

(3). 개수, 크기 및 상호관계

손상이 클 때는 하나하나 계측하며 작은 손상이 집합되어 있을 때는 한꺼번에 계측한다. 길이와 폭 또는 장경(長徑)과 단경(短徑)을 측정하며 개방성 손상은 깊이를 잰다. 좌상(挫傷)과 같이 외견상 경계가 명료하지 않으면 절개하여 그 크기를 명백히 한 후 계측한다(그림 6-1).

다수의 손상이 여러 군데에 산재하거나 한 곳에 밀집되어 있을 때에는 하나하나를 관찰함과 동시에 성상(性狀)이나 배열(配列) 등 상호관계가 큰 의미를 가지므로 전체적으로 다시 관찰한다. 상호관계는 한번 또는 연결된 외력에 의한 것과 여러번 또는 분리된 외력에 의한 것으로 나누어 생각해 볼 수 있다. 전자에 속하는 것으로는 일정한 간격으로 배열된 표피박탈이나 피하출혈을 보이는 바퀴흔(tire mark)(그림 6-6)이나 추락시 곳곳에서 일정한 방향을 가지는 표피박탈을 들 수 있다. 후자에 속하는 것으로는 자살시 유인기(有刃器)에 의하여 형성되는 다수의 평행한 절창(切創)(그림 4-73~75)을 들 수 있다.

# II. 성상물체에 따른 분류

## 1. 둔기손상(鈍器損傷)

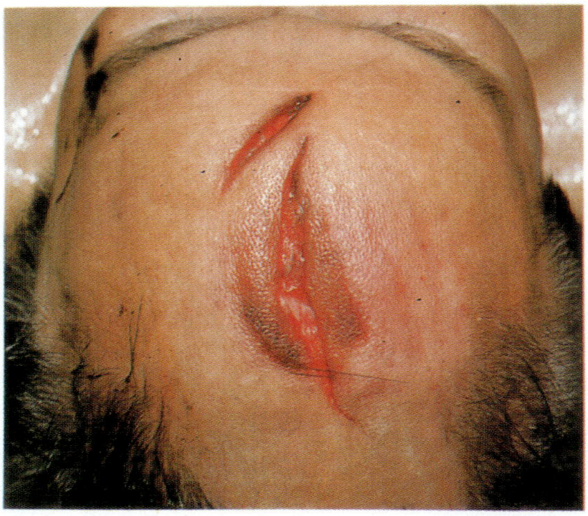

**그림 4-6.** 좌열창을 동반한 표피박탈(추락)

### 가. 표피박탈(表皮剝脫)

(1). 정의 및 형성기전

피부의 맨바깥층인 표피(表皮, epidermis)만 벗겨져나가 진피(眞皮, dermis)가 노출되는 손상을 표피박탈(abrasion 혹은 excoriation)이라고 한다. 이는 대부분 둔기(鈍器)의 압박(壓迫), 일회찰과(一回擦過) 또는 반복마찰(反復摩擦)에 의하여 형성된다. 표피박탈 자체는 표피만 벗겨져 나가는 것이므로 출혈이 일어나지 않으나 타박력(打撲力) 또는 압박력(壓迫力)이 동반될 때는 좌상(挫傷)이나 좌열창(挫裂創)을 같이 볼 수 있으며(그림 4-6) 압박흔(壓迫痕)과 동반될 수도 있다. 형성기전에 따라 다음과 같이 나눌 수 있다.

찰과상(擦過傷) : 찰과상(brush burn)은 표면이 거친 둔체에 의하여 한쪽 방향으로 마찰되어 생기는 것으로 전도(轉到)나 추락(墜落)시 지면(地面)에 밀리면서 형성되는 것이 좋은 예이다(그림 4-7). 찰과상의 변형으로서 생채기(scratch)가 있는데 이는 첨부(尖部)나 날이 있는 비교적 가벼운 흉기에 의하여 일어나는 손상을 말한다. 손톱으로 할퀴거나 눌러 형성되는 조흔(爪痕, fingernail mark)은 생채기와 매우 비슷하므로 같이 취급하기도 한다(그림

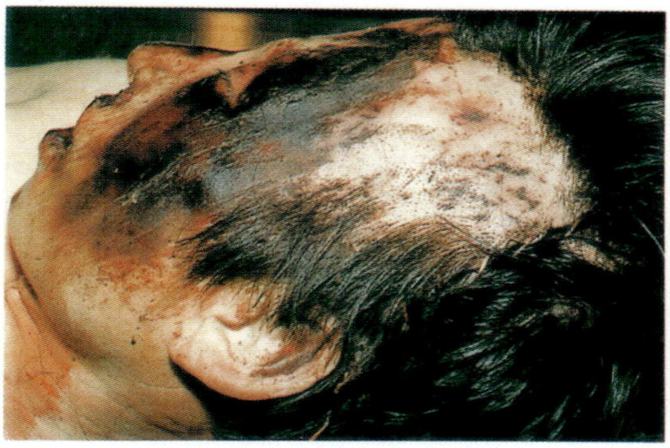

그림 4-7. 찰과상(추락)

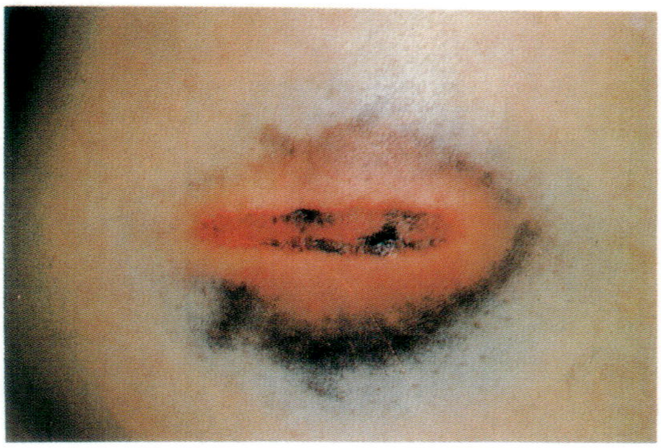

그림 4-8. 찰상(찰과총창) (若杉)

7-38, 40). 찰상(擦傷, graze)은 탄환(彈丸)이 피부를 스쳐 지나갔을 때 보는 표피박탈을 말한다(그림 4-8).

마찰성 표피박탈(摩擦性 表皮剝脫) : 마찰성 표피박탈(friction excoriation)이란 둔체가 한 부위에 반복적으로 마찰되어 형성된다. 예를 들어 수갑을 채우거나 끈으로 사지를 묶었을 때 풀려는 노력에 의하여 지속적으로 마찰되어 형성되는 경우이며 이때는 화상(火傷)이 동반될 수도 있다.

압박성 표피박탈(壓迫性 表皮剝脫) : 압박성 표피박탈(imprint excoriation)은 피부가 둔체에 의하여 직각으로 또는 그와 비슷한 방향으로 압박되어 형성되며 교합시 보는 교흔(그림 4-32, 33)이나 자동차 역과시 보는 바퀴흔이 좋은 예이다.

(2). 소 견

① 형 태

표피박탈은 반드시 물체가 작용한 면의 형상(形狀)과 작용방향(作用方向)에 일치하여 생기는 것이 특징이다. 대체로 찰과상이나 마찰성 표피박탈에서 작용한 물체가 부드럽고 연하면 각질층(角質層)만 박탈되고 일정한 형태가 없다. 물체의 면이 거칠고 딱딱하면 다수의 평행한 선상 생채기(linear scratch)의 형태로 나타난다. 압박성 표피박탈은 작용한 성상물체의 작용면의 크기와 일치하는 것이 특징이다.

② 경시적 변화

생체에서는 수시간내에 치유기전(治癒機轉)이 시작되며 이러한 생활반응은 수상후 경과시간을 추정하는데 도움이 된다. 대개 하루 내지 이틀동안 조직액이 스며나와 혈가(血痂)를 형성한다. 그 후 점차 가피(痂皮, crust)가 형성되어 갈색조(褐色調)를 띠고 주변부로부터 가피가 탈락하면서 회복된다(그림 1-4). 치유기간은 손상의 정도, 2차 감염 및 반복 손상 등에 따라 다르기는 하나 일반적으로 7~10 일이 지나면 가피가 자연히 탈락되면서 치유된다.

사후에는 시간이 경과함에 따라 건조되어 담갈색(淡褐色)에서 황갈색(黃褐色) 또는 암갈색(暗褐色) 심지어 흑색(黑色)으로 되며 딱딱하여져 소위 혁피상(革皮狀)이 된다(그림 2-14). 건조되면 범위도 넓어질 수 있다.

③ 검사시 유의점

조명(照明)이 좋지 못할 때는 경미한 표피박탈이나 생채기는 간과될 수 있으므로 주의를 요한다. 또한 신선하고 습윤(濕潤)할 때에는 이러한 것을 인지하기가 매우 곤란하다. 특히 수중에서 발견된 시체에서는 뚜렷하지 않으므로 처음에는 간과할 수 있다. 그러나 사망후에는 삼출액(滲出液)이 더 이상 나오지 않고 또 물밖으로 나와 시간이 지나면 피부가 건조로 인해 변색되고 단단해지기 때문에 쉽게 인지할 수 있다. 생채기가 선상(線狀)이며 특히 건조되어 암갈색(暗褐色)을 띨 때는 뜨거운 칼날에 의하여 형성된 화상(火傷)과 비슷하게 보일 수 있다.

### (3). 감별점

① 사후손상(死後損傷)

표피박탈은 생전에 형성되었는지 또는 사후에 형성되었는지 감별하기 어려운 경우가 많다. 감별점은 출혈이 가장 확실하므로 외견상 출혈이 뚜렷하게 인지되지 않으면 반드시 피부를 절개(切開)하여 출혈이 있는지를 살펴야 한다. 손목이나 발목이 묶였을 때 절개는 관절(關節)의 전면이나 후면보다는 골돌출부(骨突出部)에 가한다(그림 4-9). 출혈이 동반되어 있으면 생전손상(生前損傷)으로 판단할 수 있으며 진피(眞皮)가 노출되었음에도 출혈이 없을 때에는 원칙적으로 사후손상(死後損傷)으로 보아도 좋다.

그러나 표피박탈은 직접적이고 강력한 충격이 가해지지 않는 한 표재성(表在性)이고 출혈이 동반되지 않기 때문에 출혈이 없다고 하여 외력을 받을 당시 이미 사망하였다고 판단하여서는 안된다. 예를 들어 지면에 끌려 광범하게 형성된 찰과상(擦過傷)이라 하더라도 피하출혈을 보지 못하는 것이 일반적이다. 시반(屍斑)이 형성된 시체의 아래쪽에 표피박탈이 있을 때에는 사후(死後) 혈관의 파탄으로 출혈이 동반될 수 있기 때문에 생전손상(生前損傷)과 혼동될 수 있다.

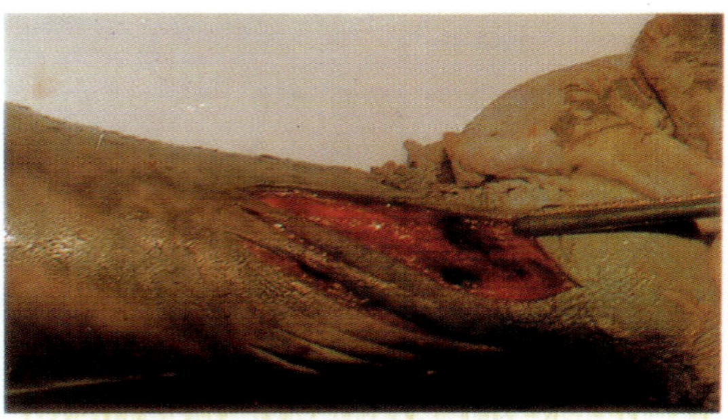

**그림 4-9.** **골돌출부의 절개**(끈에 묶였던 시체로서 부패상태에서도 출혈이 잘 증명된다.)

또한 사망시 또는 그 직전에 형성된 것을 사후의 것과 확실하게 구별할 수 없는 경우가 많다. 즉 어떤 원인에 의하여 혈압이 정상의 1/2 이하로 떨어지면 손상이 진피에 달하여도 출혈이 없을 수 있다.

② 간섭현상(干涉現象)

사후에 물고기나 곤충에 의하여 생긴 표피박탈은 생활반응(生活反應)을 볼 수 없으며 특히 구각(口角), 코나 안검의 연변, 이마 등에 발생한다(그림 3-18). 배설물(排泄物)에 의하여 표피가 박탈될 수 있는데 대개 그 이유를 명백히 알 수 있다. 흉부의 전면 또는 측면에 있고 다소 대칭성(對稱性)을 가질 때는 인공호흡(人工呼吸)을 실시하지 않았나 고려하여야 한다.

### (4). 법의학적 의의

표피박탈의 정도가 경미하면 임상적으로는 큰 의미가 없으나 법의학적으로는 너무 작기 때문에 무시하여서는 안되는 매우 중요한 손상이다. 따라서 그 위치, 형태, 크기 및 방향 등을 상세히 관찰하여야 한다.

① 내부손상 및 사인의 지표

표피박탈은 둔체가 작용한 부위에만 생기므로 특히 경부(頸部)나 두부(頭部)에서 표피박탈을 보면 내부에 사인(死因)이 될 수 있는 손상이 있다는 것을 알려주는 중요한 지표가 될 수 있다. 더우기 경부에 조흔(爪痕)이 있으면 사인을 추정할 수도 있다(그림 7-38, 40). 조흔은 경부압박(頸部壓迫)시 경부와 더불어 손과 손목에 가장 흔히 형성되며 드물게는 얼굴 및 흉부 등에도 형성된다. 때로는 액사(扼死)나 교사(絞死) 또는 강간(强姦)시 저항으로 인하여 피해자의 조흔이 가해자에 나타나기도 하므로 용의자의 안면 등에서 보는 생채기는 피해자가 자기자신을 방어하려 하였다는 것을 가르키므로 중요한 소견이 된다. 여자의 대퇴

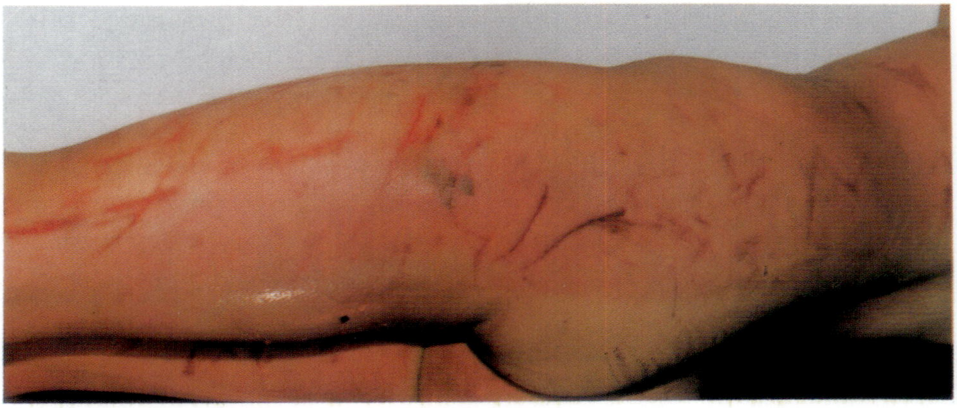

**그림 4-10.** 풀숲에서 강간살해된 시체의 표피박탈 소견

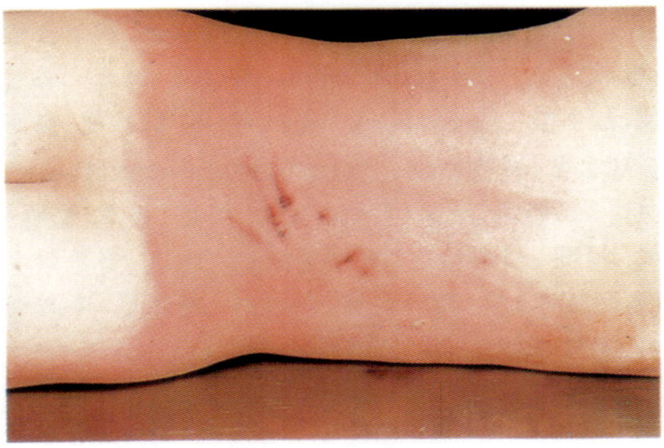

**그림 4-11.** 요배부의 표피박탈(피간시체)

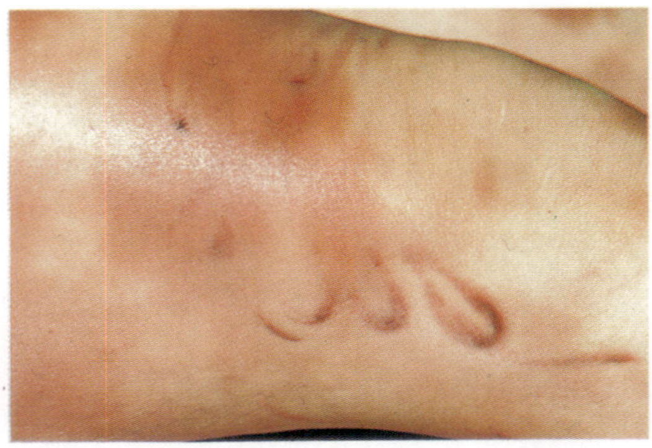

**그림 4-12.** 전기코드에 의한 정형손상

부(大腿部), 특히 내측에서 몇개의 표피박탈을 보거나 둔부(臀部) 및 요배부(腰背部)에 다수의 표피박탈이 있다면 피간시체(被姦屍體)라는 것을 강력히 암시한다(그림 4-10, 11). 영아에서 비구부(鼻口部) 및 경부(頸部)에서 보는 표피박탈은 범죄를 의미할 수 있으므로 고도의 주의를 요한다.

② 성상물체의 추정

표피박탈의 성상으로 성상물체의 종류와 작용면의 형상을 추정할 수 있는 경우가 있다(그림 4-12, 13). 이러한 정형(定形)은 외력이 인체에 직각방향에 가깝게 가해질수록 잘 생긴다. 특히 압박성 표피박탈은 성상물체의 작용면의 형태를 그대로 나타낼 수 있다. 또한 차

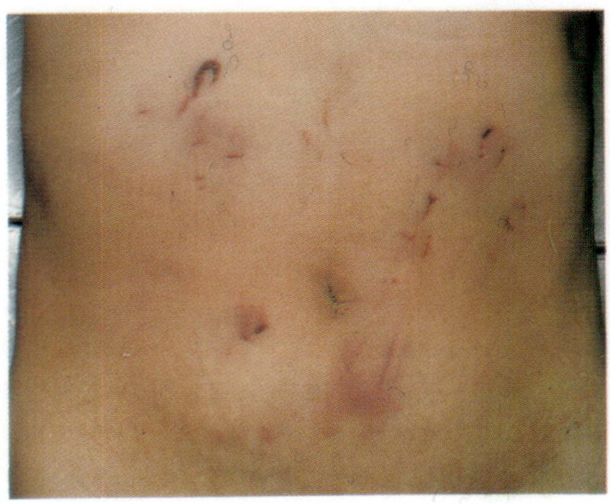

**그림 4-13.** 부지깽이에 의한 정형손상

손상시 자동차의 전조등이나 radiator로 보행

자를 충격하면 작용면이 정형화된 형태로 정확히 인상(印象)되기 때문에 성상물체의 추정에 결정적인 수도 있다.

바퀴흔의 형태가 특징적일 때는 차량을 특정할 수 있는 경우도 있다. 조흔(爪痕)도 그것이 가해자의 것인지 피해자의 것인지 판단되는 경우도 있다. 표피박탈내에 이물(異物)이 있다면 성상물체를 알 수 있다.

③ 외력의 시발점과 작용방향

표피박탈의 성상으로 외력의 시발점(始發點)과 작용방향(作用方向)을 알 수 있다. 일반적으로 시발점은 종지점(終止點)보다 직선상이며 넓다. 시발점에서는 표피가 물결치듯 일어나며, 종지점에 박탈된 표피가 판상(瓣狀, epidermal flap)으로 붙어있는 경우도 있는데 이는 작용방향을 정확히 말해준다(그림 4-14).

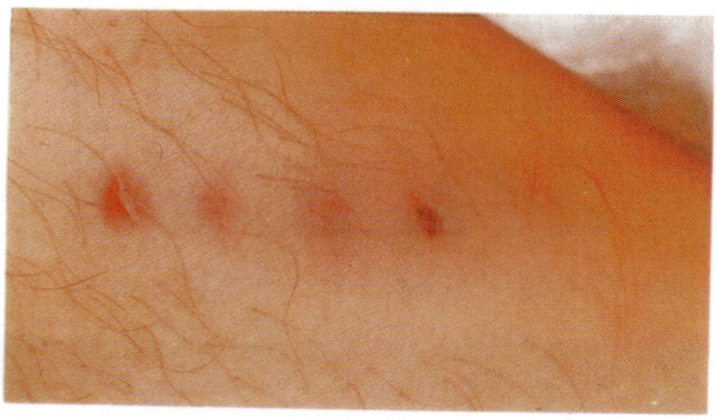

**그림 4-14.** 판상 표피박탈

## 나. 좌상(挫傷)

### (1). 정의 및 형성기전

좌상(contusion)이란 둔력(鈍力)에 의하여 피부는 파열되지 않고 진피(眞皮) 및 피하지방조직(皮下脂肪組織)이나 그 하방의 근육을 비롯한 연조직 또는 양자 모두가 좌멸(挫滅)되고 동시에 주로 모세혈관, 때로 정맥이 파열되어 해당부위 및 주위의 조직간(組織間)에 일어나는 출혈을 말한다. 좌상은 거의 대부분 타격(打擊)에 의하기 때문에 타박상(打撲傷, bruise)이라고도 하며 또한 대부분 피하조직에 일어나기 때문에 피하출혈(皮下出血, subcutaneous bleeding)이라고도 한다. 그러나 흡인(吸引)에 의한 음압(陰壓)이나 압박에 의하여서도 형성되며, 피부내에 국한되거나 심부조직에 달할 때도 있으므로 엄격히 말하여 동의어는 아니다. 단순히 조직간출혈(組織間出血, interstitial hemorrhage)이라는 용어도 쓴다.

### (2). 소 견

① 형 태

둔체가 피부를 압박하였을 때 유두(乳頭, papilla)의 모세혈관이 파탄되어 미세한 점상출혈(點狀出血, pin-point hemorrhage) 또는 일혈점(溢血點, petechia)을 보는 수가 있는데 이를 피내출혈(皮內出血, intradermal hemorrhage)이라고 한다(그림 7-16, 30). 이는 울혈(鬱血)에 의해 나타나는 일혈점과는 달리 생활반응(生活反應)의 하나이며 둔체가 작용한 부위에만 형성된다.

피하출혈은 약 1 cm 까지의 크기는 일혈(溢血, purpura), 그 이상의 크기는 출혈반(出血斑, ecchymosis), 반상출혈(斑狀出血) 또는 일혈반(溢血斑)이라 하며 출혈량이 많아서 피부면이 융기될 정도면 혈종(血腫, hematoma)이라 한다. 그외 선상출혈(線狀出血, linear hemorrhage) 및 혈액저류(血液底流)의 형태로 나타날 수도 있다. 좌상의 크기와 깊이는 외력의 강도, 파탄된 혈관의 종류와 크기, 조직의 성상 및 수상과 사망 사이의 기간에 따른다. 수상후 단 몇초간 생존하였다 하더라도 출혈은 지속되므로 좌상의 범위는 넓어진다. 외견상 변색된 부위는 절개(切開)하여 진정한 출혈인지를 확인한다(그림 2-10). 또한 외견상 인지되지 않거나 경미하더라도 절개하여 보면 피하지방 또는 근육조직내에 큰 출혈이 있을 때도 있다(그림 6-9).

정형좌상(定形挫傷, patterned bruise)을 잘 인식하면 성상물체가 2 개 혹은 그 이상인지

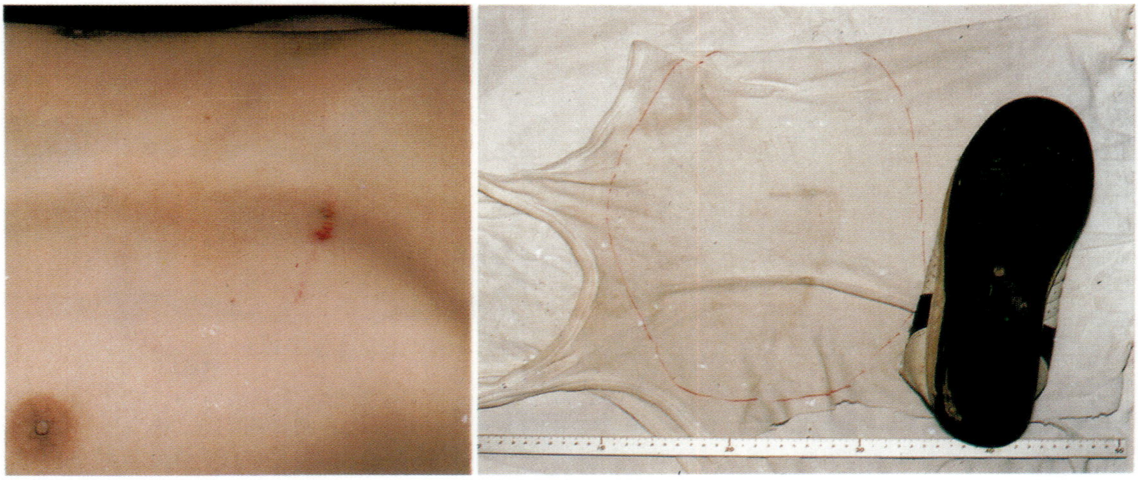

그림 4-15. 신을 신은 발로 밟았을 때 보는 정형손상

또는 어떤 둔기가 사용되었는지 감별할 수 있다(그림 4-15). 채찍류와 방망이류 등에 의하여 이러한 손상이 잘 형성된다. 또한 운전자의 흉부에 운전축(運轉軸)의 모양이 인상되거나 역과된 보행자에서 보는 바퀴흔도 흔히 보는 예이다. 총창의 창구(創口) 주변에 총구(銃口)가 인상되어 표피박탈을 동반하는 좌상이 형성될 수도 있다(그림 4-58, 59).

② 발생부위

좌상은 외력이 가하여진 부위에 발생되는 것이 일반적이다. 그러나 표피박탈과는 달리 외력이 가하여진 부위의 주변이나 멀리 떨어진 곳에 형성되는 경우도 있다. 또한 외력이 가하여졌다고 반드시 좌상이 형성되거나 형성된 좌상이 반드시 인지되는 것은 아니다. 예를 들어 근육과 같이 깊은 곳에 있는 경우는 외견상 관찰되지 않으며 복부(腹部)가 가격되었을 때는 심각한 장기손상(臟器損傷)을 일으켜도 복벽(腹壁)에는 좌상이 나타나지 않을 수 있다.

중선출혈(重線出血) : 회초리, 지팡이, 혁대, 대나무자, 알루미늄관 또는 채찍 등과 같이 어느 정도 폭이 있으면서 비교적 가벼운 물체로 가격하면 외력이 가하여진 양측에서 출혈을 보는데 이를 중선출혈(parallel linear hemorrhage 혹은 double lined hemorrhage)이라 한다(그림 4-16). 이러한 현상은 표재성 모세혈관(表在性 毛細血管)만 파열되고 출혈은 성상물체의 압력에 의하여 측방(側方)으로 밀리기 때문에 일어난다(그림 4-17). 때로 좌상의 중앙부가 희미하여 마치 도넛 모양으로 보이는 경우가 있다(그림 4-18). 이러한 현상도 형성기전은 중선출혈과 같이 중심부에 가해진 외력에 의해 옆쪽으로 향하는 압력을 받음으로써 형성된다.

전형적인 의미의 중선출혈과는 차이가 있으나 차손상시 보는 바퀴흔(그림 6-6), 추락시

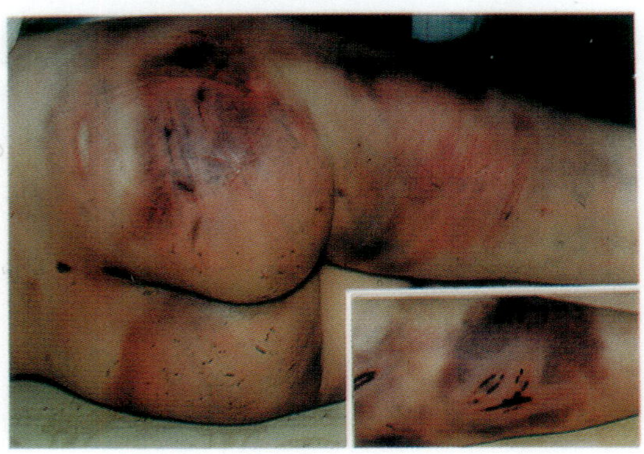

그림 4-16. 당구큐대에 의한 중선출혈

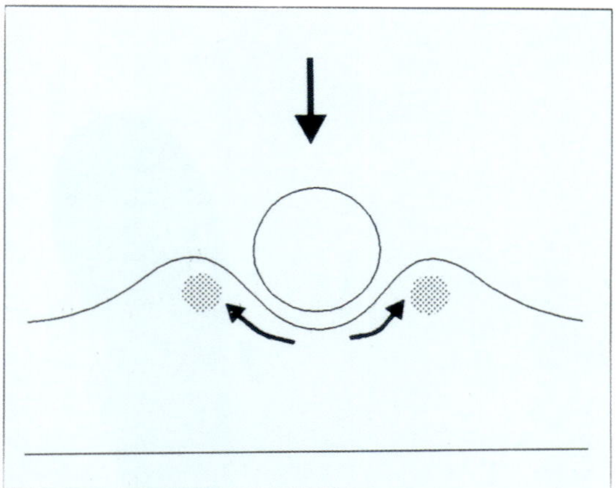

그림 4-17. 중선출혈의 발생기전

장골(長骨)의 형태가 창백하게 나타나고 그 주위에 피하출혈이 일어나는 것(그림 4-19)도 기전은 같다.

**출혈의 이동(移動)** : 안와부(眼窩部)나 음낭(陰囊), 대소음순(大小陰脣)과 같이 조직간격이 성근 부위는 출혈이 쉽게 커져 혈종을 잘 형성할 뿐 아니라 주변조직에서 출혈이 일어나면 이러한 부위로 이동된다. 안와부의 피하출혈은 두개저골절(頭蓋底骨折)을 의미하는 경우가 많다(그림 4-20). 골절이 없을 때는 이마에 가하여진 둔력에 의하여 안와내에서 안구(眼球)가 흔들려 작은 안혈관이 파탄되어 일어날 수도 있다. 후자에서는 앙와위(仰臥位)를 취하여 혈액이 안검쪽으로 침하(沈下)되지 않으면 뚜렷하게 나타나지 않을 수도 있다.

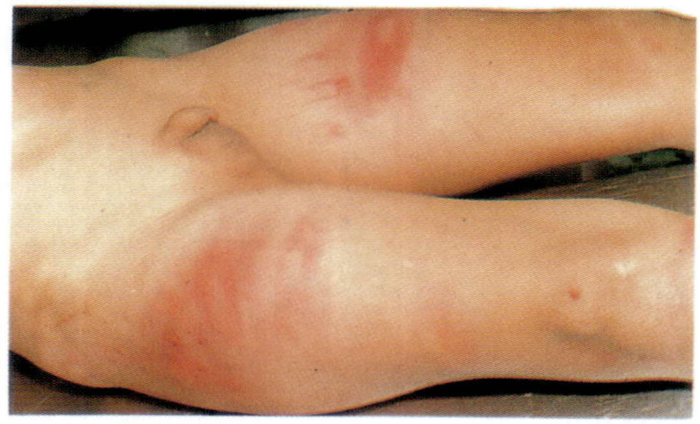

그림 4-18. 중선출혈의 변형

넓고 평편한 물체로 가격받았을 때는 출혈이

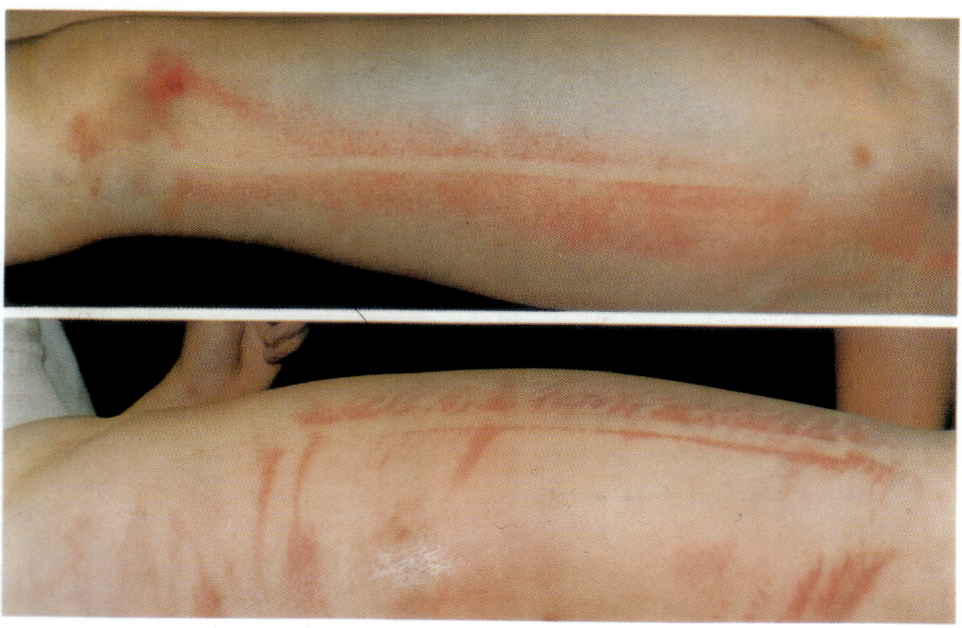

그림 4-19. 추락에서 보는 중선출혈(上 : 노상, 下 : 수면)

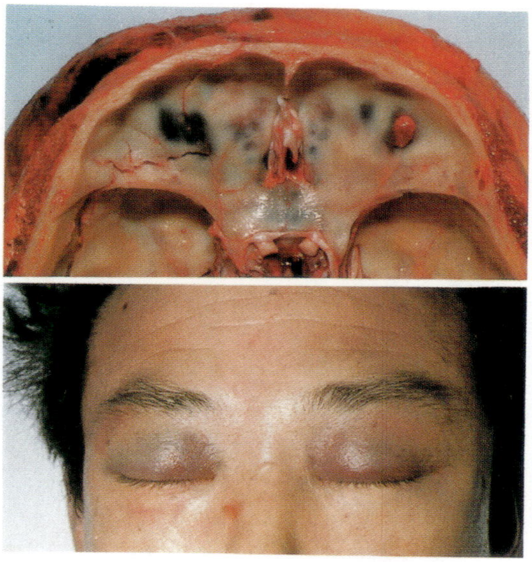

그림 4-20. 두개저골절(上)에 의한 안와부출혈(下)

심부연조직에 국한되는 경우가 많다. 이러한 출혈은 근막면(筋膜面, fascial plane)을 따라 주변조직으로 이동하기 때문에 출혈부위에 외력이 가하여진 것으로 오인하기 쉽다. 예를 들어 하악골(下顎骨)이 골절되면 중력에 의하여 출혈이 경부(頸部)로 흘러내려와 경부에 직접 타격을 받은 것처럼 보일 수 있다. 따라서 모든 경우에서 절개하여 실제로 가격을 받았는지 확인할 필요가 있다.

② 경시적 변화

**색깔의 변화** : 색깔의 변화로 수상후 경과시간을 추정하는 것은 그 크기, 깊이 및 국소적인 혈액순환의 정도 등 많은 인자에 의하여 좌우되기 때문에 실제로 정확하지는 못하다. 크기와 깊이가 특히 중요하다. 즉 크고 깊을 때는 수일(數日) 또는 수주(數週)가 지나도 변색되지 않을 수 있다.

표재성인 경우 신선할 때는 일반적으로 종창(腫脹)과 더불어 청자색(青紫色)을 띤다. 시간이 경과함에 따라 혈액의 hemoglobin이 hemosiderin 및 hematoidin으로 변하여 색깔이 변화된다. 대체로 3 일쯤 경과하면 담청색(淡青色)이 되고 5~8 일쯤이면 녹색조(綠色調)를 띠며 점차 녹황색(綠黃色), 황갈색(黃褐色)이 되고 결국 10 일에서 2 주쯤이면 완전히 황색조(黃色調)를 띠면서 2~4 주면 흡수, 소실된다. 이러한 변화는 좌상의 주변에서 중앙으로 또는 그 반대 방향으로 진행한다.

**조직학적 소견** : 수상후 경과시간을 추정하는데 조직학적 검사도 도움이 된다. 즉 대식세포(大食細胞, macrophage)내에서 빠르면 수상후 24시간내에 혈철소(血鐵素, hemosiderin) 과립이 관찰된다. 그러나 대개 수상후 3~4 일이 지나야 혈철소로 변화되며 철반응(鐵反應)으로 증명된다. hematoidin도 세포내에서 관찰되기는 하나 이는 수상(受傷) 수일내지 1 주일까지는 나타나지 않는다.

### (3). 감별점

① 시반(屍斑)

제2장 사후변화, 시반(15 쪽) 참조.

② 병적 피하출혈(病的 皮下出血)

자반병(紫斑病), 혈우병(血友病)과 같이 혈액응고기전(血液凝固機轉)에 장애(障碍)를 초래하는 몇가지 혈액질환과 더불어 급성 전염병, 패혈증(敗血症), 괴혈병(壞血病), 인중독(燐中毒), 기타 출혈성 병변이 있을 때에는 외력이 가해지지 않거나 경미한 외력에 의하여도 광범한 피하출혈이 생길 수 있으며 때로는 이로 인하여 사망에 이를 수 있으므로 그 감별에 주의를 요한다.

③ 사후출혈(死後出血)

시체를 함부로 다루거나 절개시에도 피하출혈(postmortem bruise)을 볼 수 있으며 이는 간섭현상에서 설명한 바와 같다(36 쪽 참조).

④ 법의학적 의의

자타살의 감별 : 둔력이 가해졌다는 근거가 되며 대개 사고사(事故死) 또는 타살(他殺)이다. 타격은 통증(痛症)을 동반하기 때문에 자살의 방법으로는 잘 사용되지 않는다.

질식사(窒息死) : 경부에서 보는 좌상은 비록 희미하고 작다하더라도 액사(扼死)시 손가락(그림 7-41), 교사(絞死)나 의사(縊死)시 끈에 의하여 형성되었을 가능성이 있으므로 특별한 주의를 요한다. 또한 외부에서 아무런 소견을 보지 못한다 하더라도 액사시는 거의 예외 없이 경부근육에서 출혈을 볼 수 있다(그림 7-42).

견갑부의 좌상이나 표피박탈은 바닥이나 단단한 면에 몸이 압박되었다는 것을 의미한다. 예를 들어 교사 또는 액사시 피해자의 몸위에서 압박을 가할 때 생길 수 있다. 팔에서 보는 좌상은 손으로 저항한 것을 의미한다.

강간(强姦) : 대퇴부(大腿部)의 내측이나 성기(性器)에서 좌상을 보면 대개 강간에 의한 것이다. 발로 차는 경우에는 심한 좌상을 보며 때로는 좌열창이 형성된다.

두부(頭部) : 두부의 좌상은 놓치기 쉬우므로 섬세하게 찾아야 하며 의심될 때는 머리카락을 자르거나 면도한 후 검사하여야 한다. 잘 보이지 않을 때는 만져보면 비교적 잘 알 수 있다.

만성 주정중독(慢性 酒精中毒) : 다양한 색깔의 좌상이 특히 안면부와 관절부를 비롯하여 외상을 받기 쉬운 부위에 형성되어 있으면 오랜 동안 반복하여 외력을 받았다는 것을 의미하며 만성 주정중독자일 때가 많다.

### 다. 좌열창(挫裂創)

(1). 정의 및 형성기전

좌열창(laceration)은 둔기(鈍器)로 가격을 받거나 둔체(鈍體)에 부딪혀 피부가 찢어지는 손상을 말한다. 좌창과 열창으로 구분하며 양자의 소견을 같이 보거나 구분하기 곤란할 때는 좌열창이라고 한다(그림 4-21, 22).

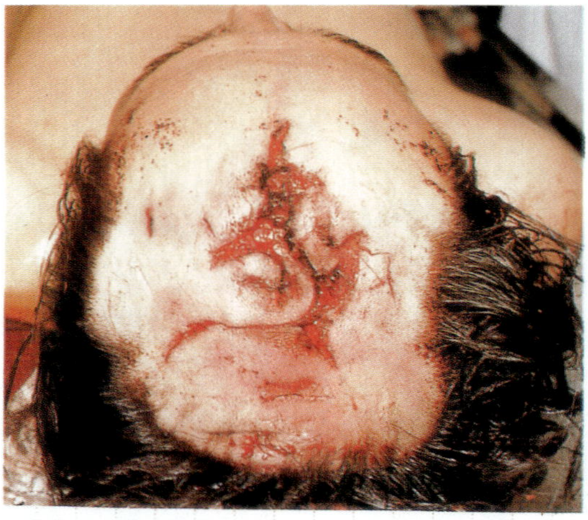

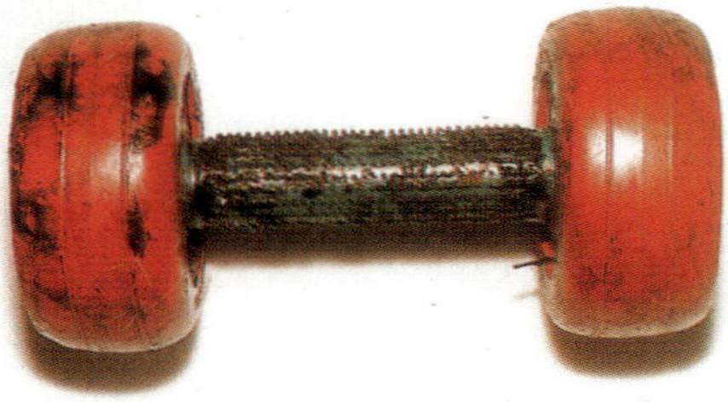

**그림 4-21.** 아령에 의한 좌열창

① 좌창(挫創)

좌창(contused wound)은 피부 하방의 연조직층 두께가 비교적 얇고 그 직하방에 단단한 골격(骨格)이 있는 부위에 면을 가진 둔기가 직각 또는 이와 거의 같은 방향으로 가격되거나 또는 지면에 전도되어 발생한다. 이 때는 외력이 골격으로 직접 전달되기 때문에 연조직이 둔기와 골격 사이에서 좌멸(挫滅)된다(그림 4-23). 따라서 좌창은 두부(頭部)에서 가장 흔히 보며 하퇴부 전면 등에서 때때로 본다. 복부, 흉부, 둔부, 대퇴부, 하퇴부 후면 등은 연부조직이 풍부하거나 골격의 탄력성이 크므로 좌창이 잘 형성되지 않는다.

② 열창(裂創)

둔체에 의한 외력이 하방의 골격에 직접 전달되지 않으면서 피부의 탄력한계(彈力限界)를

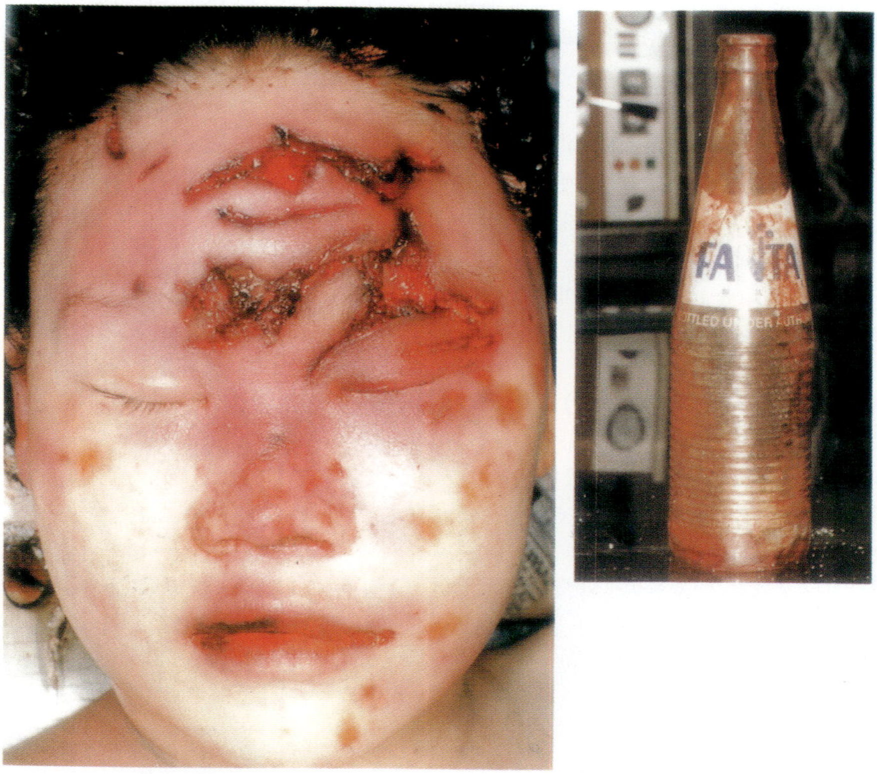

**그림 4-22.** 유리병에 의한 좌열창

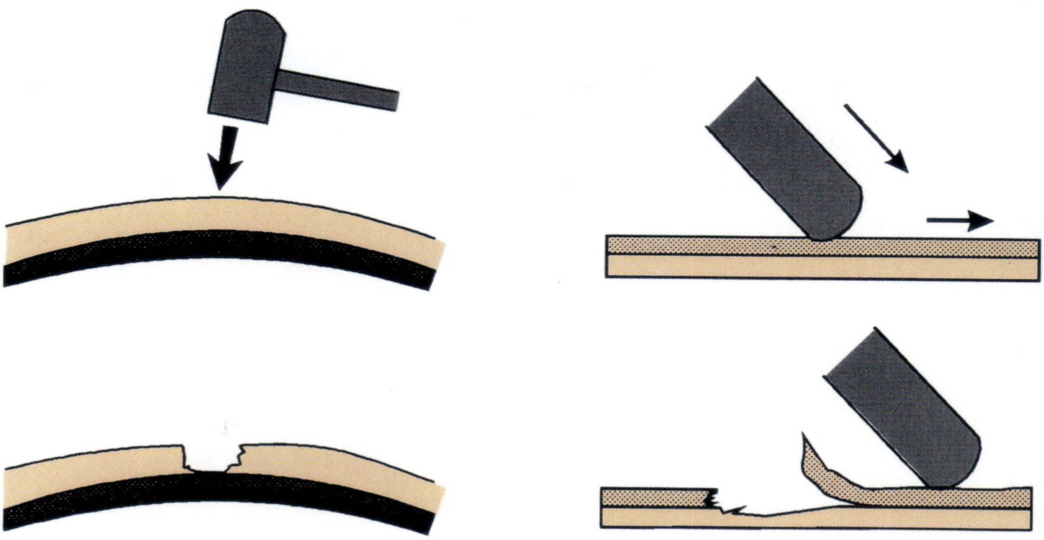

**그림 4-23.** 좌창(左)과 열창(右)의 형성기전(Camps)

넘어설 정도로 강하면 피부는 찢어진다(그림 4-23). 이러한 손상을 열창(lacerated wound)이라 하며 피부할선(皮膚割線)을 따라 일어나는 경우가 많다. 따라서 외력이 직접 작용한 부위에도 생기지만 그 주변 또는 떨어진 부위에도 발생한다. 표재성(表在性)일 때는 피부만 찢어지나, 깊을 때는 피부와 피하지방층을 하방의 근막(筋膜, fascia)과 분리시켜 과도한 출혈을 일으킨다(그림 6-10). 이를 박피창(剝皮創)이라고 한다.

**신전창(伸展創) 및 천파창(穿破創)** : 열창의 특수한 형태로서 신전손상(그림 6-13, 14)과 천파창(piercing wound)을 들 수 있다. 천파창은 외부에서 가하여진 외력이 아니라 골절(骨折)시 절단부위가 피부를 찢고 나와 형성되는 손상이다. 창구(創口)에서 골절단(骨折端)을 볼 때도 있으나 원래의 위치 또는 다른 부위로 전위(轉位)되어 창구에서 볼 수 없는 경우가 많다.

(2). 소 견

거의 대부분 좌상과 표피박탈을 동반하며 외력의 강도와 방향 및 신체의 부위에 따라 창(創)의 모양과 깊이가 결정된다. 또한 그 하부에 골절이나 장기파열(臟器破裂)과 같은 내부손상(內部損傷)이 동반될 수 있다.

① 좌창(挫創)

창구(創口)가 때로는 직선상(直線狀)으로 보여 할창(割創)이나 심지어 절창(切創)과 혼동될 수도 있다. 그러나 창구는 대부분 불규칙하며 일정한 형태를 갖지 않는다(그림 4-24~26). 창연(創緣)은 좌멸상(挫滅狀)을 보이며 불

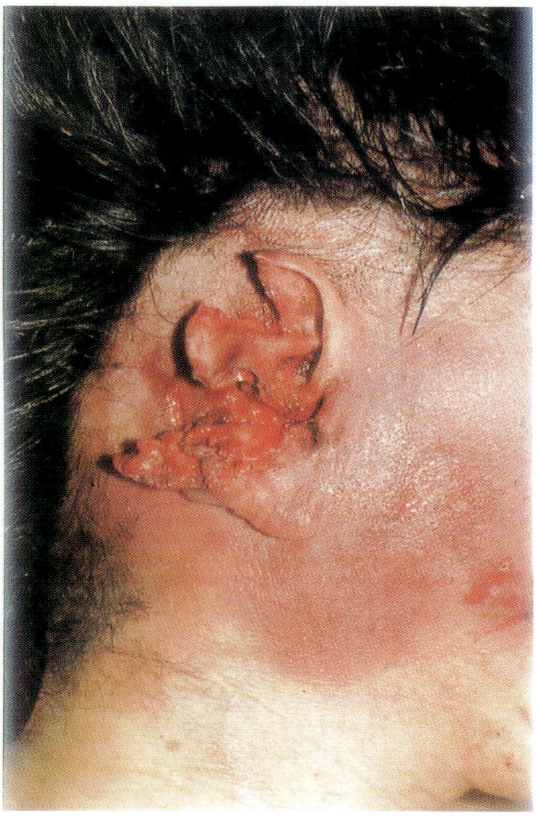

**그림 4-24.** 쇠국자에 의한 좌열창

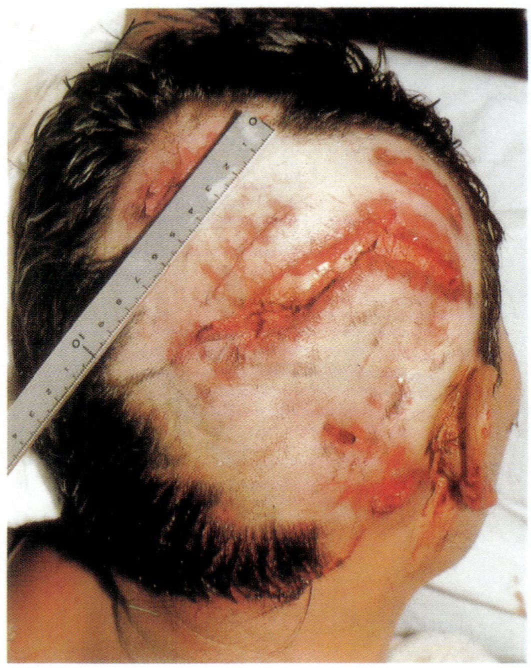

**그림 4-25.** 철근에 의한 좌열창

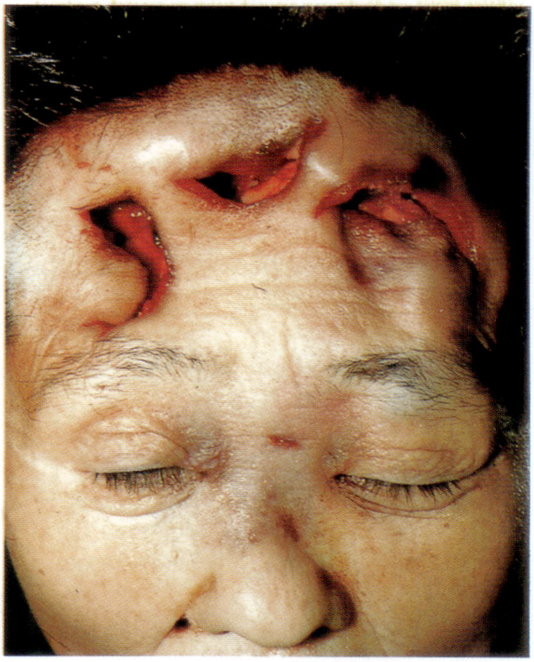

그림 4-26. 망치에 의한 좌열창

규칙하고 분지(分枝)를 보는 경우가 많다. 창연 주변에 표피박탈이나 피하출혈이 동반되어 있으며 동반된 이러한 손상은 둔기의 작용면과 일치하는 경우가 있다. 특히 표피박탈의 폭은 흉기의 폭을 추정하는 근거가 된다. 창각(創角)은 대개 둔하나 때로는 날카로울 수 있다. 창면(創面) 역시 불규칙하며 두부(頭部)에서는 절단되지 않은 모근부(毛根部)가 돌출되어 있을 때가 많다.

창구(創口)는 작아도 창강(創腔)은 잠식상(潛蝕狀, undermining)을 보인다. 잠식상은 힘의 작용방향를 말해준다. 모든 방향에서 그 정도가 비슷하다면 외력이 직각으로 작용하였다는 것을 의미한다. 특히 두부에서는 연조직보다 저항이 비교적 강한 신경, 탄력 및 결합조직, 혈관으로 이루어진 다수의 섬세한 조직가닥이 양쪽 창면을 연결하고 있는데 이를 가교상조직(架橋狀組織, tissue bridge 혹은 bridge-over)이라고 한다(그림 4-27). 때로 유리나 페

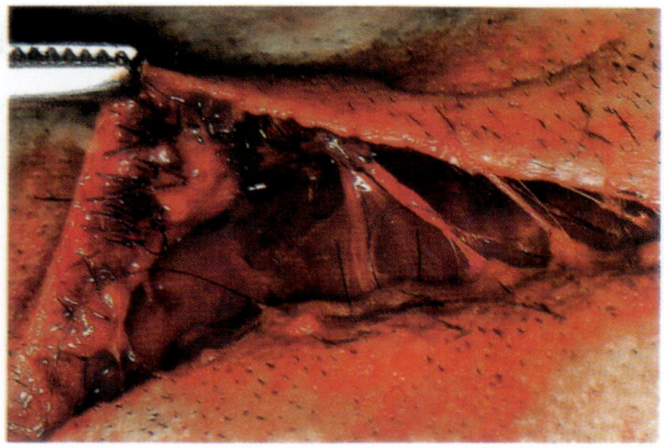

그림 4-27. 좌창의 창강(若杉)

인트 조각 또는 돌부스러기와 같은 이물(異物)이 발견되는데 특히 좌창의 원인이나 성상물체가 의심스러운 때에는 창강의 깊은 곳에서 이러한 이물을 찾도록 노력하여야 한다.

② 열창(裂創)

열창은 대개 피부할선을 따라 형성되므로 창구는 직선상이며 창연은 대체로 평활하나 불규칙하다. 창연의 주변에서는 표피박탈이나 피하출혈을 보지 못하는 경우도 있으나 본다면 어느 한쪽에 있으며 그쪽이 외력이 작용한 부위이다. 창각은 대체로 예리하다. 창강에서는 역시 가교상조직을 보며 낭상(囊狀)을 보인다(그림 6-14). 창강내에 이물(異物)이 없는 것이 통례이다.

③ 법의학적 의의

머리를 벽에 부딪치거나 둔기로 자기의 머리를 내리쳐 사망하는 등 자살례가 있기는 하나 매우 드물며 대부분 타살 또는 사고사이다.

타격받았을 때는 안면의 어느 부위에나 형성될 수 있으나 전도(轉到)되었을 때는 대개 안면의 돌출된 부위에 형성된다. 따라서 전도시 안구(眼球)와 안검(眼瞼)은 거의 손상을 받지 않으나 안와(眼窩)의 외상연(外上緣) 피부에는 충격의 정도에 따라 흔히 표피박탈 또는 좌열창이 형성된다. 또한 관골(寬骨)이나 하악골부의 피부도 흔히 손상을 받는다(그림 4-28).

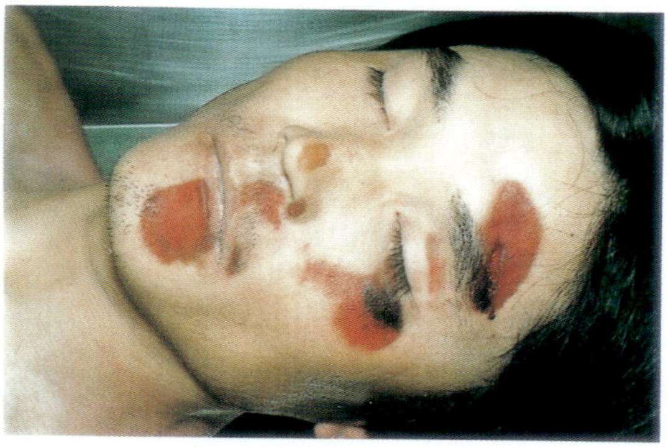

그림 4-28. 전도에 의한 좌열창 및 표피박탈

머리뒤로 평편한 바닥에 전도되면 표피박탈은 원형(圓形)을 이루며, 좌창의 주변을 완전하게 둘러싼다(그림 4-29). 반면 물체의 모서리, 쇠지렛대와 같이 좁은 폭을 가진 둔기라면 선상(線狀)의 좌열창을 일으키고 주변의 표피박탈은 인지하기 어려울 정도로 미세하며 잠식상(潛蝕狀)도 덜하다. 때로는 매우 강력한 둔력을 받아도 외표에 손상의 근거가 없거나 경미할 수도 있다.

## 라. 기 타

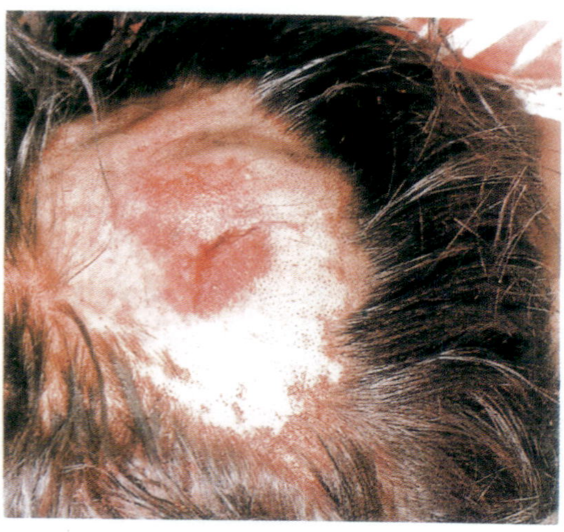

그림 4-29. 전도에 의한 두부의 좌열창

압박흔(壓迫痕) : 피부에 압박이 가하여져 눌린 손상을 압박흔(surface imprint)이라고 한다. 끈으로 묶이거나 무거운 물체에 눌렸을 때 잘 형성된다(그림 4-30, 31). 압박흔은 대개 표피박탈 및/또는 피하출혈을 동반하며 정상피부보다 빨리 건조된다.

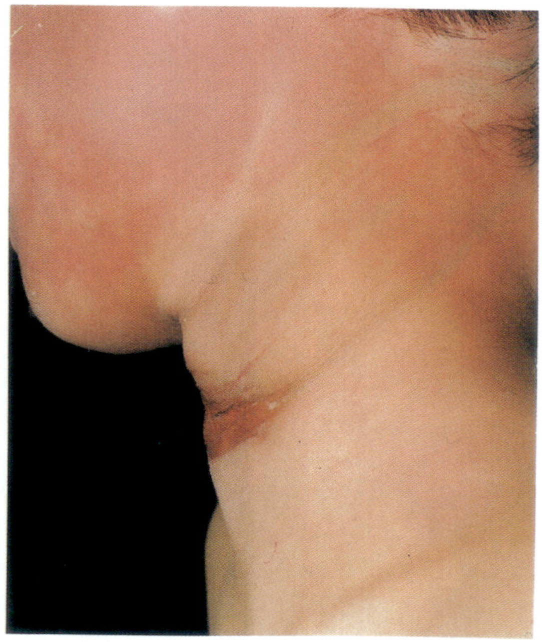

그림 4-30. 의사에서 보는 압박흔(삭흔)

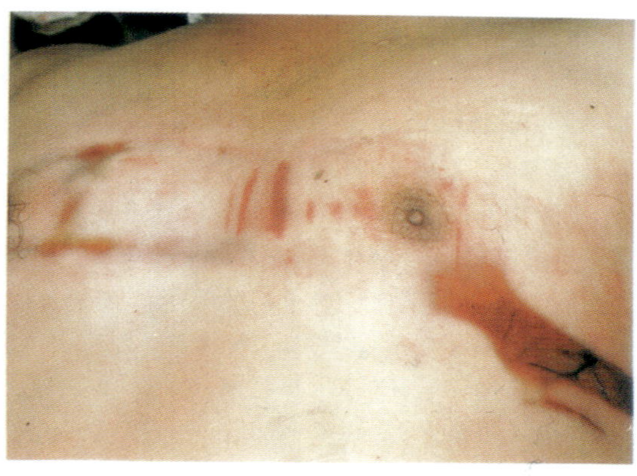

그림 4 31. 압착성 질식사에서 보는 압박흔

**교합손상(咬合損傷)** : 교합손상(bite injury)이란 말 그대로 치아의 교합(咬合)에 의하여 일어나는 손상이다. 흔히 교흔(咬痕, bite mark) 또는 치흔(齒痕)이라고 하며 비개방성인 경우를 교상(咬傷), 교합력이 강하여 개방성 손상을 형성하였을 때는 교창(咬創)으로 구분하기도 한다. 교합손상은 하나하나의 치아 또는 상악 및 하악의 치열궁(齒列弓)과 일치한다. 대개 교상은 피하출혈을 동반하는 반월상(半月狀)의 표피박탈로 나타나며(그림 4-32, 33) 교창은 절창, 자창 또는 좌열창의 형상을 보인다.

일반적으로 성적 흥분상태에서 잘 깨물므로 성기(性器)와 여성의 유방(乳房) 및 그 주위에 잘 형성된다. 또한 강간시 저항의 수단으로 사용하기 때문에 가해자(加害者)의 혀나 입술에 형성되기도 한다. 교합손상은 개인식별의 좋은 자료가 되나 그 한계성을 인식하여야 한다. 즉 물 때 피부는 변형이 잘 일어나며 가해 당시와 체포 당시는 발치(拔齒) 및 치료(治療) 등으로 인하여 달라질 수 있다. 이러한 문제는 반드시 법치의사에게 의뢰하여야 한다.

인간에 의한 교합손상과 동물에 의한 것을 감별하여야 할 때가 있다(그림 4-34). 개, 고양이, 쥐 등 육식동물(肉食動物)의 치아는 나름대로의 형태를 지니고 있으며 특히 문치(門齒)와 견치(犬齒)에 의하여 형성된 치흔간의 거리는 종(種)을 식별하는데 큰 도움이 된다.

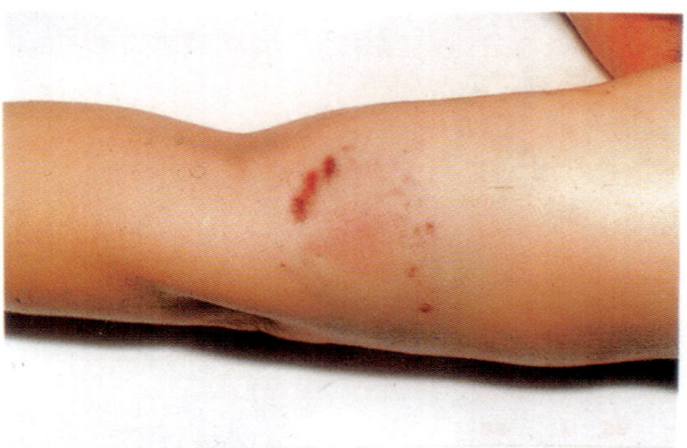

그림 4-32. 교합손상

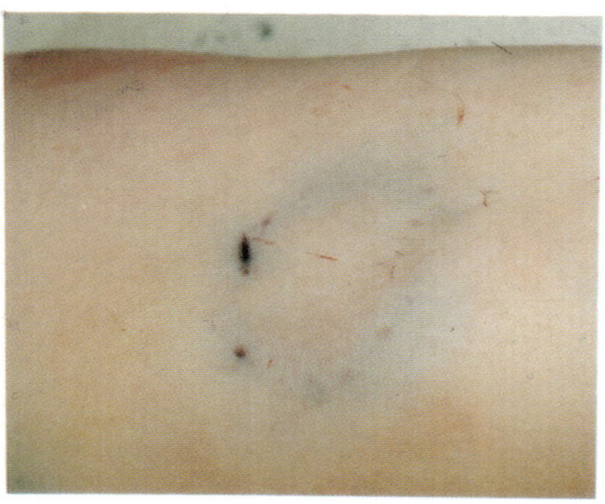

그림 4-33. 교합손상

## 마. 내부손상(內部損傷)

인체에 강한 둔력이 가하여지면 외력이 작용한 부위는 물론 외력이 전달되어 작용부위에서 떨어져 있는 내부장기가 파열될 수도 있다. 대개 간, 비, 신 등의 실질장기(實質臟器)가 잘

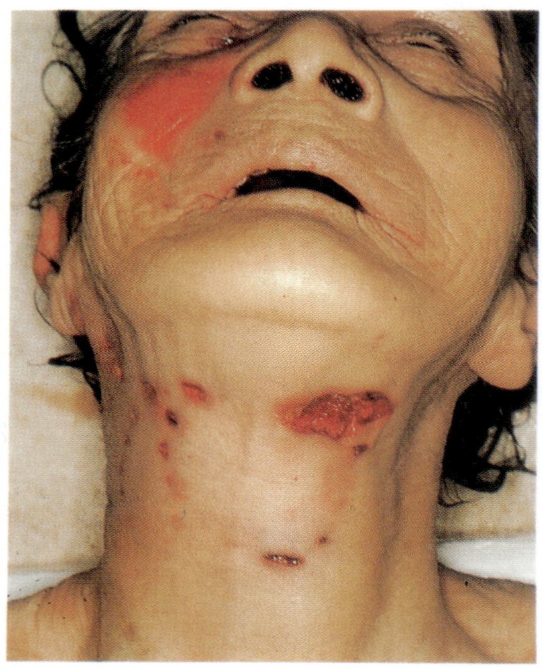

그림 4-34. 고양이에 의한 교창(若杉)

파열된다. 강관(腔管)을 가지는 장기는 잘 손상되지 않으나 내용물(內容物)이 충만되어 있으면 손상되기 쉽다. 예를 들어 위에 음식물이 가득 들어 있거나 방광에 소변이 차 있으면 파열되기 쉽다. 자궁도 임신된 상태에서 파열되기 쉬우며 심장은 확장기(擴張期) 말기 및 수축기(收縮期) 초기가 위험하다. 경화(硬化)나 종대(腫大)와 같은 변성, 염증(炎症)이나 종양(腫瘍)과 같은 병변이 있으면 경한 외력에 의하여도 쉽게 파열된다.

골절(骨折, fracture) 역시 직접외력 및 간접외력에 의하여 발생한다. 특히 뼈는 단단하므로 골절의 형상을 통하여 성상물체나 작용기전을 추정할 수 있는 경우가 많으므로 그 의의가 특히 크다. 골다공증(骨多孔症)을 비롯하여 골질환이 있을 때에는 외력이 가하여지지 않거나 또는 경미한 외력에 의하여도 쉽게 골절이 일어난다. 내부손상에 대하여는 제5장에서 설명한다.

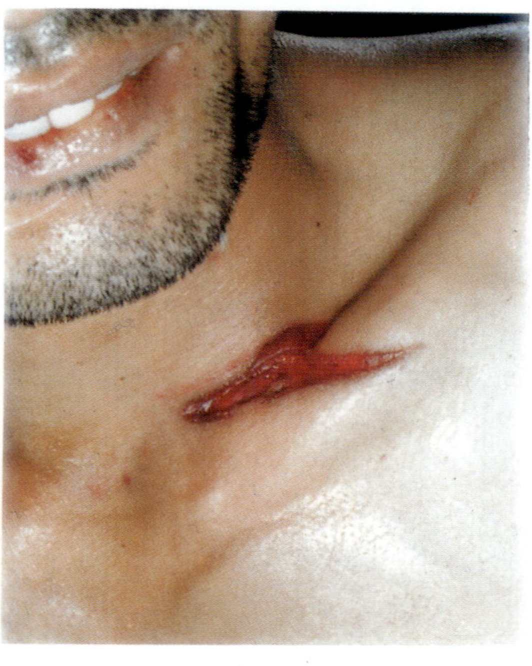

그림 4-35. 유리에 의한 절창

## 2. 예기손상(銳器損傷)

예기(銳器)는 인기(刃器, sharp-edged object)와 자기(刺器, sharp-pointed object)를 총칭하며 이들에 의한 손상을 예기손상(sharp force injury)이라고 한다. 인기란 날이 있는 흉기를 말하며 자기란 첨예한 부분이 있는 흉기를 말한다. 자기는 첨기(尖器)라고도 하며 대개 가늘고 길며 끝이 비교적 날카롭거나 뾰족하다. 예기에 의한 손상은 형태에 따라 절창(切創), 자창(刺創) 및 할창(割創)으로 나눈다.

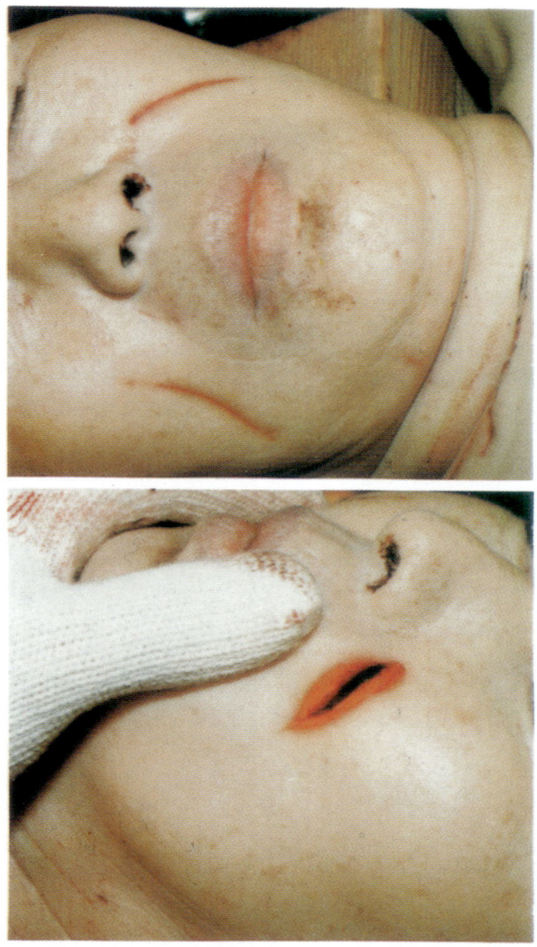

그림 4-36. 피부할선에 따른 절창(창구의 개대 및 창연의 외번을 보지 못한다.)

## 가. 절창(切創)

### (1). 정의 및 형성기전

절창(incised wound 혹은 cut)은 인기(刃器)의 날 또는 날과 유사한 예리한 부분이 있는 물체에 베어 피부의 연속성(連續性)이 끊어진 손상을 말한다. 면도날, 칼, 도자기나 유리의 파편(그림 4-35) 또는 얇은 금속판(金屬板)의 예리한 변연(邊緣), 심지어 종이에 의하여서도 전형적인 절창이 형성된다.

### (2). 소 견

창구(創口)는 방추형(方錐形)이거나 직선상이다. 창구의 외번(外飜) 혹은 개대(開大)와 같은 변형의 정도는 창의 주행이 랑거피부할선(그림 1-3)과 평행할수록 작고, 직각에 가까울수록 크다(그림 4-36). 단면은 쐐기상(楔形)이다. 창연은 대체로 호상(弧狀, arc-shaped) 또는 직선상이고 규칙적이며 정예(整銳)하다. 창연이

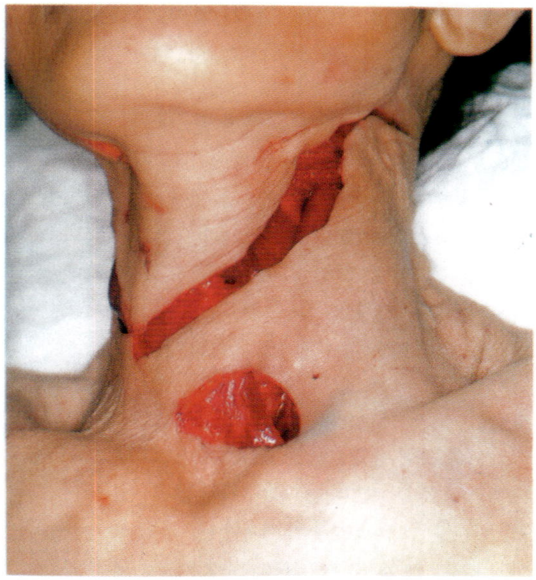

**그림 4-37.** 절창(下 : 자창)

직선상이 아닐 때는 양측 창연(創緣)을 합하여

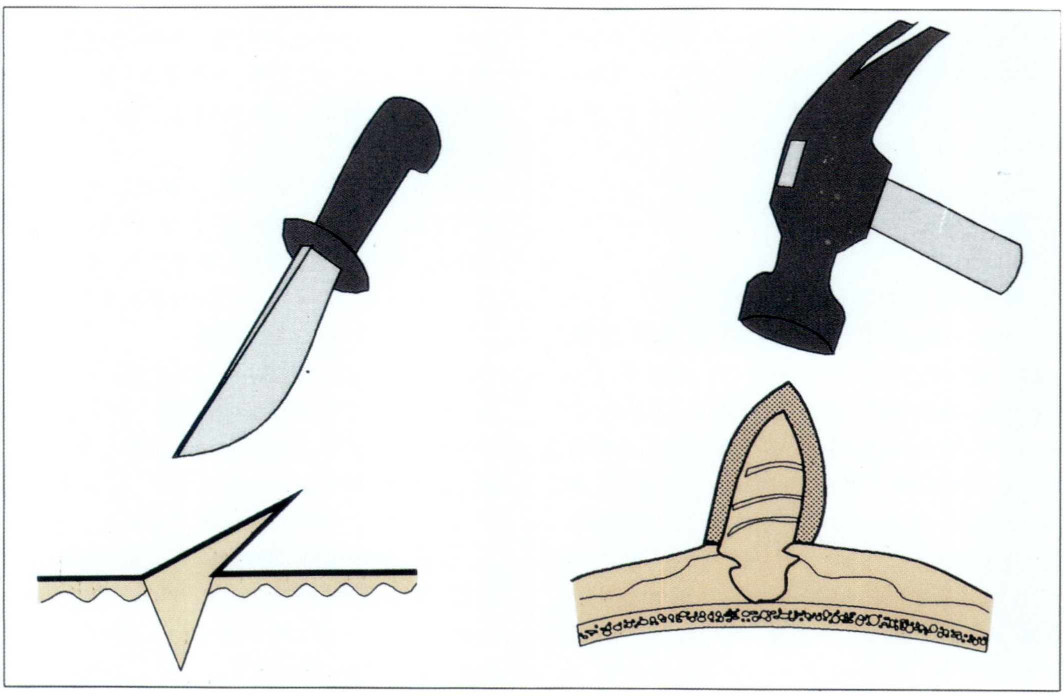

**그림 4-38.** 절창(左)과 좌창(右)의 형성기전 (Spitz)

보면 직선상이 된다. 창각(創角)은 양측이 모두 예리하며, 창저(創底)는 창구(創口)의 길이에 비하여 대체로 얕다(그림 4-37). 절창은 때로 좌열창(挫裂創)이나 후술하는 할창(割創) 및 자창(刺創)과 감별하여야 할 때가 있다. 절창에서는 표피박탈이나 잠식상(潛蝕狀) 또는 가교상조직(架橋狀組織) 등을 보지 못하므로 좌열창과는 감별이 가능하며(그림 4-38), 할창과는 창각의 성상과 창연의 표피박탈 또는 골손상(骨損傷)의 유무 등으로, 자창과는 창구의 길이와 창동의 깊이로 감별할 수 있다. 그러나 창연, 창면 및 창각의 성상을 확대경(擴大鏡)이나 실체현미경(實體顯微鏡)으로 관찰하지 않으면 감별이 안되는 경우도 종종 있으며 흉기가 날 외에 어떤 특별한 다른 구조를 가졌다거나 날이 변형되어 있는 경우에는 감별이 어려울 수 있다. 절창의 형상으로 인기(刃器)의 형태를 추정하기는 매우 곤란하다.

(3). 법의학적 의의

일반적으로 절창이 사인(死因)이 되는 경우는 드물지만 경부(頸部)나 사지(四肢)의 절창은 외견상 비록 작다 하더라도 큰 혈관에 손상을 가하여 사인이 되는 수가 있다.

## 나. 자창(刺創)

(1). 정의 및 형성기전

자창(stab wound)은 자기(刺器)의 첨부(尖部)에 찔려 피부의 연속성(連續性)이 끊어진 손상을 말한다. 자기에는 칼처럼 예리한 첨부와 더불어 날이 있는 유인자기(有刃刺器)와 주사침, ice pick, 드라이버, 젓가락, 송곳, 바늘, 못, 가위 등과 같이 날이 없는 무인자기(無刃刺器)가 있다. 유인자기는 다시 날이 한쪽에만 있는 편인자기(片刃刺器)와 양쪽에 있는 양인자기(兩刃刺器)로 구분한다. 이렇게 세분하는 이유는 창구를 비롯한 창의 모양이 자기의 성상에 따라 달라지므로 흉기의 추정에 좋은 근거가 되기 때문이다.

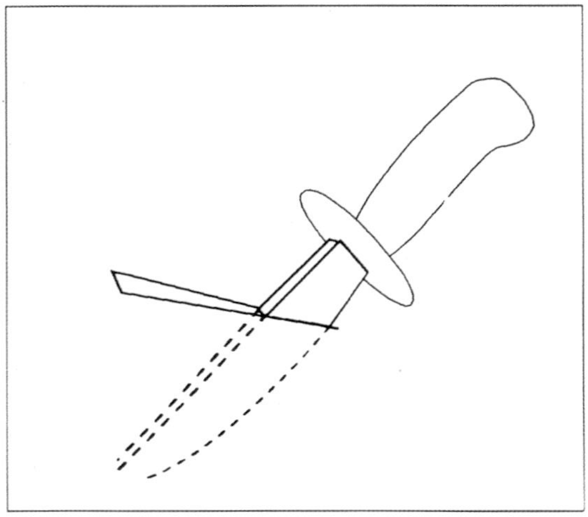

**그림 4-39.** 자절창의 형성기전

(2). 소견

① 일반적 소견

자입부(刺入部)의 창구(創口)를 자입구(刺入口, entrance), 창동(創洞)을 자창관(刺創管, path 혹은 tract), 체외로 나온 창구를 자출구(刺出口, exit)라 하며 자출구가 있는 것을 관통자창(貫通刺創), 없는 것을 맹관자창(盲管刺創)이라 한다.

자창의 특징은 피부에 형성된 창연(創緣)의 길이보다 체내로 들어간 창면(創面)의 길이가 길다는 점이다. 그러나 실제로는 절창과 명확히 구별되지 않거나 자절창(刺切創)을 형성하는 경우도 많다(그림 4-39).

자입구는 자기(刺器)의 추정에 매우 중요하다. 자입구 주변에서는 좌상을 거의 보지 못하나 만약 본다면 이는 흉기를 잡고 있던 손 혹은 주먹에 의하여 발생되었을 가능성이 높다(그림 4-40). 창연에서 표피박탈을 보지 못하는 것이 상례이나 자기의 손잡이가 피부에 닿으면 발생할 수 있다. 즉 자입구의 주변에서 피하출혈이나 표피박탈을 보면 날이 전부 자입되었다는 것을 의미한다.

피부에 형성된 손상으로 자기의 종류를 판별하기 곤란한 경우라도 늑막(肋膜), 간(肝)의 피

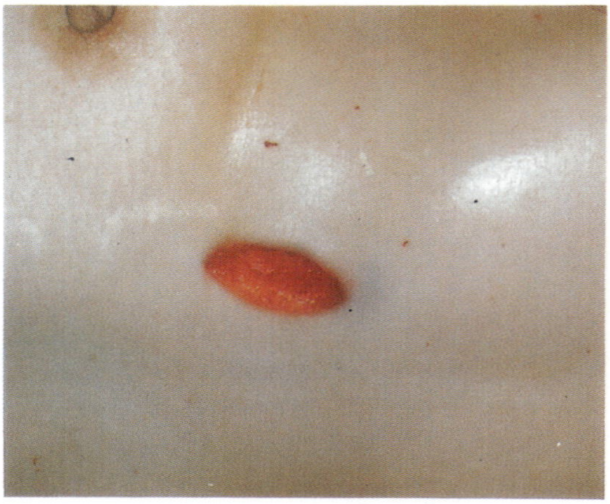

그림 4-40. 자창 주위에서 보는 피하출혈

막(皮膜) 또는 심낭과 같은 장막(漿膜)이나 근막(筋膜, muscle fascia), 흉복강내의 장기중 이동성이나 탄력성이 별로 없는 간, 신, 비 및 연골 등의 장기에는 흉기의 형태가 잘 나타난다(그림 4-41). 그러나 심장이나 대동맥과 같이 이동성(移動性)이 큰 장기에서는 불규칙한 형태를 보인다.

자창관의 깊이도 자기의 형태를 추정하는데

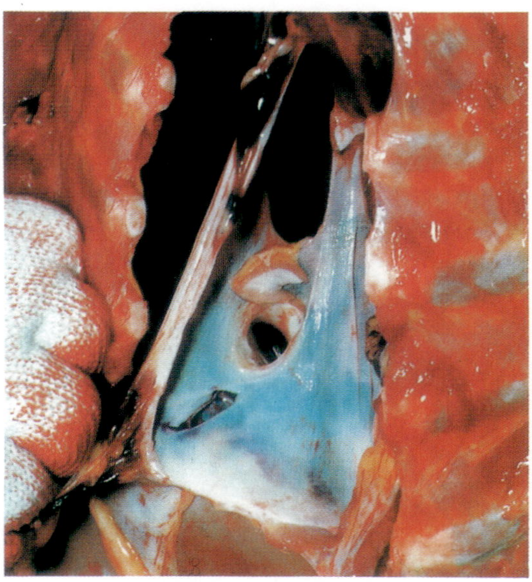

그림 4-41. 심낭에 형성된 자창

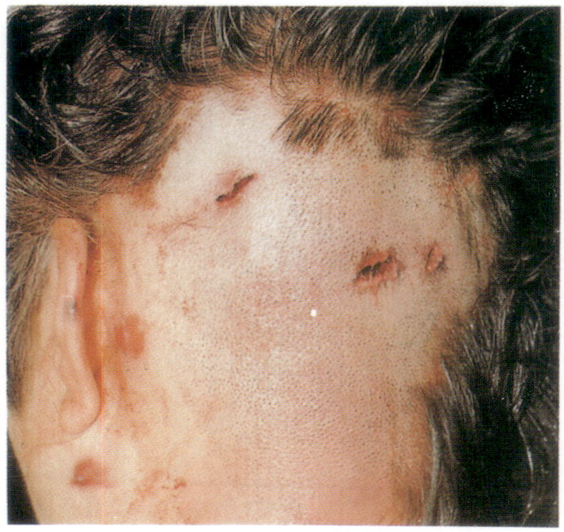

그림 4-42. 드라이버에 의한 자창

도움이 된다. 그러나 날이 전부 자입되었을 때에는 자창관의 깊이가 날의 길이보다 더 깊은 경우를 흔히 본다. 이는 흉기가 자입될 때 인

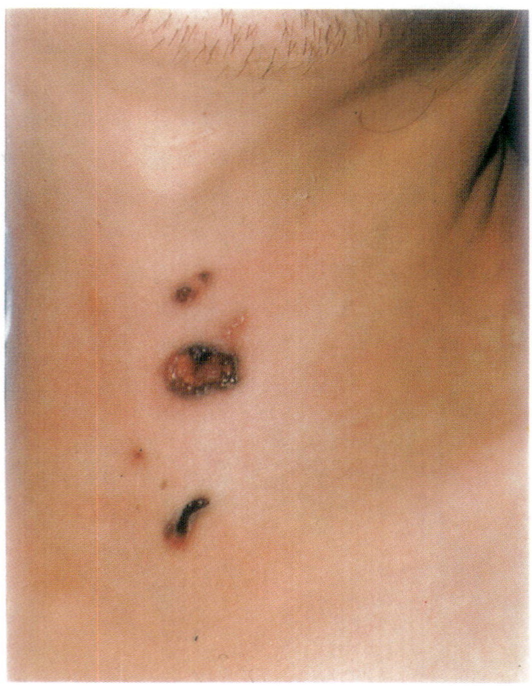

그림 4-43. ice pick에 의한 자창

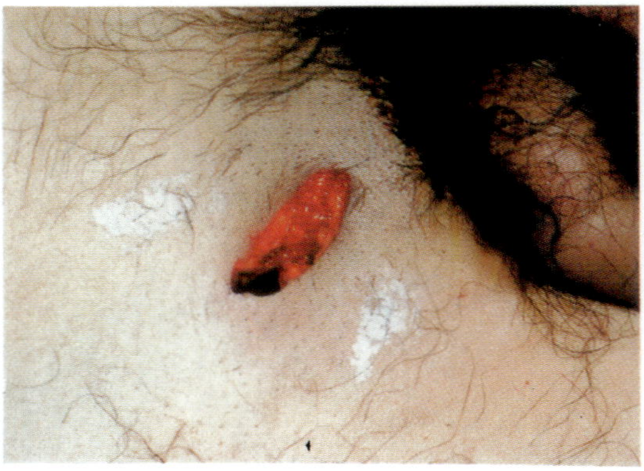

**그림 4-44.** 유리조각에 의한 자창

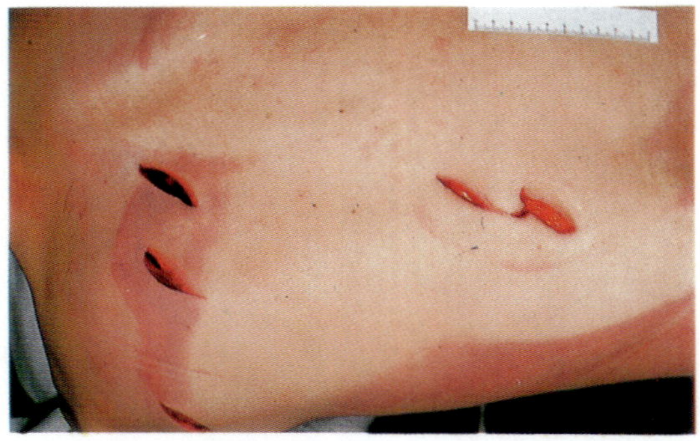

**그림 4-46.** 편인자기에 의한 자창과 창구의 변형

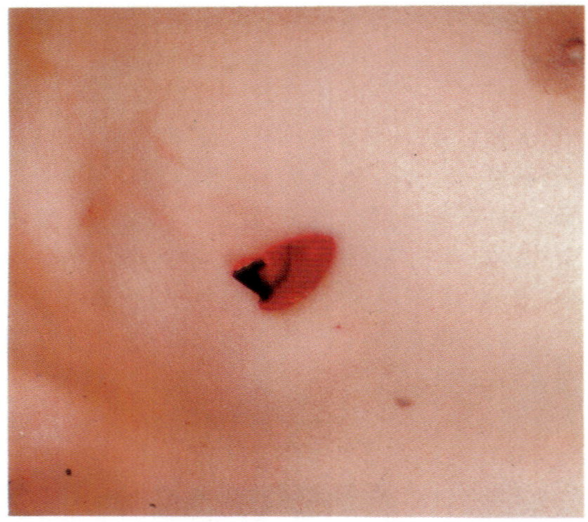

**그림 4-47.** 창구의 변형

체가 탄력성에 의해 함몰(陷沒)되기 때문이다. 특히 복부는 탄력성이 풍부하므로 자창관의 깊이가 날의 길이보다 상당히 깊을 수 있다.

② 흉기의 모양에 따른 소견

무인자기(無刃刺器) : ice pick이나 젓가락과 같이 날이 없는 자기에 의한 자창은 소구경(小口徑)의 총창(銃創)과 비슷하게 보일 수 있는데 외표검사에서 창동을 자세히 관찰하지 않으면 구별되지 않는 경우도 종종 있다(그림 4-42, 43). 반면 탄환의 파편이나 뼈에 부딪혀 납작해진 탄환 또는 탄환에 의해 골절되어 사출(射出)되는 골편(骨片)에 의해 생긴 손상은 유인기(有刃器)에 의한 자창과 혼동될 수 있다.

**유인자기(有刃刺器)** : 유리조각과 같은 특수한 예를 제외하고는(그림 4-44) 유인자기에 의한 자창은 절창과 마찬가지로 창연이 날카롭고 직선상이다. 찌르거나 잡아당길 때 대부분 날에 의하여 창각부가 베어져 자절창(刺切創)의 형태로 나타나므로 칼의 폭보다 자입구

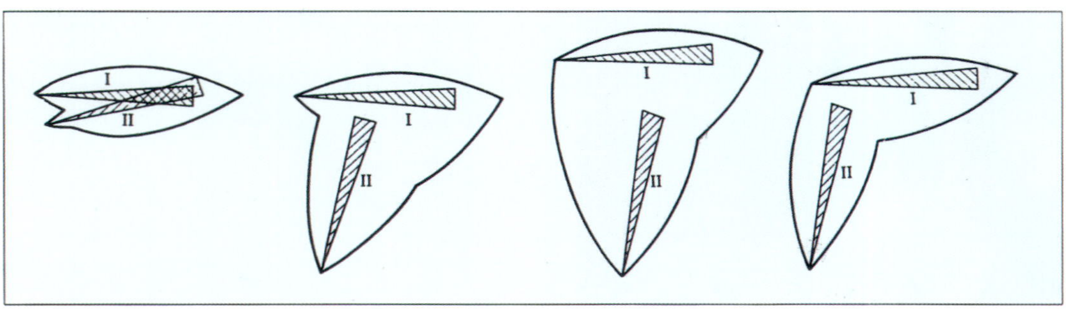


**그림 4-45.** 자입과 자출에 따른 창구의 변형(I : 자입 II : 자출) (Mueller)

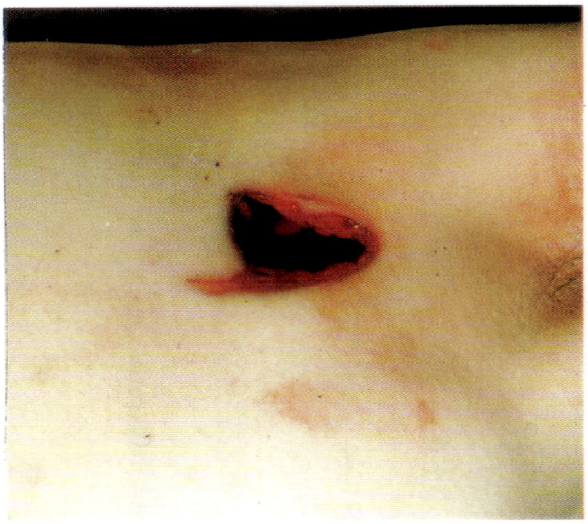

**그림 4-48.** 창구의 변형

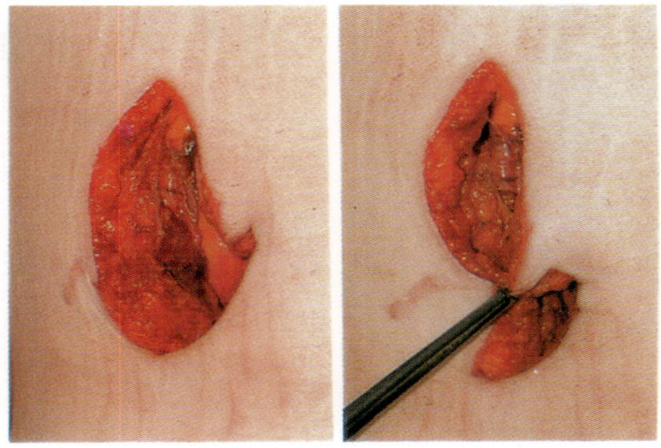

**그림 4-49.** 2회 가해진 자창(左:재건전, 右:재건후)

의 길이가 길다. 때로 자입과 자출시 각각 피부를 베어 날쪽에 창각이 두개 형성되는 수도 있다(그림 4-45). 찌른후 자기를 회전(回轉)시키며 빼는 경우, 자입과 자출시 방향이 변경된 경우나 피해자가 찔린후 몸을 비트는 경우 등에서는 그 정도는 더욱 커져 창각의 분지가 더욱 멀어지게 되어 A, V, Y, 또는 T 자형을 형성하여 상당한 혼란을 초래하는 경우도 있다(그림 4-46~48). 이때는 두개의 자창과 감별할 필요가 있다(그림 4-49). 양인자기에 의한 자창은 양쪽의 창각이 모두 예리한 반면 편인자기에 의한 자창은 날쪽(刃側)의 창각은 예리하나 칼등쪽(刀背側)은 둔하다(그림 4-50).

(3). 법의학적 의의 .

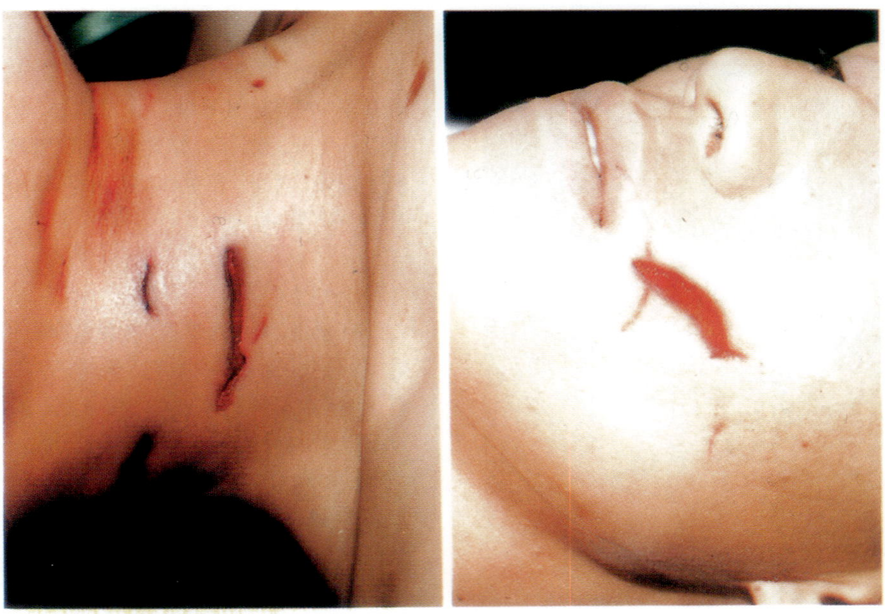

**그림 4-50.** 편인자기에 의한 자창

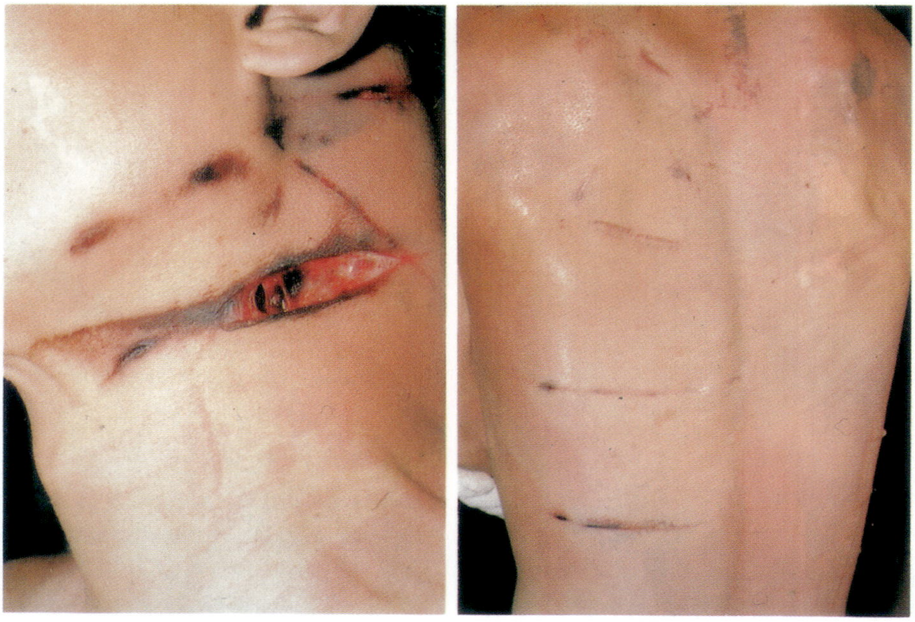

**그림 4-51.** 삽에 의한 할창

자창으로 사망하였을 때는 출혈이 대부분 체강내(體腔內)에 머물러 현장에 흐른 피가 소량인 경우가 있다.

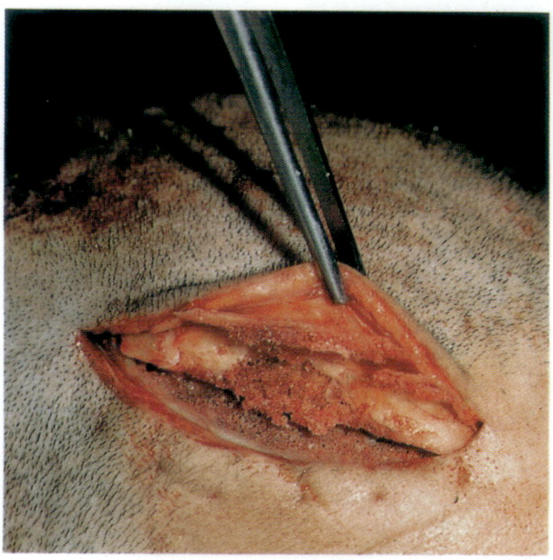

**그림 4-52.** 도끼에 의한 할창(가교상조직을 보지 못하며 두개골골절이 있다.)

## 다. 할창(割創)

(1). 정의 및 형성기전

할창(chop wound)은 비교적 무겁고 날의 폭이 넓으며 대개 자루가 달린 인기(刃器)로 내려쳤을 때 형성된다. 흉기로는 도끼, 손도끼, 대검, 식도, 낫, 삽 등을 들 수 있으며, 배의 프로펠라에 의한 손상(그림 8-7)도 여기에 포함시킬 수 있다.

(2). 소견

절창(切創)과 좌열창(挫裂創)의 특징이 혼합된 양상을 보인다. 날의 폭이 좁고 가벼울수록 절창과 유사하며, 날의 폭이 넓고 무거울수록 좌열창과 유사한 성상을 보인다.

창연(創緣)은 호상(弧狀) 또는 직선상(直線狀)으로 비교적 규칙적이며 좌창과 절창의 중간상을 보인다. 양측 창연에 연하여 미세한, 때로는 비교적 넓은 표피박탈을 보는 경우가 있는데 그 폭은 흉기의 작용방향과 각도를 추정하는데 중요한 근거가 된다(그림 4-51).

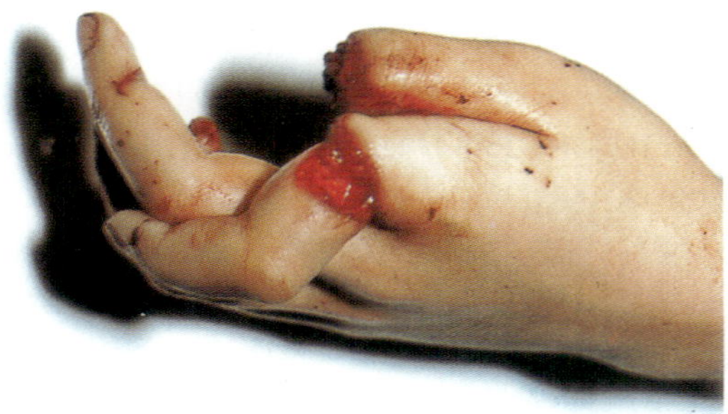

그림 4-53. 도끼에 의한 손가락의 절단

창면(創面)은 좌창보다는 평탄하고 정연하지만 절창보다는 불규칙하다. 가교상조직은 보지 못한다(그림 4-52). 두피에서는 날이 둔할수록 모근부(毛根部)가 많이 돌출되어 좌열창과 유사하게 보인다. 직하방의 골(骨)에서 골절이 잘 일어나는데 특히 두개골(頭蓋骨)에서는 두개골이 이단(離端)되거나 함몰(陷沒)되는 경우를 자주 보며(그림 4-52) 심지어는 뇌실질(腦實質)이 좌멸될 때도 있다. 손가락, 발가락이나 사지는 절단될 수도 있다(그림 4-53).

### 라. 사후분해(死後分解)

주로 타살체를 처리할 목적으로 시체를 분해(dismemberment)하는 경우가 있다(그림 4-54). 대개 예기(銳器)를 사용하며, 톱으로 자를 때도 있고 관절부위에서 분해하기도 한다. 도끼나 이와 비슷한 흉기를 이용하여 분해하였을 때는 골절을 보는 수도 있다. 범인은 대개 성욕도착자(sexual perverts) 또는 정신질환자이나 단순히 시체를 처리할 목적으로 분해하는 경우는 정상인인 경우도 많다.

## 3. 총기손상(銃器損傷)

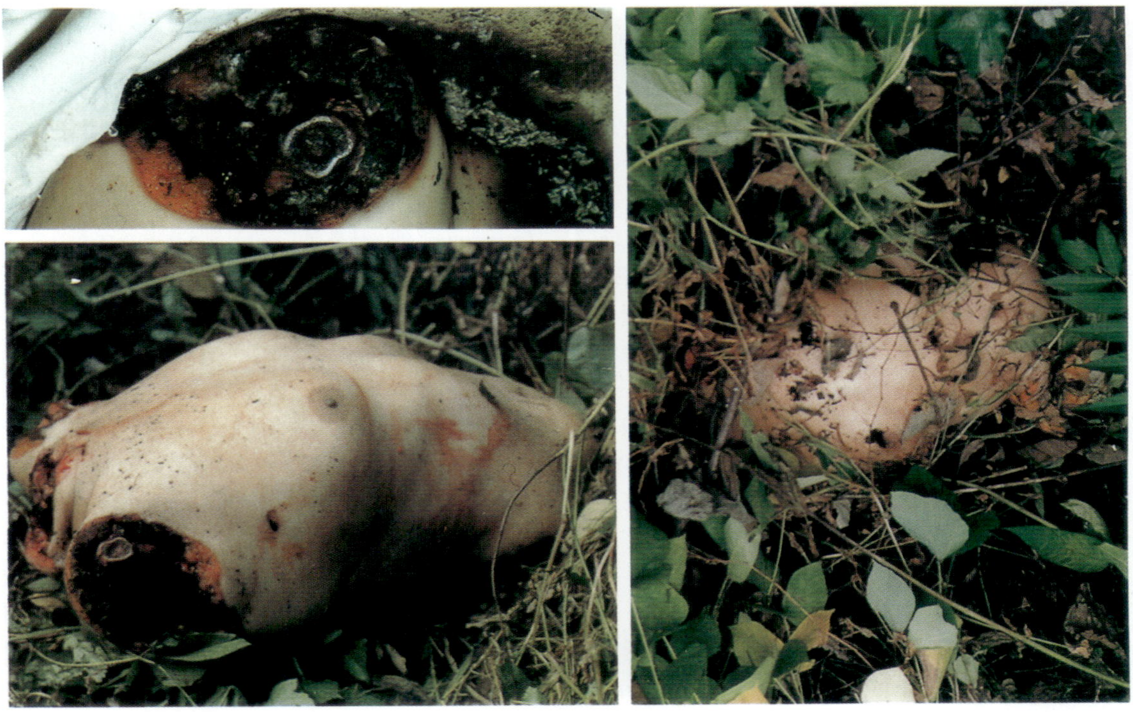

그림 4-54. 톱을 사용한 사후분해

### 가. 총기(銃器)와 총창(銃創)

(1). 총 기

총기(firearms)란 어떠한 형태이던 간에 폭발물질의 연소(燃燒)로 형성된 가스의 팽창력에 의해 발사물(發射物, projectile)을 전진시키는 기구나 장치를 말한다. 이중 가장 대표적인 것이 총이다.

총(銃, guns)은 강선(腔線, rifling)의 유무에 따라 선조총류(旋條銃類, rifled weapons)와 활강총류(滑腔銃類, smooth bore weapons)로 분류한다. 선조총류는 몇 개의 평행하면서 나선형(螺旋形)인 강선을 가진다. 선조총류는 다시 총신이 길고 어깨에 장착하는 라이플총류(rifles)와 총신이 짧은 권총류로 나누며 권총은 pistol과 revolver로 나눈다. 활강총류 또는 산탄총(散彈銃, shotguns)이란 강선이 없는 총류이다.

선조총류에 사용되는 탄약(彈藥, ammunition)은 탄피(彈皮, cartridge case), 뇌관(雷管, primer), 화약(火藥, gunpowder) 및 탄환(彈丸, bullet)로 구성된다. 탄환은 납덩어리를 구리나 니켈 등으로 피복한 것이 가장 많이 사용된다. 화약에는 크게 두 가지가 있다. 유연화약(有煙火藥, 黑色火藥, black powder)은 원시적인 화약으로서 질산칼륨(potassium nitrate) 또는 질산나트륨(sodium nitrate)과 유황 및 숯(목탄, charcoal)을 가루로 만들어 섞어 만든다. 폭발시 탄연(彈煙)이 많이 발생하는 단점이 있어 현재는 거의 쓰이지 않고 있다. 무연화약(無煙火藥, 白色火藥, smokeless 혹은 white powder)에는 nitrocellulose계와 nitroglycerine계가 있는데, 탄연이 적게 발생하는 장점이 있다. 현재 총기용으로는 nitrocellulose 단독 또는 둘을 합하여 사용하고 있다.

(2). 총 창

총기에서 발사된 탄환에 의하여 생긴 손상을 총창(銃創, gunshot wound 혹은 bullet wound)이라 하며 산탄총에 의한 손상은 산탄총창(散彈銃創, shotgun wound)이라 한다. 탄환이 피부를 뚫고 들어간 부위를 사입부(射入部, enterance)라 하고, 뚫고 나온 부위를 사출부(射出部, exit)라 하며 체내로 지나간 길을 사창관(射創管) 또는 사도(射道, path 혹은 tract)라 한다. 사입부, 사창관 및 사출부가 모두 있을 때는 관통총창(貫通銃創), 사입부와 사창관만 있고 탄환(彈丸)이 체내에 남아있을 때는 맹관총창(盲管銃創)이라 한다. 탄두가 체표만 찰과하였을 때는 찰과총창(擦過銃創)(그림 4-8), 탄환의 속도가 떨어져 피부를 뚫지 못하고 표피박탈이나 피하출혈만 형성하였을 때는 반도총창(反跳銃創), 탄환이 골격에 맞았으나 천공(穿孔)시키지 못하고 골(骨)과 연부조직 사이를 우회(迂廻)하였을 때는 회선총창(回旋銃創)이라고 한다.

총기손상이 의심될 때는 과연 총기손상인지, 총기손상이라면 총창의 수, 총기의 수 및 종류, 탄환 및 화약의 종류, 발사거리, 사입방향과 자타살감별 등이 문제가 된다. 총창은 총기의 종류, 탄환 및 화약의 종류, 발사거리 및 발사방향 등에 따라 그 성상(性狀)이 달라진다.

### 나. 사입부(射入部)와 사출부(射出部)

창구가 두개 이상 있을 때에는 우선 사입부(entrance)와 사출부(exit)를 감별하여야 후술하는 발사거리 및 방향의 추정이 가능하다.

(1). 사입부(射入部)

탄환은 화약의 연소(燃燒)에 의한 폭발력으로 발사되므로 총구 주변에는 폭발가스에 의한 폭풍(爆風, muzzle blast)과 폭열(爆熱)이 발생하며 대량의 매(煤)와 입자(粒子)가 함유된 탄연(彈煙)도 같이 사출된다. 따라서 사입부에서는 탄환을 비롯하여 폭풍, 폭열 및 탄연에 의한 변화를 보며 총구가 피부에 밀착되었을 때는 총구에 의한 손상을 볼 수도 있다. 이러한 소견은 사입부와 사출부를 감별하는데 유용할 뿐 아니라 후술하는 발사거리를 추정하는 근거가 된다(그림 4-55).

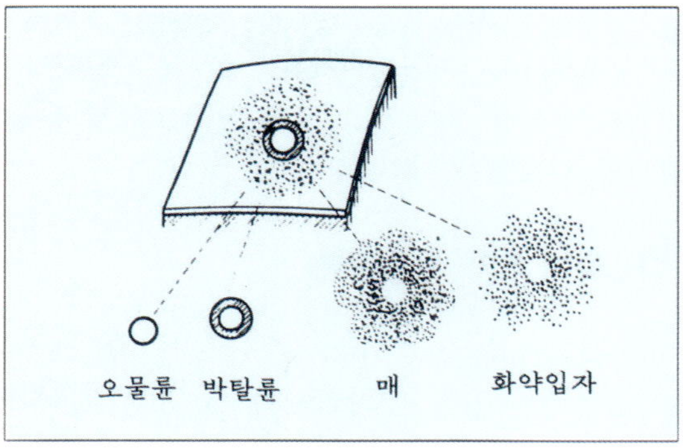


**그림 4-55.** 사입부의 소견(Ponsold)

① 탄환(彈丸)에 의한 변화

탄환 자체에 의하여 피부에 형성된 변화를 사입구(射入口, entry hole)라 한다. 전형적일 때는 중심으로부터 창구(創口), 오물륜(汚物輪) 및 박탈륜(剝脫輪)의 순으로 형성된다(그림 4-55).

**창구(創口)** : 탄환이 피부를 뚫고 들어가 생긴 피부의 천공(穿孔)을 말한다. 접사(接射)에서는 폭풍에 의하여 창구가 파열상(破裂狀)을 보인다(그림 4-57). 접사를 제외하고는 일반적으로 탄환의 직경보다 작으며 사출구에 비하여 일정한 형태을 지닌다.

**오물륜(汚物輪)** : 화약의 잔사(殘渣)나 총강(銃腔)내에 묻어 있던 기름, 먼지, 녹 등의 오물이 탄환 표면에 부착되어 피부를 뚫고 들어갈 때 창연에 부착된다. 이를 오물륜(filtering 혹은 filthy ring)이라 한다.

**박탈륜(剝脫輪)** : 탄환이 피부를 뚫고 들어갈 때 창구 변연의 피부는 함몰(陷沒)되면서 표피가 박탈되어 창구를 둘러싸는데 이를 박탈륜(abrasion ring)이라 한다.

② 탄연(彈煙)에 의한 변화

탄환과 같이 사출되는 탄연(gunsmoke)에는 화약의 연소로 생긴 미세한 분말인 매(煤, soot)가 많이 함유되어 있다. 폭발시 대부분의 화약은 연소되나 일부 연소되지 않거나 연소되었다 하더라도 고형(固形)을 유지하는 화약잔사(火藥殘渣, gunpowder residue)도 같이 사출된다. 또한 탄환이 총강에 밀착되어 회전하면서 통과할 때 총강의 내부 또는 탄환에서 떨어져나온 금속소편(金屬小片) 등의 입자(粒子)도 같이 사출된다. 매는 창구 주위에 검게 부착되는데 이를 매부착(煤附着, smudging)이라 하며, 화약잔사에 의한 변화를 화약감입(火藥嵌入, powder stippling 혹은 powder burn), 금속소편에 의한 것은 입자감입(粒子嵌入, fouling)이라 한다(그림 4-60).

매부착은 후술하는 근사(近射)에서 전형적인 형태를 보인다. 옷을 입었을 경우에는 이러한 현상이 옷에 나타나므로 옷에 매나 화약이 부착되어 있는지 철저히 검사하여야 한다. 엷은 색깔의 옷에 대량 묻어있을 때는 쉽게 인지할 수 있으나 어두운 색깔 또는 피에 흠뻑 적어 있는 경우는 인지하기가 쉽지 않다. 매는 가볍기 때문에 멀리 가지 못하며, 침투력(浸透力)이 없기 때문에 피부 표면에 묻어있어 잘못 다루면 쉽게 지워진다. 반대로 화약잔사(火藥殘渣)나 금속소편(金屬小片)과 같은 입자들은 매와는 달리 비교적 멀리까지 가며 피부의 표층(表層)내에 감입(嵌入)되어 닦거나 긁어도 지워지지 않기 때문에 쉽게 인지할 수 있다.

③ 소륜(燒輪)

발사시 화약의 연소에 의하여 발생하는 화염(火炎, flame)이나 고온가스에 의한 화상 또는 탄화 등 피부에서 열변화를 보는데 이를 소륜(burning ring)이라 한다. 옷을 태우거나 모발을 그을릴 수도 있다. 소륜은 창구의 직외방, 즉 오물륜의 내측에 형성된다.

④ 좌상륜(挫傷輪)

접사(接射)나 근접사(近接射)시 총구(銃口)에 의하여 윤상(輪狀)의 표피박탈(表皮剝脫)을 동반하는 좌상이 창구 주위에 형성된다(그림 4-58, 59). 접사에서는 폭풍이 피부 안쪽으로 작용하여 피부를 총구에 압박시키며 근접사에서는 총기의 반동으로 인하여 형성된다. 또한 뜨거워진 총구에 의하여 화상(火傷)을 입을 수도 있다.

⑤ 중간피사체(中間被射體)

탄환이 단단한 중간피사체(intermediary target)에 맞아 찌그러지면 사입구의 모양이 이상해지고 크기도 달라질 수 있다. 탄환이 부서지면 다수의 사입구를 형성할 수 있다.

옷을 통과하였을 때는 거리에 따라 피부에 형성되는 사입부의 소견이 달라지므로 옷에 대하여 철저한 검사가 필요하다. 접사 혹은 근접사(近接射)에서 창구 주위의 옷솔기가 밖으로 향하는 것을 볼 수 있는데 이는 탄환을 따라 사창관으로 들어간 폭풍이 되돌아 나오면서 형성된다. 옷을 여러벌 입었을 때는 옷과 옷 사이에 매가 침착된 소견을 볼 수 있다. 육안적으로 관찰되지 않으면 화학적 검사를 의뢰하여 검사하도록 한다.

(2). 사출부(射出部)

사출부(exit)에는 탄환의 힘만 내부로부터 외부로 가해진다. 따라서 사입부에서 볼 수 있는 여러 변화를 보지 못한다. 탄환에 의하여서도 창구(創口)만 형성될 뿐 오물륜이나 좌멸륜은 보지 못한다(그림 4-57). 창구의 형태도 사입부에서는 비교적 일정한데 반하여 사출부에서는 형태나 크기의 변화가 심하다. 탄환의 회전력(回轉力)으로 인하여 사출부의 창구는 접사를 제외하고 사입부의 창구나 탄환의 직경보다 일반적으로 상당히 크다. 때로는 골편(骨片)에 의하여 사출구나 자창(刺創)과 비슷한 천파창(穿破創)을 형성할 때도 있다.

## 다. 발사거리(發射距離)

발사거리(range of fire)를 추정하는데 가장 좋은 방법은 같은 조건하에서 그 총을 시험적으로 발사하여 보는 것이다. 그러나 용의총기(容疑銃器)를 확보하지 못하는 경우는 피사체에 형성된 손상만으로 거리를 추정하게 된다. 사입부(射入部)는 총구와 피사체 사이의 거리에 따라 소견이 달라진다(그림 4-56).

그러나 같은 거리라 하더라도 사용된 총기, 탄환의 종류 및 화약의 종류나 양 등에 따라 사입부의 소견이 달라지며 특히 옷을 입었거나 중간피사체를 통과하였을 때는 큰 혼동을 초래하므로 항상 염두에 두어야 한다. 발사거리에 따른 분류와 사입부(射入部)의 소견은 다음과 같다.

(1). 접사(接射)

접사(contact shot 혹은 tight contact shot)란 총구(銃口)가 피부에 밀착된 상태에서 발사된 것을 말한다. 따라서 폭풍이 피하조직에 작용하여 창구는 파열되어 불규칙한 성상(星狀) 또는 분화구상(噴火口狀)을 보이며 탄환의 직경

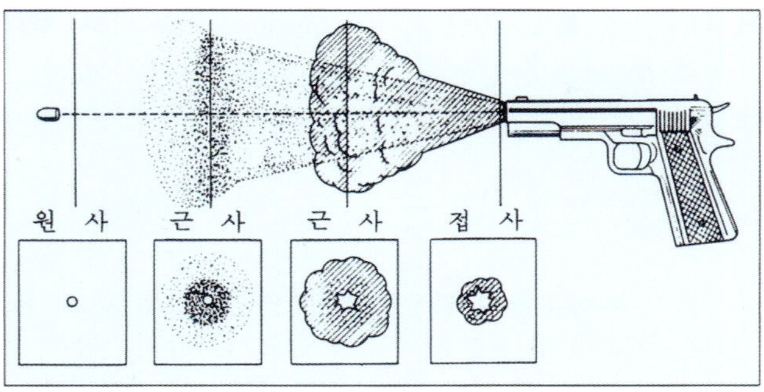


**그림 4-56.** 발사거리에 따른 사입구의 소견 (Ponsold)
( 사선 : 매연, 점 : 화약 입자 )

보다 커진다. 특히 두부(頭部)에서는 파열상이 더욱 심하다(그림 4-57). 탄연은 모두 창구내로 들어가 창강(創腔) 또는 창벽(創壁)에 부착되므로 창구 주위의 외표에서 매부착(煤附着)이나 화약감입(火藥嵌入) 또는 입자감입(粒子嵌入)을 보지 못한다. 총구에 의하여 좌상륜(挫傷輪)이 형성되며(그림 4-58, 59) 옷에서 다림질된 듯한 변화가 일어날 수 있다.

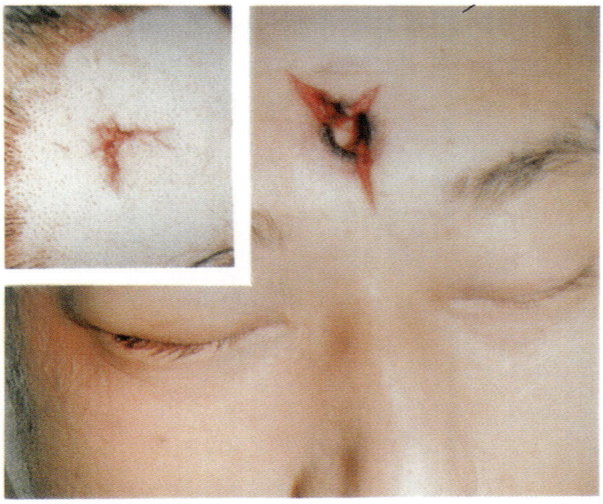

**그림 4-57.** 접사의 사입부 및 사출부

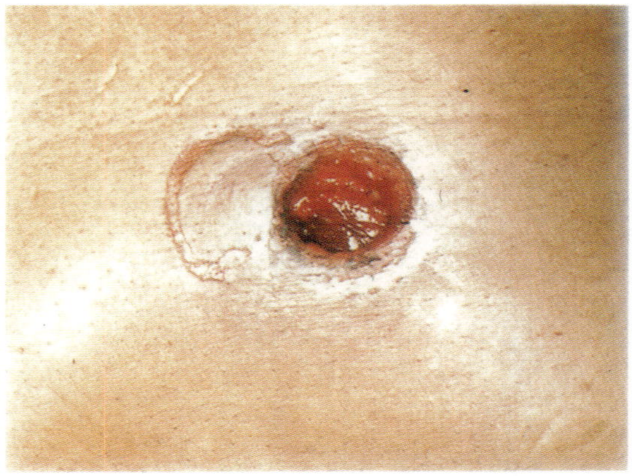

**그림 4-58.** 접사의 사입부(Wayne county MEO)

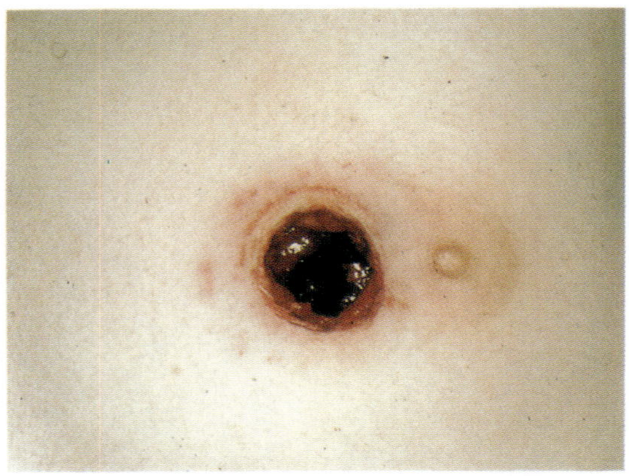

**그림 4-59.** 접사의 사입부 (Wayne county MEO)

### (2). 근접사(近接射)

근접사(loose contact shot 혹은 near contact shot)는 피부와 밀착되지는 않고 매우 가까운 거리, 즉 약 0.5~1 cm 이내에서 발사된 경우를 말한다. 접사와는 달리 폭풍이 피사체의 내부에 영향을 미치지 못하므로 창연은 파열되지 않으며 탄환에 의한 전형적인 창구를 본다. 화염은 총구로부터 장총은 약 15 cm, 권총은 약 7-8 cm 정도 미치게 되므로 소륜(燒輪)이 형성된다. 탄연에 의한 변화로 창구 주위의 좁은 범위에서 조밀한 매부착을 보며 화약잔사나 입자는 대부분 창구내로 들어가기 때문에 외표에서는 몇개만 감입(嵌入)된다. 때로는 총구에 의한 좌상륜(挫傷輪)을 본다. 근접사부터는 창구의 크기가 탄환의 직경보다 일반적으로 작다.

### (3). 근사(近射)

근사(near shot 혹은 close-range shot)란 권총은 약 30~45 cm, 장총은 약 1~2 m 이내의 거리에서 발사된 것을 말한다. 폭풍(暴風)에 의한 변화는 보지 못하며 탄환에 의한 전형적인 변화와 더불어 거리가 가까울 때는 소륜(燒輪)을 볼 수 있다.

매부착의 형태는 거리가 멀어질수록 직경은 커지고 밀집도(密集度)는 감소하기 때문에 거리를 추정하는 데 도움을 준다. 즉 권총의 경우 매(煤)는 기껏해야 총구로부터 약 30 cm 까지

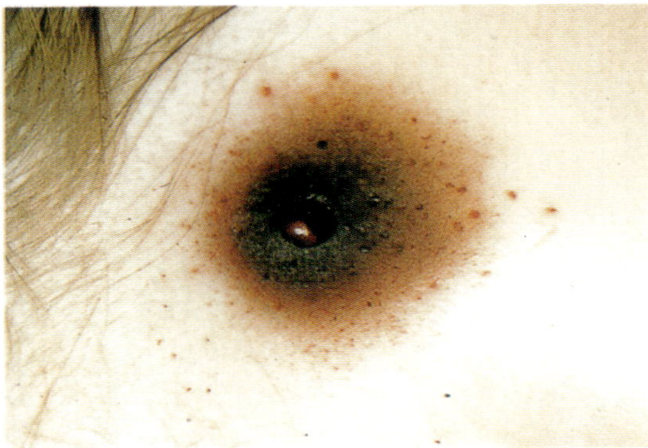

그림 4-60. 근사의 사입구(Wayne county MEO)

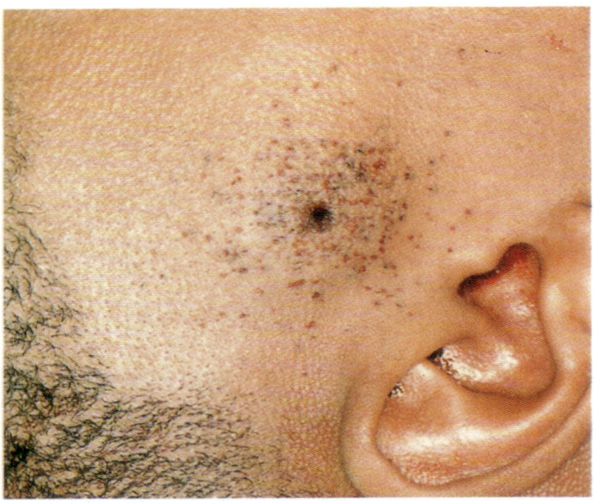

그림 4-61. 근사의 사입구(Wayne county MEO)

밖에 가지 못하므로 대개 15~20 cm 까지는 많은 화약감입(火藥嵌入) 및 입자감입(粒子嵌入)과 비교적 소량의 매부착(煤附着)을 보지만(그림 4-60) 이 거리를 넘으면 화약감입 및 입자감입은 보나 매부착은 거의 보지 못한다(그림 4-61). 장총의 경우는 30 cm 내에서는 대량의 매부착을 보며 60 cm 이내에서는 화약감입 및 입자감입을 본다.

주의할 점은 모발이 촘촘한 두부(頭部)에서는 매(煤)나 화약잔사 또는 입자가 두피(頭皮)에 전혀 도달하지 않을 수 있으므로 발사거리에 대하여 논할 수 없으며 모발 자체를 분석할 필요가 있다.

(4). 원사(遠射)

원사(distant shot 혹은 long range shot)는 근사 이상의 거리에서 발사된 것을 말한다. 근사와 다른 점은 폭열(爆熱) 및 탄연(炭煙)에 의한 변화를 보지 못하며 탄환 자체에 의한 변화, 즉 창구(創口), 오물륜(汚物輪)과 박탈륜(剝脫輪)만 본다(그림 4-62). 따라서 그 거리가 1 m 이던 10 m 이던 사입구의 형태가 같으므로 발사거리를 논하기 곤란하다. 주의할 점은 근사(近射)라 하더라도 중간피사체(中間被射體)를 통과하였을 때는 사입부가 원사의 형태를 보일 수 있다는 점이다. 사입구는 탄환의 직경보다 작다.

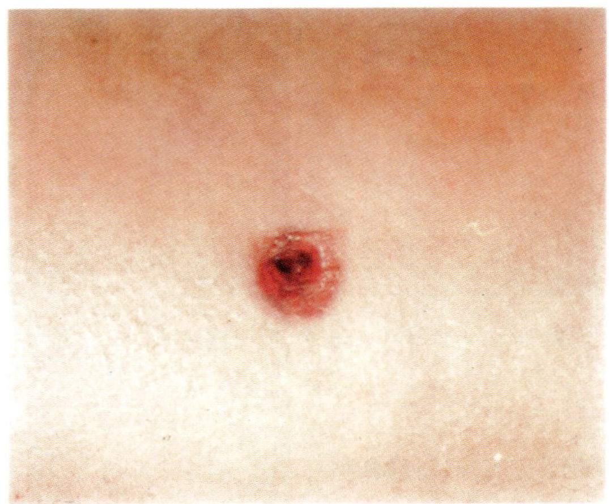

그림 4-62. 원사의 사입구

## 라. 발사방향(發射方向)

관통총창(貫通銃創)에서는 사입부 및 사출부의 감별, 사입부의 성상 및 사창관의 검사를 통하여, 맹관총창(盲貫銃創)에서는 사입부의 성상 및 사창관의 검사를 통하여 발사방향(direction of fire)을 추정한다.

(1). 사입부와 사출부의 감별

사입부와 사창관 및 사출부를 연결하면 발사방향은 쉽게 얻어진다(그림 4-57). 이를 감별

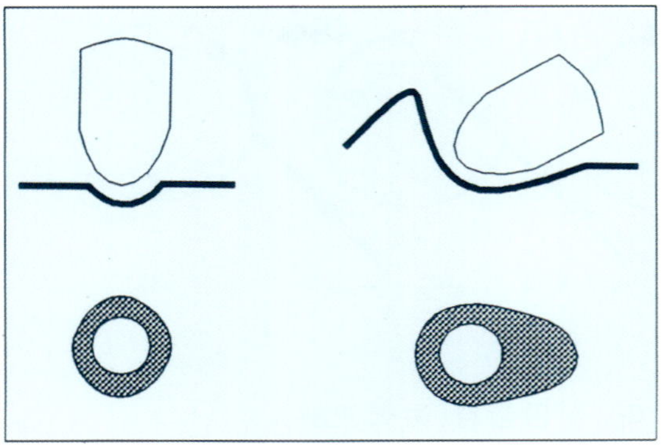

그림 4-63. 발사방향에 따른 사입부의 성상(Spitz)

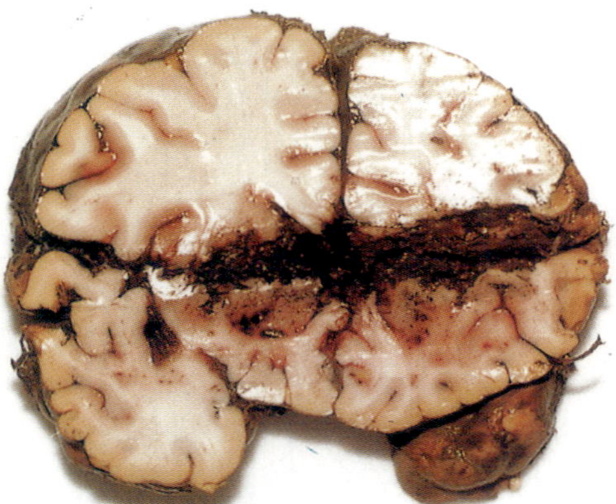

그림 4-64. 사창관

하는 데는 전술한 외표소견뿐 아니라 옷에 대한 검토가 필요하다.

(2). 사입부의 성상

창구(創口) 및 박탈륜(剝脫輪)의 성상, 매와 화약잔사 및 입자의 분포 등으로 식별한다. 탄환이 인체에 직각으로 들어가면 창구는 원형(圓形)을 보이고 박탈륜과 매부착(煤附着)이나 화약감입(火藥嵌入) 및 입자감입(粒子嵌入) 등 창구 주변에서 보는 소견도 동심원(同心圓)을 형성하여 그 폭이 같다. 사각(斜角)으로 들어가면 창구는 타원형(楕圓形)을 보이며 창구 주변의 소견도 동심원을 형성하지 않는다. 사입

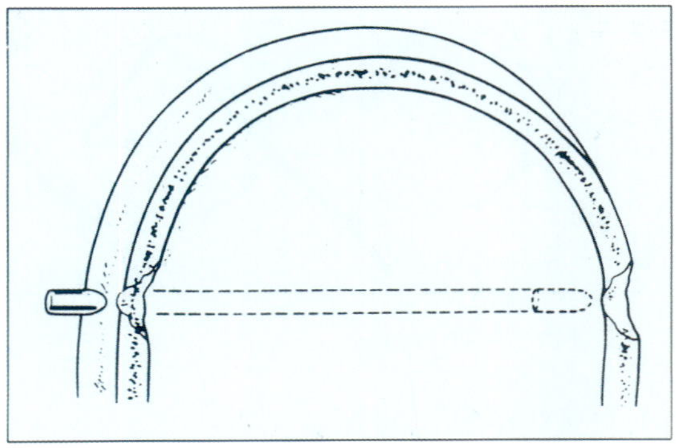

그림 4-65. 두개골에서의 사입부와 사출부(Ponsold)

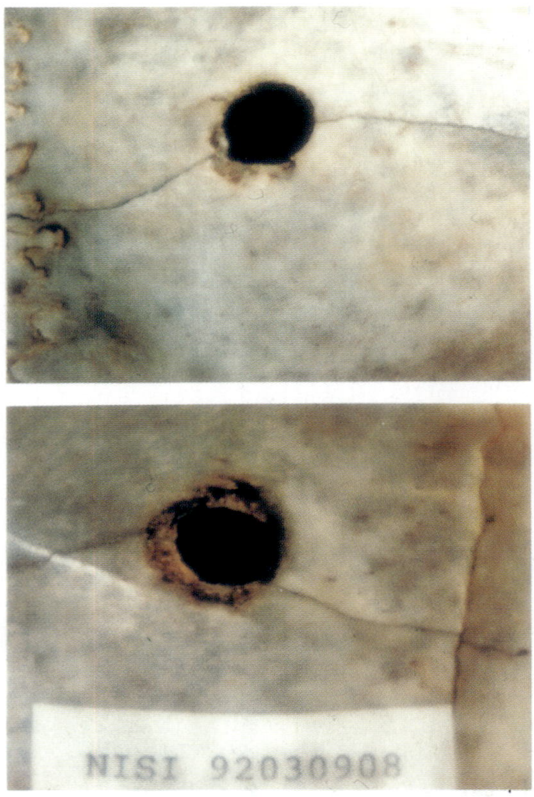


그림 4-66. 두개골에서 보는 사입부(上)와 사출부(下)

된 방향에서 피부의 결손이 심하여 박탈륜의 폭이 넓어진다(그림 4-63). 매부착이나 화약감입 및 입자감입은 사입된 방향이 좁고 진하며

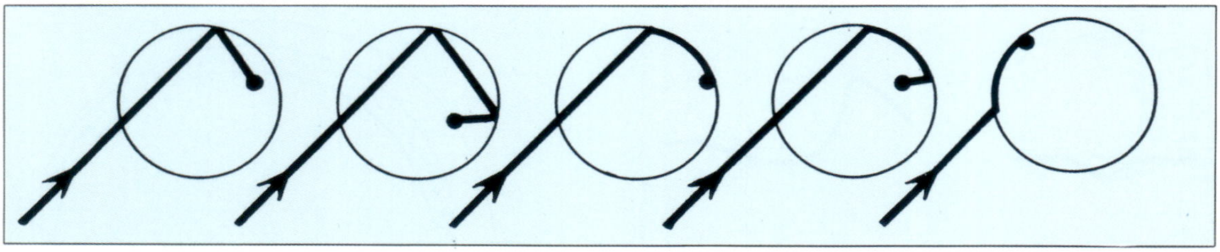

그림 4-67. 도탄(Freytag)

그 반대편이 넓고 엷다.

(3). 사창관(射創管)

사창관은 대체로 직선상이다(그림 4-64). 접사에서는 사입구에 가까운 사창관에서 매, 화약 및 입자의 침착, 화상 또는 조직결손 등을 본다. 근접사 및 근사에서는 소량의 화약이 부착되는 수가 있다.

골격에 충격되었을 때는 탄환이 진로가 바뀌기 때문에 주의를 요한다. 골이 파쇄되면 골편(骨片)과 변형된 탄환으로 인하여 사창관은 커지거나 불규칙하게 되며 때로는 두개 이상의 사창관을 형성할 수도 있다. 골격을 관통하면 사입부쪽의 구멍이 작고 사출부쪽의 구멍이 커진다. 특히 두개골(頭蓋骨)에서는 사입부쪽과 사출부쪽에서 모두 이러한 소견을 볼 수 있다(그림 4-65, 66). 두개골에서는 특히 도탄(跳彈. ricochet shot)현상이 잘 일어난다(그림 4-67).

## 마. 산탄총창(散彈銃創)

산탄총(散彈銃)은 활강총류로서 사냥에 쓰는 엽총(獵銃)을 말한다. 이들은 구조나 탄약, 탄환 및 사용법에서 rifle이나 권총과 다르다. 산탄은 하나의 탄통(彈筒, shell)내에 여러개의 납탄(pellets)이 들어있다. 발사시에는 탄통째로 나오나 일정한 거리가 지나면 납탄이 분산되기 시작한다.

접사(接射)에서는 총창과 마찬가지로 사입부는 파열상(破裂狀)을 보인다. 특히 두부(頭部)는 폭발가스의 압력으로 거의 예외 없이 고도로 파열된다. 총기에 따라 차이는 있으나 대개 약 60 cm 까지는 납탄이 분산되지 않기 때문에 피부에 하나의 사입구를 형성한다. 그러나 총창과는 달리 창구의 직경이 대단히 크다. 60～90 cm 의 거리에서는 분산되지는 않으나 창연은 불규칙해진다(scalloped margin 혹은

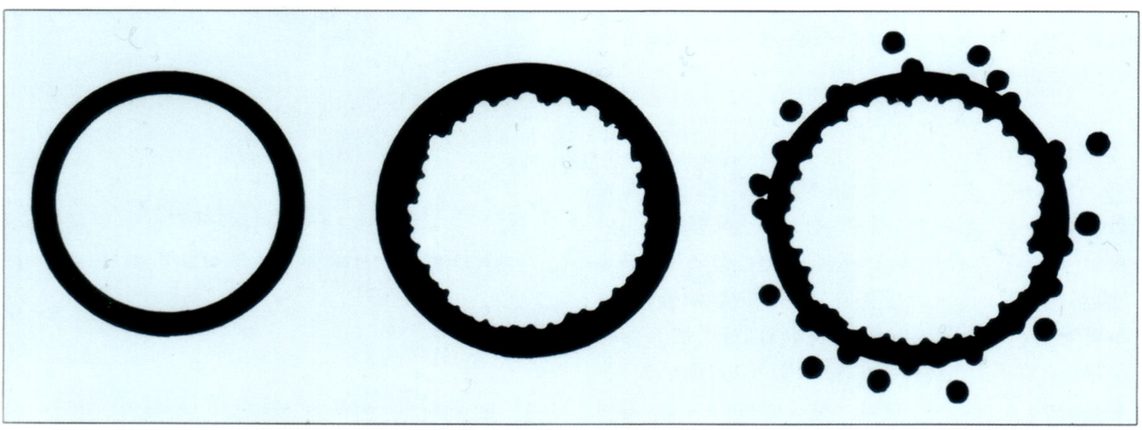

그림 4-68. 산탄총창의 사입부(左 : 60 cm 이내, 中 : 60-90 cm, 右 : 90 cm 이상) (Dimaio)

cookie cutter appearance). 이 거리를 넘으면 중심에 커다란 창구와 더불어 주변에 흩어진 납탄에 의하여 여러개의 창구(創口)를 형성하기 시작하며 거리가 멀어질수록 중심부의 창구는 작아지고 탄착(彈着)의 범위는 넓어진다(그림 4-68).

## 4. 폭발물손상(爆發物損傷)

### 가. 정의 및 분류

폭발이란 물체의 에너지가 일시에 방출되는 것으로 화학반응에 의한 화학적 폭발(化學的爆發, chemical explosion)과 물리적 압력의 상승에 의한 기계적 폭발(機械的 爆發, mechanical explosion)로 나누어 볼 수 있다.

화학적 폭발이란 핵폭탄이나 dynamite 등의 폭발물 또는 가연성(可燃性) 가스 및 액체가 일련의 화학반응을 일으키는 것을 말한다. 기계적 폭발이란 단단하고 밀폐된 공간내의 압력이 급격히 상승할 때 압력을 견디지 못하여 일어나는 현상이다. 보일러폭발이 가장 흔히 보는 형태이다.

### 나. 시체소견

폭발에 의한 손상은 폭발의 정도에 따라 다르기는 하나 항상 폭풍(爆風)이 일어나므로 이에 의한 직접적 손상, 파편을 비롯한 물체의 비산(飛散)에 따른 손상, 붕괴(崩壞)에 따른 손상 또는 인체가 비산되어 물체에 부딪혀 일어나는 손상을 보게 된다(그림 4-69).

폭발이 몸 가까이에서 일어나면 신체가 조각조각 찢어져 넓은 범위에 비산될 수도 있으며 반대로 폭풍의 충격파(衝擊波)가 폐(肺)에 작용하여 대량의 출혈이 일어나 외표에 손상이 없이 사망할 수도 있다.

화학적 폭발시는 이에 더하여 고온(高溫)이 발생하므로 열에 의한 손상을 보며 때로는 폭발에 의하여 화재(火災)가 발생하기도 한다. 물리적 폭발이라도 그 내용물이 고온이라면 화상을 일으킨다. 핵폭발시는 방사선(放射線)에 의한 장애가 일어난다. 공간이 밀폐되어 있으면 산소결핍(酸素缺乏) 및 일산화탄소(一酸化炭素)에 의한 장애도 나타난다.

# III. 자타살 및 사고사의 감별

## 1. 일반적 사항

손상의 성상, 부위, 치명상의 수와 손상의 방향, 착의와의 관계 및 시체의 위치, 주변상황 등으로 감별한다. 그러나 다음과 같은 사항이 모든 예에 적용되지는 않는다는 것을 명심하여야 한다.

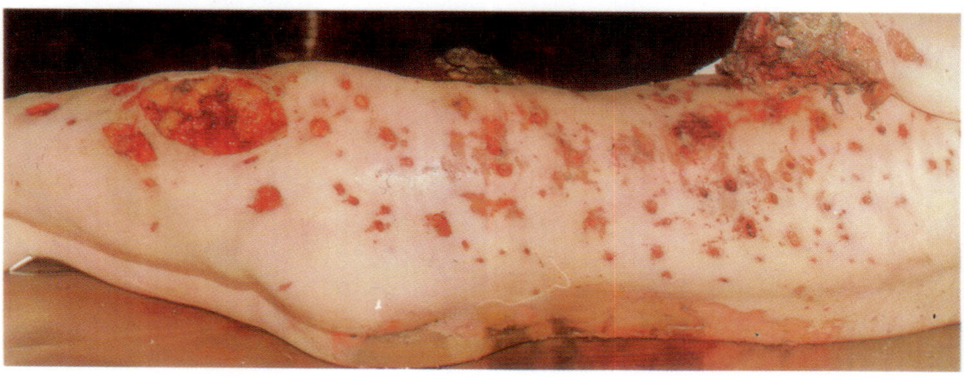

그림 4-69. 폭발물 손상

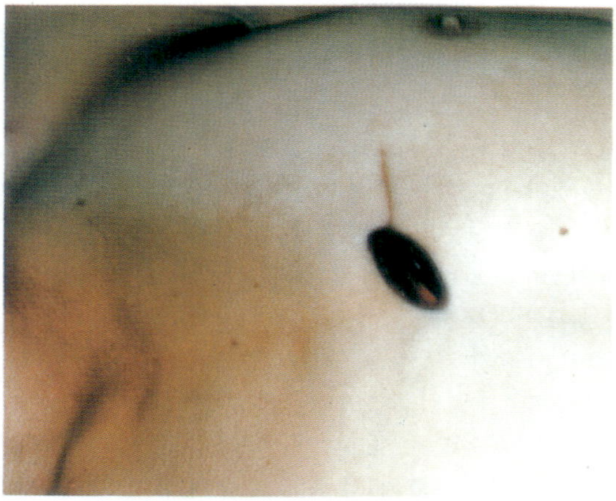
그림 4-70. 창에 연결된 선상 표피박탈

## 가. 성상(性狀)

좌상(挫傷)이나 좌열창(挫裂創)과 같은 둔기 손상(鈍器損傷)은 타살이나 사고사이며(그림 4-21, 22, 24~26) 예기손상(銳器損傷)중 할창(割創)은 거의 타살이다(그림 4-51~53). 자창(刺創)과 절창(切創)은 자타살 모두에서 보지만 그 정도가 매우 깊거나 크다면 타살로 보아도 좋다. 타살에서는 자기(刺器) 찌르거나 뺄 때 상하좌우로 당겨지기 때문에 대개 절창을 동반하며 변형되는 경향이 있다(그림 4-46~49). 또한 창각(創角)에 이어진 표재성(表在性)의 절창 또는 선상(線狀)의 표피박탈을 보는 경우가 많다(그림 4-70).

## 나. 부위(部位)

자살에서는 대부분 가해하기 쉽고 대량의 출혈로 빨리 죽을 수 있는 심장부, 경부 및 손목

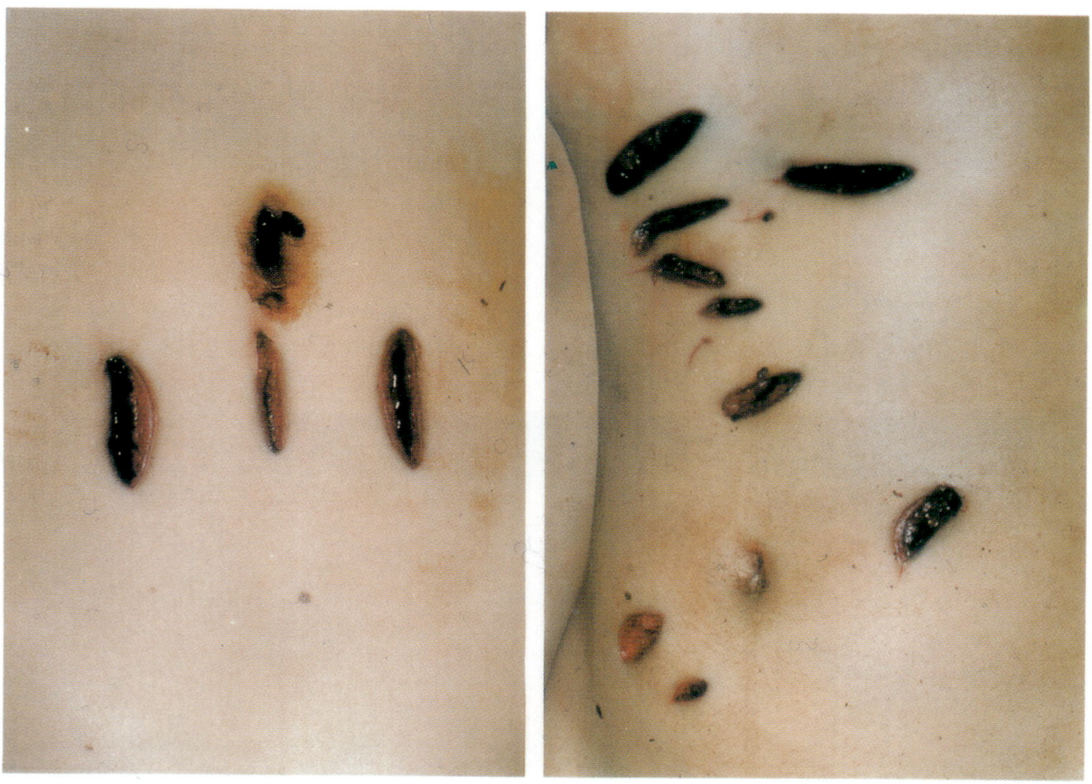
그림 4-71. 자살(左)과 타살(右)에서 보는 손상의 방향

관절 내면이 선호된다. 반면 타살에서는 일정한 부위가 없다(그림 4-15, 16, 18, 21, 22, 24 ~26, 36, 37, 42, 46, 50~52). 무엇보다도 스스로 가해할 수 없거나 매우 부자연스러운 체위(體位)를 취해야만 가해할 수 있는 부위에서 손상을 본다면 타살이 의심된다. 그러나 때로는 스스로 둔기로 두정부(頭頂部)나 후두부(後頭部)를 강타하는 경우도 있으며 이는 정신질환자에서 주로 본다.

### 다. 치명상(致命傷)의 수

치명상이란 생명유지장기(生命維持臟器)의 손상 또는 대혈관 손상에 의한 실혈(失血)을 말한다. 자살에서는 치명상이 대체로 하나이며 다수의 손상이 밀집해 있는 경우라도 둘 이상인 경우는 드물다. 반면 타살에서는 치명상이 둘 이상인 때가 매우 흔하다. 그러나 자살이나 사고사라 하더라도 추락(墜落)이나 차손상(車損傷)에서는 당연히 치명상은 여러개 일 수 있다.

### 라. 방향(方向)

여러개의 손상이 있을 때 자살에서는 서로 평행상(平行狀)을 보이는 것이 일반적이며(그림 4-71, 73~75) 타살에서는 방향이 제멋대로이다(그림 4-71).

### 마. 착의(着衣)와의 관계

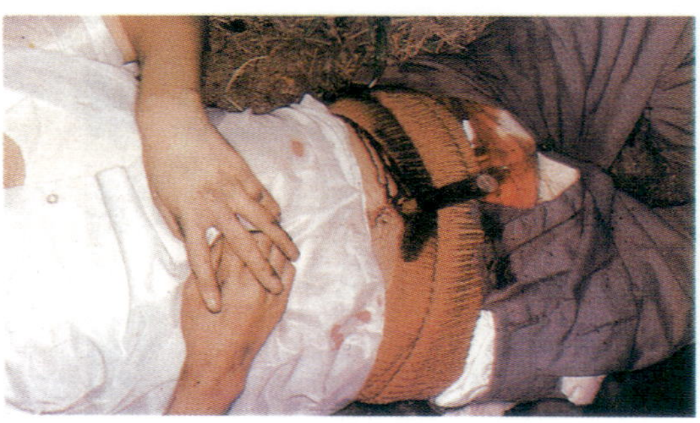

그림 4-72. 옷을 걷고 자기의 배를 찌름(若杉)

자살에서는 가해할 부위를 확인하기 위하여 옷을 걷어 올릴 때가 있다(그림 4-72). 타살에서는 옷을 걷어올리고 찌르는 법은 없으나 옷을 입은 채 찔렀다 하여 반드시 타살을 의미하는 것은 아니다.

### 바. 손상 이외의 사항

자살에서는 흉기가 시체 주변에서 발견될 때가 많으며 사망자의 병력(病歷), 자살시도의 기왕력, 자타살의 동기, 유서(遺書) 등을 종합한다.

## 2. 특수한 손상

미수손상(未遂損傷), 방어손상(防禦損傷), 억압손상(抑壓損傷)의 유무를 보면 자타살을 감별하는데 결정적인 근거가 될 수 있다.

### 가. 미수손상(未遂損傷)

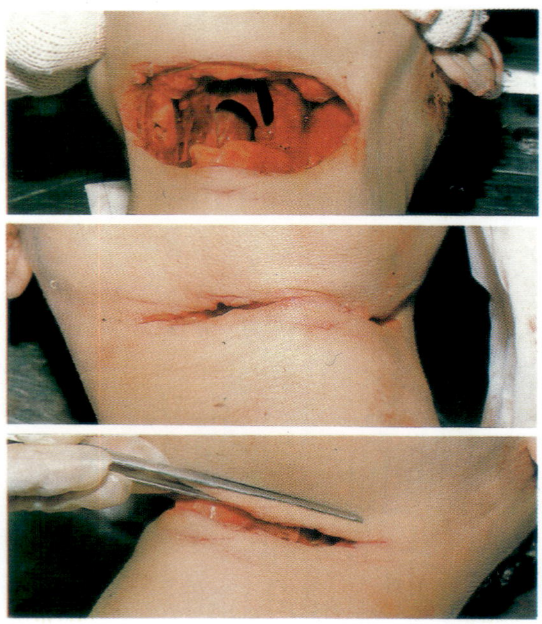

그림 4-73. 깨진 유리에 의한 경부의 미수손상
(上: 인후절단, 中, 下: 접합시킨 소견)

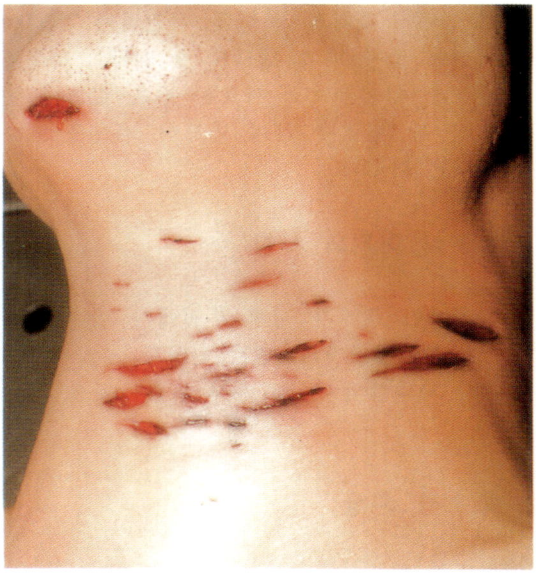

**그림 4-74.** 경부에서 보는 미수손상

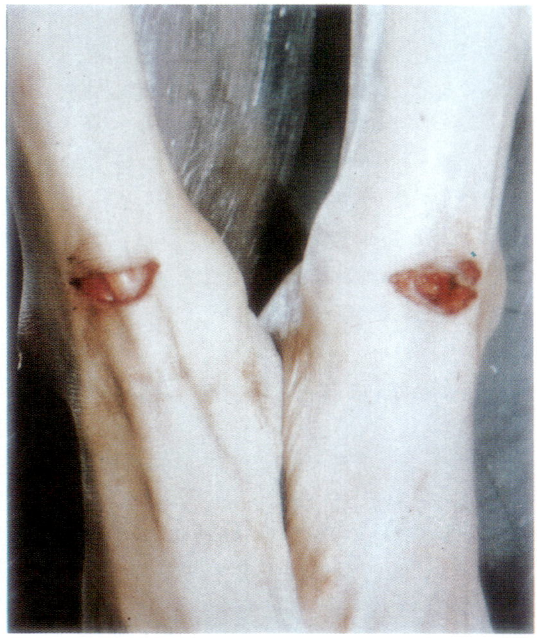

**그림 4-76.** 발목관절에서 보는 미수손상

자살(自殺)에서 보는 특징적인 소견으로 치명상 이외에 죽음에 이르지 못한 다양한 형태의 손상을 일컫는다. 영어로는 hesitation mark 또는 hesitation wound라 하며 이를 주저흔(躊躇痕) 또는 주저손상(躊躇損傷)이라고 번역하기도 한다.

미수손상은 대개 인기(刃器)에 의하며 한 부위에 수개내지 때로는 수십개의 절창(切創)이 집중적으로 형성된다 (그림 4-73, 74). 각각의 절창은 대개 얕고 미세하며 거의 대부분 서로 평행하므로 마치 피부를 톱으로 썬 것 같이 보인다(그림 4-75). 이러한 미수손상은 손목관절 및 경부에서 흔히 보며 드물게는 팔굽관절 및 발목관절 내측에서도 본다(그림 4-76).

대개 마지막에 형성되는 치명상은 미수손상의 가운데 또는 그 주위에서 보게 되며 큰 혈

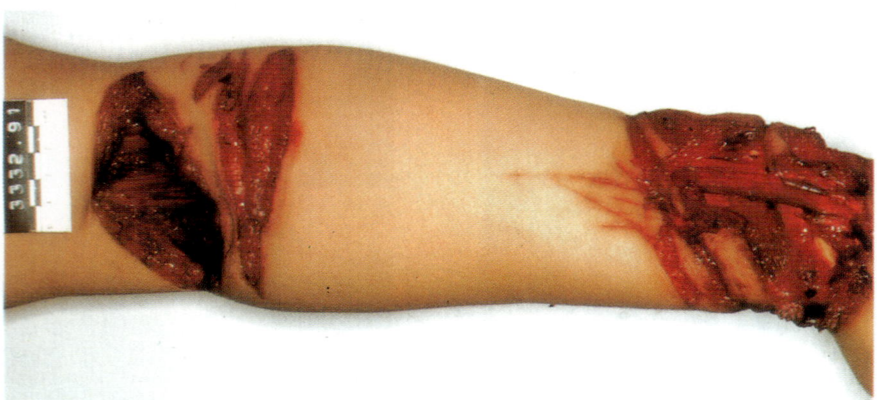


**그림 4-75.** 손목관절과 팔굽관절에서 보는 미수손상(Wayne county MEO)

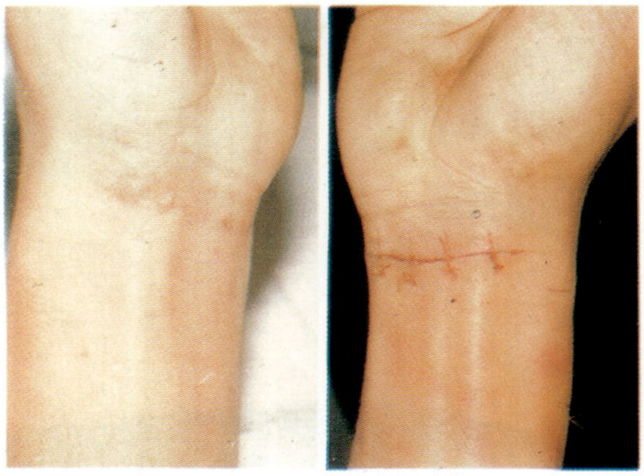

그림 4-77. 양쪽 손목관절의 미수손상 (左 : 3개월전, 右 : 5일전). (아파트 8층에서 추락하여 자살함.)

관(血管) 또는 기관(氣管)이나 후두부(喉頭部)를 절단한다. 그러나 이러한 부위에 손상을 가하다가 죽음에 이르지 못하고 심장부를 찌르거나 추락(墜落), 의경(縊頸), 투수(投水), 음독(飮毒) 등의 방법으로 사망하는 경우도 있다(그림 4-77).

미수손상이 첨기(尖器)에 의한 자창(刺創)으로 나타날 때도 있으며 드물지만 둔기(鈍器)에 의하여서도 형성된다. 이때에도 대개 일정한 방향성(方向性)을 보이는 것이 상례이다.

## 나. 방어손상(防禦損傷)

방어손상(defence wound)은 방어의 기전에

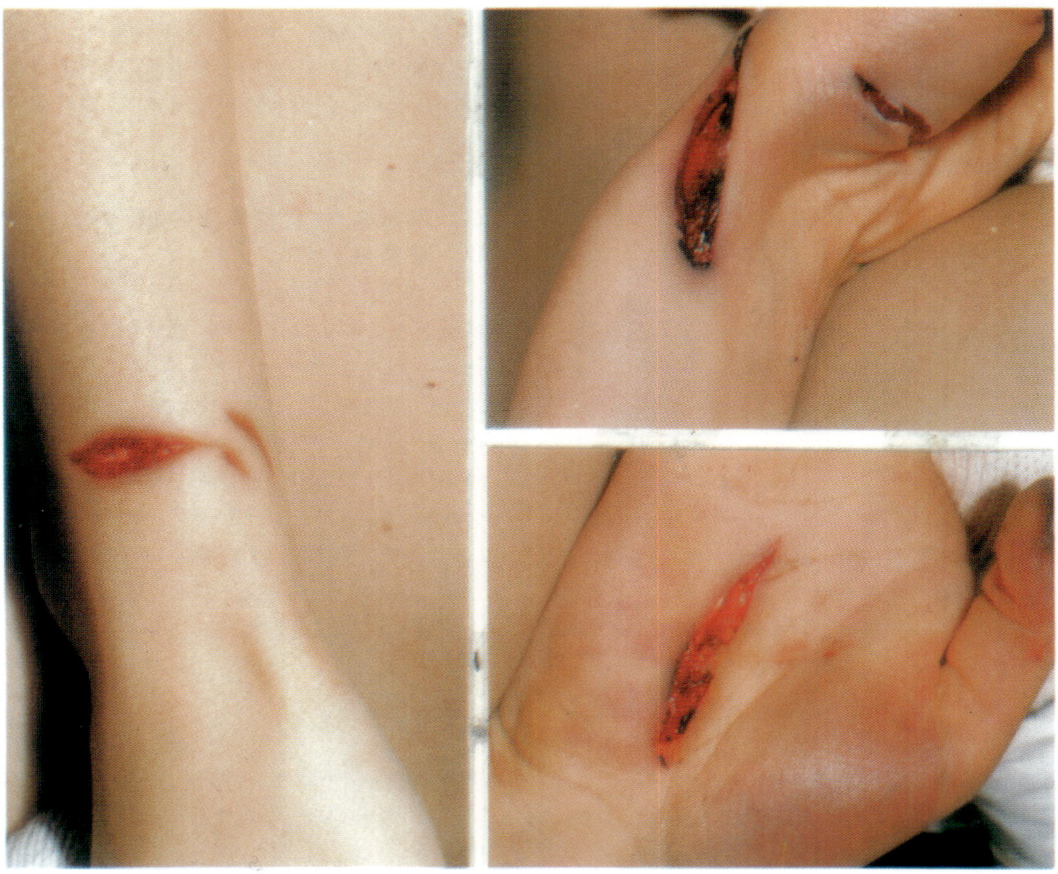

그림 4-78. 방어손상

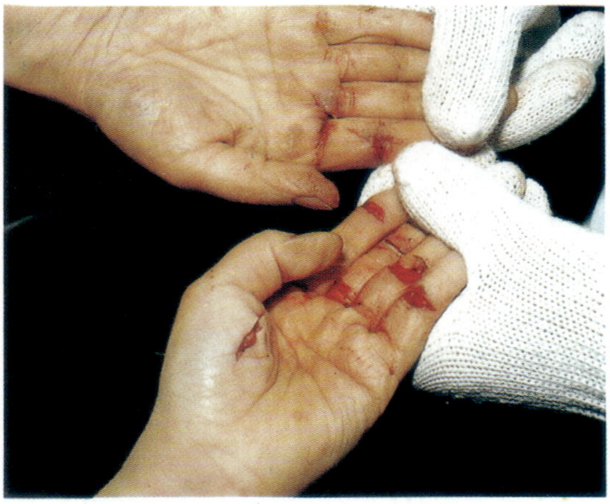

그림 4-79. 방어손상

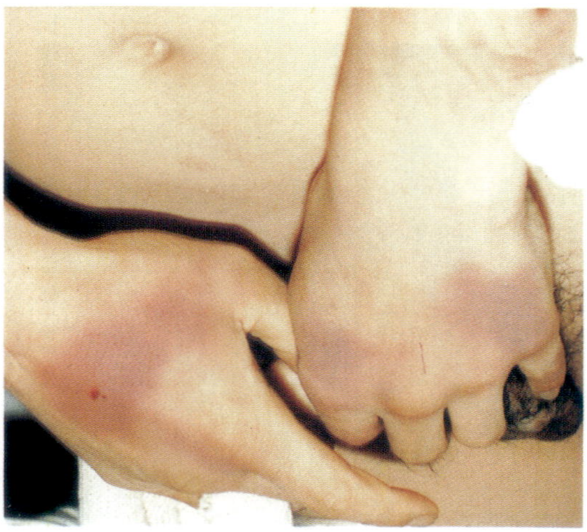

그림 4-80. 방어손상

의하여 생기는 손상을 말한다. 예기(銳器)로 가해받을 때는 얼굴이나 가슴과 같은 부위를 보호하기 위하여 흉기를 잡거나 막기 때문에 상지(上肢), 특히 전완부(前腕部)나 손바닥 또는 손가락의 내측에서 절창(切創)과 같은 손상으로 가장 흔히 나타나며 때로는 자창(刺創)으로도 나타난다(그림 4-78, 79).

둔기(鈍器)에 의하여 전완부(前腕部)나 손등에 표피박탈, 좌상, 좌열창 등으로 나타날 수도 있다. 주먹으로 맞을 때 머리를 감싸 손등에 생기는 피하출혈을 예로 들 수 있다(그림 4-80). 지면에 넘어지거나 누어있는 상태에서 다리로 방어하면 하지(下肢), 특히 정강이나 발에 형성될 수도 있다. 하지의 방어손상은 여성에서 많이 보며 이는 성범죄와 관련될 때가 많다.

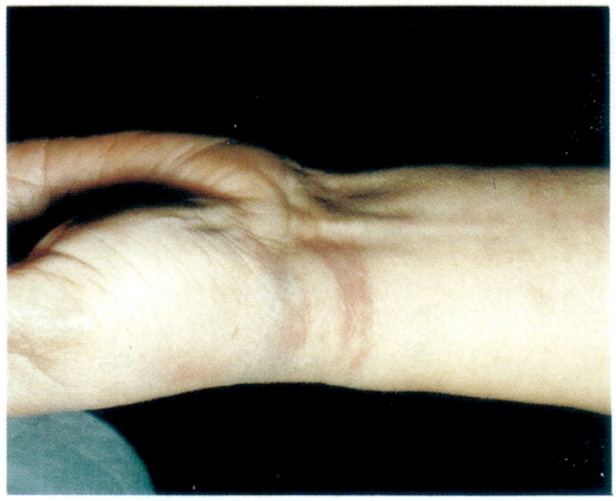

그림 4-81. 끈에 의한 억압손상

### 다. 저항손상(抵抗損傷) 및 억압손상(抑壓損傷)

방어손상 외에 저항손상 또는 억압손상이 발견되는 경우도 타살을 의심할 수 있다. 신체의 곳곳에 형성된 손상중 다툼에 의하여 발생된 손상을 인식하는 것은 사망의 상황을 재구성하는데 필수적이다. 억압손상이란 상대방을 제어(制御)할 목적으로 외력을 가하여 형성된 손상이다. 즉 얼굴을 때리거나 팔.다리를 묶거나(그림 4-81) 또는 입을 틀어막아 발생된 손상을 보면 타살을 의미한다.

## 3. 총창(銃創)

총창에서는 전술한 사항에 더하여 다음과 같은 점에 착안하면 자타살을 감별하는데 도움을 얻을 수 있다.

### 가. 직 업

우리나라는 총기의 소지가 엄격히 규제되어 있으므로 총기는 군인이나 경찰 등 특수한 직종에 있는 사람들만 사용하고 있다. 따라서 자.타살을 막론하고 총창은 이러한 직종 또는 이들과 관련된 사람에서 가장 많이 본다. 때로는 불법소지자에 의한 총기사용 또는 엽총을 사용한 자살이나 타살 또는 사고사도 있다. 따라서 이러한 범주에 들지 않는 사람이 총창으로 사망하였다면 일단 타살로 보아야 할 것이다.

## 나. 사입부(射入部)

부위(部位) : 자살에서는 측두부, 전두부 등 두부(頭部), 측경부, 하악부(下顎部), 구강내, 심장부 등을 쏠 때가 많다(그림 4-57, 82).

발사방향(發射方向) : 자살에서는 인체에 직각 또는 이와 가까운 각도로 쏘는 것이 통례이다. 따라서 발사방향이 예각(銳角)을 이루었다면 타살이 의심된다.

발사거리(發射距離) : 자살은 거의 접사(接射) 또는 근접사(近接射)이다(그림 4-57~59). 근사(近射)라면 타살이 의심되며(그림 4-60, 61) 원사(遠射)라면 타살이다(그림 4-62). 총기가 확보되었을 때는 추정되는 거리에서 스스로 발사할 수 있는지 검토하는 것이 중요하다.

## 다. 주변 상황

자살에서는 총기를 손에 쥐고 있거나 주변에 떨어져 있을 때가 많다. 그러나 총기가 발견되지 않더라도 이를 주워가거나 고의(故意)로 감추는 때도 있으므로 주의를 요한다.

## 라. 사수(射手)의 감별

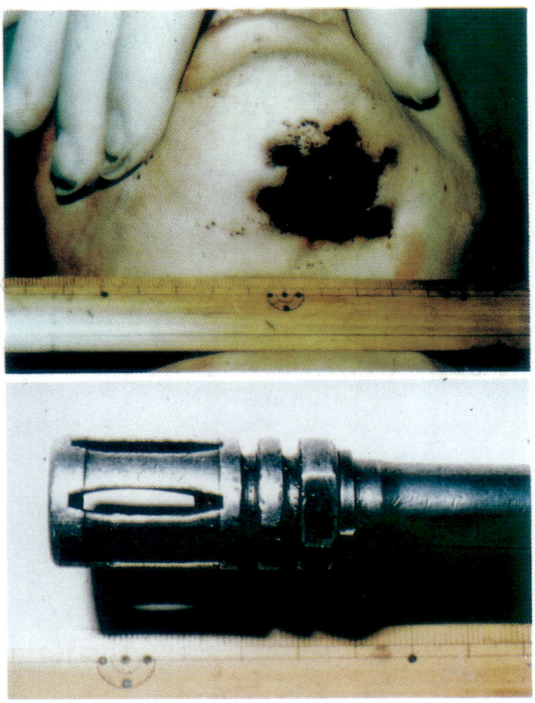

**그림 4-82.** 접사로서 하악부를 쏜 자살예

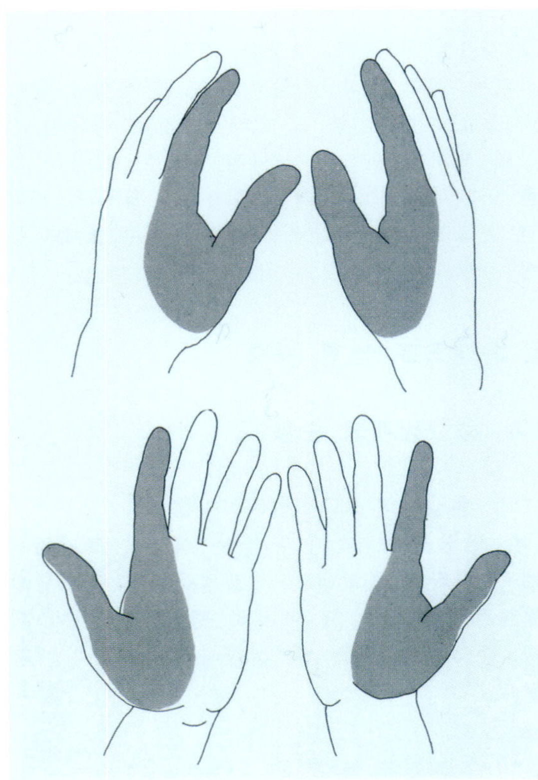

**그림 4-83.** 매와 화약을 검출하는 부위(Dimaio)

자살에서는 발사한 쪽의 손이나 의복, 특히 옷소매에 매(煤)나 화약성분이 부착되는 때가 많다(그림 4-83).

### 마. 총기(銃器)의 감별

탄환(彈丸)과 탄피(彈皮)에는 총기에 따른 특이한 발사흔(發射痕)이 형성되므로 시사(試射)를 통하여 그 탄환이 유류된 총기에 의하여 발사된 것인지를 검토한다. 이를 위하여는 체내(體內)에 잔류된 탄환이나 주변에서 탄피를 찾아야 한다. 탄환을 적출할 때에는 부드러운 물체 또는 손가락을 사용하여 새로운 흔적을 형성하지 말아야 한다.

# IV. 사인(死因)

손상으로 인하여 사망한 경우, 사인은 손상 자체에 의한 것과 손상으로 인한 합병증(合併症)으로 나누어 볼 수 있다. 그러나 하나의 손상에 의하여 반드시 하나의 사인이 생기는 것은 아니다. 예를 들어 심장자창(心臟刺創)이라면 실혈(失血), 심장탐포네이드, 혈흉(血胸) 등이 사인에 공동적으로 작용할 수 있다.

## 1. 손상으로 인한 사망

### 가. 중요장기의 손상

(1). 형태학적 파괴(形態學的 破壞)

뇌, 심장 또는 폐 등과 같이 생명을 유지하는데 필수적인 중요장기가 생명유지에 부적합할 정도로 파괴되면 그 자체로 충분한 사인이 된다. 즉 뇌좌멸, 폐좌멸, 심장파열 등이 이에 속한다.

(2). 기능장애(機能障碍)

생명유지장기에 일어난 손상 자체는 경미하나 이로 인하여 발생된 2차적인 기능장애가 치명적일 수 있다. 가장 흔히 보는 것이 두개강내출혈(頭蓋腔內出血)과 심장탐포네이드이다. 두개내혈종은 50-200 gm 에 달하면 뇌압박(腦壓迫)과 뇌탈출(腦脫出)을 일으켜 사망에 이를 수 있다. 또한 혈흉(血胸, hemothorax)은 실혈의 기전으로 사망하기 전에 흉강내장기를 압박하여 기능장애를 일으켜 사망에 이르게 할 수 있으며 심장탐포네이드는 출혈이 150 ml 에 달하면 심박동을 억제하여 사망할 수 있다.

그외 다발성 늑골골절에 의한 흉곽동요(胸廓動搖, flail chest), 기흉(氣胸, pneumothorax), 뇌간출혈(腦幹出血), 상부경수손상(上部頸髓損傷) 등도 이에 속한다. 심진탕(心진탕) 이나 뇌진탕(腦진탕)도 이의 일종으로 분류할 수 있다. 손상에 의한 기흉(氣胸)은 대개 출혈을 동반하여 혈기흉(血氣胸, hemopneumothorax)을 형성한다.

기흉(氣胸)의 증명 : 흉부에 손상이 있는 때에는 기흉이 있는지 항상 검토하여야 하며 해부전에 흉부방사선사진을 촬영하는 것이 좋다. 증명하는 방법은 공기색전(空氣塞栓)과 비슷하다. 흉부에서 손상을 받은 측의 피부(皮膚)와 근육(筋肉)을 박리하여 주머니를 만든 후 물로 채운다. 늑간(肋間)을 해부도(解剖刀)로 찌른 후 완전히 교통시키기 위하여 몇번 돌린다. 기흉이 있다면 공기방울이 나오는 것을 볼 수 있다. 양을 측정할 필요가 있을 때에는 유리원통(琉璃圓筒)을 사용한다(그림 4-84, 85).

또다른 방법으로는 25 cc 주사기에 물을 채우고 16 gauze의 바늘을 부착시켜 늑간을 통하여 흉강(胸腔)내로 찌른다. 압력을 받고 있는 공기가 있을 때는 주사기내로 공기방울이 떠오르는 것을 볼 수 있다.

### 나. 전신적 장애

(1). 실혈(失血)

체내(體內) 또는 체외(體外)로 대량의 출혈이

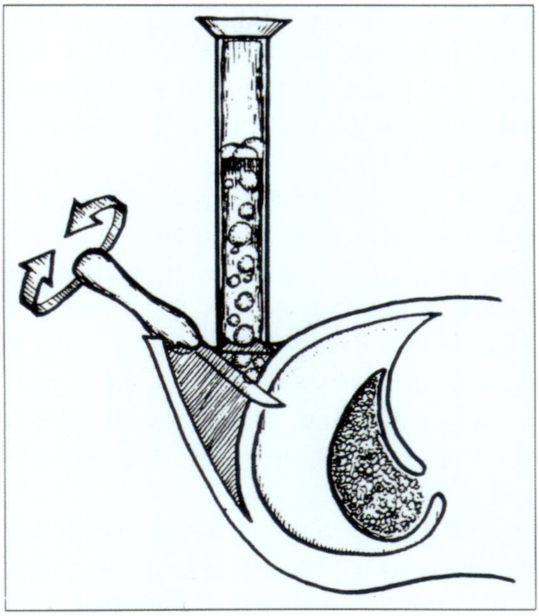

그림 4-84. 기흉의 증명방법(Spitz)

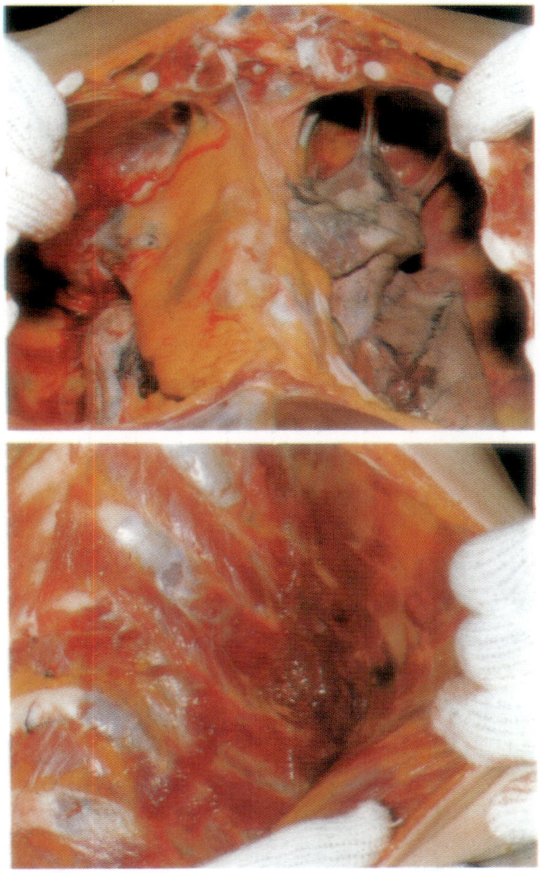

그림 4-85. 기흉(上) 및 기흉의 증명(下)

일어나 사망에 이르는 것을 실혈사(失血死)라 하며 손상으로 인한 사인중 가장 흔하다(그림 4-86). 심장이나 대혈관을 비롯하여 간, 비, 신, 폐와 같은 실질장기가 파열되었을 때는 물론 작은 혈관이라도 동시에 여러개가 파탄되면 실혈사에 이를 수 있다.

전혈량(全血量)의 1/4 정도가 급속히 출혈되면 쇼크증상이 일어나기는 하나 회복이 가능하다. 1/3 이상 출혈되면 사망할 수 있으며 1/2 이상이면 거의 예외없이 사망한다. 출혈의 속도가 느리면 체액(體液)이 혈관내로 이동하여 비교적 대량의 실혈에도 견딜 수 있으나 속도가 빠르면 이러한 시간적 여유가 없기 때문에 쉽게 사망한다.

외표는 창백하고 시반(屍斑)은 경미하거나 없으며 각장기도 빈혈상(貧血狀)을 보인다. 그러나 실혈로 일단 쇼크에 빠진 후 대량으로 수혈(輸血)하였을 때는 시반은 정상에 가깝지만 혈액분포는 장기에 따라 불균등하다. 두부, 경부 또는 사지가 손상받았을 때는 현장에 많은 피가 흐르나 복부 및 흉부에서는 비록 개방성 손상(開放性 損傷)이라도 혈액이 체강(體腔)에 머물러 현장의 출혈은 미미할 수 있다.

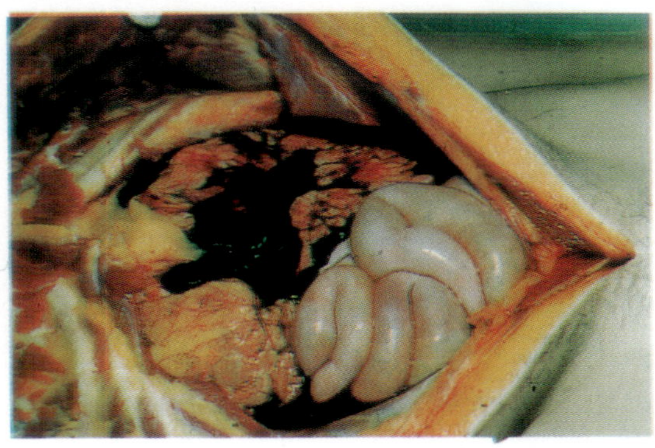

그림 4-86. 장간막파열에 의한 복강내출혈

(2). 쇼크

쇼크(shock)란 혈관내에 순환하는 혈량(血量)이 감소하거나 순환계, 특히 말초혈관의 장애로 일어나는 전신적 기능장애(全身的 機能障碍)를 말한다.

① 원발성(原發性) 쇼크

원발성 쇼크(primary shock)란 비교적 단순하고 정상적으로는 문제되지 않는 경미한 외력(外力)이나 말초적 자극(末梢的 刺戟)이 가해졌을 때 심혈관계의 억제반사가 촉발되어 반사적으로 혈관운동이 실조(失調)되는 것을 말한다. 즉 심장부, 경동맥동(頸動脈洞), 인후부(咽喉部), 흉부(胸部), 복부(腹部)에 자극이 가해지거나 음낭(陰囊), 자궁경부(子宮頸部) 등에 외력이 가해지면 미주신경(迷走神經)을 비롯한 부교감신경계(副交感神經系)가 자극되어 반사적인 심정지(心停止)를 초래하거나 극적으로 순환계가 허탈에 빠진다. 대개 자극이 가하여진 후 수초내지 길어야 1~2 분내에 사망하므로 즉시성 생리사(即時性 生理死, instantaneous physiologic death)라고도 한다. 후술하는 질식사(窒息死)나 비전형적 익사(非典型的 溺死)에서의 미주신경이 자극되어 사망하는 것도 이에 속한다.

시체에서는 급사의 일반소견과 더불어 모세혈관(毛細血管) 및 소정맥(小靜脈)의 확장을 볼뿐 특이한 소견을 보지 못한다. 따라서 진단은 오직 해부를 통하여 다른 사인을 배제하고 믿을만한 목격자의 증언에 의존할 수 밖에 없다. 이를 외인사(外因死)로 보는 사람도 있으나 내인사(內因死)로 분류하고 사인(死因)이 될 수 없는 외력은 유인(誘因)으로 해석하는 것이 옳을 것이다.

**정신적(精神的) 쇼크** : 드물지만 기계적(機械的) 또는 물리화학적(物理化學的) 자극 외에 격심한 정신적 동요에 의한 흥분(興奮)으로 사망할 수 있는데 이를 정신성 쇼크사(death due to psychogenic shock)라고 한다. 해부를 하여 보면 대개 심각한 심장질환(心臟疾患)이

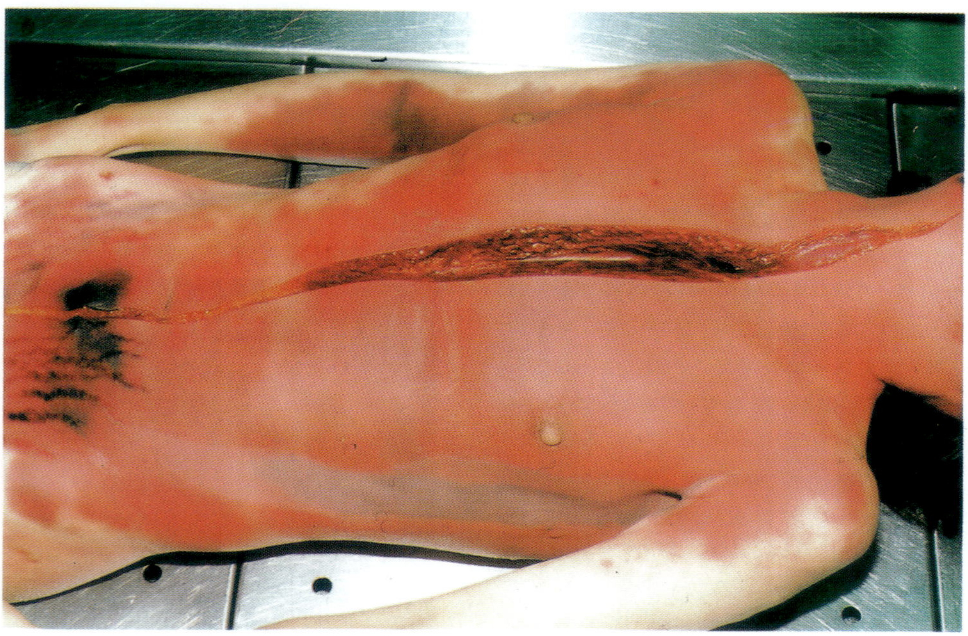

**그림 4-87.** 속발성 쇼크시 보는 광범한 피하출혈

있는 경우가 대부분이나 때로는 사인(死因)이 될만한 기존질환을 보지 못할 때도 있다.

② 속발성(續發性) 쇼크

속발성 쇼크(secondary shock)란 비교적 광범한 좌상(挫傷)에 의하여 일어나는 쇼크로서 주원인은 순환혈액량(循環血液量)의 감소이다(그림 4-87). 연조직의 좌상이 비록 표재성(表在性)이라 하더라도 다발성으로 광범하면 순환혈액량은 사망에 이를 정도로 충분히 감소될 수 있다. 때로 외표에서 보기에는 경미하나 절개하여 보면 광범할 수도 있다. 열창(裂創)이나 좌창(挫創), 표피박탈(表皮剝脫), 골절(骨折), 경도의 장기손상(臟器損傷)이나 체강내출혈(體腔內出血) 또는 지방색전(脂肪塞栓) 등이 합병되기도 한다. 특히 급.만성주정중독증(急.慢性酒精中毒症)에서는 말초혈관의 수축이 장애되어 쉽게 순환혈량감소성(循環血量減少性) 쇼크에 빠지는 것으로 보인다.

내부장기에서 특별한 변화를 볼 수 없을 때도 있으나 원칙적으로 순환혈량의 감소로 인한 것이기 때문에 손상부위를 제외하고는 외표 및 장기가 전반적으로 창백(蒼白)하다. 출혈량을 잴 수 있는 적당한 방법이 없으므로 장기가 창백한 정도로 추정한다.

**좌멸증후군(挫滅症候群)** : 좌멸증후군(crush syndrome)은 피하조직이나 근육 등의 연조직이 광범하게 파괴되어 발생하는 단백(蛋白), 특히 myoglobin 등의 분해산물(分解產物)과 같은 유독성 물질에 의한 전신장애를 말한다. 출혈량이 적더라도 시간이 경과되면 손상부위로 혈장(血漿)이 이동하여 순환혈량도 감소한다.

수상(受傷) 당시에는 특별한 증상이 없이 지내다가 수시간내지 수일후에 핍뇨(乏尿) 및 무뇨(無尿) 등 신부전(腎不全) 증상과 함께 오심, 구토가 나타나고 혈압하강(血壓下降) 및 빈맥(頻脈)이 오는 등 쇼크증상에 빠지면서 의식이 소실된다. 대개 1 주일 이내에 사망한다.

시체소견으로는 비교적 광범한 범위에서 부종(浮腫)을 동반하는 좌상을 보며 근육을 비롯한 피하조직에서 괴사(壞死)를 본다. 신(腎)은 강하게 혼탁종창되며 조직학적으로 뚜렷한 급성세뇨관괴사(急性細尿管壞死, acute tubular necrosis)와 세뇨관내에서 갈색의 myoglobin 원주(圓柱)를 볼 수 있다.

## 다. 흡인성 질식(吸引性 窒息)

두부(頭部) 및 경부(頸部)의 손상시 혈액을 흡인하여 질식 사망할 수 있다. 이에 대하여는 기도폐색성 질식사(氣道閉塞性 窒息死)에서 설명하기로 한다(159 쪽 참조).

## 라. 색전증(塞栓症)

색전증(embolism)이란 혈액에서 유래된 물질이나 외부로부터 침입한 물질이 혈관을 따라 다른 곳으로 전위(轉位)되는 것을 말한다. 색전증의 거의 대부분은 혈관내혈전(血管內血栓)이 혈관 내벽으로부터 떨어져 나가는 혈전색전증(血栓塞栓症, thromboembolism)이다. 그 이외에 외상이나 수술 등에 의하여 공기(空氣), 지방(脂肪), 양수(羊水), 골(骨)이나 간(肝) 등의 정상조직이 색전을 형성할 수 있으며 암조직과 같은 이상조직, 세균 및 기생충 등에 의한 경우도 있다. 이중 외상에서 특히 문제되는 것은 공기색전증과 지방색전증이다.

### (1). 공기색전증(空氣塞栓症)

① 정의 및 형성기전

공기색전증(air embolism)은 음압(陰壓, negative pressure) 또는 양압(陽壓, positive pressure)에 의하여 공기가 혈관내로 들어가 발생한다. 대부분 경부, 때로는 흉부의 큰 정맥이 자창(刺創) 또는 절창(切創)에 의하여 파탄되면 음압인 혈류중에 공기가 흡인되어 일어난다. 때로는 늑골골절로 인한 폐열창(肺裂創), 시상정맥동(矢狀靜脈洞)의 파열 또는 앉은 자세에서 경부(頸部), 부비강(副鼻腔), 유방 및 두개천두술(頭蓋穿頭術) 등 외과적 수술을 하는 경우에도 발생할 수 있다. 출산후 난관통기법(卵管通氣法, tubal insufflation)을 시행하면 정맥동(靜脈洞, placental sinus)으로 공기가 양압에 의하여 들어가며 드물지만 혈관내주사, 채혈, 수혈 및 수액시 혈관내에 공기가 들어갈 수도 있다. 임신과 관련된 공기색전증은 모성사망(母性死亡)에서 후술한다(266 쪽 참조).

혈관으로 들어간 공기는 우심실(右心室)에 모여 혈액과 혼합되어 포말(泡沫)을 형성하며 폐를 비롯한 전신 각장기의 모세혈관에 색전을 형성한다.

② 사망기전

사망기전으로는 심관상동맥색전(心冠狀動脈塞栓)에 의한 급성심기능장애, 뇌동맥색전(腦動脈塞栓)에 의한 중추신경기능장애와 폐색전(肺塞栓)으로 인하여 폐내 가스교환이 불충분하여 일어나는 호흡부전 등을 생각할 수 있다.

사망할 수 있는 공기량은 정확하지 않으며 학자에 따라 다르다. 50 ml 이하는 치사량(致死量)이 되지 못하며 200 ml 이상되면 대단히 위험하거나 사망에 이를 수 있다고 한다. 주입의 속도가 빠르면 60 ml 정도로도 위험하다. 공기색전증이 대량으로 발생하면 대개 급격하게 사망한다.

③ 시체소견

육안으로 심장 및 대혈관과 뇌막 등의 혈관내에서 공기를 볼 수 있다. 우심방 및 우심실과 폐동맥에서는 혈액에 대량의 기포(氣泡)가 섞여 있거나 또는 혈성 포말액(血性 泡沫液)으로 나타난다. 관상동맥이나 뇌막동맥에서는 기포가 주판알같이 연속적으로 들어있는 것을 본다. 공기색전증에서는 후술하는 지방색전증과는 달리 색전 부위에 출혈이 동반되는 경우가 드물다.

④ 감별점

부패(腐敗)로 인하여 혈관내에 공기가 발생하거나 해부조작시 들어갈 수 있으므로 주의를 요한다.

공기색전의 증명 : 흉부를 절개하여 늑골을 제거한다. 심낭의 전면을 절개하고 양측연을 들어올린 후 심장이 충분히 잠길 수 있도록 심낭에 물을 채운다. 물밑에서 우심방 및 우심실을 해부도(解剖刀)로 찌른 후 완전히 교통시키기 위하여 몇번 뒤튼다. 공기가 있으면 기포가 발생하며 그렇지 않으면 혈액이 스며나온다. 양을 측정하기 위하여는 유리원통(琉璃圓筒)을 사용한다(그림 4-88).

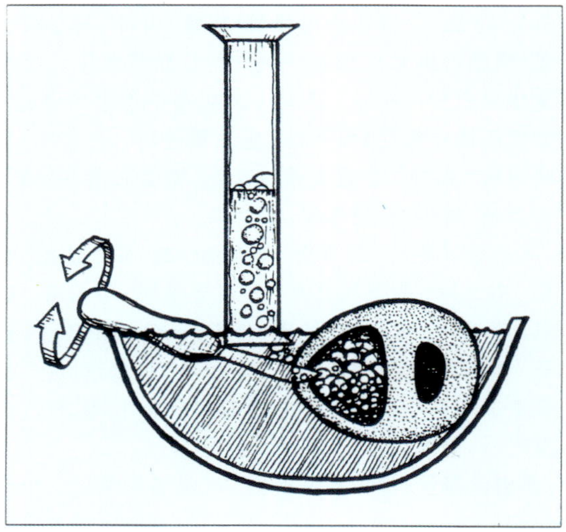

**그림 4-88.** 공기색전의 증명(Spitz)

(2). 지방색전증(脂肪塞栓症)

① 정의 및 형성기전

정의 : 지방색전증(fat embolism)이란 혈류내에 지방적(脂肪滴, fat globule)이 존재하는 것으로 폐에 국한된 경우는 폐지방색전증(肺脂肪塞栓症, pulmonary fat embolism), 전신에 분포된 경우를 전신성 지방색전증(全身性 脂肪塞栓症, systemic fat embolism)이라 한다. 지방색전증의 가장 흔한 원인은 골절(骨折)과 지방

조직(脂肪組織)의 기계적인 손상이며 지방간에 경미한 외력이 가해지는 때도 볼 수 있다.

기전 : 지방색전의 형성기전에 대하여 많은 연구가 이루어져 왔으나 아직 풀리지 않고 있다. 현재로서는 몇 가지의 가설이 있으나 그중 기계설(機械說, mechanical theory)과 물리화학설(物理化學說, physicochemical theory)이 가장 유력하다. 기계설이란 골절(骨折)이 일어나거나 피하지방조직(皮下脂肪組織)이 좌멸되면 지방이 적화(滴化)되어 유동화(流動化)되고 파탄된 정맥을 통하여 전색을 형성한다는 설이다. 물리화학설은 폐혈관내 지방적(脂肪滴)의 대부분은 혈장내에 정상으로 있는 지방에서 유래된다는 설이다.

② 증상 및 사망기전

여러 보고에 의하면 장골(長骨)이 골절되었을 때는 거의 80~100 %에서 지방색전이 발생하나 이중 1~2 %에서만 임상적으로 의미있는 증상을 보이며, 전신적 지방색전증이 일어나면 10~15 % 에서 사망에 이른다고 한다. 따라서 외상을 받은 시체에서 단순히 지방적(脂肪滴)이 증명되는 경우와 이로 인한 사망은 신중히 감별하여야 한다. 성인에서는 12~120 ml 정도의 지방이 색전화(塞栓化)되어야 사망에 이를 수 있으며 이는 대퇴골(大腿骨)이나 골반골(骨盤骨)과 같은 커다란 골의 골절 또는 피하지방을 비롯한 지방조직의 심대한 손상이 있을 때 가능한 양이다. 또한 동물실험에 의하면 2 ml/kg 의 지방적(脂肪滴)이 형성되어야 사망한다고 하며 이를 성인(成人)으로 환산하면 약 150 gm 에 달한다. 어린이는 적색골수(赤色骨髓, red marrow)이기 때문에 골절되어도 지방색전이 잘 일어나지 않는다.

지방색전증으로 인한 증상을 소위 지방색전증후군(脂肪塞栓症候群, fat embolism syndrome)이라고 하며 수상(受傷)후 24~72 시간에 나타난다. 특징적인 증상으로 호흡곤란, 빈맥(頻脈), 발열, 흉통 및 점진적인 호흡부전을 보이며 점차 혼수상태에 빠져 사망한다. 그러나 폐지방색전만으로 사망할 수 있는가는 아직 논란의 여지가 있다. 혹자는 부정적인 견해를 가지고 있으며 어떤 보고에 따르면 폐지방색전증의 임상증상을 보인 예중 99.2 % 에서 회복되었다고 한다. 그러나 이는 외상후 쇼크로 사망하는 데 중요한 역할을 하는 것으로 보인다. 폐의 지방적(脂肪滴)은 가래, 식균작용(食菌作用) 및 용해(溶解, lypolysis)에 의하여 하루에 약 15 % 씩 제거되며 7~10 일이면 거의 사라진다.

지방적(脂肪滴)이 폐모세혈관이나 동정맥문합(動靜脈吻合, arteriovenous anastomosis)을 통과하여 폐정맥과 좌심실에 들어가면 전신장기에 퍼져 전신성 지방색전을 형성한다. 특히 뇌(腦) 및 신(腎)은 심박출량의 60 % 를 받으므로 지방색전이 잘 형성된다. 그외에 뇌하수체, 위장관, 췌 등 모든 장기에서 볼 수 있다. 단 간(肝)은 문맥순환(門脈循環, portal circulation)으로 혈액을 공급받기 때문에 보호된다. 전신적 지방색전증은 폐지방색전증보다 훨씬 드물며 폐색전의 정도가 심할수록 잘 발생한다. 급격할 때는 손상후 수시간내에 사망한다. 특히 뇌의 생명중추(生命中樞, vital center)나 심근(心筋) 또는 심전도계(心傳導系)를 침습하면 갑자기 혼수에 빠지거나 사망하게 된다.

색전의 정도는 경도내지 중등도라 하더라도 만성 폐기종(慢性 肺氣腫)과 같은 폐질환이나 또는 심장의 기능이 심각하게 장애되어 있을 때는 쉽게 사망할 수 있다.

③ 시체소견

외부소견 : 전신성 지방색전증으로 사망하였을 때 가장 뚜렷하게 나타나는 외부소견은 피부 및 결막의 점상출혈(點狀出血)이다. 겨드랑이에서 가장 흔히 보며 그외에 경부, 전흉부 및 안저에서 볼 수 있다.

내부소견 : 폐는 국소적으로는 급성 폐기종(急性 肺氣腫) 및 무기폐(無氣肺)를 보이며 전반적으로는 부종 및 울혈상이나 이러한 소견은 비특이적이다. 뇌에서는 전반적으로 많은

소동맥과 모세혈관이 폐쇄되어 국소적인 무산소증과 혈관의 내피손상(內皮損傷)을 동반하는 혈액저류(血液底流, vascular stasis)를 일으킨다. 출혈은 모세혈관 주위의 뇌조직에 소위 원형출혈(ring hemorrhage)로 나타난다(그림 4-89). 회백질(灰白質)은 모세혈관문합(毛細血管吻合, capillary anastomosis)이 많아 혈관이 보호되기 때문에 소출혈(小出血)은 매우 드물다. 신(腎)에서는 피막하(皮膜下) 또는 피질(皮質) 전반에 걸쳐 점상출혈을 볼 때가 있다.

조직학적 소견 : 조직의 동결절편(凍結切片)에 대해 여러가지의 지방염색법을 시행하여 증명할 수 있다(그림 4-90). H-E 염색에서 쉽게 인지하기는 곤란하나 혈관내에서 작은 빈 공간을 볼 수 있다. 이러한 소견은 특히 폐포모세혈관(肺胞毛細血管) 및 신(腎)의 사구체(絲毬體)에서 뚜렷하다. 폐에서 크기는 20~40 u 정도이나 융합되면 더 커지며 혈관 내강에 따라 구형(球形)으로 나타나거나 변형된 모양을 보인다. 폐 이외에서는 10~20 u으로 보다 작다. 조직학적 검사상 폐지방색전의 정도는 골절의 정도에 비례하는 것으로 보이며 양폐(兩肺)에 비슷한 정도로 분포한다. 신(腎)은 혈류를 가장 빨리 받기 때문에 신의 사구체(絲毬體)에서 증명되지 않으면 대개 폐 이외의 다른 장기에서도 증명되지 않는다.

④ 해석상의 주의

당뇨병(糖尿病), 급성 췌염(急性 膵炎, acute pancreatitis), 여러가지의 감염성 질환, 골수염(骨髓炎)이나 구루병(rickets)과 같은 골질환 등의 질병에서도 본다. 사염화탄소, mercuric chloride, 목정(木精, methyl alcohol), phenol 및 인(燐) 등 일차적으로 간에 영향을 미치는 독물(毒物)과 지방간(脂肪肝)에서도 증명된다.

화상(火傷) 및 수혈(輸血)후에도 나타나며 간

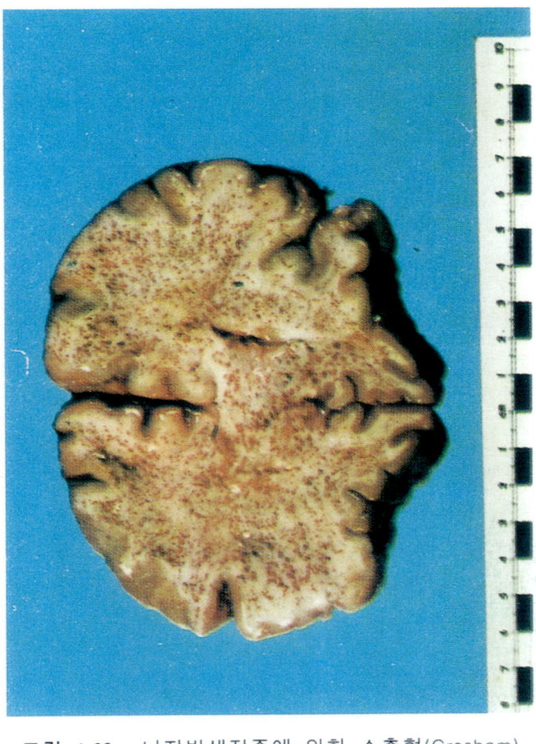

**그림 4-89.** 뇌지방색전증에 의한 소출혈(Gresham)

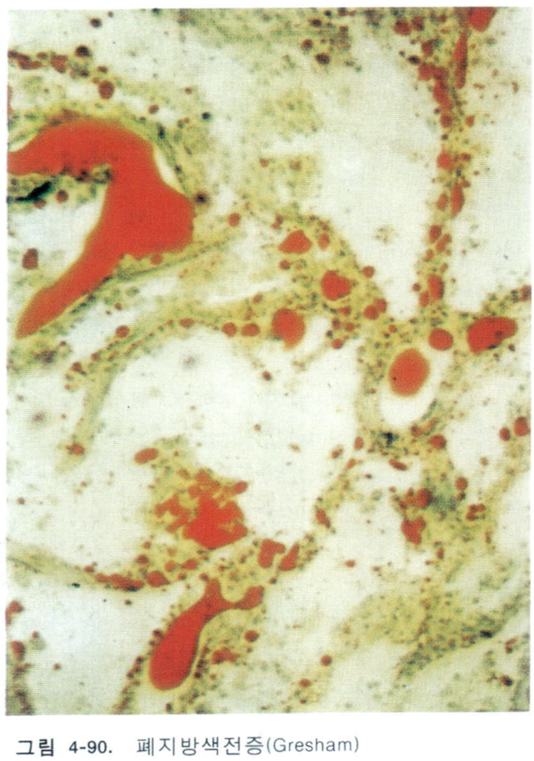

**그림 4-90.** 폐지방색전증(Gresham)

질(癎疾)이나 strychnine 및 picrotoxin과 같이 독물은 경련(痙攣)으로 골격이 매우 심하게 흔들려 골수지방을 가동화(可動化, mobilization)시키는 경우도 있다고 한다. 매우 드물지만 고산병(高山病), 잠함병(潛函病) 또는 잠수부병(潛水夫病) 등 기압이 변화될 때도 본다. 그러나 이러한 경우 대개 양적(量的)으로 폐에서 국소적인 지방적을 볼 뿐이다.

또한 고관절치환법(股關節置換法 partial or total replacement of hip joint)시 수내정고정법(髓內釘固定法, intramedullary nailing)을 비롯하여 골수(骨髓)에 조작을 가하는 수술도 치명적인 지방색전증을 유발할 수 있으며 유방(乳房)을 비롯하여 지방조직에 대한 수술을 받은 환자에서도 볼 수 있다.

간섭현상(干涉現象) : 혈류에 지방적이 존재한다는 것은 그 손상을 생전에 받았다는 의미를 지닌다. 그러나 사후(死後)에 화상을 입거나 탄화된 경우에도 지방색전을 볼 수 있다. 또한 부패되면 용해된 지방이 혈관내에서 발견될 수 있다. 사후(死後)에 형성된 것은 육안으로 볼 수 있을 정도로 크며 비교적 큰 혈관에 나타난다. 반면 생전의 것은 모세혈관이나 소동맥에 존재한다.

외부심장마사지를 실시하면 흉골이나 늑골이 골절되어 지방색전이 올 수 있다. 법의실무에서 보는 폐지방색전은 이로 인한 것이 가장 많다. 이러한 것들은 양적으로 볼 때 죽음을 일으킬 정도가 되지 못한다.

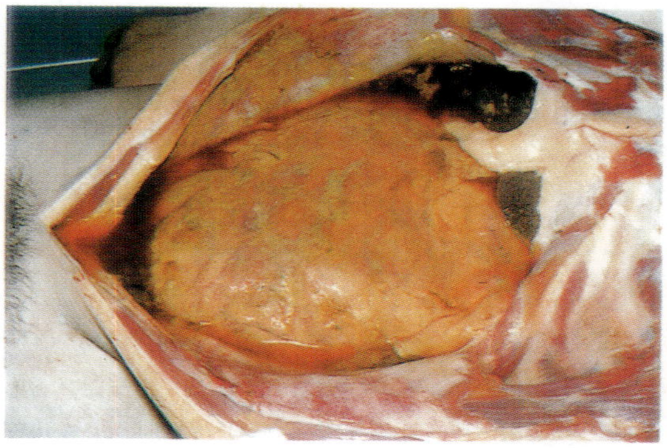

**그림 4-91.** 장파열에 의한 범발성 복막염

## 2. 손상에 속발된 사망

손상을 받으면 창상(創傷)을 통하여 외부 또는 장내(腸內) 세균이 침입하여 파상풍(破傷風), 수막염(髓膜炎), 뇌농양(腦膿瘍), 복막염(腹膜炎) 등 2차적 감염증을 유발한다(그림 4-91). 장기간 누워있을 경우는 폐렴(肺炎)이 속발하며 때로는 균혈증(菌血症)에 빠져 사망에 이른다.

또한 외상으로 기질적 변화를 일으킨 후 일정 기간 후에 파열되거나 기능을 장애시켜 사망하는 경우도 있다. 이에는 외상성 후발성 뇌졸증(外傷性 後發性 腦卒症), 동맥류(動脈瘤), 심장류(心臟瘤), 두부손상 후의 정맥동 혈전(靜脈洞血栓) 등을 들 수 있다. 이에 대하여는 각 부분에서 설명하기로 한다.

# 제 5 장 부위별 손상(部位別 損傷)

## I. 두부손상(頭部損傷)

두부손상(head injury)은 외인사(外因死)의 약 25 % 을 차지하며 차사고(車事故)에서는 사망례의 약 60 % 가 두부손상에 의하므로 법의학에서 차지하는 비중은 매우 크다. 두부는 두피(頭皮) 및 두개골(頭蓋骨)과 뇌(腦) 및 이를 덮고 있는 뇌막(腦膜)으로 구성된다. 다른 부위와 비교할 때 해부학적으로 특이하고 복잡하기 때문에 손상도 다양하게 나타난다.

두부손상은 부위에 따라 크게 두개강외손상(頭蓋腔外損傷, extracranial injury)과 두개강내손상(頭蓋腔內損傷, intracranial injury)으로 분류할 수 있다. 두개강외손상에는 두피손상(頭皮損傷)과 두개골골절(頭蓋骨骨折)이 있으며 두개강내손상은 두개강내출혈(頭蓋腔內出血), 뇌좌상(腦挫傷) 및 뇌진탕(腦震탕)으로 나눌 수 있다.

### 1. 두개강외손상(頭蓋腔外損傷)

#### 가. 두피손상(頭皮損傷)

두피는 다른 피부와 달리 두발(頭髮)을 포함하는 피부와 피하결합조직(皮下結合組織), 모상건막(帽狀腱膜, epicorneal aponeurosis 혹은 galea aponeurotica), 결합조직(結合組織) 및 골막(骨膜)의 5 층으로 두껍게 구성되어 있다. 이러한 특징 때문에 두피는 두개골이나 뇌에 가해지는 외력을 흡수하는 역할을 하는 반면 직하방에 두개골이 있어 둔기에 의하여 개방성 손상(開放性 損傷)이 쉽게 형성된다. 두발이 무성하면 두피의 손상을 간과할 수 있으므로 두발을 헤쳐가며 검사하여야 한다.

(1). 비개방성 손상(非開放性 損傷)

두피하출혈(頭皮下出血)은 출현부위에 따라 피하출혈(皮下出血, subcutaneous hemorrhage), 모상건막하출혈(帽狀腱膜下出血, subaponeurotic hemorrhage), 골막하출혈(骨膜下出血, subperiosteal hemorrhage)로 나눌 수 있다. 피하출혈은 피부와 모상건막 사이의 피하결합조직에 발생하는 것으로 이 부위의 조직은 치밀(緻密)하기 때문에 출혈은 국소적으로 온다. 모상건막하출혈은 모상건막과 골막 사이에 발생하는 것으로 이 부위의 조직은 대단히 성글기 때문에 출혈이 가장 잘 일어나며 골봉합선(骨縫合線)과 관계없이 넓게 퍼지는 경향이 있다(그림 5-1). 해부시 두피를 박리(剝離)할 때 쉽게 벗겨지는 층이다. 두피하출혈은 혈종(血腫, hematoma)을 잘 형성하기 때문에 외부에

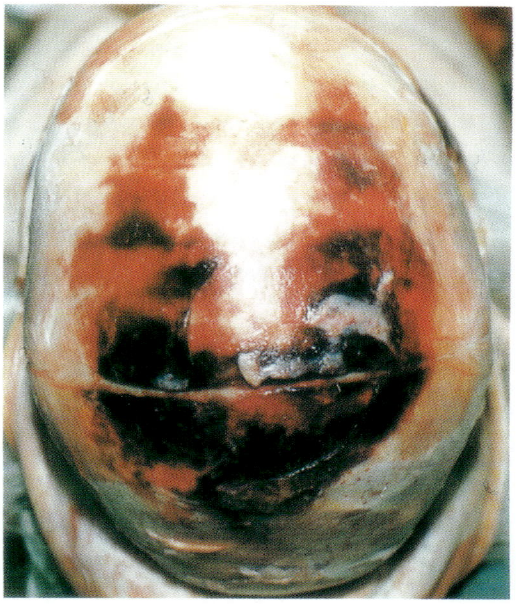

그림 5-1. 두피하출혈(모상건막하)

서 찾을 때는 보는 것보다 만져보는 것이 더 좋다. 외력이 경미하면 두모(頭毛)로 인하여 표피박탈과 같은 손상은 잘 형성되지 않는다.

(2). 개방성 손상(開放性 損傷)

두피도 다른 부위와 같이 예기(銳器)나 총기(銃器)에 의하여 절창(切創), 자창(刺創), 할창(割創) 또는 총창(銃創) 등 개방성 손상이 생길 수 있다. 둔기(鈍器)가 가하여졌을 때는 두피의 직하방에 두개골이 있기 때문에 다른 부위보다 쉽게 좌열창(挫裂創)이 형성된다(그림 4-21~26, 28, 29). 좌열창이 절창과 비슷하게 형성될 때가 있어 해석에 어려움이 따를 수 있다. 확대경 등으로 자세히 검사하면 창연(創緣)이 불규칙하고 창연 주위에 피하출혈 및 표피박탈이 있으며 골막(骨膜)이나 두개골(頭蓋骨)에서 절흔(切痕)을 보지 못한다. 또한 흙이나 유리와 같은 이물(異物)이 없는지 살펴야 한다. 이는 절창과의 감별뿐 아니라 전도(轉到)에 의한 것인지, 아니면 흉기의 가격에 의한 것인지를 감별하는 데 도움을 준다. 창의 성상을 면밀히 관찰하는 것도 도움이 된다(그림 5-2).

두피는 혈관이 풍부하고 혈관은 결합조직과 밀착되어 있어 파탄시 잘 수축(收縮)되지 않아 다른 부위에 비하여 대량의 출혈을 일으킨다. 또한 뇌막(腦膜)의 혈관이 두피의 혈관과 자유로이 교통하기 때문에 특히 두개골골절이 동반되면 두개골 내측으로 감염(感染)이 잘 퍼진다.

## 나. 두개골골절(頭蓋骨骨折)

(1). 특성과 기전

두개골은 판상(板狀)의 뼈가 봉합(縫合)으로 연결된 공모양의 구조로서 두개관(頭蓋冠)과 두개저(頭蓋底)로 나누어지며 두개저는 전, 중, 후두개와(前, 中, 後頭蓋窩)로 구성된다. 두개골은 탄력성이 있기 때문에 외력이 가해지면 작용방향으로 짧아지고 그와 반대방향으로 길어지는 변형이 일어난다. 외력이 경미할 때는 에너지를 흡수하여 소실시키나 그 정도가 두개골의 변형능력을 넘어서면 긴장이 가장 심한 부위에서 골절이 일어난다.

두개골골절을 일으키는 힘은 직접외력(直接外力, direct force)과 간접외력(間接外力, indirect force)으로 분류할 수 있다. 직접외력이란 움직이는 물체가 두부(頭部)에 부딪치거나 두부가 고정된 물체에 부딪치는 경우, 또는 자동

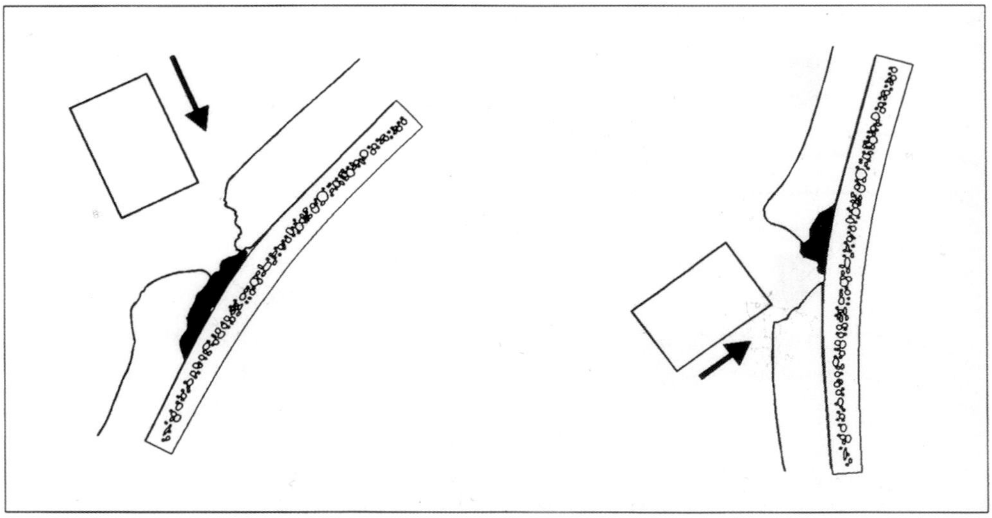

**그림 5-2.** 가격(左)과 전도(右)에 따른 두피손상(Moritz)

차 바퀴에 의한 압착(壓搾) 등을 예로 들 수 있다. 간접외력은 둔위(臀位) 또는 족위추락(足位墜落) 및 전도(轉到) 등의 기전에 의해 가해진다. 두개관의 골절은 직접외력에 의할 때가 많고 두개저의 골절은 간접외력에 의할 때가 많으며 때로는 병합되는 수도 있다. 직접외력에 의한 두개골골절은 대부분 두피의 표피박탈, 좌상 혹은 좌열창을 동반하나 드물게는 두피에 아무런 손상을 초래하지 않고 골절만 일어날 때도 있다. 골절은 작용물체의 중량, 크기 및 속도에 따라 그 정도가 결정된다(그림 5-3). 측두골(側頭骨)이나 두정골(頭頂骨)과 같이 골의 두께가 얇을수록 잘 골절되며, 두개저도 얇기 때문에 두개관의 골절이 쉽게 연장된다.

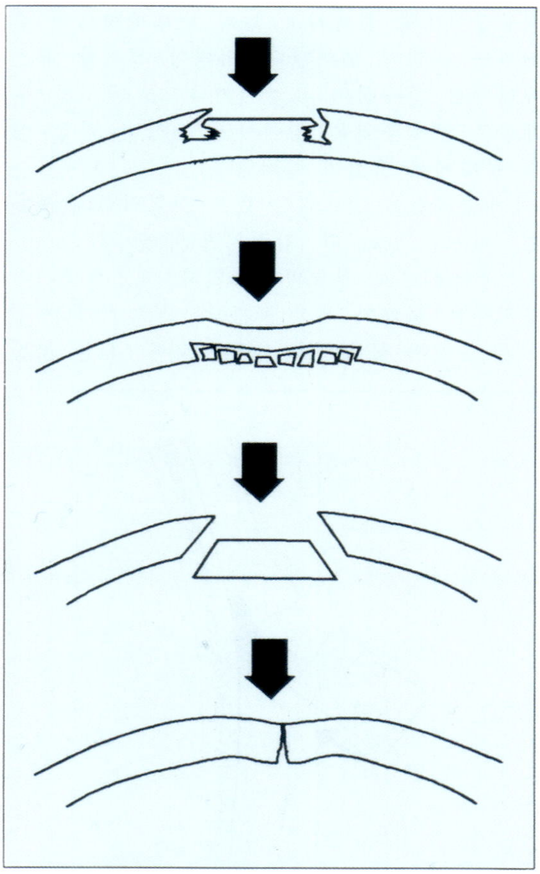

그림 5-3. 국소적 외력이 가하여졌을 때의 두개골 골절(Moritz)

인체의 외부 및 내부에 형성된 손상으로 가해진 외력의 성상을 추정할 수 있는 것처럼 골격계의 손상에서도 같은 정보를 얻을 수 있는 경우가 흔하며 두개골의 경우는 더욱 그러하다. 타격(打擊)을 받아 전도(轉到)되면 전도에 의한 골절선(骨折線)은 타격에 의한 골절선을 넘지 않는다. 이러한 현상은 두번 가격하였을 때도 마찬가지이므로 어떤 가격이 먼저인지를 알 수 있는 근거가 된다(그림 5-4). 골편(骨片)이 많고 심하게 전위(轉位)되었을 때는 원상으로 회복시켜 검토할 필요가 있다.

(2). 두개관골절(頭蓋冠骨折)

두개관골절은 외부와 교통되었는지에 따라 비개방성 골절(非開放性 骨折, closed 혹은 non-open fracture)과 개방성 골절(開放性 骨折, open fracture)로 나누며, 부위에 따라 전두골골절(前頭骨骨折), 후두골골절(後頭骨骨折) 등으로 분류한다. 또한 발생기전에 따라 파열골절(破裂骨折, bursting fracture)과 굴곡골절(屈曲骨折, bending fracture)로 나눈다.

파열골절은 작용면이 넓은 둔체 사이에 끼이든지 비교적 작용면이 넓은 둔체가 작용할 때 생긴다. 선상골절(線狀骨折), 봉합이개(縫合離開) 및 분쇄골절(粉碎骨折)이 여기에 속한다. 굴곡골절은 작용면이 비교적 좁은 둔체가 강하게 작용할 때 생기며 함몰골절(陷沒骨折) 및 만입골절(灣入骨折)이 여기에 속한다. 고속의 물체가 국소에 작용하면 천공골절(穿孔骨折)이 형성된다.

① 선상골절(線狀骨折)

선상골절(linear fracture)은 지면과 같이 넓고 단단한 면에 전도(轉到)되거나 비교적 넓은 면을 가진 물체로 가격하였을 때 잘 발생한다(그림 5-5). 외력이 강해지면 특히 두정부(頭頂部)에서는 외력이 작용한 부위를 중심으로 방사(放射)하는 성상골절(星狀骨折)을 형성한다.

선상골절은 다른 형태의 골절과 동반되는 경

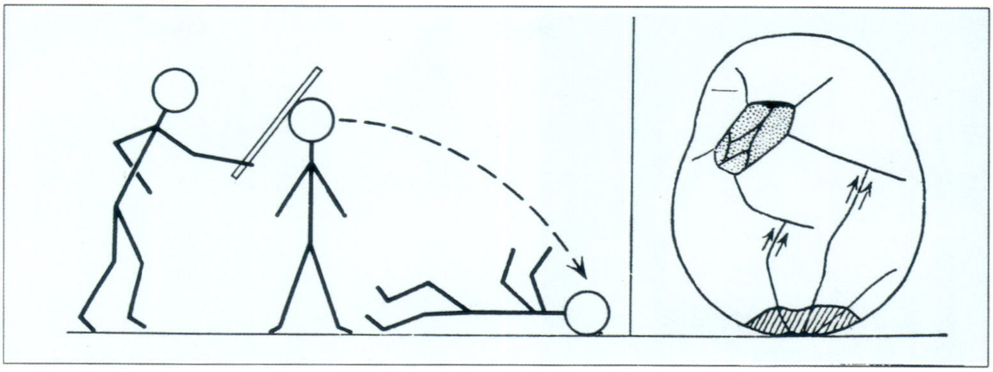

그림 5-4. 외력이 2회 가해졌을 때의 두개골골절(Ponsold)

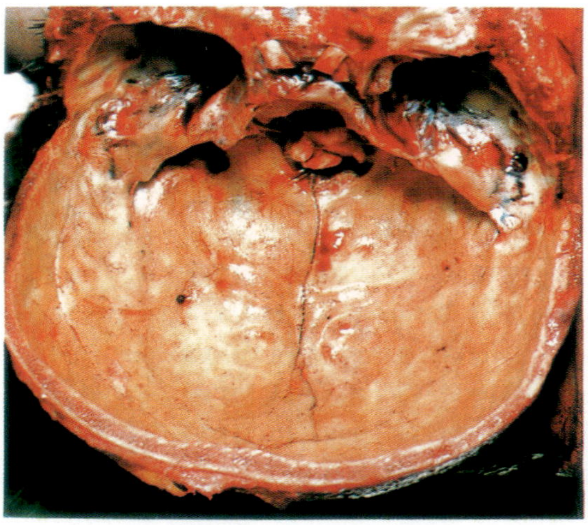

그림 5-5. 선상골절

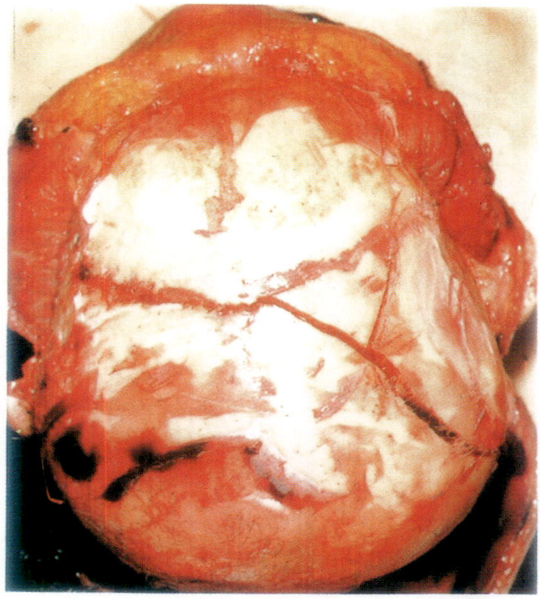

그림 5-6. 선상골절에 연결된 봉합이개

우도 많다. 즉 분쇄골절, 함몰골절 및 천공골절 등에서도 그 연장선상에서 선상골절을 볼 수 있다. 선상골절에서 외력의 작용점은 골절선(骨折線)상 또는 그 연장선(延長線)상에 있다.

대개 두개골의 양판(兩板)이 모두 골절되며 파편이 전위(轉位)되지 않는다. 드물기는 하지만 내판(內板)만 골절되는 경우도 있다. 측두골(側頭骨)은 전후로, 전두골(前頭骨) 및 후두골(後頭骨)은 상하로 골절되는 경향을 보인다. 때로는 골절이 작고 골편(骨片)이 전위되지 않아 인지하기 어려운 경우도 있으며 방사선검사에서 반드시 나타난다는 보장이 없다.

봉합이개(縫合離開) : 선상골절의 변형으로서 외력의 방향이 봉합과 일치하거나 선상골절 도중에 외력이 봉합을 따라 전달되면 봉합선이 벌어지는데 이를 봉합이개(diastatic fracture)라고 한다(그림 5-6). 특히 어린이에서 잘 일어난다.

② 분쇄골절(粉碎骨折)

분쇄골절(communited fracture)은 비교적 넓은 작용면을 가진 무거운 물체가 선상골절을

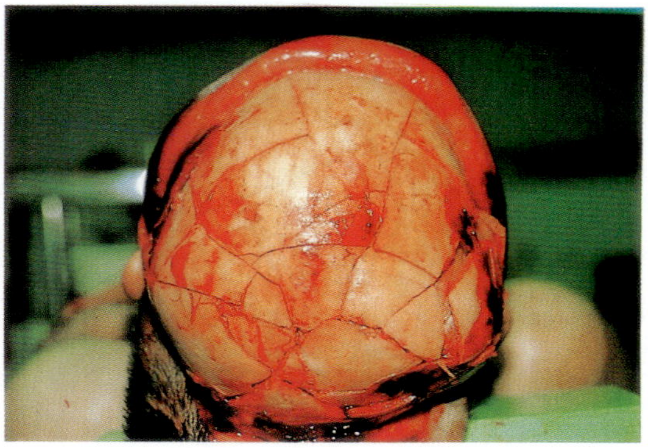

**그림 5-7.** 추락시 보는 두개골의 분쇄골절(若杉)

일으키는 힘보다 강하게 작용하였을 때 본다. 분쇄골절은 흔히 선상골절을 동반한다. 골편의 전위가 없을 때에는 거미망(spiderweb)과 같은 형상을 보인다(그림 5-7). 외력이 더욱 강해지면 골편이 전위되며 심한 경우에는 뇌내(腦內)로 박히거나 소실될 수도 있다.

교통기관손상(交通機關損傷)에서 가장 흔히 보며 그 다음으로 추락(墜落)을 들 수 있다. 그외에 철근, 도끼, 곤봉, 몽둥이 등에 의하여

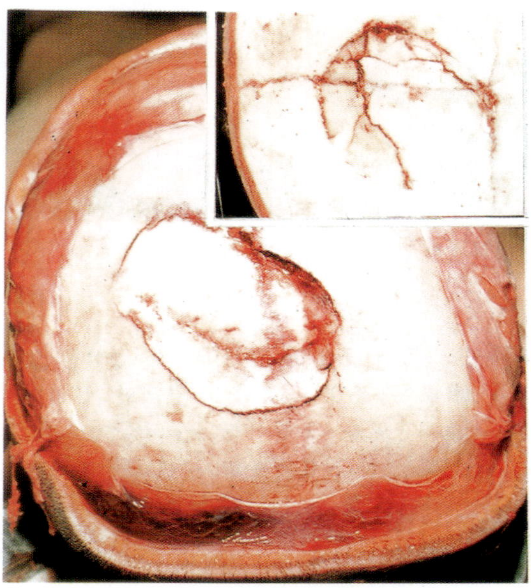

**그림 5-8.** 15층에서 낙하한 벽돌에 의한 함몰골절
(□ 안은 두개골내면)

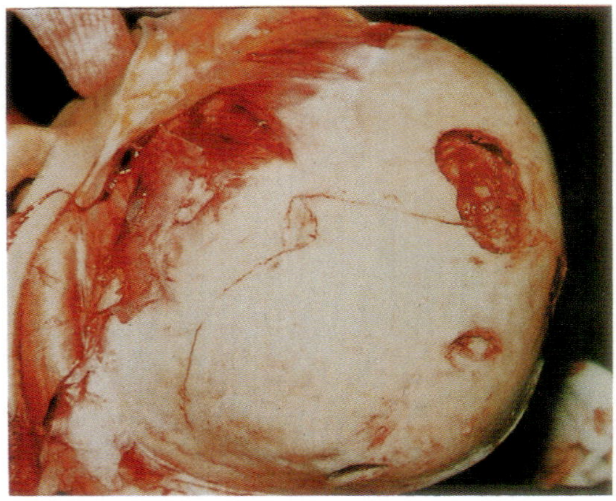

**그림 5-9.** 망치에 의한 함몰골절 및 선상골절

가격을 받았을 때에도 본다.

### ③ 함몰골절(陷沒骨折)

함몰골절(depressed fracture)은 작용면이 비교적 좁고 일정한 모양을 가진 둔체가 국소적(局所的)으로 강력하게 작용하여 형성된다. 때로는 주변에 광범한 골절을 동반한다. 성상물체로는 망치, 돌, hammer, 도끼, 손도끼 등을 들 수 있다(그림 5-8~10). 모서리나 변이 있

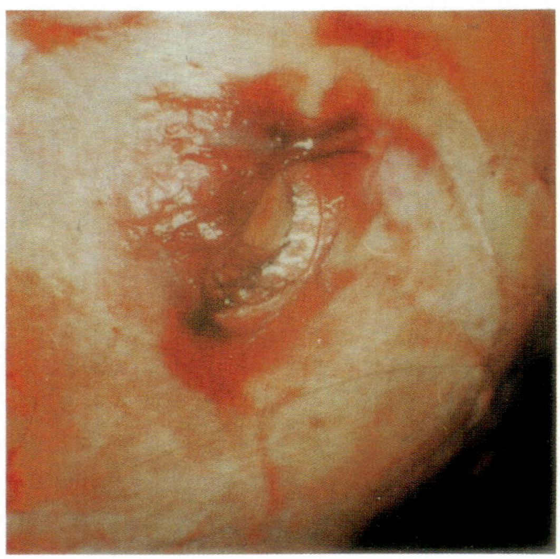

**그림 5-10.** 경사면을 형성한 함몰골절(망치)

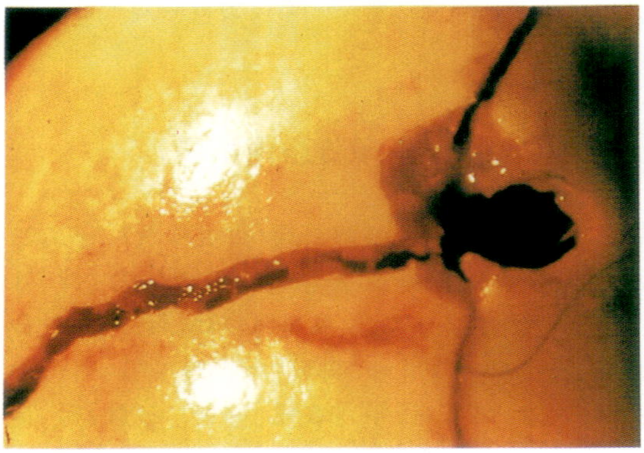

그림 5-11. 탄환에 의한 천공골절 및 선상골절

는 물체에 강하게 전도(轉到)될 때도 본다.

충분한 힘으로 가격하면 골편이 완전히 떨어져 안쪽으로 전위(轉位)될 수 있으며 힘이 약하거나 사각(斜角)으로 가해지면 골(骨)의 일부만 함몰되는 국소적인 골절을 볼 수 있다. 함몰의 정도는 물체가 최초로 작용한 부위가 가장 깊다. 골절이 경사면(傾斜面)을 형성할 때도 있다(그림 5-10). 다발성(多發性)이면 그 중 한두개는 작용면의 완전한 형태를 보일 때가 많으므로 성상물체(成傷物體)의 직경을 알 수도 있다.

④ 만입골절(灣入骨折)

영아는 두개골의 탄력성이 매우 크므로 두부(頭部)를 둔체로 가격하거나 손으로 압박하면 찌그러지는데 이를 만입골절(indented fractures)이라 한다. 이는 탁구공을 압박하는 기전과 같다고 하여 ping-pong ball fracture라고도 한다. 대개는 골절이 일어나지 않고 연속성을 유지하나 만입부 주위에서 선상골절이 일어날 수도 있다.

⑤ 천공골절(穿孔骨折)

고속(高速)의 물체가 국소적으로 작용하였을 때 두개골이 관통(貫通)되는데 이를 천공골절(penetrated fracture)이라고 한다. 총창이나 폭발물의 파편에 의한 골절이 전형적이며, 첨기(尖器)로 찔렀을 때도 본다. 총창시는 천공골절에 연결되어 선상골절 및 분쇄골절이 동반될 때가 많다(그림 5-11).

(3). 두개저골절(頭蓋底骨折)

두개저골절은 형태에 따라 3 개의 기본형으로 나눈다(그림 5-12). 특이한 골절로는 대측충격골절(對側衝擊骨折)이 있는데 이는 뇌좌상(腦挫傷)의 대측충격에서 같이 설명하기로 한다.

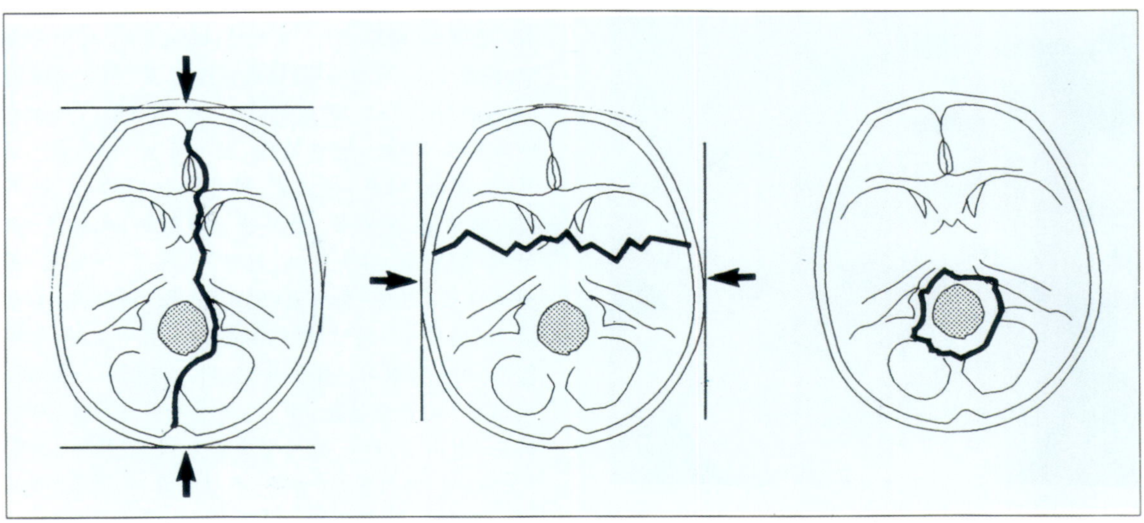

그림 5-12. 두개저골절(左: 종골절. 中: 횡골절. 下: 환상골절)

① 종골절(從骨折)

전형적인 종골절(front to back fracture)은 안와개(眼窩蓋)와 터키안 외측을 통과하여 대후두공(大後頭孔)에 달하는 골절로서 두개저부(頭蓋底部)를 좌우로 나눈다. 충격이 안면이나 이마 또는 후두부(後頭部)에 가해졌을 때 또는 자동차 역과시 전후(前後) 또는 후전(後前)으로 두부가 압박될 때 형성된다.

② 횡골절(橫骨折)

횡골절(side to side fracture)은 두개저부를 전후(前後)로 분리하는 골절로서 좌우 측두부(側頭部)에 충격이 가하여지거나 또는 자동차 역과시 측면으로 압박되어 일어난다(그림 5-13).

③ 환상골절(環狀骨折)

환상골절(ring fracture)은 대후두공(大後頭孔) 주위의 후두골(後頭骨)이 환상으로 골절되는 것을 말한다. 환상골절은 족위(足位) 또는 둔위추락(臀位墜落)시 척추(脊椎)가 두개골내(頭蓋骨內)로 뚫고 들어오거나 안면부나 전두부(前頭部) 또는 후두부(後頭部)에 강력한 외력이 작용하였을 때 척추를 축(軸)으로 하여 후두골(後頭骨)에 힘이 전달됨으로써 일어난다.

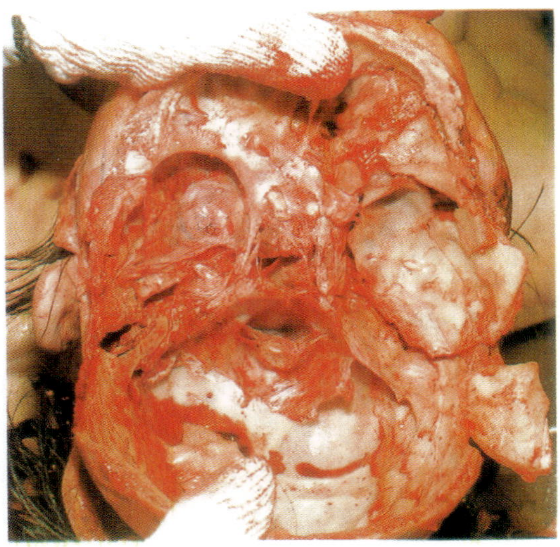

**그림 5-13.** 우측 측두부의 둔기 가격에 의한 두개저의 횡골절

## 2. 두개강내손상(頭蓋腔內損傷)

뇌(腦)를 비롯한 두개강내(頭蓋腔內) 구조는 두피(頭皮)와 두개골(頭蓋骨)에 의하여 잘 보호되고 있어 일상적인 외력에 의하여는 손상을 받지 않는다. 그러나 외력이 강해지면 직접적인 외력과 더불어 두개골에 대한 뇌(腦)의 운동(運動) 및 뇌조직끼리의 상대적 운동(相對的運動)에 의하여 손상을 받는다.

두개강내손상은 두피 혹은 두피하조직에 유의한 손상이나 두개골 골절이 없이도 일어날 수 있으며 사망예의 약 25 % 에서는 두개골골절을 보지 못한다. 특히 어린이는 두개골골절이 없이 치명적인 뇌손상이 잘 일어난다. 반면 두피에서 좌상(挫傷) 또는 좌열창(挫裂創)을 본다고 하여 반드시 두개강내에 손상이 있는 것은 아니다.

### 가. 외상성 두개강내출혈(外傷性 頭蓋腔內出血)

외력(外力)에 의한 두개강내출혈(traumatic intracranial hemorrhage)은 해부학적 위치에 따라 경막상(硬膜上), 경막하(硬膜下), 지주막하(蜘蛛膜下), 뇌실질내(腦實質內) 및 뇌실내출혈(腦室內出血)로 분류한다(그림 5-14). 이들은 단독으로 또는 병합하여 발생하며, 때로는 경과에 따라 다른 부위로 파급되는 경우도 흔하다. 대부분 외력을 증명할 수 있는 또다른 손상이 두부를 비롯하여 안면부 혹은 경부에 형성되므로 비록 출혈원(出血源)을 밝히지 못한다 하더라도 외상성(外傷性)과 비외상성(非外傷性)의 감별이 어렵지 않다. 그러나 때로는 이러한 동반손상을 보지 못하거나, 본다 하더라도 경미하거나 두개강내출혈로 인하여 허탈(虛脫)에 빠지면서 받은 손상이라는 것을 배제하지 못하여 출혈의 원인이 외상성인지의 여부가 중요한 과제로 떠오르게 되는 경우도 있

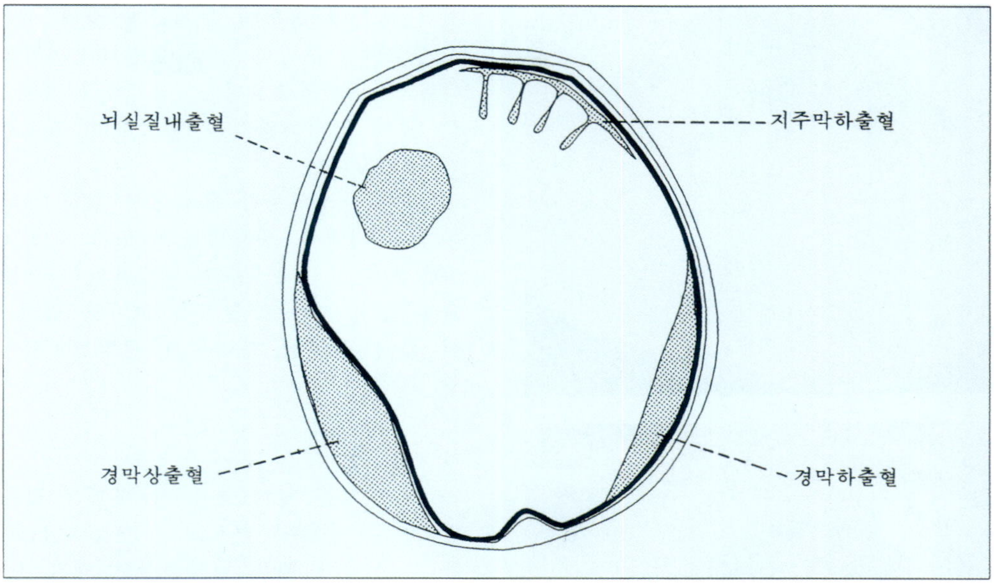


그림 5-14. 두개강내출혈

다. 또한 질병이 있는 혈관이 외력을 받아 파열되는 경우도 있으므로 해석에 신중을 기하여야 한다. 대부분 두개강내압(頭蓋腔內壓)이 상승하여 뇌압박(腦壓迫) 및 뇌탈출(腦脫出)이 일어나 호흡중추(呼吸中樞)가 마비되어 사망한다.

### (1). 경막상출혈(硬膜上出血)

경막(硬膜)은 뇌막(腦膜)중 가장 바깥층에 위치하며 두개골 내면에 비교적 단단히 부착되어 있는 두터운 막이다. 이는 대뇌겸(大腦鎌, falx cerebri) 및 소뇌천막(小腦天幕, tentorium cerebelli)과 더불어 정맥동(靜脈洞, dural sinus)을 형성한다. 정맥동은 뇌, 뇌막 및 두개골로부터 유래되는 정맥혈의 하수도(下水道) 역할을 한다. 두개외정맥(頭蓋外靜脈)도 도출정맥(導出靜脈, emissary vein)을 통하여 정맥동으로 유입된다.

경막상출혈(epidural hemorrhage)이란 출혈이 두개골 내판과 경막 사이에 저류된 것을 말한다. 거의 대부분 급성의 경과를 취하며, 매우 드물지만 신경학적 증상이 1 주일 또는 그 이상 지연되는 경우도 있다. 전자를 급성 경막상출혈(acute epidural hemorrhage) 후자를 만성 경막상출혈(chronic epidural hemorrhage)이라고 한다. 대개 혈종(血腫)을 형성하므로 경막상혈종(硬膜上血腫, epidural hematoma)이라는 용어도 흔히 쓴다.

#### ① 급성 경막상출혈(急性 硬膜上出血)

**a. 발생기전**

경막에는 그 바깥면을 따라 뇌막동맥(腦膜動脈, meningeal arteries)과 같은 비교적 굵은 동맥이 주행하며 이들은 두개골 내판의 혈관구(血管溝, vascular groove)에 밀착되어 있다. 따라서 혈관구를 가로지르는 골절이 일어나면 경막과 더불어 동맥이 찢어진다(그림 5-15).

뇌막동맥중 중간뇌막동맥(中間腦膜動脈, middle meningeal artery)은 그 분지가 경막에 가장 넓게 분포하고 있고 주간(主幹)이 지나는 측두골은 두께가 두개관중 가장 얇아 골절이 잘 일어나므로 경막상출혈의 주출혈원이 된다.

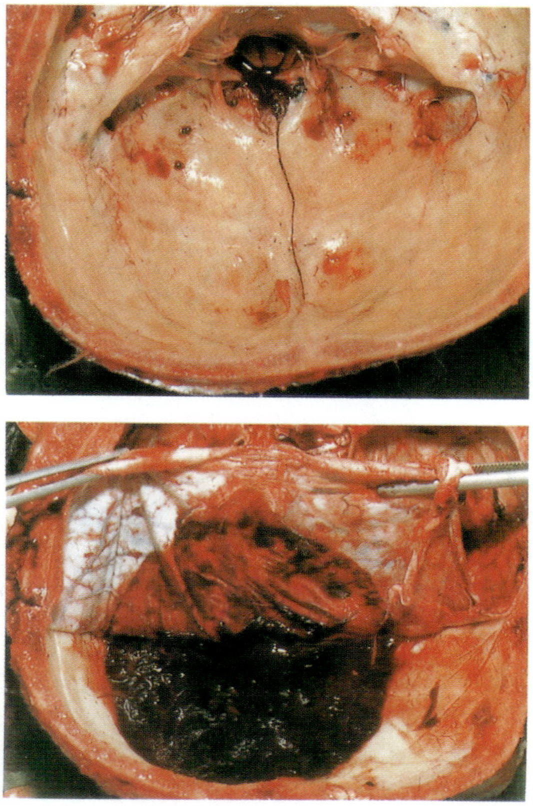

그림 5-15. 두개골골절과 경막상출혈

따라서 출혈은 측두부에서 가장 빈번하여 약 70 %를 차지한다.

그 외에 빈도는 훨씬 낮으나 사골동맥(篩骨動脈, ethmoidal artery) 또는 전뇌막동맥(前腦膜動脈, anterior meningeal artery) 및 후뇌막동맥(後腦膜動脈, posterior meningeal artery)에 기인되기도 하며 경막정맥이나 정맥동이 파탄되어 일어나기도 한다. 한편 판간정맥(板間靜脈, diploic vein)의 파탄 또는 판간층(板間層)의 출혈에 의하여 형성될 수도 있다. 출혈이 동맥의 말초지(末梢枝)나 정맥(靜脈)에서 일어날 때는 대개 양이 적다. 물론 두개골골절이 전제조건이기는 하나 두개골골절이 있는 경우의 약 20%에서만 본다.

경막상출혈에서 보는 경막의 파열은 대체로 불완전하다. 즉 경막이 두개골 쪽에서만 찢어지기 때문에 출혈이 두개골과 경막 사이에 고이게 된다. 경막의 전층(全層)이 파탄되면 커다란 경막상혈종보다는 경막하강(硬膜下腔)으로 흘러 경막하출혈을 형성하며 때로는 양자가 동반된다.

어린이는 성인보다 혈관구가 얕고 또 경막이 두개골 내판에 부착되는 정도가 덜하여 경막상출혈이 드물다. 반면 두개골의 탄력성이 비교적 크기 때문에 골절이 없이도 쉽게 변형되어 골과 경막을 분리시켜 경막상출혈이 일어날 수 있다.

### b. 증 상

거의 대부분 급성(急性)의 경과를 밟는다. 일반적으로 출혈이 빠르고 두개강내압(頭蓋腔內壓)의 상승에 따른 임상증상도 빨리 진전한다. 처음에는 두부에 가하여진 강한 충격으로 인한 징후 및 증상이 주를 이룬다. 그러나 충격에 의하여 반드시 의식을 잃는 것은 아니다. 수상 직후에는 출혈량(出血量)이 적어 일정하지는 않으나 흔히 한두시간, 길게는 수시간 내지 십수시간 동안 소위 의식청명기(意識淸明期, lucid interval 혹은 free interval)가 있다. 이 기간에는 의식장애와 같은 증상이 없다. 약 1/3 에서는 의식청명기를 보지 못한다.

출혈이 계속되어 일반적으로 60-70 gm 이상에 달하면 국소적 뇌압박에 의한 증상이 나타나기 시작한다. 경막이 점점 더 박리되면서 혈종은 커지며 심부뇌구조(深部腦構造)를 압박하면 기면(嗜眠)이 유발되고 곧 혼수상태에 빠진다. 의식소실, 맥박미약이 동반되며 이러한 상태에서는 뇌간(腦幹)이 압박되므로 호흡중추부전(呼吸中樞不全)으로 언제라도 급격히 사망할 수 있다.

### c. 시체소견

경막상혈종은 혈관이 파탄된 부위가 중심이 되므로 두정부(頭頂部) 또는 측두부(側頭部)에 잘 일어난다. 이어서 측두.두정부(側頭.頭頂部), 전두부(前頭部), 전두.두정부(前頭.頭頂部)의 순이다. 때때로 후두부(後頭部) 및 소뇌(小腦)에서도 본다. 두개저부(頭蓋底部)는 드물다. 거의 대부분 일측성이나 드물게 양측성으로도 나타난다. 단 중심선(中心線)을 지나 반대편으로 파급되는 것은 대개 대뇌겸(大腦鎌)에 의하여 방지된다. 대체로 150-200 gm 에 달하면 사망한다.

**d. 법의학적 의의**

경막상출혈은 특별한 경우를 제외하고는 언제나 외상성(外傷性)으로 보아도 지장이 없다.

② 만성 경막상출혈(慢性 硬膜上出血)

**a. 발생기전**

만성 경막상출혈(chronic epidural hemorrhage)은 혈관이 파탄된 후 일시적으로 출혈이 멈추거나 또는 파탄된 부위에 형성된 혈병(血餠, blood clot)이 일정한 시간이 지난후 붕괴(崩壞)되기 때문이라고 생각된다.

**b. 증 상**

소량의 1차출혈에 의하여 임상증상이 나타날 수 있으며 2차출혈이 일어나면 급성의 경과를 밟는다.

**c. 시체소견**

40대 이하에서 40대 이상보다 17:4 정도로 많다고 한다. 측두부가 아닌 곳에 많이 발생하며 후두개와(後頭蓋窩)에서 가장 흔히 본다. 피막(皮膜)은 대개 형성되지 않으나 때로는 수상(受傷)후 5 주 정도에서 형성될 때도 있다.

**d. 법의학적 의의**

1차출혈에 의한 증상으로 전도(轉到)된 후 2차출혈이 일어나 수시간내에 사망할 수도 있다. 이때는 이전에 가해진 타격(打擊)에 의한 출혈인지 또는 후에 일어난 전도(轉到)에 의한 새로운 출혈인지 감별을 요한다.

(2). 경막하출혈(硬膜下出血)

경막과 지주막 사이에 출혈이 저류되는 것을 경막하출혈(subdural hemorrhage)이라고 한다. 경과가 경막상출혈과 같이 급속하지는 않으나 증상이 비교적 빨리 발현되고 수시간 내지 수일내에 사망할 때도 있는 반면 출혈이 오랜동안에 걸쳐 서서히 진행되는 경우도 비교적 흔하다. 즉 경막하출혈은 증상의 발현시기와 경과에 따라 수상후 1 주일 이내를 급성형(急性型, acute subdural hemorrhage), 1-2 주 사이를 아급성형(亞急性型, subacute subdural hemorrhage), 2 주 이상을 만성형(慢性型, chronic subdural hemorrhage)으로 분류한다. 급성형과 만성형은 확실히 구별되나 아급성형은 급성형과 비슷하여 뚜렷한 구별점이 없다. 경막하출혈은 흔히 혈종을 형성하므로 경막하혈종(硬膜下血腫, subdural hematoma)이라고도 한다.

① 급성 경막하출혈(急性 硬膜下出血)

**a. 발생기전 및 출혈원**

교상정맥(橋狀靜脈) : 경막과 지주막(蜘蛛膜, arachnoid membrane) 사이의 경막하강(硬膜下腔)은 좁지만 실제적 공간으로서 특히 정맥동(靜脈洞) 주변에는 지주막으로부터 유입되는 교상정맥(橋狀靜脈, bridging vein)이 가로지르고 있다. 교상정맥은 작고 벽이 얇은 섬세한 혈관으로서 주위에 지지하여 주는 조직이 없다. 상시상정맥동(上矢狀靜脈洞, superior sagittal sinus)으로 들어가는 두정부(頭頂部)에 가장 많으나 대뇌 반구의 측면(側面) 및 저면(底面)에도 많이 있다.

두부에 외력이 가하여지면 지주막이 뇌와 함께 경막을 상대로 하여 움직이므로 교상정맥이 정맥동을 뚫고 들어가는 부위에서 찢어져 경막하출혈이 일어나며 이것이 가장 전형적인 기전이다. 강한 직접외력(直接外力)에 의할 수도 있으나 대개 경미한 직접외력 또는 간접외력(間接外力)에 의하여 발생하므로 대부분 두개골골절이 동반되지 않는다. 때로는 가해진 외력을 기억할 수 없는 경우도 있다. 즉 아주 경미하더라도 경막에 대한 지주막의 위치를 갑자기 변경시킬 수 있는 외력, 즉 두부(頭部)를 가속(加速), 감속(減速) 또는 회전(回轉)시킬 수 있는 외력이라면 뇌는 관성(慣性)으로 인하여 즉각적으로 대응하지 못하기 때문에 교상정맥의 파탄을 초래할 수 있다.

또한 대측충격(對側衝擊)에 의하여 충격된 반대편에 발생할 수도 있으며 머리를 갑자기 세차게 흔드는 것도 같은 효과를 가져올 수 있다. 교상정맥은 두정부(頭頂部)나 측두부(側頭部)와 같이 뇌가 움직일 수 있는 범위가 큰 부위에서 가장 잘 파탄되므로 상시상정맥동(上矢狀靜脈洞)으로 유입되는 교상정맥이 주출혈원(主出血源)이다.

기타의 혈관 : 전형적인 경막하출혈은 교상정맥의 파탄에 의하나 두개골골절로 경막의 혈관이 찢어져 경막하강으로 출혈이 일어날 수 있다. 뇌저부(腦底部)에서 보는 경막하출혈은 두개저골절에 수반되는 해면정맥동(海綿靜脈洞, cavernous sinus) 또는 내경동맥(內頸動脈, internal carotid artery)의 파탄에 의하여 형성되기도 한다.

**뇌실질손상(腦實質損傷)** : 뇌피질(腦皮質)의 좌열창(挫裂創) 또는 좌멸(挫滅)로 인하여 뇌표면 또는 표면에 가까운 뇌실질내 혈관이 파탄되고 그 부위 또는 주변의 지주막(蜘蛛膜)이 찢어져 경막하출혈(硬膜下出血)을 형성할 수도 있다. 주로 전두부(前頭部)와 측두부(側頭部)의 저면(底面)에 발생하며 지주막하출혈(蜘蛛膜下出血)이 동반된다. 때로 뇌압박 증상을 일으킬 정도로 커지는 경우도 있으나 대개는 사망에 기여하는 정도로 그친다. 그러나 빈도에 있어서는 모든 경막하출혈의 약 85 % 를 차지한다.

#### b. 증 상

대부분 출혈의 정도가 경미하여 특별한 증상을 보이지 않고 자연히 흡수되나 급격히 진행되어 커다란 혈종(血腫)을 형성하면 수시간내에 사망할 수도 있다. 그러나 경막상출혈(硬膜上出血)과는 달리 정맥(靜脈) 또는 모세혈관(毛細血管)의 출혈이기 때문에 출혈의 속도가 더디다. 따라서 잠복기(潛伏期, latent period)는 경막상출혈보다 더 길고 증상의 발현은 일반적으로 지연된다. 의식도 점차로 저하된다.

한시간내에 급격히 사망하는 경우가 없지는 않으나 극히 드물며 이때는 교상정맥(橋狀靜脈)이 아닌 중뇌막동맥(中腦膜動脈) 또는 커다란 정맥동(靜脈洞) 중 하나가 파열되었을 가능성이 크다.

#### c. 시체소견

경막상출혈은 항상 골절부에 혈종(血腫)을 형성하나 경막하강(硬膜下腔)은 실제적인 공간이기 때문에 경막하출혈(硬膜下出血)은 아래쪽으로 흘러 한쪽의 대뇌 반구(大腦 半球) 전체를 얇게 덮는 경향을 보인다(그림 5-16). 그 분포는 두부의 위치에 따라 영향을 받으나 두개저부(頭蓋底部), 특히 중두개와(中頭蓋窩)에 잘 고인다. 대개는 일측성이나 때로 양측에 형성되는 경우도 있다. 경막상혈종이 동반될 수도 있다.

약 반수에서 두개골골절이 동반되며 드물지

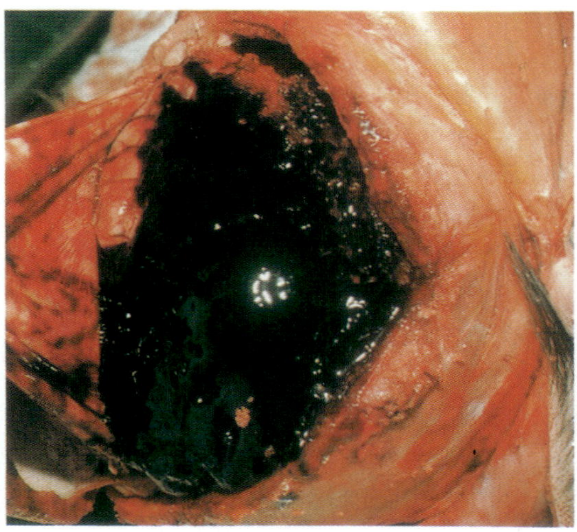

**그림 5-16.** 급성 경막하출혈

않게 뇌좌상(腦挫傷)이나 뇌좌열창(腦挫裂創)과 같은 뇌실질손상을 동반한다. 그러나 두개골의 골절이나 심지어 두피의 손상이 반드시 동반되는 것은 결코 아니다. 혈종의 일부는 유동상(流動狀)이고 일부는 응고상(凝固狀)이다. 경막에 고착(固着)되지 않기 때문에 물로 씻으면 경막에서 쉽게 떨어진다. 파열된 혈관을 찾기가 힘들다.

**d. 법의학적 의의**

출혈이 멎은 후 대개 수주내에 또다른 외력이 작용하여 재출혈로 사망할 수 있다. 이러한 때는 죽음이 첫번째 외력에 의하여 일어난 것인지 아니면 두번째 외력에 의하여 일어난 것인지 그 책임을 배분하기 곤란한 경우가 있다.

비외상성으로는 동맥류(動脈瘤)나 표재성 혈관기형(表在性 血管畸形)이 터지거나 고혈압 환자에서 뇌의 표면에서 일어난 뇌내출혈이 지주막을 통하여 경막하강으로 유입되어 경막하출혈을 형성할 수 있다(제15장 내인성급사, 비외상성 뇌실질내출혈, 245 쪽 참조).

② 만성 경막하출혈(慢性 硬膜下出血)

**a. 발생기전 및 출혈원**

만성형은 거의 대부분 교상정맥(橋狀靜脈)이 파탄되어 일어나며 급성형에 비하여 진행이 느리다.

**b. 증 상**

출혈이 서서히 진행되어 혈종이 형성되므로 수상 후 특별한 증상이 없이 지내다가 수일, 수주 또는 수개월, 대개는 2~3 주일이 지나 두통에서 혼수에 이르기까지 뇌압박증상이 나타난다. 의식 및 정서의 장애에 따라 젊은이는 정신분열증(精神分裂症), 노인은 초로성 치매(初老性 癡매, presenile dementia) 또는 노인성 치매(老人性 癡매, senile dementia)와 비슷하게 보일 수 있다.

**c. 시체소견**

대부분 노인이거나 만성 주정중독자(慢性 酒精中毒者)이다. 이러한 사람은 대부분 뇌가 어느 정도 위축(萎縮)되어 있기 때문에 두개골내에서 뇌가 움직일 수 있는 범위도 넓어진다. 이는 교상정맥이 쉽게 파열될 수 있는 고위험성(高危險性)의 사람이라는 것을 의미하며 혈종이 양측성으로 올 때가 많다. 경미하거나 심지어는 기억할 수 없는 외상에 의해서도 일어난다.

출혈이 서서히 진행되고 비교적 일정한 두께로 형성되기 때문에 큰 혈종이 형성되기까지 국소적 압박증상이 나타나지 않는다. 따라서 급성형보다 뇌의 변형이 심해진다(그림 5-17).

신생막(新生膜)은 혈종의 가장자리에서 경막과 경막의 혈관으로부터 유래된 섬유아세포(纖維芽細胞, fibroblast)에 의해 경막측에 먼저 형성된다. 경막에서 유래된 세포는 혈종과 지주막이 면하고 있는 부위에서도 피막을 만들어

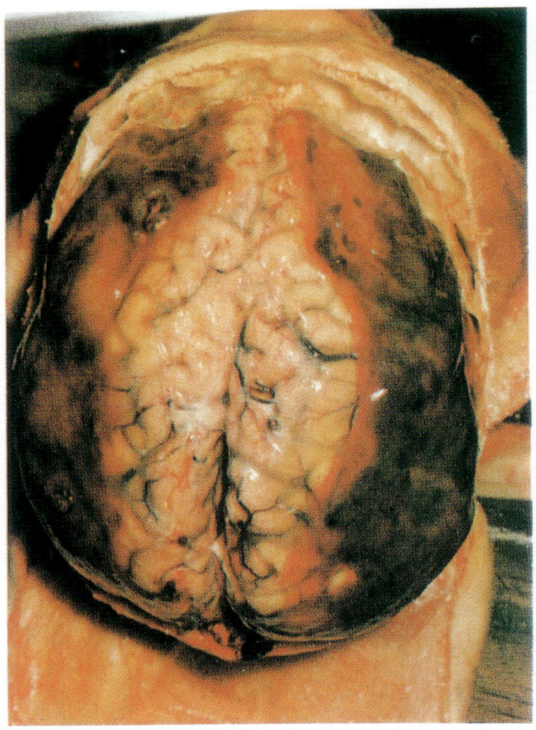

**그림 5-17.** 만성 경막하출혈(Gresham)

결국 외막(外膜)과 내막(內膜)을 형성한다. 경막은 기질화에 참여하므로 외막은 육아조직성(肉芽組織性)으로 두껍고 경막에 밀착되나 지주막은 기질화에 참여하지 않으므로 내막은 얇고 지주막과 밀착되지 않는다. 신생막의 혈관은 대부분 섬세하고 벽이 얇은 불완전한 동양혈관(洞樣血管, sinusoidal vessel)이기 때문에 자발적으로 또는 새로운 작은 외력에 의해 국소적으로 또는 광범하게 쉽게 재출혈을 일으켜 혈종이 더 커지는 경우도 있다.

**d. 법의학적 의의**

전부는 아니라 하더라도 거의 대부분 외상성(外傷性)이다. 그러나 경막상출혈 또는 급성 경막하출혈과 같은 정도의 확신으로 외상과의 관계를 단언할 수는 없다. 반면 만성주정중독자나 정신질환자는 물론 정상인이라 하더라도 기억할 수는 없지만 경미한 두부외상(頭部外傷)을 반복하여 받았을 가능성은 항상 있으며 이러한 기전이 정설화되고 있다.

**e. 경과시간**

출혈이 일어나면 수시간내에 응고되기 시작하며 응고된 혈액은 암적색(暗赤色)을 띤다. 24 시간 후부터 기질화(器質化)로 경막과 유착(癒着)되기 시작하나 처음 4 일 정도는 그 정도가 약하여 쉽게 분리된다. 2 일 정도에서 경막이 착색되기 시작한다. 4 일 이상 경과하면 경막과 분리하기 어려워지기 시작하며 혈철소(血鐵素)가 형성되어 갈색(褐色)으로 착색된다. 1~2 주에 혈종은 짙은 갈색으로 변하고 외막(外膜)이 형성되며, 2~3 주가 지나면 경막에 완전히 고착된다. 2~4 주에 내막(內膜)이 형성되며 혈종은 적갈색을 띠고 재출혈의 소견도 볼 수 있다.

### (3). 지주막하출혈(蜘蛛膜下出血)

지주막과 유막 사이의 지주막하강(蜘蛛膜下腔)에 출혈이 일어나는 것을 지주막하출혈(subarachnoid hemorrhage)이라 한다. 지주막하출혈은 외상성(外傷性) 및 비외상성(非外傷性)으로 모두 올 수 있다. 특히 뇌저부에 대량으로 출혈이 초래되었을 때는 외상성과 비외상성의 감별 또는 두 인자의 경합에 대한 판정은 매우 중요하다.

#### ① 외상성 지주막하출혈(外傷性 蜘蛛膜下出血)

**a. 발생기전**

지주막하출혈은 두부에 외력이 가해졌을 때 매우 흔히 보는 소견이다. 지주막하강은 경막하강과 같이 실제적 공간으로서 혈관, 뇌신경, 결합조직섬유 등이 거미줄처럼 얽혀있다. 외상성 지주막하출혈(traumatic subarachnoid hemorrhage)은 외력, 특히 둔력(鈍力)이 안면이나 두부에 가하여져 혈관이 파탄되어 일어난다.

출혈이 충격부에 국한될 수도 있으나 반대측 또는 양측에 올 수도 있다. 뇌좌상(腦挫傷), 뇌좌열창(腦挫裂創) 또는 뇌막(腦膜)의 좌열창에 동반되는 때가 많으며 이를 2차성 출혈이라고 한다. 그러나 반드시 뇌 및 뇌막의 손상에 동반되는 것은 아니며 지주막하출혈만 발생할 수도 있다. 이를 1차성 출혈이라 하며 표재성 뇌정맥이 찢어져 발생된다.

**b. 시체소견**

지주막하출혈은 어떠한 경우이던 지주막하강에 흐르는 뇌척수액(腦脊髓液)으로 인해 한 곳에 혈종(血腫)을 형성하기보다는 뇌구(腦溝)를 따라 퍼지는 경향이 있다.

1차성이던 2차성이던 지주막하출혈은 출혈의 정도가 사망하기에 충분할 수도 있다. 그러나 지주막하출혈은 일반적으로 사망에 기여하지 못하거나, 한다 하더라도 보조적인 역할을 할 뿐이다.

**c. 법의학적 의의**

비외상성 출혈(非外傷性 出血)과의 감별 : 작은 혈관이 파탄되어 일어나는 경미한 지주막하출혈은 많은 비외상성 상황에도 발생할 수 있다. 즉 일산화탄소중독 및 독혈증(毒血症, toxemia), 질식(窒息)과 간질중적상태(癎疾重積狀態, status epilepticus)에 수반되는 급성 뇌울혈(急性 腦鬱血), 전이성 종양(轉移性 腫瘍) 및 다양한 혈액질환(血液疾患, blood dyscrasia)에서 흔히 볼 수 있다.

간섭현상(干涉現象) : 뇌를 두개골로부터 제거할 때 뇌정맥이 찢어져 지주막하강에 혈액이 유입될 수 있다. 따라서 뇌를 제거하기 전에 뇌의 표면을 관찰하는 것이 중요하다.

② 외상성 뇌저부 지주막하출혈(外傷性 腦低部 蜘蛛膜下出血)

외상성 뇌저부지주막하출혈(traumatic basal subarachnoid hemorrhage)은 안면부, 두부 또는 경부에 작용한 비교적 경미한 외력에 의하여 뇌저부를 중심으로 일어나는 대량의 지주막하출혈을 말한다. 강한 외력이 가하여져 뇌좌상(腦挫傷)이나 뇌좌열창(腦挫裂創)이 동반되는 경우는 제외한다(그림 5-18).

**a. 발생기전 및 출혈원**

대부분 주먹에 의한 가격이지만 때로 발에 의하며 드물게는 전도(轉到)나 차량과의 충돌

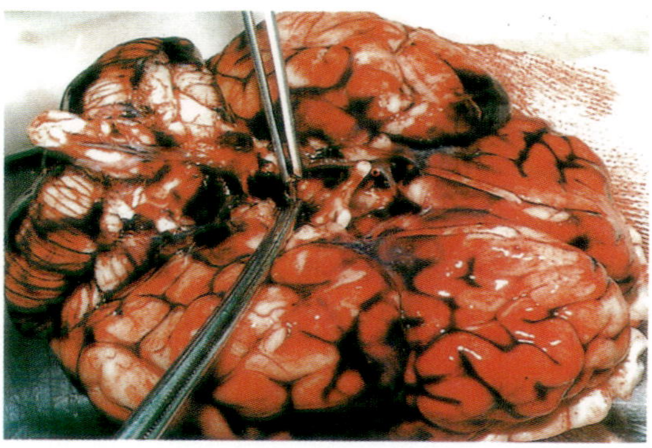

그림 5-18. 후대뇌동맥 파열에 의한 외상성 뇌기저부 지주막하출혈

에 의할 수도 있다. 또한 욕조에서 뒤로 넘어지면서 어깨를 욕조의 변연(邊緣)에 부딪치고 두부는 뒤로 갑자기 과신전(過伸展)되는 기전에 의하여 발생할 수도 있다.

출혈은 뇌저부동맥(腦底部動脈) 또는 추골동맥(椎骨動脈)의 파열에 의한다. 뇌저부동맥이 파탄되는 기전은 아직 확실하지 않으나 몇가지 학설이 제창되고 있다. 즉 1) 뇌의 순간적인 진동(震動), 2) 과신전으로 인한 뇌저동맥의 견인(牽引), 3) 경동맥이 지나는 경부의 가격에 의한 두개강내압(頭蓋腔內壓)의 순간적인 상승 등 3 가지의 가설이 제시되고 있다. 3)은 배제되며 1) 및 2)의 가설이 유력시되고 있다.

두개강외에서 추골동맥(椎骨動脈)이 파열되는 것은 두부 또는 두개골 저부에 외력이 가해져 제 1, 2 경추(頸椎) 부위와 환추후두막(環椎後頭膜, atlanto-occipital membrane)에 회전력 및 전단력(rotational 및 shearing force)이 작용하여 일어난다. 또한 경부에 가하여진 직접 충격에 의하여 상부경추의 외측융기(外側隆起, lateral process)가 골절되어 추골동맥을 파탄시킬 수도 있다.

음주(飮酒)와의 관계 : 음주의 관계는 잘 알려져 있으나 정확한 역할은 알려져 있지 않다. 75 % 이상에서 주정이 검출되며 혈중농도는 대개 0.05-0.3 %에 달한다.

**b. 증 상**

대부분 외력을 받는 즉시 대량의 출혈이 일어나므로 뇌압박 및 두개강내압상승으로 인하여 곧바로 허탈상태에 빠져 급격히 사망한다. 증상의 발현이 늦어지는 경우라도 혼수와 사망이 30 분내에 일어난다. 매우 드물지만 지연성(遲延性)으로도 나타날 수 있다.

**c. 시체소견**

대개 안면부나 두부 및 경부에서 표피박탈(表皮剝脫) 및 좌상(挫傷) 등 외력이 가하여진 근거를 본다. 때로는 하악골(下顎骨)의 골절이나 작은 경막상출혈이 동반된다. 두개골골절이나

뇌좌상은 동반되지 않는다.

뇌저혈관(腦底血管)의 검사방법 : 뇌를 가능한한 조심스럽게 적출하여야 하며 특히 내경동맥(內頸動脈)과 추골동맥(椎骨動脈)을 절단할 때 주의하여야 한다. 뇌를 너무 상방에서 절단하면 출혈원이 된 추골동맥이 포함되지 않을 수 있다.

뇌를 적출한 후에는 뇌저부의 지주막을 조심스럽게 제거하고 흐르는 물로 혈괴(血塊)를 부드럽게 제거하면서 뇌저부의 동맥을 관찰한다. 출혈원이 된 파탄부, 동맥류(動脈瘤)나 혈관기형(血管畸形)을 찾지 못하면 물을 주입하여 새는 곳을 찾는 것도 도움이 된다. 그러나 이러한 모든 방법을 동원하여도 파탄부가 혈병(血餠)으로 폐쇄되어 있거나 뇌의 깊은 부위에 있으면 출혈원을 찾지 못할 수도 있다.

**d. 법의학적 의의**

지주막하출혈이 뇌저부(腦底部)에 국한되었을 때는 비외상성과 외상성의 양상이 동일하므로 그 원인이 외력에 의한 파탄인지 질환에 의한 파열인지 감별하여야만 한다(제15장 내인성급사, 246 쪽 비외상성 지주막하출혈 참조).

**d. 뇌실질내출혈(腦實質內出血)**

뇌실질내출혈(intracerebral hemorrhage)은 말 그대로 뇌실질내에 일어나는 출혈을 말한다. 출혈은 원인에 따라 외상성(外傷性)과 비외상성(非外傷性)으로 구분할 수 있다. 뇌실질내출혈은 대부분 비외상성 즉 병인성(病因性)이나 때로 두부의 비침습성 외상(非侵襲性 外傷)에 의하여서도 발생하므로 그 출혈의 원인이 병인성인지 외상성인지를 감별하여야 필요가 있다. 때로는 뇌혈관의 병적 변화와 외력이 가해진 근거를 같이 보는 경우가 있는데 이때는 병적 변화의 진행정도 및 외력의 정도와 출혈부위를 고려하여 외력이 병적 변화에 미친 영향을 판단하여야 한다. 외상성에는 외상성 뇌실질내출혈(腦實質內出血), 외상성 후발성 뇌졸중(外傷性 後發性 腦卒中), 동측충격 및 대측충격에 의하여 모세혈관이 파탄되어 일어나는 뇌좌상(腦挫傷)과 외상에 속발되는 2차적 출혈(二次的 出血)이 있다. 뇌좌상과 2차적 출혈은 발생기전이 다르므로 따로 설명하기로 한다.

① 외상성 뇌실질내출혈(外傷性 腦實質內出血)

외상성 뇌실질내 출혈(traumatic intracerebral hemorrhage)은 흔하지 않으며 뇌실질내혈관이 전단력(剪斷力, shearing stress)에 의하여 파탄되어 일어난다. 여러개의 혈관이 파탄되면 여러개의 혈종을 형성할 수 있다.

이는 어디까지나 외상성이기 때문에 병인성과는 달리 손상받기 쉬운 전두엽(前頭葉) 및 측두엽(側頭葉)에 잘 일어난다. 대개 뇌좌상(腦挫傷)을 동반한다. 두정엽, 후두엽에서는 흔하지 않으며 드물지만 소뇌(小腦), 중뇌(中腦), 뇌교(腦橋, pons), 그리고 더욱 드물게 연수(延髓)에 일어날 수도 있다. 병인성과의 감별에는 뇌혈관의 기존병변, 고혈압의 병력, 심장 및 신의 고혈압성 변화 등도 참고가 된다.

② 외상성 후발성 뇌졸중(外傷性 後發性 腦卒中)

외력에 의하여 혈관이 손상을 받았으나 파열되지 않은 상태로 있다가 후일 파열될 때가 있는데 이를 외상성 후발성 뇌졸중(traumatic delayed apoplexy)이라고 한다. 이러한 예에서는 두부외상을 받은 후에 정상적으로 지내다가 갑자기 뇌졸중(腦卒中)의 증상을 일으키며 사망한다. 그러나 이것도 어디까지나 외력에 의한 것이므로 외상성 뇌실질내출혈이 잘 일어나는 부위에 발생하는 것이 특징이다. 출혈의 크기는 직경 6~15 cm에 달할 수 있으며 때로는 다발성(多發性)으로 나타날 수도 있다. 항상 뇌좌상(腦挫傷)이나 뇌좌열창(腦挫裂創)이 동반되지는 않는다.

대개 수상(受傷) 수일내지 3 주 이내에 출혈이 일어난다. 2~7일내에 발생하는 경우가 가장 흔하며 짧게는 12 시간, 길게는 5 개월까지도 발생할 수 있으나 2~3 주 이후에 발생한 것이라면 외상성(外傷性)보다는 비외상성(非外傷性)일 가능성이 높다.

## 나. 뇌좌상(腦挫傷)

### a. 정 의

뇌좌상(cerebral contusion 혹은 contusio cerebri)은 가장 흔히 보는 뇌손상이다. 뇌막은 손상되지 않으면서 뇌실질조직이 비가역적(非可逆的)으로 파괴되는 일차성 병변(一次性 病變, primary lesion)으로 거의 대부분 둔력(鈍力)에 의하여 형성된다.

뇌좌상은 회백질(灰白質) 및 백질(白質) 어디에나 발생할 수 있지만 외력이 작용한 순간 함몰(陷沒)되거나 피질이 경막에 부딪혀 편평화(扁平化)되어 발생하기 때문에 피질 표면의 뇌회(腦回, cerebral convolution 혹은 gyrus) 중 뇌릉(腦稜, crest), 특히 그 정부(頂部)에서 가장 많이 본다. 또한 외력은 중심점(中心點)에서 가장 강하며 주변으로 갈수록 약해지므로 중심점에서 백질을 향하여 가장 깊이 들어가고 주변에서는 덜 들어간다. 따라서 절단하여 보면 대부분 삼각형(三角形) 또는 쐐기형이고 첨부(尖部)는 백질을 향하며 백질에 달할 때도 있다(그림 5-19, 20).

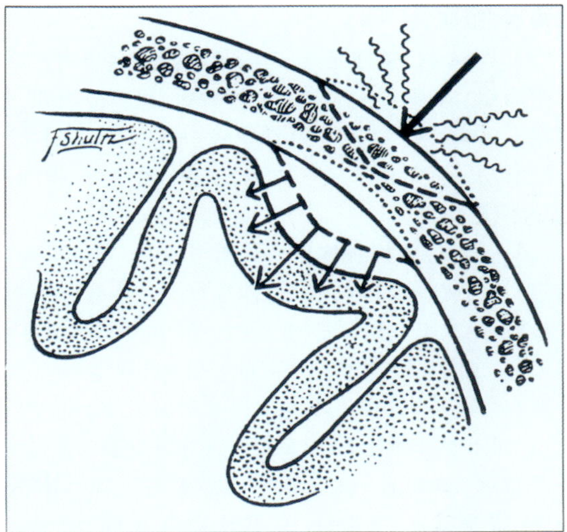


**그림 5-19.** 뇌좌상의 발생기전(Spitz)

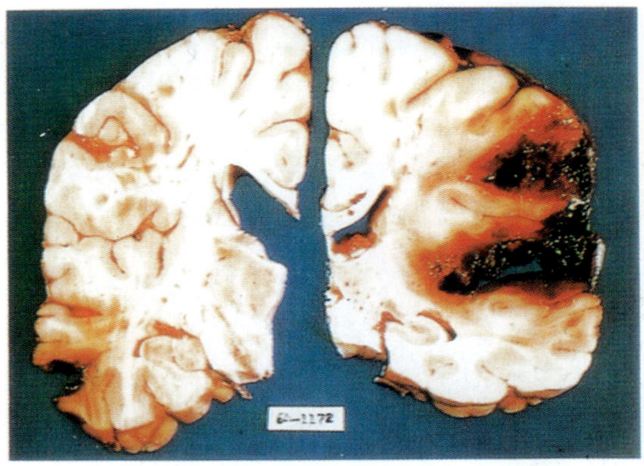

**그림 5-20.** 뇌좌상의 할면(若杉)

### b. 분 류

뇌좌상은 좌상출혈(挫傷出血, contusion hemorrhage) 및 좌상괴사(挫傷壞死, contusion necrosis)로 구분하는데 전자는 단지 출혈만 있는 상태이며 후자는 출혈에 더하여 뇌실질의 괴사가 동반된 상태를 말한다. 외력이 강력하여 뇌실질이 단열되었을 때는 뇌좌열창(腦挫裂創, cerebral laceration)이라고 한다.

**좌상출혈(挫傷出血)** : 좌상출혈은 뇌실질의 작은 혈관이 파탄되어 발생하며 출혈의 정도는 파탄된 혈관의 수와 종류에 따른다. 뇌조직의 연속성은 유지된다. 대부분 경막, 특히 대뇌겸(大腦鎌)이나 소뇌천막(小腦天幕)에 면하고 있는 뇌릉(腦稜)에 형성된다.

좌상출혈은 두부손상시 2차적인 순환장애에 의하여 흔히 발생하는 출혈성 피질괴사(出血性皮質壞死, hemorrhagic cortical necrosis)로 인한 출혈과 감별을 요한다. 이때의 출혈은 혈관벽이 울혈로 손상되어 적혈구가 빠져나와 형성되므로 뇌릉에 국한되는 경우가 드물고 뇌구 주변의 피질을 따라 형성되며 때로는 여러개의 뇌회(腦回)를 침범한다.

좌상괴사(挫傷壞死) : 좌상괴사는 뇌조직의 실질적인 괴사로서 출혈에 의하여 둘러싸이며 수상후 빠르면 3~5 시간만에 인지되는 경우도 있으나 대개 약 10~12 시간이 지나야 경계가 명확해진다.

뇌좌열창(腦挫裂創) : 뇌좌열창은 뇌좌상과는 달리 둔력에 의하여 조직내에 발생한 견인력(牽引力) 및 전단력(剪斷力)에 의한다. 생후 5 개월 이하의 영아는 두개골의 탄력성이 극히 커서 쉽게 변형되고 뇌는 성숙되지 않아 연하기 때문에 좌상출혈 또는 좌상괴사를 잘 보지 못하며 그대신 좌열창이 잘 일어난다. 좌열창은 전두엽의 상부와 측두엽의 백질에 잘 일어나며 거의 출혈이 동반되지 않아 사후변화(死後變化)로 잘못 해석할 수 있기 때문에 주의를 요한다. 성인에서는 광범한 두개골골절로 뇌가 좌멸(挫滅)될 때를 제외하고는 뇌좌열창을 보는 경우는 드물다. 이때에도 출혈이 없기 때문에 사후변화와 감별이 어렵다. 단 골절이 없으면서도 뇌량(腦梁)이 찢어질 때가 있는데 이는 골의 탄력성이 큰 젊은이에 흔하다.

### (3). 발생기전

① 동측충격(同側衝擊) 및 대측충격(對側衝擊)

두부에 외력(外力)이 가해지면 두개골은 탄력성이 있으므로 어느 정도 변형된다. 또한 두개골은 외력에 상응하는 속도로 즉시 움직이나 뇌는 하나의 덩어리로서 관성(慣性)의 법칙(法則)에 따라 정지해 있으려고 하여 두개골과 같은 속도로 움직이지 못한다. 따라서 외력이 가해지는 순간 그 부위에는 양압(陽壓)이 형성되어 뇌조직을 변형시키는 전단력(剪斷力, shearing force)이 작용한다. 이러한 힘을 충격(衝擊) 또는 동측충격(coup)이라 하며 이로 인한 뇌손상을 동측충격좌상(同側衝擊挫傷, coup contusion)이라 한다. 그외 두개골골절(頭蓋骨骨折)이나 이물(異物) 등에 의하여 뇌조직에 생긴 기계적 손상 등 충격이 가하여진 부위에 일어난 손상을 모두 합하여 동측충격 손상(同側衝擊損傷, coup injury)이라고 한다.

이러한 동측충격손상과 더불어 충격된 반대측도 외력을 받아 손상이 일어난다. 즉 반대편 부위에는 공동화현상(空洞化現象, cavitation)이 일어나 음압(陰壓)이 형성되어 두개골과 뇌 사이는 분리되며 곧이어 두개골과 뇌의 상대운동으로 뇌가 두개골에 충격된다. 이러한 힘을 반충(反衝) 또는 대측충격(contrecoup)이라 하며 그 결과 뇌조직이 파괴되는데 이를 대측충격좌상(對側衝擊挫傷, contrecoup contusion)이라 한다. 또한 이러한 힘에 의하여 전두개와(前頭蓋窩)의 상안와개(上眼窩蓋)에 골절이 일어나는 수도 있으며(그림 5-21) 이를 모두 합하여 대측충격손상(對側衝擊損傷, contrecoup injury)이라 한다. 뇌조직 및 뇌혈관은 양압보다 음압에 약하므로 대측충격좌상이 더 잘 일어난다.

외력의 작용방향(作用方向) : 동측 및 대측충격손상의 중심을 연결하는 선이 두부에 가해진 외력의 방향이 되므로 법의학적으로 대단히 중요하다.

가격(加擊)과 전도(轉到) : 가격시에는 대부분 동측충격좌상만 일어나며 대측충격좌상이

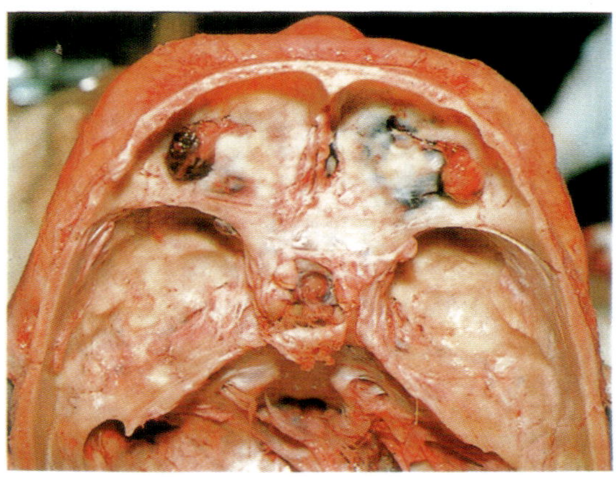

그림 5-21. 대측충격에 의한 전두개와골절

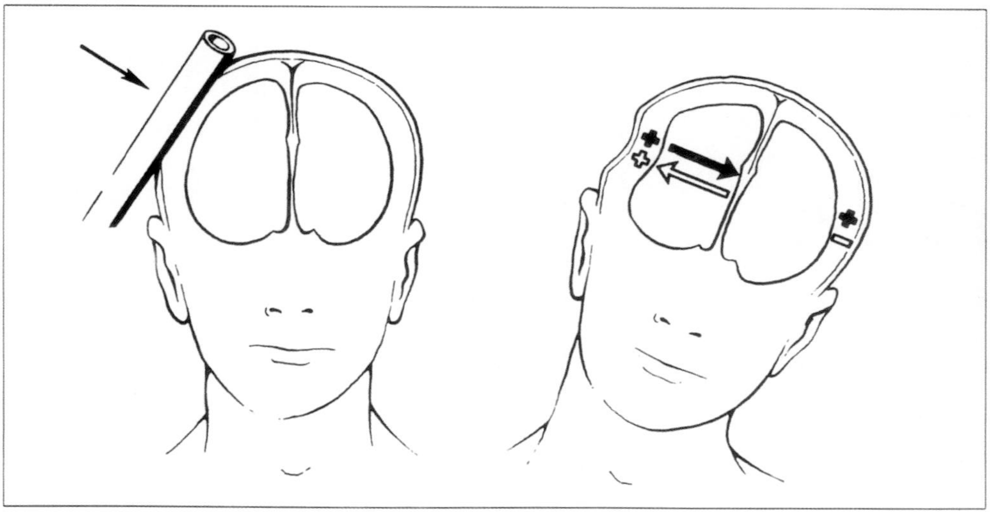

**그림 5-22.** 가격에 의한 뇌손상기전(Spitz)

있을 때는 동측에 비하여 경미하다(그림 5-22). 또한 언제나 그렇지는 않지만 외력의 정도가 동측충격좌상을 일으키지 못할 정도라면 대측충격좌상도 형성되지 않는다.

전도시에는 특징적으로 대측충격좌상이 잘 일어나며 동측충격좌상이 동반되더라도 그 정도는 대측에 비하여 경미하다(그림 5-23). 가속(加速)이 강할수록 대측충격좌상은 그 정도가 심해진다. 가속의 정도는 전도되는 높이에 의하여 좌우되지는 않는데, 서있는 자세보다는 앉아있는 자세에서 전도되었을 때 더 심한 손상을 받는다. 단 물체의 모서리나 변(邊)에 전

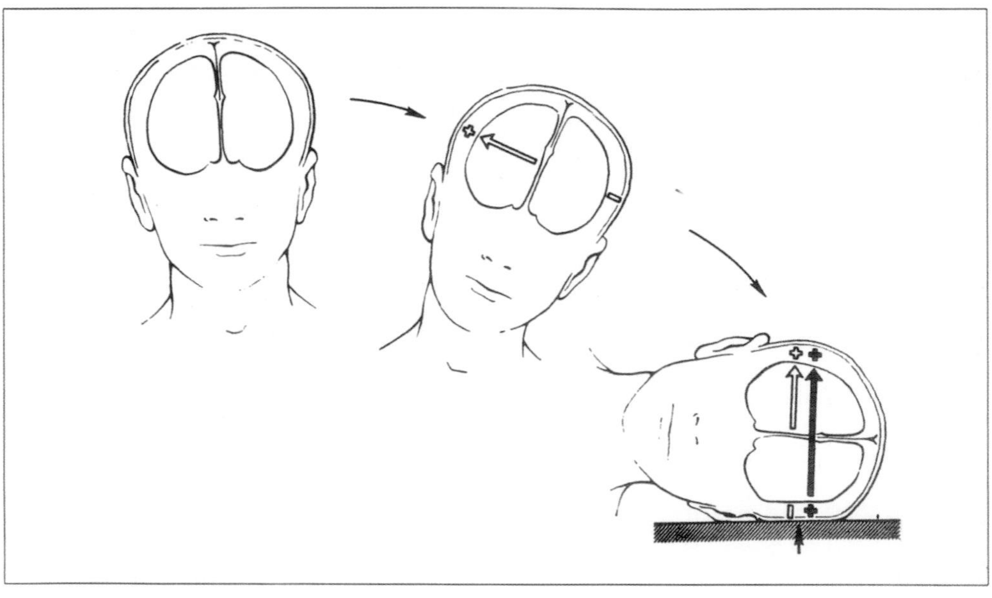

**그림 5-23.** 전도에 의한 뇌손상기전(Spitz)

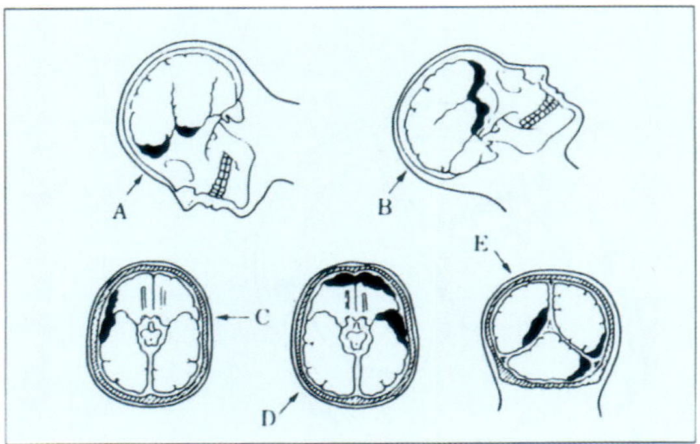


그림 5-24. 뇌좌상 : 동측충격(A) 및 대측충격(B-E)

도되었을 때는 가격과 같은 형태로 나타날 수 있다.

발생부위 : 전두부(前頭部)에 외력이 가하여지면 전두엽의 저면 및 측두엽의 전면에 동측충격좌상이 잘 일어난다(그림 5-24). 후두부(後頭部)에 외력이 가하여질때도 전두골은 불규칙하기 때문에 전두엽에 대측충격좌상이 잘 일어난다. 전두부에 외력이 가하여졌을 때 후두엽에 대측충격좌상이 형성되는 경우는 거의 없으며 후두부에 외력이 가하여졌을 때도 동측충격좌상이 후두엽에 잘 일어나지 않는다.

#### b. 기타의 기전

뇌좌상은 동측충격 및 대측충격에 의하여 대뇌피질에 형성되는 것이 대부분이나 그 이외의 부위라 하더라도 특수한 기전에 의하여 뇌조직에 전단력(剪斷力) 또는 견인력(牽引力)이 작용하면 좌상이 형성될 수 있다(그림 5-25).

외력의 선상에 있는 백질(白質), 기저핵(基底核), 뇌간(腦幹), 뇌량(腦梁) 등 심부구조에 출혈좌상이 일어날 수 있는데 이를 중개동측충격좌상(仲介同側衝擊挫傷, intermediary coup contusion)이라 한다. 두개골 골절에 의하여 형성된 좌상은 골절좌상(骨折挫傷, fracture contusion)이라 한다. 두개골골절이 반드시 외력의 작용부위에만 일어나는 것이 아니므로 동측충격좌상과는 구별된다.

대뇌 반구, 특히 전두엽에서 회백질(灰白質) 또는 그 아래쪽 백질(白質)에서 가격된 부위나 방향과 관계가 없는 좌상이 일어나는 경우가 있는데 이를 활주좌상(滑走挫傷, gliding contusion)이라 한다. 때로는 뇌 전체를 통하여 유일한 손상인 때가 있으며 미만성 축삭손상(彌滿性 軸索損傷, diffuse axonal injury)과 잘 동반된다. 이는 뇌가 순간적으로 앞뒤로 활주할 때 파키오니과립체(pacchionian granulation)에 의한 견인력 및 전단력이 작용하여 일어난다. 마지막으로 소뇌편도(小腦扁桃)와 연수(延髓)가 대후두공(大後頭孔)으로, 측두엽(側頭葉)의 중심부가 소뇌천막(小腦天幕)으로 전위(轉

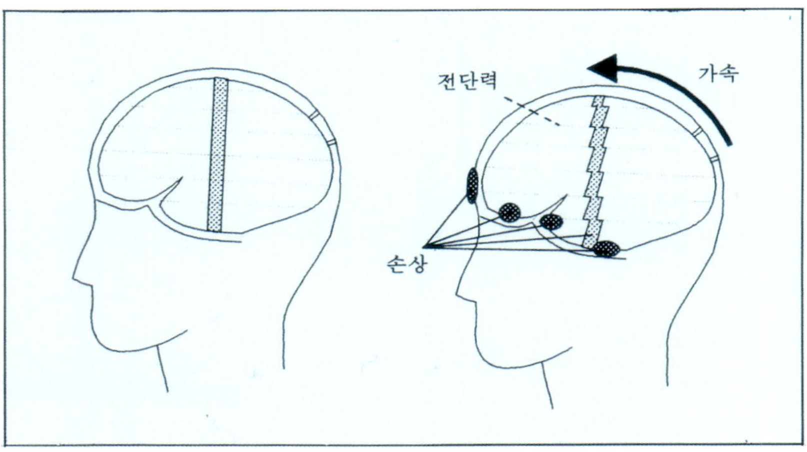


그림 5-25. 전단력(半田)

位)되어 좌상이 일어나는데 이를 뇌탈좌상(腦脫挫傷, herniation contusion)이라 한다.

이렇게 여러가지의 좌상중 동측충격, 중개동측충격 및 대측충격 좌상이 외력의 방향을 말해주며 또한 가격(加擊)에 의한 것인지 또는 전도(轉到)에 의한 것인지를 판단하는데 근거가 되므로 이들의 감별은 매우 중요하다.

## 다. 뇌진탕(腦震탕)

### a. 정의 및 발생기전

의학적으로 가장 큰 수수께끼의 하나이다. 뇌진탕은 '두부에 외력이 가하여져 초래되는 일시적인 의식소실(意識消失)로서, 육안으로 뚜렷한 뇌손상을 보지 못하는 것'이라고 정의하고 있으나 아직 확립되지 않은 상태이며, 두부에 비교적 강한 둔력이 작용하여 일어나는 대뇌(大腦)의 기능장애(機能障碍)라고 설명하는 것이 옳을 것이다.

뇌진탕은 외력의 방향이 뇌간(腦幹)을 향하거나 두부가 고정된 물체에 부딪힐 때 더욱 잘 발생하며 가격시에는 물체의 크기나 무게보다 속도(速度)가 훨씬 더 중요한 역할을 한다.

### b. 증 상

가장 큰 특징은 수상(受傷) 직후 일어나는 일시적인 의식소실이며, 이와 함께 구토(嘔吐)와 서맥(徐脈)이 동반되는데 이를 3대징후(symptom triad)라고 한다. 의식소실은 대개 5 분 이내이고 10 분이 넘는 경우는 드물다고 한다. 단시간내에 의식을 회복하는 것이 뇌진탕의 특징이며 의식이 회복되면 일반적으로 신경학적 후유증을 남기지 않는다.

### c. 시체소견 및 진단

뇌진탕은 대부분 가역적(可逆的)이나 매우 드물게 의식을 회복하지 못하고 사망할 수 있다. 그러나 죽음의 원인이 되었다고 할 수 있는 변화가 없거나 미미하기 때문에 진단이 매우 곤란하다. 따라서 두부손상의 기왕력과 그 정도를 비롯하여 사망에 이른 경과와 증상 등을 종합하여 판단하여야 한다. 때로는 대뇌 반구(大腦 半球)에서 다수의 점상출혈(點狀出血)을 볼 때가 있다.

### d. 미만성 축삭손상(彌滿性 軸索損傷)

미만성 축삭손상(diffuse axonal injury)은 경미한 뇌손상으로부터 사망에 이르기가지 다양하게 나타난다. 사망례에서는 육안적으로 특별한 기질적인 손상이 없이 곧바로 혼수상태에 빠져 사망한다. 때로는 뇌량(腦梁)의 좌열창(挫裂創)이나 대뇌 반구의 활주좌상(滑走挫傷)이 동반된다. 12 시간까지는 조직학적으로 특별한 변화가 없으나 점차 퇴축구(退縮球, retraction ball)나 소교세포송이(小膠細胞송이, cluster of microglial cells)와 같은 불가역적(不可逆的)인 병변이 나타난다. 근래에는 뇌진탕을 미만성 축상손상의 일종으로 보고 있다.

## 라. 뇌손상의 2차적 변화

두부손상(頭部損傷)의 많은 예에서 외력의 직접적인 결과가 아니라 손상에 속발되어 일어나는 2차적 변화(secondary alteration)를 보는데, 이러한 변화는 외상(外傷)에서만 보는 특이적인 것이 아니며 많은 비외상성(非外傷性) 상황에서도 볼 수 있다. 이중 순환장애(循環障碍)에 의한 변화(circulatory alteration)가 가장 흔하고 중요하다.

### a. 외상성 뇌종창(外傷性 腦腫脹)

외상에 의한 종창은 뇌 전반에 걸친 것, 한쪽 반구에만 오는 것 또는 국소적으로 오는 것 등 여러가지가 있다. 비교적 강한 두부외상(頭部外傷)을 받았을 때 양측 대뇌반구, 소뇌 및 뇌간 등 뇌 전체에 걸쳐 급격한 종창이 일어나 사망에 이를 수 있는데 이를 외상성 뇌종창(traumatic brain swelling)이라 한다. 즉 두부에 가하여진 외력에 의해 뇌혈관의 긴장(緊張)이 소실되어 뇌혈관이 확장되고 뇌혈류(腦

血流)가 지체된다. 이에 의해 뇌는 산소결핍상태(酸素缺乏狀態)에 빠져 혈액뇌관문(血液腦關門, blood brain barrier)이 파탄되고 혈관투과성(血管透過性)이 항진되어 혈장(血漿)이 뇌실질내로 이행하여 뇌에 종창(腫脹)이 일어난다. 종창으로 뇌의 용적이 증대되면 두개강내압(頭蓋腔內壓)이 상승하고 악순환(惡循環, vicious cycle)이 거듭되므로 중뇌(中腦) 및/또는 연수(延髓)가 압박되어 사망에 이를 수 있다. 매우 급격히 발현되어 의식을 회복하지 못한 상태로 사망할 수도 있으며 일단 의식을 회복하였다가 20~30 분 내지 수시간내에 사망할 수도 있기 때문에 가장 중요한 2차적 변화의 하나이다.

이러한 변화는 가해진 외력의 크기와 반드시 비례하는 것은 아니며 때로는 두피에 좌상(挫傷)만 보는 정도이고 두개골골절이나 1차적 두개강내병변이 없을 때도 있다. 이는 심부(深部)의 백질(白質)에서 시작되며 뇌내의 모세혈관과 작은 혈관에 압박을 가하여 백질로 가는 혈류를 더욱 감소시키므로 뇌는 종창되어 있을뿐 아니라 매우 창백하게 보인다.

**b. 뇌실질의 2차적 괴사(壞死) 및 출혈(出血)**
2차적으로 발생하는 뇌실질의 괴사는 두개강내압(頭蓋腔內壓)의 상승으로 뇌혈관이 압박되어 발생하며, 출혈이 동반되면 좌상출혈과 혼동될 수 있다. 뇌탈(腦脫)시 대뇌겸(大腦鎌) 및 소뇌천막(小腦天幕)의 변연(邊緣)에 의하여 대상회(帶狀回, cingulate gyrus)와 해마회(海馬回, hippocampal gyrus)가 압박되어 나타나는 경우가 가장 흔하다. 중뇌(中腦)와 뇌교(腦橋)의 괴사는 대개 경막하 및 경막상 혈종이 있을 때 해마회에 의하여 압박되어 혈류가 차단됨으로써 일어난다.

# II. 척추(脊椎) 및 척수손상(脊髓損傷)

## 1. 척추(脊椎)

척추의 골절(骨折, fracture) 및 탈구(脫臼, dislocation)의 가장 흔한 기전은 과굴곡(過屈曲), 과신전(過伸展) 및 종적 압박(縱的 壓迫, vertical compression)으로서 다이빙, 추락, 차사고와 같이 큰 둔력(鈍力)에 의하여 흔히 일어난다. 이때 외력이 직접 작용하는 부위는 대개 두부(頭部)를 비롯하여 경부(頸部)가 아닌 다른 부위이므로 이에 따른 손상이 동반되어 있는 경우가 흔하다.

흔히 골절 및 탈구를 일으키는 부위는 제 2 경추, 제 5-6 경추, 제 12 흉추 및 제 1 요추이다. 골절은 추체(椎體), 추골궁(椎骨弓), 극돌기(棘突起), 횡돌기(橫突起) 및 관절돌기(關節突起) 등 추골(椎骨)의 각부위에 일어날 수 있다.

## 2. 척수(脊髓)

척수는 척추에 의하여 보호되기 때문에 손상을 잘 받지 않는다. 경수부(頸髓部)를 제외하고 척수가 손상을 받기 위하여는 상당한 힘이 필요하며 손상은 대부분 척추골절에 의한다. 경추골절시는 3/4, 흉추골절시는 1/2 정도, 그리고 요추골절시는 1/4 에서 척수손상을 본다.

**척수진탕(脊髓震탕)** : 척추 또는 그 주위에 충격(衝擊)을 받았을 때 척추에 탈구나 골절이 일어나지 않고 척수에도 육안적으로 인지될만한 손상이 없이 임상적인 증상을 보일 때가 있는데 이를 척수진탕(spinal concussion 혹은 commotio medullae spinalis)이라 한다.

**척수좌상(脊髓挫傷)** : 척수좌상(spinal contusion 혹은 contusio medullae spinalis)은 종창(腫脹)과 출혈(出血)로 나타나며 혈류장애(血流障碍)를 초래하여 부위에 따라 기능을 장애시키거나 사망의 원인이 된다.

## 3. 경추부(頸椎部)

법의해부에서 특히 중요한 곳은 경추부(頸椎部)로서 다른 부위보다 훨씬 손상을 받기 쉬우며 골절 및 탈구에 의한 경수(頸髓)의 손상은 다른 부위와는 달리 사망의 원인이 될 수 있다. 경추부 손상이 의심될 때는 방사선검사(放射線檢査)를 시행한 후에 해부에 임하는 것이 좋다. 측면사진에서는 경추손상의 약 75~85 % 만 확인할 수 있을 뿐이며 제 1 번 및 2 번 경추의 손상은 특히 놓치기 쉽다. 전후 및 open mouth view를 더하면 거의 100 % 에 가까운 진단이 가능하다.

경추부검사(頸椎部檢査) : 경추의 전면은 경부장기 검사시 검토되므로 결여될 때가 별로 없으나 후면에 대한 검사는 시간이 걸리고 복잡하기 때문에 소홀히 하는 경향이 있다. 그러나 경추부를 철저히 검사하지 않으면 해부는 불완전하다.

우선 시체를 엎드려놓고 나무블럭을 가슴 밑에 넣어 두부가 아래로 수그러지게 하여 경부를 신전시킨다. 중심선을 절개하고 경추에 도달할 때까지 근육을 층별절개(層別切開)로 박리하여 후두환추관절(後頭環椎關節)을 비롯한 각관절을 관찰한다(그림 5-26).

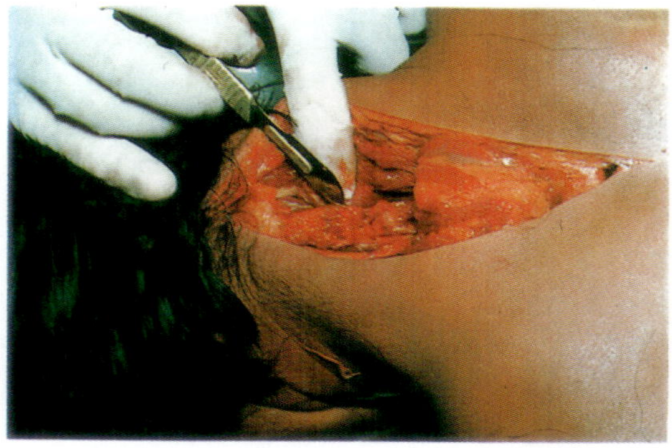

**그림 5-26.** 경추부검사

## III. 흉부손상(胸部損傷)

흉부는 늑골(肋骨)에 의하여 지지(支持)되기 때문에 복부보다는 탄력성이 적어 둔력이 가하여졌을때 피부에서 좌상(挫傷)을 비롯한 비개방성 손상(非開放性 損傷)이 잘 형성되며 때로는 개방성 손상(開放性 損傷)도 일어난다.

### 1. 늑골골절(肋骨骨折)

자동차 역과에서와 같이 둔체 사이에 끼여 압박되거나 추락에서와 같이 넓은 범위에 강력한 외력이 가하여지면 일측 또는 양측에 다발성 늑골골절(多發性 肋骨骨折)이 일어난다. 힘이 국소적으로 작용하면 그 하방의 늑골이 한개 또는 몇개가 골절된다. 구급처치시 외부심장마사지에 의하여 골절될 수도 있다(그림 3-11).

늑골이 강력한 힘에 의하여 골절되면 날카로운 골절단(骨折端)이 폐(肺)나 심장을 뚫어 기흉(氣胸)이나 혈기흉(血氣胸) 또는 심장탐포네이드를 형성할 수 있다. 어린이는 늑골의 탄력성이 풍부하여 골절이 없거나 정도가 경미하면서 흉강내장기에 현저한 손상이 일으날 수 있다. 반면 노인에서는 흉골과 늑골이 쉽게 골절된다.

### 2. 심장(心臟)

둔력에 의한 심장의 손상은 차사고나 추락과 같은 기전에 의하여 잘 발생하며 임상적으로 의미가 없는 가벼운 좌상(挫傷)으로부터 파열(破裂)에 이르기까지 다양하다.

#### 가. 심진탕(心震탕)

심진탕(cardiac concussion 혹은 commotio cordis)이란 심장부에 국한하여 둔력(鈍力)을 가하였을 때 일시적으로 일어나는 심장의 기능장애로서 급격히 심부전상태에 빠져 급사(急死)할 수가 있다. 육안 및 조직검사상 급사의 소견을 볼뿐이며 특이한 기질적인 변화가 없고 단지 심중격내막하(心中隔內膜下)에서 출혈을 보는 정도이다.

### 나. 심좌상(心挫傷)

국소적으로 강한 외력이 작용하면 특히 좌우 심실(心室)의 전벽(前壁)이나 중격막(中隔膜)에 출혈이 오는데 이를 심좌상(cardiac contusion 혹은 contusio cordis)이라고 한다. 신선할 때는 출혈성으로 암적색(暗赤色)을 띠기 때문에 심근경색(心筋梗塞)과 비슷하게 보인다. 좌상은 일반적으로 아무 후유증 없이 잘 치유된다. 그러나 드물지만 괴사에 빠져 수일후 심장탐포네이드를 형성하거나 심장류(心臟瘤)를 형성하여 파열될 수도 있다.

### 다. 심파열(心破裂)

둔력에 의한 심장의 파열은 대개 2 가지의 기전에 의하여 일어난다. 첫째는 자동차 역과와 같은 압박 또는 운전자의 가슴이 운전륜에 부딪치는 것과 같은 타격 등 강한 외력이 흉부에 직접 작용하는 경우이다. 이때는 심장이 늑골 및 흉골과 척추 사이에 끼어 압력을 받아 심근, 유두근(乳頭筋, papillary muscle), 건삭(腱索, chordae tendinae cordis), 판막(瓣膜) 또는 심중격(心中隔)에 단열이 일어나며 심한 경우에는 방실(房室)의 벽이 파열된다. 이러한 현상은 특히 확장기와 수축기의 사이, 즉 이첨판(二尖瓣)과 폐동맥판(肺動脈瓣)이 닫혀있는 상태에서 외력이 가하여지면 심장내 혈액이 빠져나갈 곳이 없기 때문에 잘 일어난다. 이때 외표손상이나 늑골골절이 반드시 동반되지는 않는다.

심근경색(心筋梗塞)에 의한 파열이 좌심실(左心室)에 잘 일어나는데 반하여 외상성인 경우는 벽의 두께가 얇고 흉골 직하방의 전면에 위치하는 우심실(右心室) 및 심방(心房)이 잘 파열된다. 그러나 좌심실이 파열되는 경우도 적지 않다. 드물지만 외력을 받은 후 상당한 기간이 지나 파열되는 지연성 파열(遲延性 破裂)을 보는 수도 있다. 이는 심장의 내막쪽에서 먼저 단열(斷裂)이 일어난 후 외막쪽으로 진행되는 것으로 생각된다. 대개 파열될 때까지는 정상이거나 경미한 증상을 호소하다가 갑자기 사망한다. 기간은 대개 1 주일이다. 이때에는 조직학적 검사상 간질내 출혈(間質內出血) 및 한국성(限局性)의 심근괴사(心筋壞死)를 본다.

둘째 심장은 흉강내에 시계추처럼 매달려 있기 때문에 급감속(急減速)시 심방과 연결되는 정맥의 접합부가 찢어진다. 이러한 현상은 추락에서 가장 흔히 일어나나 운전륜에 가슴을 부딪칠 때도 본다.

심장탐포네이드 : 심장벽 파열로 인한 심낭내출혈이 심장을 압박하여 그 박동이 제한된 상태를 심장탐포네이드(cardiac tamponade)라 한다(그림 15-6). 사망은 출혈의 속도 및 양에 따른다. 심낭이 찢어지지 않은 상태에서 파열의 크기가 크면 파열된 방실과 심낭이 하나의 공간을 형성하기 때문에 오히려 오래 생존할 수 있다. 일반적으로 심낭내에 고인 혈액이 150 ml 정도면 사망할 수 있으며 자창(刺創)이나 총창(銃創)으로 사망한 경우 대개 280~340 ml 라고 한다. 생존기간이 길면 훨씬 더 많은 양이 고일 수 있다.

심내막하출혈(心內膜下出血) : 주로 좌심실에 보는 심내막하출혈(subendocardial hemorrhage)은 두개강내출혈 및 속발성 쇼크 또는 질병으로 쇼크상태에 빠져 사망한 경우에 잘 나타난다. 출혈은 중격측(中隔側)에 잘 나타나며 때로 유두근이나 심실의 다른 부위에서도 본다. 신선하고 경미하며 괴사(壞死)는 보이지 않는다. 이는 외상과는 무관하며 사전기(死戰期)의 현상으로 보인다.

## 3. 대혈관(大血管)

추락시 심장과 연결된 가까운 부위에서 대혈

관이 단열되거나 총경동맥(總頸動脈) 내벽에 작은 평행상의 열창(裂創)을 보는 경우도 있다. 대혈관이 단열되면 심장은 심낭(心囊)과 횡격막(橫隔膜)을 뚫고 내려올 수도 있다.

### 4. 폐(肺)

폐는 늑골골절시 골절단(骨折端)에 의하여 파열될 수 있다. 또한 둔력에 의한 동측충격 및 대측충격에 의하여 좌상(挫傷)이나 파열(破裂)이 일어날 수도 있다.

### 5. 횡격막(橫隔膜)

횡경막은 하흉부(下胸部) 또는 상복부(上腹部)에 강한 힘이 가해질 때 가장 잘 파열된다. 횡경막이 파열되면 복강내는 양압(陽壓)이고 흉강내는 음압(陰壓)이므로 복강내 장기가 흉강내로 들어간다.

## IV. 복부손상(腹部損傷)

복부에 강한 둔력이 가하여지더라도 복벽(腹壁)은 탄력성이 크므로 외표손상(外表損傷)은 극히 경미하거나 없을 수 있다. 그러나 복강내 장기(腹腔內臟器)는 압박(壓迫) 또는 견인(牽引)의 기전에 의하여 파열(破裂)이나 좌멸(挫滅)과 같은 극심한 손상과 이로 인한 복강내(腹腔內) 또는 후복강내 출혈(後腹腔內 出血)이 초래될 수 있다.

### 1. 간(肝)

간(liver)은 가장 큰 실질장기이며 탄력성이 별로 없고 해부학적으로 상복부(上腹部)에 위치하기 때문에 손상을 받기 쉽다. 우상복부에 강한 외력이 직각(直角)이나 이에 가까운 방향으로 가해지면 파열이 일어나며 특히 지방화(脂肪化)나 간염(肝炎)과 같은 기존질환이 있으면 쉽게 파열된다. 외력이 사각(斜角)으로 작용하면 피막(皮膜)이 하방의 실질과 분리되어 피막하출혈(皮膜下出血)이 일어난다. 피막하출혈은 후일 기질화의 과정을 밟거나 또는 출혈이 계속되어 피막을 파열시킬 수도 있다. 우엽(右葉)이 좌엽(左葉)보다 훨씬 더 잘 파열된다(그림 5-27). 진탕아증후군(震탕兒症候群)에서는 복부를 강하게 잡고 흔들기 때문에 편타손상(鞭打損傷)과 더불어 간의 손상을 볼 때도 있다.

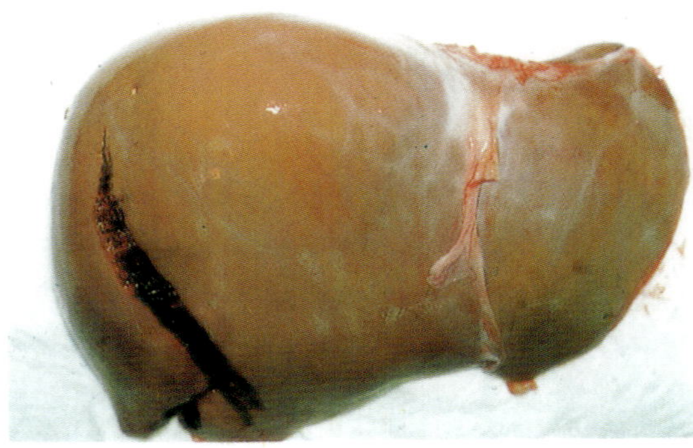

**그림 5-27.** 간우엽의 파열

### 2. 비(脾)

비(spleen)는 간보다는 덜하지만 좌상복부에 외력이 가하여지면 다른 장기에 비하여 비교적 쉽게 파열된다. 파열은 표재성(表在性)으로부터 좌멸에 이르기까지 다양하다. malaria, 백혈병(白血病) 및 전염성 단핵구증(傳染性 單核球症) 등에서는 비종(脾腫)(그림 15-26)으로 인하여 경미한 외력에 의하여서도 쉽게 파열되며 때로는 자발적(自發的)으로도 파열된다.

### 3. 췌(膵)

췌(pancreas)는 해부학적 위치상 손상이 비교적 드물지만 국소에 둔력이 가해지면 뒤에 받치고 있는 척추에 직접 압박되거나 또는 대측 충격에 의하여 피막하출혈(皮膜下出血)에서 좌상(挫傷), 좌열창(挫裂創) 및 좌멸(挫滅)에 이르기까지 다양한 손상을 받는다.

췌가 파열되면 복강(腹腔) 또는 후복강(後腹腔)으로 출혈이 급속히 일어나 사망할 수 있으며 이러한 시기를 넘기더라도 급성 췌염(急性膵炎) 또는 화학적 복막염(化學的 腹膜炎, chemical peritonitis)으로 수시간 또는 수일내에 사망할 수도 있다. 복막염은 대개 범발성이나 국소적으로 올 수도 있다.

외표에서 표피박탈 또는 피하출혈 등 외력이 작용한 근거가 없을 때는 췌염이 자발적(自發的)으로 일어났는지 외력에 의하여 일어났는지 그 인과관계를 증명하기 곤란할 때도 있다.

### 4. 신(腎)

신(kidney)은 해부학적으로 복부의 후벽에 위치하며 후방에서는 늑골로 보호되기 때문에 비교적 손상을 잘 받지 않는다. 대개 차사고나 추락에서 보며 전방이나 후방보다는 측방(側方)에서 가하여진 외력이 신(腎)을 척추로 압박하여 파열된다.

### 5. 위장관(胃腸管)

위장관(alimentary tract)은 하복부를 주먹 또는 발로 가격하였을 때 잘 파열된다. 소장(小腸), 그중에서도 공장(空腸, jejumum)이 잘 파열되며 이어서 회장(回腸, ileum), 십이지장(十二指腸)의 순이다. 대장(大腸)이 파열되는 경우는 매우 드물다. 위장관은 외력이 갑작스럽게 가하여지면 복부근육(腹部筋肉)이 이완되어 있기 때문에 잘 파열된다. 어린이보다는 어른에서, 비만한 사람보다는 마른 사람에서 많이 본다. 특히 척추의 전면에서는 척추에 압박되어 쉽게 파열된다. 손상의 특징은 외표에 손상을 남기지 않는 경우가 많다는 것과 수상(受傷)후 임상증상의 발현되는데 2~6 시간의 비교적 긴 시간을 요한다는 점이다. 추락이나 교통사고의 경우는 다발성(多發性)으로 온다.

**장간막(腸間膜)** : 장관의 손상 없이 장간막만 손상될 수 있다. 경미한 출혈로부터 광범한 파열에 이르기까지 다양하다. 장간막을 지나는 큰 혈관이 파열되면 대량의 복강내출혈(腹腔內出血)을 본다.

### 6. 골반강내장기(骨盤腔內臟器)

직장(直腸) 및 방광(膀胱)의 손상은 외력 자체보다는 골반골(骨盤骨)의 골절시 날카로운 골편(骨片)에 찔려 잘 일어나며 산업재해나 교통사고시 잘 발생한다. 직접외력(直接外力)에 의한 경우는 오줌(尿)이 충만된 방광이나 임신자궁(妊娠子宮)과 같이 내용물이 충만해 있을 때 잘 파열된다.

## V. 사지골절(四肢骨折)

주로 차사고(車事故), 추락(墜落), 전도(轉到)와 같이 강력한 외력이 작용할 때 사지가 골절되며 드물지만 국소적 가격에 의하여도 생긴다. 정형외과(整形外科) 문헌을 보면 특정한 기전에 의하여 일어나는 사지의 골절이 잘 기술되어 있다.

추락시 비교적 흔히 보는 골절로 종골(踵骨, calcaneus)골절을 들 수 있는데 일측 또는 양

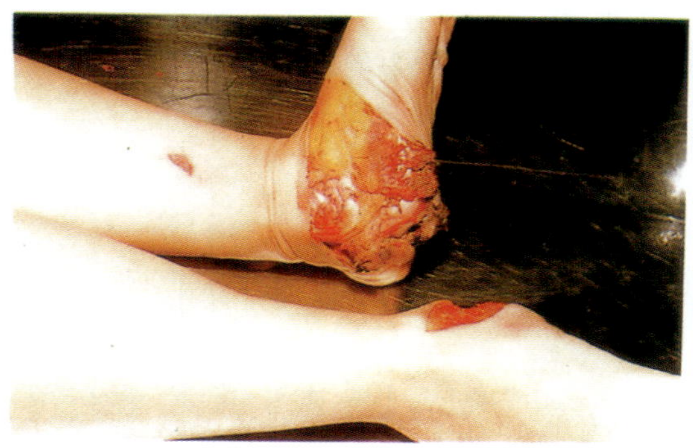

**그림 5-28.** 추락에서 보는 종골골절 및 발바닥의 좌열창

측의 발바닥이 지면에 충격됨으로써 일어난다(그림 5-28). 경골(脛骨)이 발바닥을 뚫고 나올 때도 있다. 그외 특징적인 골절로는 Colles 골절, 보행자에서 보는 Messerer 골절(그림 6-2, 3) 등을 들 수 있다.

# 제 6 장 교통기관손상(交通機關損傷)

현대사회는 교통기관의 발달로 생활에 편리함을 주는 대신 이로 인한 많은 희생자를 내고 있다. 유형은 거의 사고(事故)로서 교통기관이 발달한 나라에서는 사고사(事故死)의 으뜸을 차지한다. 교통기관으로는 자전거, 오토바이, 원동기부착기관(原動機附着機關), 자동차, 기차, 항공기, 선박 등을 들 수 있으나 자동차에 의한 손상이 거의 대부분이며 기차에 의한 손상에 대하여는 간단히 설명하기로 한다.

## I. 차손상(車損傷)

차손상은 둔기손상(鈍器損傷)의 일종이나 일반적으로 외력의 정도가 매우 강하며 신체의 여러 부위가 동시에 또는 연속적으로 손상되는 특징을 가진다. 보행자(步行者) 및 탑승자(搭乘者, 운전자와 동승자)로 나누어 설명하기로 한다.

### 1. 보행자(步行者)

보행자가 차량에 의하여 충격되면 다음과 같은 과정에 의하여 손상을 받는다. 즉 차체의 외부구조(外部構造)에 처음으로 충격되어 생긴 손상을 제1차 충격손상(第一次 衝擊損傷, primary impact injury)이라 하며, 제1차 충격후 신체가 차의 외부구조에 재차 부딪혀 생기는 손상을 제2차 충격손상(第二次 衝擊損傷, secondary impact injury)이라 한다. 제1차 또는 제2차 충격후 쓰러지거나 또는 공중에 떴다가 떨어지면서 지면이나 지상구조물에 부딪혀 생기는 손상을 전도손상(轉到損傷, turnover injury) 또는 제3차 충격손상(第三次 衝擊損傷, tertiary impact injury)이라고 하며 차량에 역과(轢過)되어 생기는 손상을 역과손상(轢過損傷, runover injury)이라 한다.

시체에서 이러한 모든 손상을 반드시 보는 것은 아니다. 예를 들어 차량의 측면에 부딪혀 쓰러졌다면 제2차 충격손상이 결여되며, 길에 누워있는 사람을 역과하였다면 역과손상만 보게 된다.

#### 가. 제1차 충격손상(第一次 衝擊損傷)

(1). 범퍼손상

범퍼(bumper)는 차종(車種)에 관계없이 차체의 최전방에 위치하므로 정면충돌시 인체에 가장 먼저 충격을 가하는데 이로 인한 손상을 범퍼손상(bumper injury)이라 한다(그림 6-1). 차종에 따라 다르기는 하나 성인에서는 대퇴부(大腿部), 하퇴부(下腿部) 등 하지(下肢)에 주로

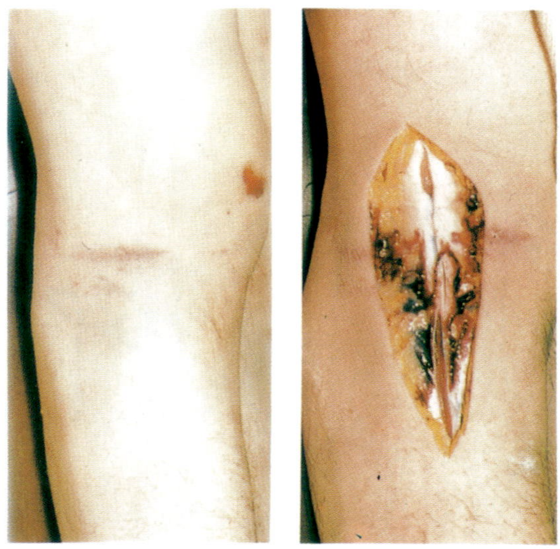

**그림 6-1.** bumper 손상(左: 절개전. 右: 절개후)

발생하며 어린이에서는 상반신(上半身), 때로는 경부(頸部)나 두부(頭部)에서 볼 때가 많다.

손상의 정도는 차량의 속도, 범퍼의 모양, 착의의 정도에 따른다. 특히 옷을 많이 입었을 때는 착의(着衣)에 의하여 충격이 흡수되기 때문에 외견상 손상을 보지 못하는 경우가 많다. 외표에서 손상이 없거나 경미하더라도 심부(深部)에는 손상이 있을 때가 많으므로 모든 보행자손상시에는 반드시 의심되는 부위를 절개하여 피부를 박리해 보아야 한다. 하지를 최대한 노출시키기 위하여 대퇴부 및 하퇴부 후면 전체를 종(縱)으로 절개한다. 범퍼손상이 없다는 것은 누워있었거나 차량의 측면에 충격되었다는 것을 의미한다. 제1차 충격손상 자체는 비록 경미하거나 사망의 원인이 되지 못한다 하더라도 이로 인한 편타손상(鞭打損傷)으로 사망할 수도 있다.

범퍼손상은 대체로 좌상(挫傷), 표피박탈(表皮剝脫), 좌열창(挫裂創), 박피손상(剝皮損傷), 심부근육내출혈(深部筋肉內出血), 심한 경우에는 골절(骨折)과 연조직의 광범한 파괴 등과 때로는 골절단(骨切斷)에 의한 천파창(穿破創) 등 다양한 소견을 보는데 이러한 소견을 통하여 다음과 같은 추정이 가능하다.

**차종(車種)** : 차량에 따라 범퍼의 높이 및 형태가 다르므로 범퍼손상의 성상과 위치는 차량의 종류를 추정하는 데 좋은 근거가 될 수 있다. 따라서 그 성상을 면밀히 관찰하고 발뒤꿈치로부터의 높이를 계측하여야 한다. 이때는 신발굽의 높이를 고려하여야 한다. 사진은 줄자를 대고 찍는 것이 좋다. 승용차의 경우 범퍼높이는 대개 지면으로부터 약 50 cm 정도이지만 운행중의 차는 전후단(前後端)이 항시 상하(上下)로 움직이므로 정지(停止)시 지상으로부터의 높이가 반드시 충돌시의 높이를 나타내는 것은 아니다. 즉 가속(加速)시에는 상방으로, 감속(減速)시는 하방으로 이동하며 급감속(急減速)시는 심지어 발목부를 충격할 수도 있다.

**속도(速度)** : 차량의 무게에 따라 큰 차이가 있으나 대체로 소형사륜차(小型四輪車)가 시속 40 km 이상으로 피해자의 전방 또는 측방을 충격하면 하지(下肢)에 골절(骨折)이 일어난다. 후방에서 충격하면 무릎관절이 구부러지고 비교적 두꺼운 근육층에 의하여 충격이 흡수되기 때문에 골절이 일어나기 위하여는 시속 70-80 km 이상을 필요로 한다.

**충격상황(衝擊狀況)** : 좌우측 하지(下肢)의 전면 또는 후면에 같은 높이의 손상이 형성되어 있으면 서있는 자세에서, 측면에 있으면 측면에서 충격하였다는 것을 의미한다. 전면, 측면 또는 후면의 높이가 서로 다르면 보행중이었다는 것을 의미하며 이때에는 대개 높은 쪽이 지면에 닿아 체중이 실린 다리가 된다.

**충격방향(衝擊方向)** : 외표에서 범퍼손상을 본다면 당연히 그 부위가 충격된 방향이다. 그러나 외표의 손상이 뚜렷하지 않고 하퇴골(下腿骨)의 골절만 볼 때는 신중히 해석하여야 한다. 경골(脛骨, tibia)이 가장 흔히 골절되며 비골(비骨) 및 대퇴골(大腿骨)에서도 본다. 특히 경골 및 대퇴골의 골절은 흔히 설상을 보이며(楔狀骨折, wedged-shaped fracture) 이러한 골절을 Messerer 골절이라고 한다(그림 6-2, 3).

항상 그렇지는 않지만 대개 설상(楔狀)의 저면(底面)이 충격부위이다. 그러나 항상 설상으로 골절되는 것은 아니므로 골절의 형상만으로 충격의 방향을 추정할 수 없는 경우도 흔하다. 골편(骨片) 또는 골절단(骨切斷)에 의한 천파창(穿破創)을 본다면 충격은 반대방향에서 가하여진 것이 된다.

### (2). 기 타

범퍼에 충격되는 것과 거의 동시에 또는 범퍼충격 없이 radiator grill, radiator guard, bonnet, 전조등(前照燈, front light) 및 fender 등에 의하여도 제1차 충격손상이 일어날 수 있다.

bonnet 및 fender에 의한 손상은 대퇴부 상단(大腿部 上端), 둔부(臀部) 등에 형성되는데 이러한 부위는 연조직(軟組織)이 풍부하여 충격

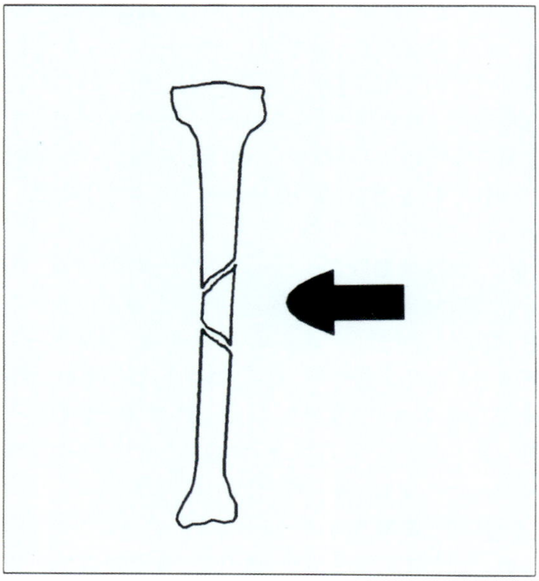

그림 6-2. Messerer 골절

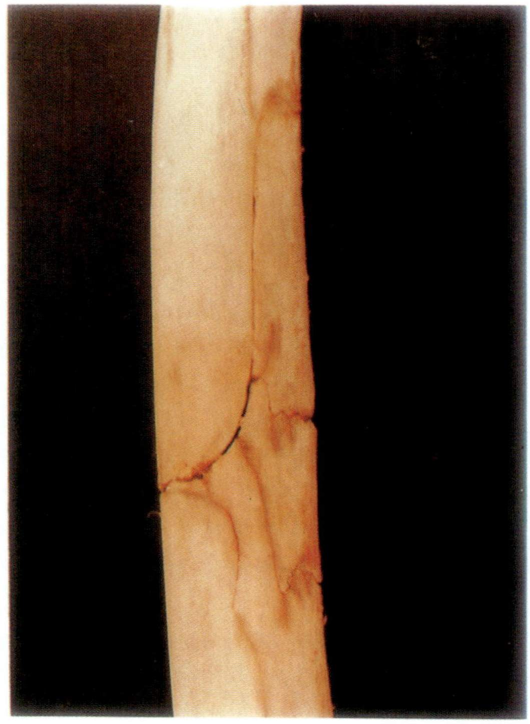

그림 6-3. Messerer 골절

이 잘 흡수되므로 외표손상은 없거나 경미한 표피박탈 또는 피하출혈을 보는 정도일 때가 많다. 그러나 때로는 절개(切開)를 가하여 보면 혈액과 좌멸된 지방조직(脂肪組織)을 함유하는 박피손상(剝皮損傷)을 보는 경우가 있다. 때로는 박피창(剝皮創)을 형성하며 창연이나 창강에 차량의 페인트가 묻거나 유리 파편이 남아있는 경우도 있다. 또한 하지골(下肢骨), 골반골(骨盤骨) 및 요추(腰椎)의 골절(骨折), 복강장기(腹腔臟器)의 파열 등을 보게 된다. 골반골에서는 충격된 둔부의 반대편에 있는 치골지(恥骨枝, pubic rami)와 같은 쪽의 장골(腸骨, ilium), 특히 천장관절(薦腸關節, sacroiliac joint)이 잘 골절된다.

## 나. 제2차 충격손상(第二次 衝擊損傷)

자동차의 제1차 충격부위는 대체로 성인의 무게중심보다 낮다. 따라서 충돌부위의 고저에 영향을 받기는 하나 시속 40~50 km 정도라면 보행자는 bonnet 위로 떠올려져 bonnet의 상면이나 전면 유리창 및 wiper 또는 후사경(後寫鏡) 등에 의하여 팔꿈치, 어깨와 두부를 비롯하여 흉부, 배부, 및 안면부에 손상이 형성된다. 표피박탈은 국소적인 것부터 광범한 것까지 다양하나 심부조직(深部組織)에는 거의 손상을 주지 않는 표재성(表在性)인 것이 특징이다.

차량의 속도가 시속 약 70 km 이상 되면 차체의 상방보다는 측방으로 뜬후 떨어지며 상방으로 뜨더라도 차량의 지붕이나 짐칸(trunk) 또는 차량 뒷쪽의 지면에 직접 떨어진다. 따라서 제2차 충격손상이 없을 수도 있다. 반면 시속 약 30 km 이하의 저속(低速)에서는 인체가 뜨기보다는 차량의 전면이나 측면으로 직접 전도되어 제2차 충격손상이 생기지 않는다(그림 6-4).

화물차나 버스와 같은 차종(車種)은 전면이 높고 수직이기 때문에 인체는 1차로 충격된 후 차량의 전면이나 측면으로 직접 전도되어

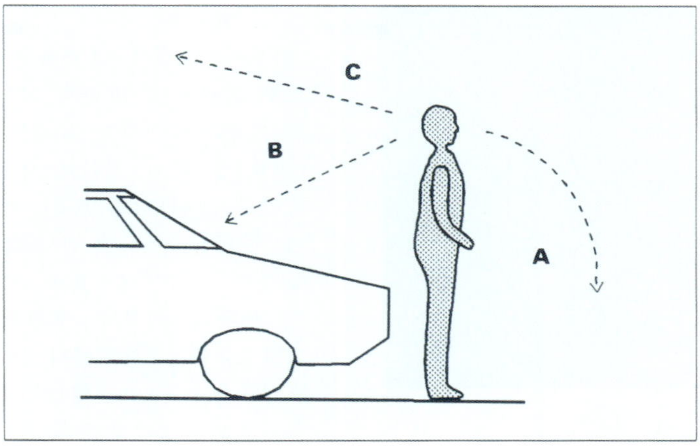


**그림 6-4.** 제1차 충격후 손상기전(A: 30 km/hr 이하. B: 30-70 km/hr. C: 70 km/hr 이상)

제2차 충격손상이 발생하지 않으며 역과되기 쉽다. 소형차량에 의한 경우라도 어린이는 무게중심의 상방을 최초로 충격받기 때문에 어른이 화물차에 충격된 것과 같은 기전으로 이해하면 될 것이다. 그러나 강하게 급제동(急制動)하였을 때는 소아라도 무게중심의 하방을 충격할 수도 있다.

## 다. 전도손상(轉倒損傷)

자동차에 충격된 후 지상에 직접 쓰러지거나 떴다가 떨어져 지면이나 지상구조물에 의하여 형성되는 손상으로 제3차 충격손상(第三次 衝擊損傷)이라고도 한다. 생존한 경우나 사망한 경우 거의 모든 보행자에서 본다. 특히 두부(頭部)가 잘 충격되어 두개골골절(頭蓋骨骨折)이나 뇌손상(腦損傷)이 일어나 사인(死因)이 된다. 둔부로 떨어지면 특히 노인에서 천장관절(薦腸關節, sacroiliac joint)이 잘 골절된다.

지면에 충격후 지면과 계속적으로 마찰되거나 또는 옷이 차체에 걸려 끌려가 손상이 일어날 수 있다. 사고를 효과적으로 재구성하기 위하여는 이러한 손상을 잘 인지하여야 한다. 먼 거리를 끌려가면 광범한 조직결손(組織缺損)이 일어날 수 있기는 하나 짧은 거리라면 원칙적으로 찰과력(擦過力)에 의하기 때문에 광범하더라도 대개 표재성(表在性)이고 피부와 피하조직에 특기할 만한 출혈이 동반되지 않는 전형적인 찰과상(擦過傷)이다. 반면 지면에 강하게 전도되면서 형성된 표피박탈은 심부조직에서 광범한 손상을 본다.

## 라. 역과손상(轢過損傷)

지상에 전도된 후 충격을 가한 차량이나 제2, 제3 차량에 의하여 역과될 수 있다. 역과손상은 바퀴와 차량의 하부구조에 의한다(그림 6-5). 바퀴에 의하여 역과되었을 때, 항상 그렇지는 않으나 매우 심각한 손상이 일어난다. 즉

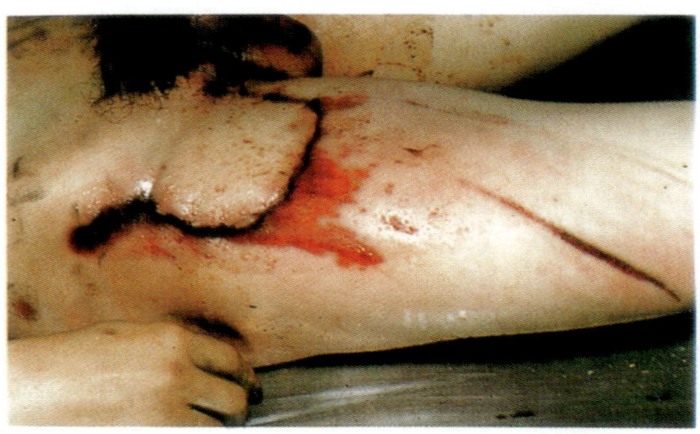

**그림 6-5.** 차량하부구조에 의한 좌열창

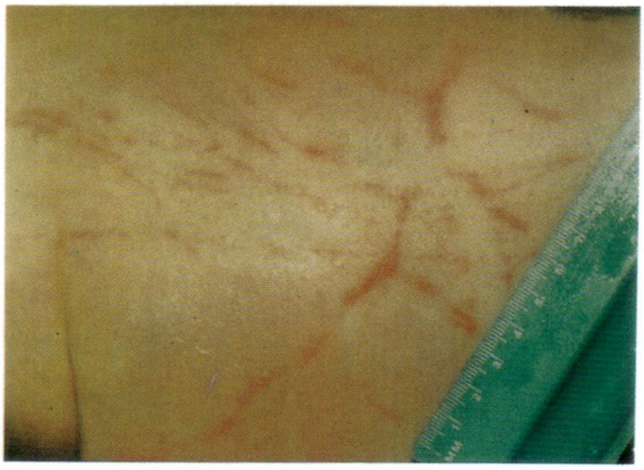

그림 6-6. 바퀴흔

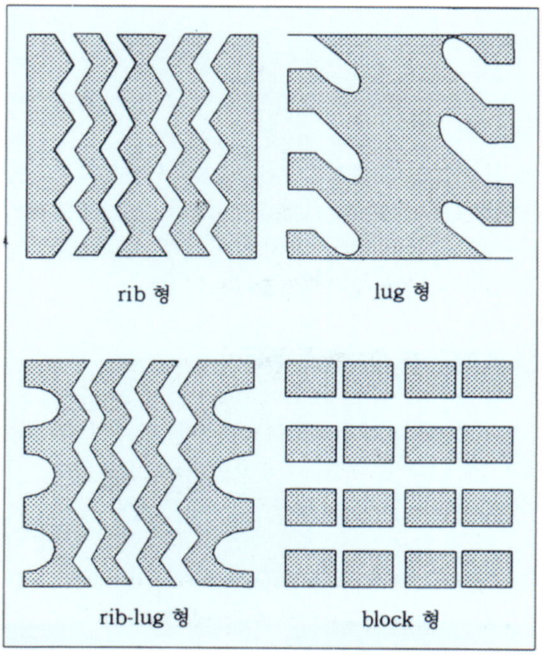


그림 6-7. 바퀴(타이어)의 모양(四方)

바퀴와 접촉된 부분에는 바퀴흔을, 그 하방의 골격(骨格) 또는 실질장기(實質臟器)는 차량의 무게에 의한 손상을, 지면에 닿아있는 반대편 피부에서는 지면과 마찰되어 생긴 손상을 본다. 어린이는 골격의 탄력성이 상당히 크기 때문에 골절이 일어나지 않을 수도 있다.

(1). 바퀴흔

바퀴가 인체를 역과하면 차의 중량이 국소적으로 작용하여 바퀴의 모양이 체표면에 피하출혈(皮下出血) 또는 표피박탈(表皮剝脫)로 인상(印象)될 때가 있는데 이를 바퀴痕(tire mark)이라고 한다(그림 6-6). 바퀴흔은 차량의 중량이 무거울수록 잘 생기며 가벼울 때에는 안 생기는 경우가 더 많다. 또한 체표면에서는 보지 못하나 의복에 형성될 수 있으므로 이에 대한 검토가 필요하다. 바퀴흔은 개시부(開始部)와 종지부(終止部)가 가장 심하며 개시부가 종지부보다 더 심하다.

바퀴의 모양은 기본적으로 lug형, rib형, block형 및 이상의 혼합형(rib-lug형) 등 4 형으로 대별된다(그림 6-7). 또한 같은 형이라도 사용하는 차량, 제조회사나 제조연도, 사용정도 등에 따라 그 형태가 각양각색이므로 바퀴흔은 차량을 식별하는데 큰 도움을 준다. 따라서 바퀴흔이 있으면 자를 대고 사진을 찍는 것은 물론 투명지(透明紙)를 대고 복사하여 두는 것이 좋다.

(2) 장기손상(臟器損傷) 및 골절(骨折)

역과시는 인체가 차량의 무게를 받는 바퀴와 지면 사이에서 압착(壓搾)되어 두개골파열 및 두부의 변형이나 평편화, 늑골의 골절 및 흉부장기의 파열, 복부장기의 파열 및 탈출, 사지골절과 같은 심각한 손상이 초래된다.

(3). 박피손상(剝皮損傷)

박피손상(avulsion)이란 사각(斜角)으로 작용하거나 회전(回轉)하는 둔력에 의하여 피부(皮膚)와 피하조직(皮下組織)이 하방의 근막(筋膜)과 박리되는 것을 말하며(그림 6-8) 개방성일 때는 박피창(剝皮創), 비개방성일 때는 박피상(剝皮傷)이라고도 한다.

이러한 손상은 자동차의 바퀴가 역과할 때 가장 흔히 일어난다. 사지, 특히 대퇴부(大腿部)에 잘 형성되며 두부(頭部)나 복부(腹部) 및 요부(腰部) 등을 역과할 때에도 본다(그림 6-

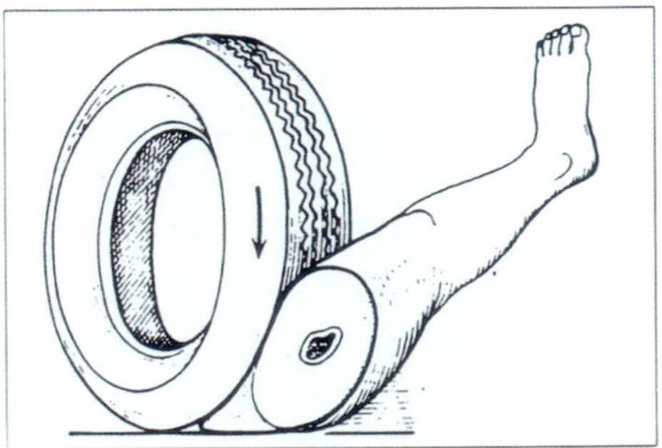

그림 6-8. 박피손상의 발생기전(Ponsold)

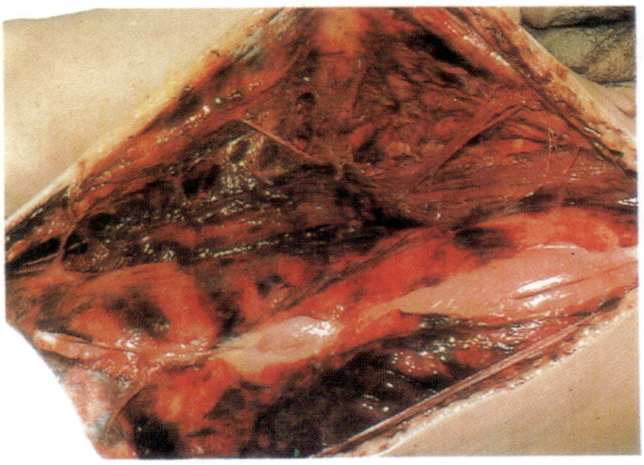

그림 6-9. 역과에 의한 하지의 박피손상(절개후)

9~11). 두부에서는 피부가 모상건막(帽狀腱膜)과 더불어 박리된다. 외표에서 바퀴흔을 보는 경우도 있으나 경미하거나 없을 수도 있다. 그러나 역과 외에 자동차에 의한 직접적인 충격이나 추락시에도 보므로 역과의 진단적 소견은 되지 못한다.

이개(耳介) : 이개부를 역과하면 이개는 바퀴의 회전력(回轉力)에 의하여 잡아당겨지므로 열창(裂創)이 형성된다. 후방에서 전방으로 진행할 때는 이개의 전면(前面)에, 그 반대방향일 때는 후면(後面)에 열창이 일어난다.

### (4). 신전손상(伸展損傷)

역과와 같은 거대한 외력이 작용하면 외력이 작용한 부위에서 떨어진 피부가 신전력(伸展力)에 의하여 피부할선(皮膚割線)을 따라 찢어

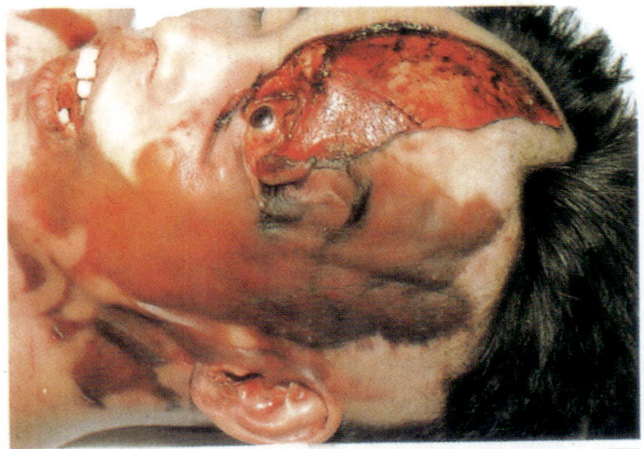

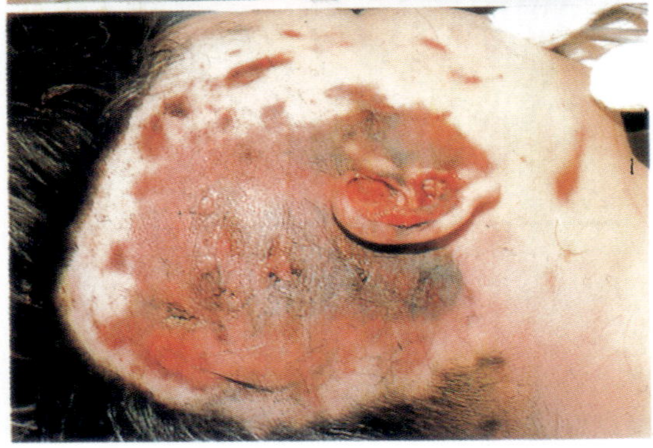

그림 6-10. 역과에 의한 두부의 박피창(上)과 반대편 부위의 손상

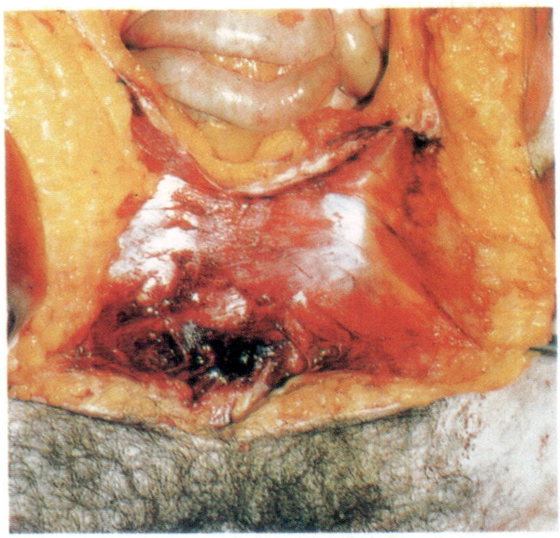

그림 6-11. 복부의 박피손상

지는데 이를 신전손상이라 한다(그림 6-12).

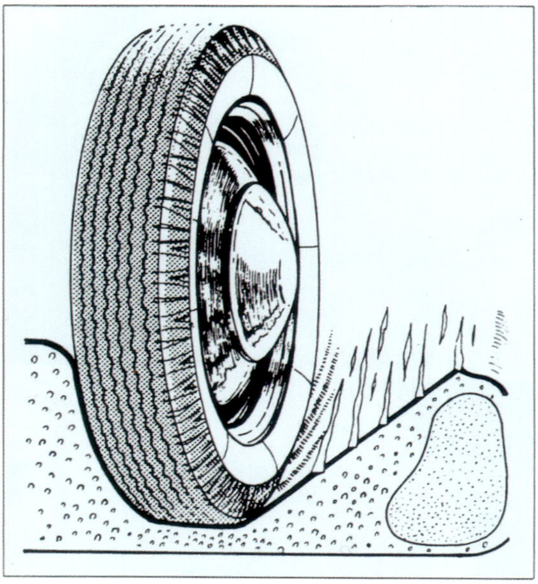

그림 6-12. 신전손상의 발생기전(石山)

신전손상은 대개 얕고 짧으며 서로 평행한 표피열창(表皮裂創)이 무리를 이루어 나타나나(龜裂創, small parallel tears)(그림 6-13), 외력이 더욱 거대하면 열창(裂創)의 형태로 나타난다(伸展創).

두부, 안면부 및 흉부를 역과하였을 때는 주로 전경부 및 겨드랑이에, 복부와 대퇴부를 역과하였을 때는 사타구니, 하복부(下腹部), 드물게는 슬와부(膝窩部)에 형성되며 다른 부위에서는 거의 보지 못한다.

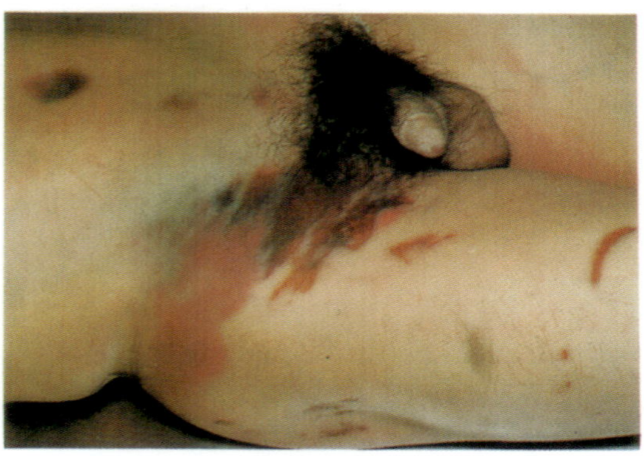

그림 6-13. 역과에서 보는 신전손상

신전손상은 역과에서 가장 많이 보나 차가 둔부쪽을 강하게 충격하면 반대편의 피부가 과신전(過伸展)되어 하복부 또는 사타구니에 생기는 경우도 드물지 않으며 속력이 더욱 빠르면 열창이 생길 수도 있다. 따라서 충격에 의한 것인지 또는 역과에 의한 것인지는 옷이나 인체에서 바퀴흔의 유무를 관찰하여 판별한다. 차 이외에도 무거운 물체에 압착(壓搾)되던지 또는 추락(墜落)에서도 볼 수 있다(그림 6-14).

## 2. 탑승자(搭乘者)

탑승하고 있는 차량이 움직이는 다른 차량 또는 고정된 물체와 충돌하거나 급제동(急制動)하면 탑승자(occupants)는 차내구조물(車內構造物)에 의하여 손상을 받는다(그림 6-15). 보행자손상이 대체로 일정한 경향을 보이는데 반하여 안전띠를 매지않은 탑승자가 고정되어 있지 않은 상태에서 강력한 충격을 받으면 밀폐된 공간내에서 어떠한 방향으로도 움직일 수 있기 때문에 손상은 매우 다양하게 나타난다. 더우기 차량 밖으로 이탈(離脫)되거나 차량이 전복(顚覆)되면 그 양상은 더욱 복잡해진다. 그러나 이러한 다양성에도 불구하고 손상을 면밀히 분석하면 충격의 방향을 비롯하여 충격시 탑승자의 위치 등 차사고의 재구성에 중요한 정보를 얻을 수 있다.

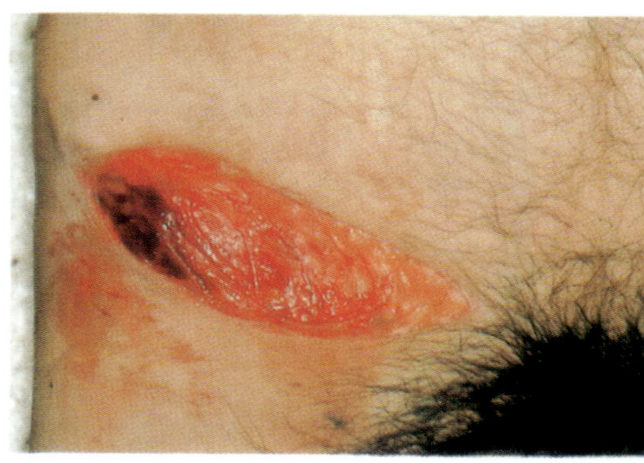

그림 6-14. 추락에 의한 신전창(若杉)

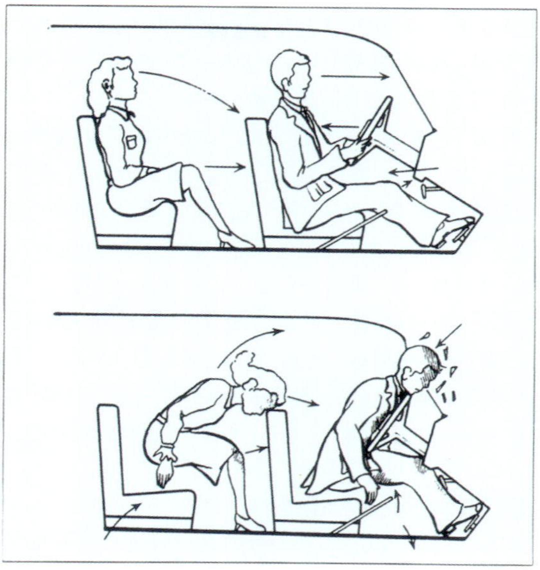

그림 6-15. 탑승자손상의 발생기전(Simpson)

① 운전대(運轉臺)에 의한 손상

운전자에 형성되는 손상은 주로 운전대(steering wheel과 steering column)에 의하여 전흉부 및 복부에, 그리고 계기반(計器盤, dashboard)에 의하여 하지에 처음으로 형성되며 이를 제1차 충격손상이라고도 한다(그림 6-16). 운전대에 의한 손상은 통상 외표에서 특기할 만한 소견을 보지 못하며, 운전륜(運轉輪, steering wheel)의 일부의 형태가 외표에 남는 경우도 극히 드물지만 내부에서는 흉골, 늑골의 골절 유무와 관계 없이 심, 간, 대동맥, 비, 신, 십이지장, 때로는 인후부(咽喉部)에서 좌상으로부터 파열에 이르는 다양한 손상을 보며 때로는 양측 늑골의 연속적인 다발성 골절(多發性 骨折)로 흉곽동요(胸廓動搖, flail chest)가 일어날 수 있다.

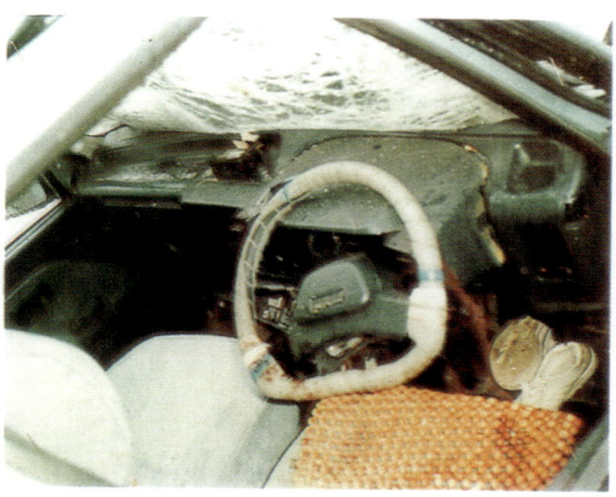

그림 6-16. 제1차 충격을 가한 운전륜의 변형

심장은 우심방의 후벽, 간(肝)은 좌엽의 상연, 비(脾)는 내측의 상연, 폐(肺)는 상하엽의 내면, 즉 폐문부(肺門部)에서 잘 파열된다. 흔하지는 않지만 늑막(肋膜)의 표면과 연결되지 않고 폐실질(肺實質)이 파열되는 경우도 있다. 충격흡수운전대(衝擊吸收運轉臺, energy absorbing steering column)가 개발되면서 흉부손상은 빈도나 정도가 현저하게 떨어졌으나 반면 정면충돌(正面衝突)시 전면유리창에 의한 안면부 열창과 안면골골절이 많이 생긴다. 운전자가 충돌을 예견하고 온힘으로 운전대를 잡으면 손목이나 전박부에 골절이 일어날 수 있다.

② 계기반(計器盤)에 의한 손상

계기반에 의한 손상은 충격속도, 계기반의 모양과 견고성(堅固性)에 따른다. 외표에서는 주로 무릎에서 좌상, 표피박탈과 같은 경미한 손상을 흔히 보며 때로는 열창도 보나 손상이 없을 수도 있다. 드물기는 하나 슬개골의 충격에 의하여 대퇴골 하단에서 과상돌기(과狀突起, condyle)의 이개(離開)를 동반하는 특징적인 설상(楔狀)의 골절이 일어날 수도 있다. 때로는 무릎에 가하여진 충격으로 대퇴골두(大腿骨頭)가 탈구될 수도 있다. 앞좌석 탑승자의 무릎에서 이러한 손상을 보면 이는 정면충돌(正面衝突)이라는 것을 의미한다. 또한 정강이에 표피박탈이나 좌열창을 일으키는 경우도 있으며 경골(脛骨) 및 비골(비骨)의 골절을 보기도 한다.

③ 전면유리창(前面琉璃窓)에 의한 손상

주로 급감속(急減速)시 전면유리창(windshield)에 부딪혀 두피열창, 두개골골절 등 두부(頭部) 및 안면부 손상(顏面部 損傷)과 경추골절 등 경부손상(頸部損傷)을 초래하며 때로는 이것이 치명적일 수 있다(그림 6-17). 실험에 의하면 정면충돌시 앞좌석에 안전띠를 착용하지 않은 탑승자는 전방으로 쏠리면서 계기반에 무릎을 부딪히는데 이것이 하체가 전방으로 이동하는 것을 방해하여 몸이 뜨게 된다(그림 6-15). 실내의 후사경(後寫鏡) 혹은 빛가리개에 의한 손상도 본다.

④ 안전띠에 의한 손상

안전띠는 탑승자를 좌석에 고정시켜 치명적인 손상, 특히 탑승자에서 가장 큰 사망의 원인이 되는 차외이탈(車外離脫)을 비롯하여 운전대, 계기반 및 전면유리창 등 차내구조물에 의한 손상을 예방하므로 중요성은 아무리 강조하여도 지나치지 않다. 반면 드물기는 하지만 안전띠에 의하여 다양한 손상이 일어나며 심지어 치명적인 경우도 있다(seat belt syndrome).

2점식(二點式, lap belt)은 하복부(下腹部)에 표피박탈 및 좌상을 일으키는 외에도 상체를 효과적으로 고정시키지 못하기 때문에 간, 췌, 비, 방광 등의 복부장기가 띠와 척추 사이에 끼어 파열될 수 있다. 또한 골반(骨盤) 및 요추(腰椎, 대개 2, 3 번으로 주로 횡골절)에 골절을 일으킬 수도 있다. 같은 기전에 의하여 장간막(腸間膜)의 부착부가 찢어질 수 있으며

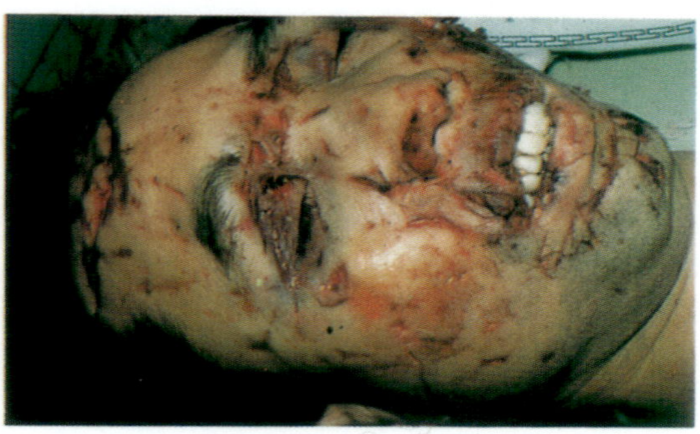

그림 6-17. 전면유리창에 의한 안면부손상

갑작스런 복압의 증가와 장벽의 과신전으로 인하여 장관(腸管)이 파열될 수 있다. 경부손상도 2점식에서 더 흔하게 본다.

3점식(三點式, diagonal over-the-shoulder strap)은 주로 흉부좌상, 쇄골 및 늑골의 골절, 상행대동맥 및 간의 파열과 관계된다. 척추 및 흉골 골절과 복강내 및 골반강내 장기의 파열도 초래할 수 있다. 또한 경동맥의 내벽이 단열되어 혈전(血栓)을 형성하거나 부분적으로 또는 완전히 절단될 수도 있다. 이러한 손상은 운전자(運轉者)에서는 경부(頸部)의 좌측(左側)에서, 동승자(同乘者)에서는 우측(右側)에서 본다.

⑤ 편타손상(鞭打損傷)

편타손상(whiplash injury)은 원래 가죽채찍으로 때릴 때 채찍이 흔들리는 것과 같은 모양으로 경부가 흔들려 생기는 손상이라는 뜻이다. 이러한 손상은 인체가 갑작스럽게 가속(加速)이나 감속(減速)되면 관성의 법칙에 의하여 두부는 과도하게 전후(前後)로 움직이며 이에 따라 경부도 전후로 과신전(過伸展) 및 과굴곡(過屈曲)되어 손상이 일어난다. 법의학적으로는 이와 비슷한 기전에 의하여 일어나는 모든 경부손상을 편타손상이라 하며 경추(頸椎)의 탈구(脫臼), 골절(骨折) 및 경수손상(頸髓損傷)과 주변 연조직의 손상을 포함한다. 주로 경추 제6 및 제7번 높이가 손상을 받으며 심하면 경수(頸髓)가 단열되는 경우도 있다(그림 6-18). 때로는 환추후두관절(環椎後頭關節)의 탈구(脫臼)도 본다.

탑승자에서는 차체가 전방 또는 후방에서 충돌될 때와 같이 급감속 또는 급가속됨으로써 일어난다. 차량에 머리받침(headrest)을 장착하고 있는 이유가 바로 이 편타손상을 방지하는데 있다. 보행자에서는 주로 후방에서 제1차 충격시 같은 기전에 의하여 발생하기도 하며 유일한 손상으로 사인(死因)이 될 수 있다. 이는 손상 자체는 경미하나 뇌간부(腦幹部) 또는 상부경추(上部頸椎)에 발생한다는데 큰 의미가 있다.

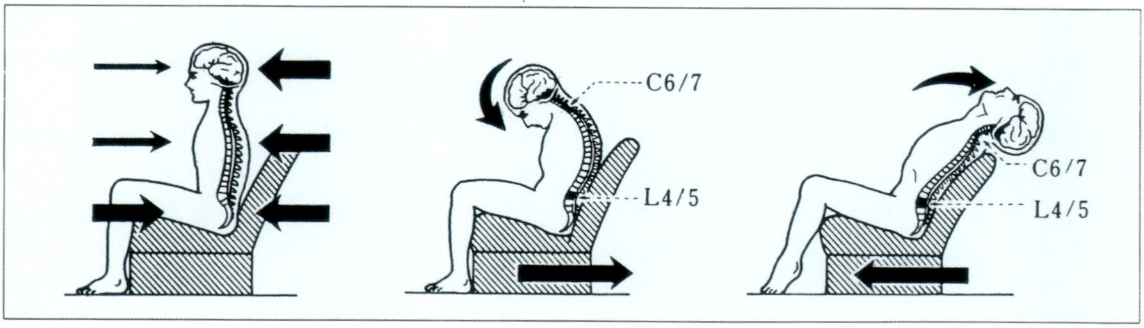


(C : 경추, L : 요추)

**그림 6-18.** 편타손상의 발생기전(石山)

⑥ 기 타

정면충돌(正面衝突)시 운전자의 발이나 발목이 감속페달이나 클러치페달에 꼬여 골절을 동반하는 손상이 일어날 수 있다. 또한 갑자기 감속페달을 밟으면 힘이 대퇴골(大腿骨) 및 골반골(骨盤骨)에 전달되어 골절이 일어날 수 있다.

**전도손상(轉到損傷) 및 역과손상(轢過損傷)** : 전면유리창을 통하여 또는 문이 열리거나 파괴되면 차외(車外)로 이탈(離脫)되면서 지면, 노상의 구조물, 가로수 또는 다른 차량에 의하여 다양한 손상이 형성되며 진행하는 다른 차량에 의하여 역과될 수도 있다.

**전복손상(顚覆損傷)** : 차량이 전복되면 그에 따른 복잡한 손상이 일어나며 화재(火災)가 발생해 화상(火傷)을 입거나 유독가스를 흡입할 수도 있다.

**동승자(同乘者)의 손상** : 차량의 조수석, 즉 앞자리에 탑승한 경우는 운전대에 의한 손상을 제외하고 운전자의 손상과 비슷하다. 승용차의 뒷자리에 탑승한 경우는 비교적 경미한 손상에 그치며 대체로 안면부, 두부, 무릎이 앞좌석의 뒷부분, 차량의 옆면이나 천정에 부딪혀 일어난다. 기타 대형차량에 앉아있거나 서있는 경우는 매우 다양한 기전에 의한 손상이 일어난다.

## II. 차사고(車事故)의 조사(調査) 및 재구성(再構成)

### 1. 차사고의 조사

차사고로 손상을 받거나 사망하면 이에 합당한 치료비, 위자료, 장례비는 물론 피해자와 가족에 대한 위자료, 휴업, 후유증 또는 사망으로 인하여 잃어버린 손실에 이르기까지 적절한 배상(賠償)이 이루어짐으로써 마무리된다. 이러한 배상은 차사고에 관여되는 모든 당사자, 즉 가해자와 피해자를 비롯하여 국가나 기타의 관리자, 자동차 생산자, 정비자, 치료의사가 각자의 과오를 공평히 부담하여 당사자들끼리 또는 보험회사와의 합의나 법의 결정으로 이루어진다. 이렇게 손해를 둘러싼 분쟁을 법적으로 공정히 해결하는데 있어서 생물학적(生物學的), 물리학적(物理學的), 화학적(化學的) 및 이공학적(理工學的) 지식과 해석이 직접적 또는 간접적으로 중요한 역할을 하고 있으며 의학적인 지식과 경험이 필수적인 바 모든 사고와 더불어 차사고를 다루는데 있어 법의의사의 역할은 중차대하다 할 수 있다. 또한 임상의사도 차사고는 법적인 분쟁의 소지가 있다는 것을 감안하여 법의학적 해석과 판단을 게을리 하여서는 않된다.

#### 가. 사고경위 및 현장조사

해부에 앞서 담당수사관으로부터 자세한 사건경위와 현장상황에 대하여 설명을 들어 충분히 이해한 후 해부에 임할 것이며 필요할 때는 해부 전 또는 후에 현장을 조사하여야 한다. 현장을 조사하면 손상과 발생상황을 이해하는데 큰 도움이 된다. 이때에는 1) 도로의 조건, 조명의 정도, 신호기기의 작동상태, 2) 특히 뺑소니 사건에서는 현장에 유류된 페인트, 유리 및 플라스틱 파편, 차량의 부품, 바퀴흔, 슬립흔(스키드마크 등), 떨어진 적재물, 토사, 유류, 족적, 모발, 혈흔, 조직 등을 관찰, 조사, 채취하여야 한다.

## 나. 인체검사(人體檢査)

손상 이외에 사고의 원인(原因)이 되거나 유인(誘因)이 될 수 있는 질병, 특히 급사(急死)할 수 있거나 운전(運轉) 및 보행(步行)에 급격한 지장을 초래할 수 있는 질병이 있는지 살펴야 한다. 즉 운전자가 운행중 간질발작(癎疾發作) 등으로 운전능력이 저하되거나 심장질환 등으로 급사하여 운전능력을 상실한 상태가 아닌가를 판단하여야 한다. 한 조사에 의하면 충돌로 인한 모든 운전자 사망의 19 % 가 질병에 의한 것이며 그 대부분이 심장질환(心臟疾患)이라고 한다.

또한 운전자가 주정(酒精)이나 약물(藥物)의 영향하에 있다면 운전능력이 저하되어 사고의 위험성이 높아진다. 운전자의 음주는 비단 우리나라뿐만 아니라 세계 각국의 공통된 실정이며 특히 구미 제국에서는 여러 종류의 향정신성 의약품(向精神性 醫藥品)을 운전자들이 사용하고 있으며 근래에는 마약(痲藥)도 한몫을 하고 있다. 우리나라에서도 그 가능성을 배제할 수 없다.

한편 보행자에서도 술을 마시거나 약물을 복용하였을 가능성이 있으므로 이에 대한 검토는 필수적이라 하겠다. 보행자에 있어서도 술은 차사고의 중요한 인자(因子)의 하나이다. 참고로 의사가 약물을 처방할 때 운전에 지장을 줄 수 있다고 판단된다면 반드시 이를 환자나 그 보호자에게 경고하여야만 한다. 만약 이를 게을리 한다면 의료과오가 될 수 있다.

그외 차에 충격되면서 차로부터 떨어진 유리파편, 페인트조각 등이 인체, 특히 손상부에 부착될 수 있으므로 이러한 물질을 찾도록 노력하여야 하며 발견하였을 때는 가해차량을 확정하는데 큰 도움이 된다. 또한 전도(轉到)되면서 지면의 흙이나 타르 등의 이물(異物)이 부착되어 있으면 사고상황을 이해하는 데 도움을 줄 수 있다.

## 다. 의류검사(衣類檢査)

법의학에서 의류(衣類)는 제2의 피부라할 만큼 중요한 의의를 가지며 차사고에서는 더욱 그러하다. 특히 뺑소니사고에서 보행자의 의류는 해부전에 철저히 검사하여야 한다.

의류에서 차량에 의한 충격흔(衝擊痕)이나 바퀴흔을 발견하면 가해차량의 종류를 판별하는데 도움을 준다(그림 6-19). 파손의 여부 및 정도도 검토하여야 한다. 이물(異物)이 부착되었을 때는 인체(人體)에서와 같은 가치를 지닌다. 의류을 검사할 때는 깨끗한 백지(白紙)위에서 시행하여 페인트나 유리의 작은 파편이 유실(遺失)되지 않도록 주의하여야 한다.

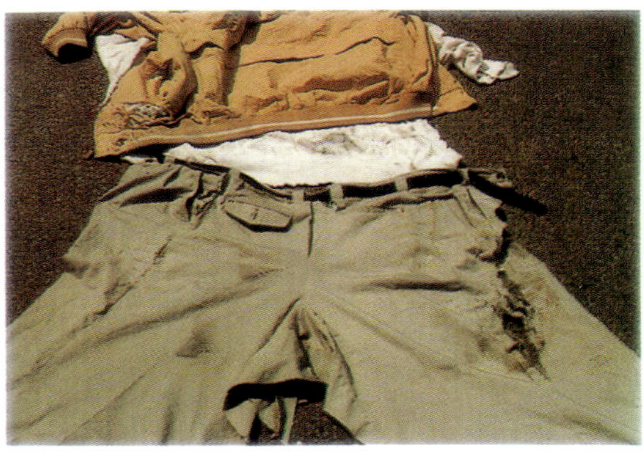

**그림 6-19.** 의류검사(좌측에서 역과에 의한 파열을 본다.)

### 라. 차량검사(車輛檢査)

차량은 같은 차종(車種)이라 하더라도 특수한 형태를 가질 때가 많으므로 해부 당시는 불확실하거나 전혀 이해할 수 없었던 손상의 기전이나 현상을 차량검사를 통하여 설명할 수 있는 경우가 있다. 차량에서 물체와 충돌된 흔적을 찾아 현장의 상황 및 인체의 손상과 비교 검토한다(그림 6-20). 또한 인상(印象)된 피해자의 섬유흔(纖維痕)이나 섬유조각을 찾는다.

차량의 전면(前面) 및 하면(下面)과 바퀴 등에는 인체로부터 떨어진 혈액, 모발 및 조직편 등이 부착되어 있을 수 있으므로 세밀히 검토하여야 한다. 역과(轢過)하였을 때는 바퀴의 모양 및 규격과 차체 하부의 구조를 인체나 의류에 형성된 바퀴흔 및 손상과 비교 검토한다. 또한 사고의 원인(原因)이나 유인(誘因)이 될 수 있는 차량의 각종 장치의 결함 여부 및 정비상태를 검토한다.

## 2. 차사고의 재구성

사고의 경위, 현장조사, 인체, 의류 및 차량의 검사를 완료하면 쉽지는 않으나 사고를 재구성하고 이에 따른 각종 사항을 해석하여야 한다. 특히 법의의사로서는 다음 사항을 염두에 두어야 할 것이다.

### 가. 상황과 손상의 일치 여부

손상은 사고상황(事故狀況)을 이해하는 데 필수적이긴 하나 사고상황과 적합하지 않은 손상을 보면 또다른 가능한 상황에 대하여 검토하여야 한다. 즉 사고 이전에 이미 손상을 받지 않았는지 또는 여러 차량에 의한 손상이 아닌지를 검토하여야 한다. 때로는 살해(殺害) 후 차사고를 위장(僞裝)하거나 또는 차사고로 인하여 이미 사망하였거나 사망상태에 이른 사람을 노상(路上)에 방치(放置)하는 경우도 있으므로 주의를 요한다.

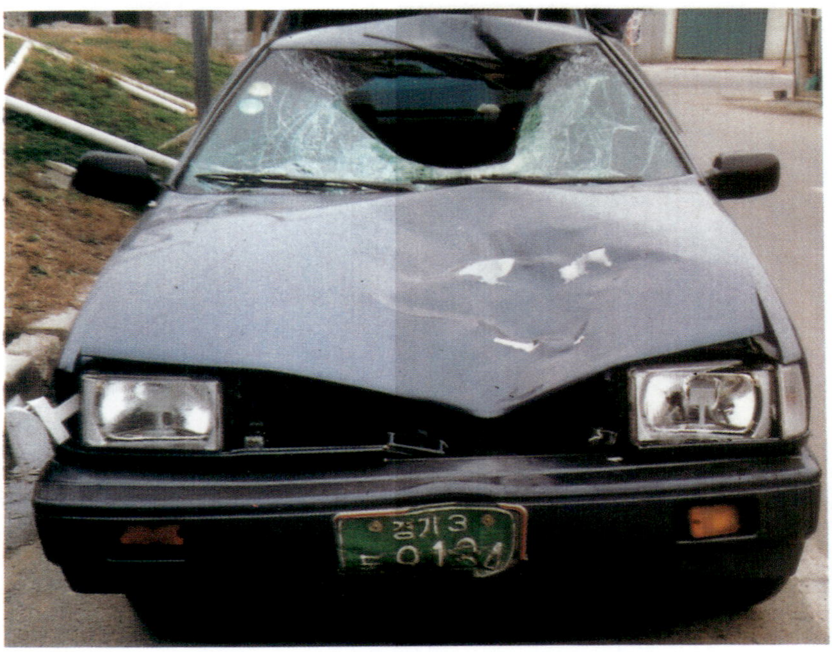

**그림 6-20.** 정상도심주행속도에 의한 교통사고시 발생된 차량파손의 형상

## 나. 운전자 및 동승자의 감별

운전자와 동승자를 감별하는 것은 형사적(刑事的)이나 민사적(民事的)으로 매우 중요한 의미를 가진다. 특히 동승자가 사망하거나 손상으로 인하여 혼수상태(昏睡狀態)에 빠져있으면 실제로 운전한 사람이 동승자를 운전자로 주장하는 경우가 많다. 이때는 손상의 성상 및 분포와 더불어 특정 부위에 손상이 없다는 것도 중요한 의미를 갖는다. 사망한 예에서는 거의 대부분 혈액(血液), 모발(毛髮), 조직(組織) 또는 섬유(纖維)가 차내에 부착된다. 또한 운전자의 신발바닥에 가속(加速) 또는 감속(減速) 페달의 무늬가 인상(印象)되거거나 반대로 페달에 신발바닥의 무늬가 형성된 것을 볼 수 있다. 때로는 운전륜 등에서 지문(指紋)을 채취할 수도 있다.

## 다. 뺑소니차량의 추정 및 용의차량의 확정

믿을 만한 목격자가 없을 때 사고차량(事故車輛)을 추정하거나 특정하는 것은 사고현장(事故現場)과 용의차량(容疑車輛)에서 얻어진 증거를 기초로 하여야만 한다. 인체에서 유래된 혈액, 조직, 모발과 옷에서 유래된 섬유는 희생자에서 차로, 페인트조각, 유리파편 등은 차에서 다른 차 또는 희생자로 옮겨진다. 또한

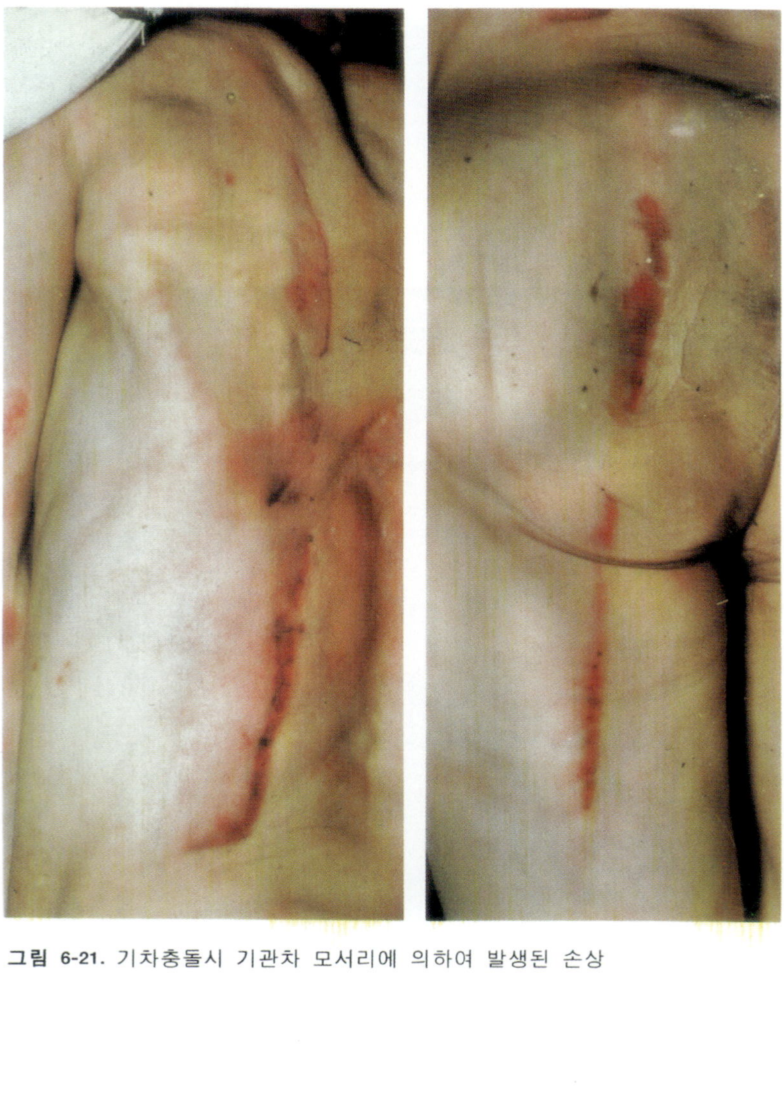

**그림 6-21.** 기차충돌시 기관차 모서리에 의하여 발생된 손상

인체나 옷에 인상(印象)된 특징적인 손상이나 형태를 용의차량과 비교한다.

차량에서도 희생자의 손상에 합당한 손상을 본다. 희생자가 어린이이거나 차량이 느린 속도로 움직였을 때는 차량에서 손상을 보지 못할 수도 있다.

# III. 기차손상(汽車損傷)

## 1. 발생기전

기차가 주행할 때의 운동에너지는 자동차와 비교하지 못할 정도로 크다. 또한 외부는 물론 바퀴와 철로(鐵路)가 모두 견고한 철제(鐵製)이고 다수의 차량(車輛)이 연결되어 있는 등의 특징을 지닌다. 따라서 기차손상은 차손상보다 더욱 광범하고 심하다.

## 2. 시체소견

### 가. 충격손상(衝擊損傷)

차량의 전면부 또는 모서리에 충격되어 사망할 수 있다. 이때는 외표(外表)에는 경미한 손상뿐이나 내부에 심대(深大)한 손상을 초래할 수 있다(그림 6-21).

### 나. 역과손상(轢過損傷)

인체가 기차에 의하여 역과되면 무거운 기차의 하중이 바퀴와 철로에 국소적으로 작용하기 때문에 쉽게 역단(轢斷)된다(그림6-22). 이때 옷은 단열되지 않을 수 있다. 역단시에는 역단부가 매우 강한 압박을 받으며 또한 거의 즉시 사망하기 때문에 출혈이 극히 경미하거나 없을 수도 있다. 즉사하면 급사(急死)와 같은 기전에 의해 안검결막(眼瞼結膜)에서 일혈점(溢血點)을 볼 때가 있으므로 질식사(窒息死)후 기차사고를 위장(僞裝)한 것과 신중히 감별하여야 한다.

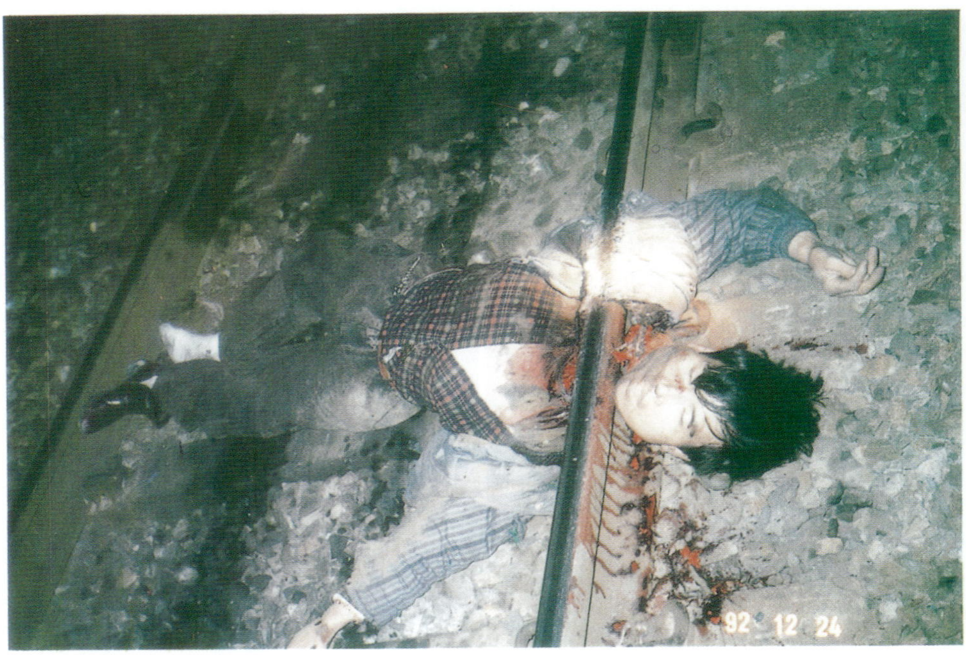


**그림 6-22.** 역 단

# 제 7 장 질식사(窒息死)

## I. 서 론

### 1. 정 의

일반적 정의 : 생명을 유지하기 위하여는 지속적인 호흡(呼吸, respiration)이 필요하다. 호흡이란 공기중의 산소(酸素, O2)를 호흡기로 섭취하여 세포에 공급하고, 세포에서 생긴 이산화탄소(二酸化炭素, CO2)를 호흡기를 통하여 외계로 배출하는 일련의 과정을 말한다. 즉 1) 공기중의 산소를 폐내로 흡입하고, 2) 흡입된 산소를 폐포벽(肺胞壁)내의 혈중으로 섭취하며, 3) 섭취된 산소를 혈류를 통하여 세포에 운반하고, 4) 운반된 산소는 혈액과 세포 사이에서 교환이 일어난다. 이산화탄소는 이의 역순으로 배출된다. 1)을 외호흡(外呼吸), 2)-4)를 내호흡(內呼吸)이라고 한다.

어떤 원인으로 외호흡이나 내호흡이 원활하게 이루어지지 않아 세포가 이용할 수 있는 산소량이 현저히 감소되면 세포내 산소분압(酸素分壓, PO2)이 매우 낮아진다. 이를 저산소증(低酸素症, hypoxia) 또는 산소결핍증(酸素缺乏症)이라 하며 산소분압이 극도로 저하된 경우는 무산소증(無酸素症, anoxia)이라고도 한다. 저(무)산소증에 빠지면 세포내에 이산화탄소가 축적되며 이를 탄산과잉증(炭酸過剩症, hypercapnea)이라 한다.

질식(窒息, asphyxia)이란 생체가 이러한 상태하에서 기능하기 때문에 일어나는 장애를 말하며 그 원인에 따라 외질식(外窒息)과 내질식(內窒息)으로 나눈다.

법의학적 정의 : 넓은 의미의 질식은 외질식과 내질식을 모두 포함하기 때문에 모든 죽음은 질식사(窒息死)가 된다. 그러나 법의학에서는 외질식에 의한 사망만 질식사(death due to asphyxia)라고 하며 내질식으로 인한 사망은 질식사라고 하지 않는다. 외질식중 특히 기계적 외인(機械的 外因)에 의한 것이 중요하며 이를 기계적 질식사(機械的 窒息死, death due to mechanical asphyxia)라고도 한다.

따라서 질식사에는 의사(縊死), 교사(絞死) 및 액사(扼死) 등 경부압박질식사(頸部壓迫窒息死), 비구폐색성 질식사(鼻口閉塞性 窒息死), 기도폐쇄성 질식사(氣道閉塞性 窒息死) 및 압착성 질식사(壓搾性 窒息死)가 포함되며(그림 7-1) 대기중 산소결핍(酸素缺乏)에 의한 질식사도 같이 설명하기로 한다. 익사(溺死)는 사망경과가 전형적인 기계적 질식사와는 다르므로 따로 기술하기로 한다.

### 2. 경과(經過) 및 증상(症狀)

질식에 의한 증상은 저(무)산소증에 의한 마비작용(痲痺作用)과 탄산과잉증에 의한 자극작용(刺戟作用)이 주로 중추신경계에 작용함으로써 발현된다. 전형적인 급성 질식은 사망에 이르기까지 발현순서에 따라 다음과 같이 4기로 나누며 전경과는 5~8분 정도 걸린다.

#### 가. 무증상기(無症狀期)

외호흡이 완전히 차단되어도 어느 정도의 기간에는 질식의 증상이 나타나지 않는다. 이 기간 동안을 무증상기 또는 전구기(前驅期)라 한다. 보통 1~1.5분 정도이나 개인차가 있으며 훈련을 통하여 심폐기능(心肺機能)이 발달된 사람은 길어진다.

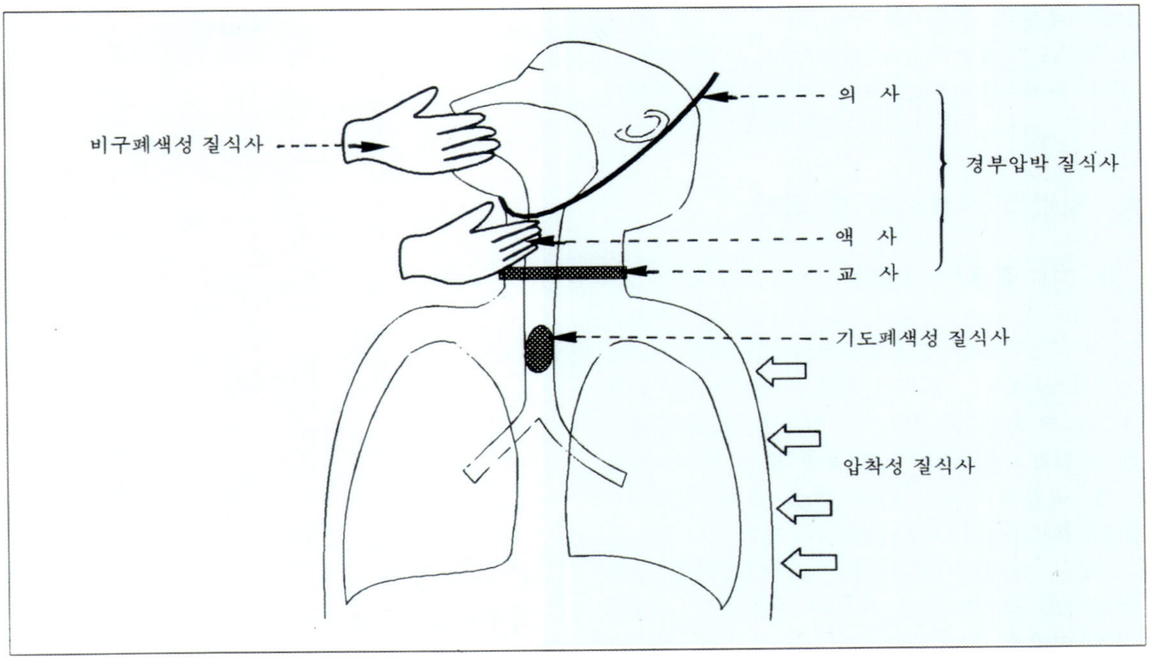


**그림 7-1.** 질식사의 분류(四方)

## 나. 호흡곤란기(呼吸困難期) 및 경련기(痙攣期)

(1). 흡기성 호흡곤란기(吸氣性 呼吸困難期)

호흡을 하지 못하는 상태가 지속되면 저산소증과 탄산과잉증이 나타난다. 먼저 탄산과잉증에 의하여 호흡중추(呼吸中樞)가 자극을 받아 호흡은 깊고 빨라져 흡기성 호흡곤란이 일어난다. 이 기간은 1~1.5 분 정도이다. 한편 호흡은 하지만 공기중에 산소가 결핍된 상태라면 저산소증에 빠질뿐 탄산과잉증은 일어나지 않기 때문에 호흡곤란의 정도는 경하다.

(2). 호기성 호흡곤란기(呼氣性 呼吸困難期) 내지 경련기(痙攣期)

흡기성 호흡곤란에 이어 저산소증으로 인한 호흡근(呼吸筋), 특히 내늑간근(內肋間筋, internal intercostal muscle)의 경련으로 호기성 호흡곤란이 일어나며 전신의 골격근에도 경련이 일어난다. 이 시기는 수초내지 십수초이다.

## 다. 무호흡기(無呼吸期)

전신의 경련은 중지되고 근육은 이완되며 혈압(血壓)이 하강된다. 호흡중추가 마비되므로 호흡은 점차 약하고 느려져 결국 일시적으로 정지된다. 일명 가사기(假死期)라고도 하며 기간은 약 1~2 분이다.

## 라. 종말호흡기(終末呼吸期)

깊은 흡기(吸氣)와 호기(呼氣)를 반복하는 발작적인 호흡이 시간적 간격을 두고 몇번 일어나는데 이는 호흡중추의 기능이 정지된 후 하위호흡중추(下位呼吸中樞)의 기능에 의한다. 호흡은 점차 약해지고 간격도 길어지면서 마침내 완전히 정지된다. 모든 형태의 질식사에서 심박동(心拍動)은 호흡이 정지된 후 대체로 수분간 지속된다.

지연성 질식사(遲延性 窒息死) : 기도 및 혈

관의 폐쇄가 불완전하거나 또는 단시간 폐쇄된 후 다시 개방되었을 때는 상당한 시간이 경과된 후에 사망하는 수도 있다. 이를 지연성 질식사(prolonged asphyxia)라 한다.

## 3. 일반적 시체소견 및 진단

### 가. 3대 징후(三大徵候)

전형적인 급성 질식시체에서 1) 피하(皮下), 결막하(結膜下), 점막하(粘膜下)와 장막하(漿膜下)의 일혈점(溢血點), 2) 암적색 유동혈(暗赤色 流動血), 3) 각장기의 울혈(鬱血)과 같은 소견을 공통적으로 보는데 이를 소위 질식사의 3대징후(triad of asphyxia)라 한다.

그러나 이러한 소견들은 질식사에서만 보는 절대적인 특이소견이 아니며 후술하는 내인성 급사(內因性 急死, sudden and unexpected natural death)를 비롯하여 다른 급사례에서도 보므로 급사의 3대징후도 된다. 따라서 이를 근거로 질식사라고 진단하는 데는 상당한 주의를 요한다. 반면 지연성 질식사를 제외하고는 질식사에서 이들의 징후가 나타나지 않는 경우는 거의 없으므로 다른 원인에 의한 급사를 배제하면 질식사의 판단이 가능하다. 또한 질식사에서는 다른 원인에 의한 급사보다 이러한 징후가 대부분 강하게 나타난다.

#### (1). 일혈점(溢血點)

① 정 의

일혈점(petechia)이란 침두(針頭) 크기의 소출혈(小出血)을 말하며 때로는 이보다 약간 클 수도 있다(그림 7-2). 융합(融合)하여 커졌을 때는 일혈반(溢血斑, petechial hemorrhage)이라 한다. 조직학적으로는 신선한 간질출혈(間質出血, interstitial hemorrhage)에 속한다.

② 발생기전

일혈점은 모세혈관(毛細血管)이 파탄(破綻)되어 일어난다. 모세혈관이 파탄되는 원인에 대하여는 많은 가설이 있으나 아직 명확하지 못한 점이 많다. 이에 대한 설명으로는 1) 질식에 의해 혈관운동신경이 자극되어 모세혈관이 경축(痙縮, spasm)되어 일어난다는 설, 2) adrenaline이 과분비(過分泌)되어 혈압이 상승되어 일어난다는 설, 3) 저산소증에 의하여 모세혈관투과성(毛細血管透過性, capillary permeability)이 항진되어 일어난다는 설, 4) 시반(屍斑)에서 보는 일혈점과 같이 과도한 울혈현상, 즉 단순한 모세혈관내의 압력증가로 일어난다는 설 등이 있다. 현재로는 제 3)의 설이 지지를 받고 있다.

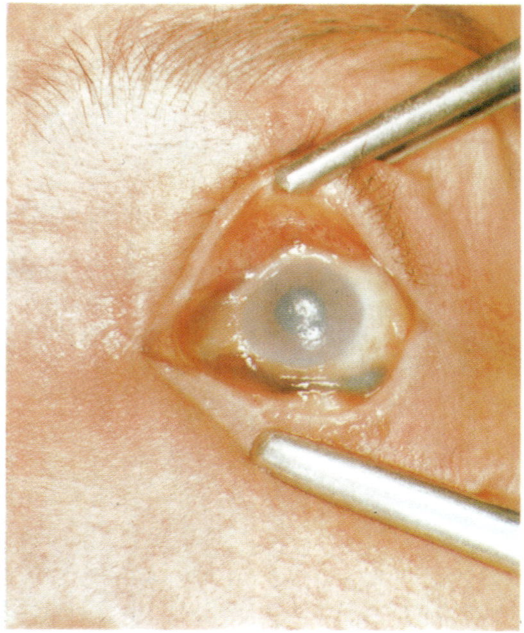

그림 7-2. 일혈점과 일혈반

③ 발생부위

사인(死因)에 따라 다르기는 하나 외부에서는 안검결막(眼瞼結膜, palpebral conjunctiva) 및 안구결막(眼球結膜, bulbar conjunctiva)에서 가장 뚜렷하게 나타난다. 피부에서는 특히 안검(眼瞼, eyelid)을 중심으로 한 안면부와 경부에서 보며 압박된 상부에만 출현하므로 자연적 원인에 의한 출혈과 감별하는 데 도움이 된다.

내부에서는 폐(肺)에서 가장 흔히 보며 Tardieu가 일혈점을 처음으로 기술한 부위이기도 하다. 장측흉막(臟側胸膜, visceral pleura)하에 잘 발생하며 하엽과 엽간접면(葉間接面, interlobar fissure)에서 가장 많이 본다. 심외막하(心外膜下)에서는 단독으로 나타날 수도 있고 때로는 수많이 보일 수도 있다(그림 7-3). 관상동맥(冠狀動脈) 부근, 즉 심방-심실 접합부(心房-心室 接合部)에서 가장 흔히 보며 대동맥 기시부의 후면에서도 자주 본다. 심실(心室)의 전면보다는 후면에서 많이 보며 때로 융합하여 반상(斑狀)으로 나타날 수도 있다. 흉선(胸腺) 및 이하선(耳下腺)의 막하(膜下)와 실질내, 갑상선(甲狀腺)의 막하에서도 볼 수 있으며 구강(口腔), 인두(咽頭), 후두(喉頭), 성문하강(聲門下腔) 및 기관(氣管) 등 기도점막(氣道粘膜), 두피하(頭皮下), 특히 측두근(側頭筋)과 지주막하강(蜘蛛膜下腔)에서도 본다. 그외

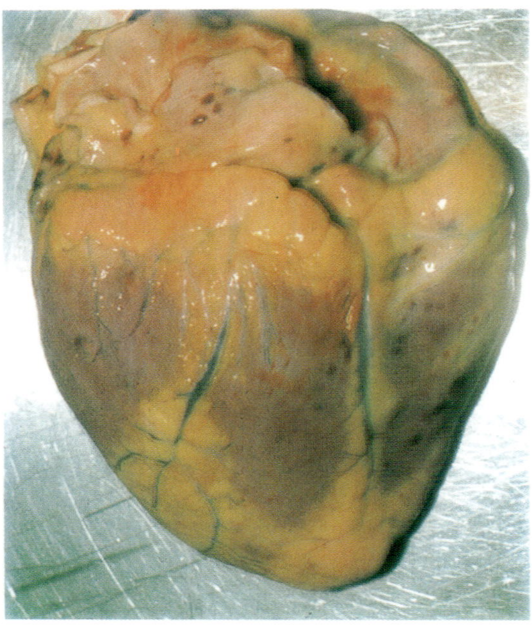

**그림 7-3.** 심장에서 보는 일혈점

에 신우점막하(腎盂粘膜下)에서도 많이 보며 방광(膀胱), 소장(小腸)의 점막하, 고환 등도 면밀히 검색하면 볼 수 있다.

④ 출현정도

수많은 일혈점을 보는 경우도 있으나 때로는 거의 없거나 미세하여 확대경으로 관찰하여야 겨우 보일 때도 있다. 일혈점이 안검(眼瞼)에 극심하게 나타나면 홍역(紅疫, measles) 때 나타나는 발진(發疹, rash)과 비슷하게 보일 수도 있다. 이때는 상안검(上眼瞼)을 아래로 가볍게 잡아당겨 주름을 펴보면 일혈점일 때는 따로따로 분리되므로 감별이 가능하다.

사인(死因)에 따라 그 정도가 다르다. 일반적으로 교사(絞死)에서 가장 많이 그리고 뚜렷하게 나타난다(그림 7-32). 이는 경부에서 정맥은 폐쇄되나 동맥은 폐쇄되지 않아 끈의 높이 이상에서 두부(頭部)의 혈압이 가장 효과적으로 상승되기 때문이라고 생각된다. 액사(扼死)나 의사(縊死)에서도 흔하며 많이 보나 교사보다는 덜한 편이다. 그 이유는 전자에 있어서는 정맥과 동맥이 모두 효과적으로 폐쇄되지 않으며 후자는 동맥과 정맥이 동시에 폐쇄되기 때문이다(그림 7-13). 비구폐색성 및 기도폐색성 질식사나 익사(溺死)에서는 그 빈도나 수에 있어서 현저하게 적다(그림 7-43).

사인이 같다면 어린이에서는 어른에 비하여 그 정도가 훨씬 약하다. 이는 반항하는 힘이 약하므로 대체로 적은 힘을 가하게 된다는 점과 더불어 혈관계가 결체조직(結體組織)에 의하여 더 적절하게 지지되기 때문으로 생각된다.

⑤ 질식사 이외의 일혈점

일혈점은 질식사가 아닌 경우에도 볼 수 있다. 질식사 다음으로는 감염성 질환에서 많이 보는데 대부분 세균성 감염(細菌性 感染)으로서 Waterhouse-Friederischen syndrome, 세균성 심내막염, 복막염, 패혈증, 간농양 등을 들 수 있다. 드물지만 virus 감염시에도 볼 수 있다. 이때의 발생기전은 모세혈관의 직접적인

손상으로 보인다. 또한 혈액질환(血液疾患, blood dyscrasia), 특히 혈우병(血友病)에 의하여서도 잘 온다. 그러나 이러한 감염증이나 혈액응고장애에 의한 출혈은 비교적 크고 융합하는 경향이 있으며 안면부 및 경부와 더불어 몸통과 사지에서도 흔히 출현되므로 감별이 어렵지 않다.

내인성 급사(內因性 急死), 특히 심혈관계질환에서도 흔히 보며 이때의 발생기전은 정맥압의 상승을 동반하는 급성 우심부전(急性 右心不全)으로 보인다. 동맥경화성 심장질환이 가장 많으며 고혈압성 심장질환, 대동맥판막협착증(大動脈瓣膜狹搾症, aortic stenosis), 심근병증(心筋病症), 심전도계이상(心傳導系異常), 대동맥의 박리성 동맥류(剝離性 動脈瘤) 등에서도 본다(그림 7-4).

중추신경계질환으로는 경련성 장애와 지주막하출혈 등을 들 수 있다. 일혈점의 발생원인을 적절하게 해석할 수 없고 특히 형태나 분포로 보아 질식사가 의심된다면 strychnine중독도 결국 질식의 기전으로 사망하기 때문에 한번 정도 고려하여야 한다.

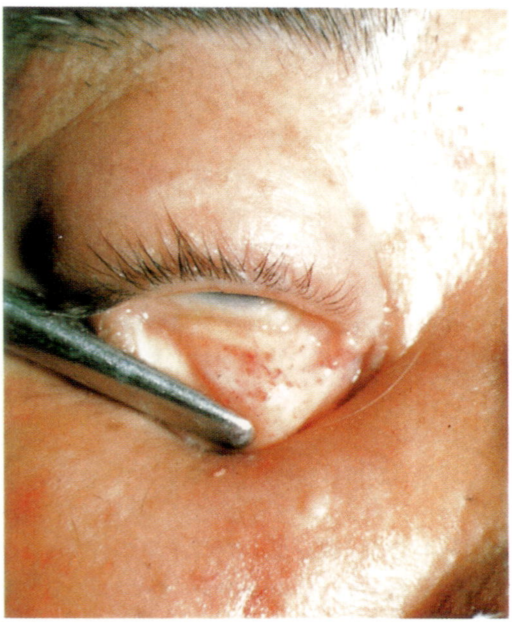

**그림 7-4.** 심관상동맥경화증으로 사망한 예에서 보는 일혈점

그외에 지방간(脂肪肝)을 동반하는 만성주정중독, 천식(喘息), 과민증(anaphylaxis), 영아급사증후군, 흡인성 폐렴, 폐혈전색전증 등과 속발성 쇼크 및 인(燐), 사독(蛇毒), 비소, 주정을 비롯한 모든 형태의 중독사(中毒死)와 감전사(感電死)에서도 볼 수 있다. 손상으로는 총기 및 둔기에 의한 두부손상(頭部損傷)과 경부골절(頸部骨折)을 들 수 있다.

**사후형성(死後形成)** : 사인과 사망의 종류를 막론하고 일혈점은 사후에도 나타나며 체위에 따라 그 분포 및 정도에 차이를 보인다. 즉 중력(重力)에 의하여 체위 아래쪽으로 혈액이 모여 시반(屍斑)이 형성되는데 울혈의 정도가 강하면 모세혈관이 파탄되어 일혈점이 형성된다(그림 2-6, 7-19, 20). 복와위(腹臥位, prone 혹은 head-down position)를 취하였을 때는 생전의 일혈점과 마찬가지로 특히 모세혈관이 가장 지지를 받지 못하는 부위, 즉 안검과 결막에 일혈점이 나타나거나 또는 그 정도를 강화시킬 수 있다. 두부(頭部)가 몸통의 위치보다 낮을 때 더욱 그러하다. 이때에는 경부압박으로 사망하였을 때 흔히 보는 결막부종(結膜浮腫)도 간섭현상으로 동반되어 진단을 더욱 어렵게 한다.

사후 수시간 이상 매달려 있으면 마찬가지의 기전으로 일혈점이 사지(四肢), 특히 하지(下肢)에 잘 생긴다. 거꾸로 매달면 일혈점이 질식사에서 볼 수 있는 부위와 같은 곳에 발생하여 생전과 사후의 감별이 어려워진다.

사후에 형성되는 일혈점은 생전의 것보다 대개 좀더 크며 미만성(彌滿性)이기는 하나 때로는 감별이 불가능하다. 심폐소생술(心肺蘇生術)도 일혈점을 발생시키거나 출현을 강화시킬 수 있다. 따라서 철저한 부검과 상황 인식을 통하여 일혈점의 의의를 명백히 하여야 한다.

### ⑥ 법의학적 의의

시체에서 보는 일혈점의 의의를 평가하는데는 많은 어려움이 따를 수도 있다. Tardieu가 처음으로 기술한 이후 피부와 장기에서 보는 일혈점은 오랜 동안 질식사의 특유한 소견으로 간주되어 왔으나 일혈점이 결코 질식사의 결정적 증거는 되지 못한다. 그러나 질식사때는 일반적으로 일혈점이 생기므로 일혈점을 본다면 질식사의 가능성이 있으며 진단에 도움이 된다. 반면 이것이 없다고 하여 질식사가 아니라는 결론을 내려서는 안된다. 예를 들어 익사(溺死)에서는 오히려 예외적이며 전형적 완전의사(典型的 完全縊死)나 이에 가까운 경우 또는 비구폐색성 질식사 등에서는 보지 못하는 경우가 더 많다.

### (2). 암적색 유동혈(暗赤色 流動血)

질식사를 비롯한 급사례에서 혈액은 암적색을 띠며 유동상(dark-red liquid blood)을 보인다.

#### ① 암적색

어떠한 기전에 의한 죽음이건 개체가 사망하면 외호흡(外呼吸)에 의한 산소의 공급이나 이산화가스의 배출이 이루어지지 않는다. 그러나 세포사(細胞死)에 이를 때까지는 조직호흡(組織呼吸), 즉 혈액과 조직세포 사이의 호흡은 계속된다. 따라서 개체사(個體死) 이후에도 계속적으로 혈중에서 산소는 소모되고 이산화탄소는 배출되어 이산화탄소헤모글로빈(CO2Hb)을 형성하기 때문에 혈액은 전체적으로 정맥혈(靜脈血)의 색깔인 암적색을 띤다. 특히 그 원인이 내인이든 외인이든 급사한 경우는 개체사후 조직호흡이 활발하며, 더우기 질식사에서는 개체사 이전에 이미 외호흡이 차단된 상태이기 때문에 그 정도는 더욱 심해진다.

#### ② 유동성

질식사를 포함한 급사에서 사후 얼마 지나지 않았을때는 응고능(凝固能)이 약간 있어 불완전하게 응고되나 사전기(死戰期)에 혈관벽 등에서 분비된 plasminogen의 활성화인자(活性化因子, activator)가 plasminogen에 작용하여 섬유소용해소(纖維素溶解素, plasmin 혹은 fibrinolysin)를 형성하고 이것이 불완전하게 응고된 혈괴중의 섬유소(纖維素, fibrin)를 점차 용해하여 소실시킴으로써 다시 유동화되는 것으로 생각된다. 또 질식의 경과중 혈중에 분비되는 catecholamine류도 섬유소용해 활성이 있어 이에 관여하는 것으로 생각된다. 응고전에 섬유소용해효소가 작용하여 응고기전(凝固機轉)이 아예 진행되지 않을 수도 있다.

### (3). 장기울혈(臟器鬱血)

폐를 비롯하여 뇌, 뇌막, 간, 신, 심장 등 실질장기에서 울혈(congestion of parenchymal organs)을 본다(그림 7-5). 폐에서 보는 울혈의 정도는 다양하다. 질식의 경과가 비교적 길고, 특히 경련이 강하게 오래 지속되면 그 정도가 강해지며 출혈성 폐수종(出血性 肺水腫)을 보는 수도 있다. 비(脾)는 울혈상보다는 오히려 빈혈상(貧血狀)인 경우가 많다. 이는 adrenaline이 과분비되어 혈액이 방출되기 때문이라고 생각된다.

## 나. 기타의 시체소견

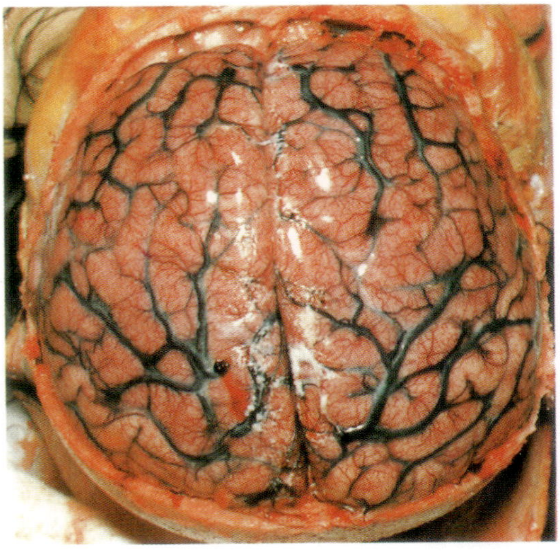

**그림 7-5.** 뇌의 울혈

울혈(鬱血) 및 종창(腫脹)에 의한 안면의 청색증(青色症)은 전형적 완전의사나 익사 등 예외적인 경우를 제외하고는 일반적으로 뚜렷하게 나타난다(그림 1-6, 7-32). 청색증은 시반과 마찬가지로 사후 시간이 경과하면 체위의 위쪽에서는 감퇴 또는 소실되고 아래쪽에는 강해질 수도 있다. 따라서 청색증만을 근거로 질식사로 판단하거나 이것이 없거나 미약하다 하여 질식사가 아닌 것으로 판단하여서는 안된다. 또한 청색증은 질식사 이외에도 여러가지 원인에 의한 사망에서 흔히 볼 수 있는 소견이다. 손톱에 주의를 기울이면 푸른색을 띠는 것을 볼 수 있다. 안구(眼球)는 울혈로 인해 돌출(突出)되고 단단해지며 동공은 열린다.

반드시 그렇지는 않으나 설근부(舌根部)가 압박되면 혀끝이 치열외로 돌출되며 때로는 혀를 깨물고 있는 경우도 있다(그림 7-32). 때로는 혀끝에서 치아에 의한 압박흔 또는 작은 교합손상(咬合損傷)을 볼 수도 있다. 돌출된 혀는 시간이 경과하면 건조되어 암갈색, 심지어 흑색으로 변화한다. 또한 입이나 코에서 때로 혈액이 묻은 침이나 포말액을 보는 수도 있다.

혈액이 유동성으로 이동하기 쉬우므로 시반은 발현도 빠르고 정도도 광범하고 강하다. 따라서 일혈점이나 일혈반을 동반하는 경우가 많다.

경련기(痙攣期)에 대소변이 실금(失禁)되고 정액이 누출될 수 있다(그림 7-6). 종말성 구토(終末性 嘔吐, terminal vomiting)도 본다.

## 다. 진 단

질식사의 진단은 이상 설명한 일반적인 시체소견과 더불어 각론에서 설명하는 특징적인 시체소견 및 상황과 필요한 각종검사를 실시하여 종합적으로 판단한다. 끈이 발견되는 경우는 조심스럽게 다루면서 면밀히 검토하여야 한다. 여기에서는 질식사를 진단하는데 필요한 몇가지의 검사법과 끈의 처리방법에 대하여 설명하기로 한다.

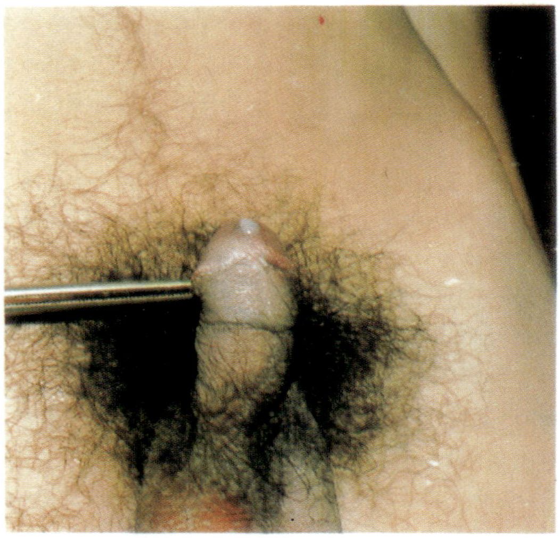

**그림 7-6.** 정액의 누출

### (1). 해부시 주의점

경부압박이 의심되는 경우는 물론 모든 변시체(變屍體)에서 경부연조직, 설골(舌骨) 및 경부연골(頸部軟骨) 등 경부장기에 대한 검사는 특히 주의를 기울여야 한다.

출혈을 비롯한 연조직손상을 가장 잘 관찰하고 간섭현상(干涉現象)의 가능성을 최대한 배제하기 위하여는 시체의 등 밑에 나무블럭을 괴어 경부를 들어올리고 흉복부장기 및 뇌를 완전히 제거하여 체내의 혈액을 충분히 유출시킨 후 경부를 절개하고 경부장기를 적출한다. 경부의 근육과 연조직은 층별절개(層別切開, layering-wise dissection)를 시행한다.

연조직을 층별절개한 후에는 남아있는 연조직을 완전히 제거하여 골(骨)을 노출시켜 골절을 확인한다. 경부장기를 적출할 때나 적출후라도 무리한 힘을 가하면 골절이 일어날 수 있다. 특히 설골(舌骨)의 대각(大角)은 적출시 잘 골절되므로 생전골절(生前骨折)과 감별하여야 하는 경우가 있다. 생전골절은 그 주변의 근육이나 연조직내에서 출혈 및 응혈을 항상 보므로 사후골절(死後骨折)과 감별된다. 이러한 출혈은 때로 매우 미세(微細)하므로 주의깊게 관찰하여야 한다. 응혈이 없을 때는 생전골절로 인정하지 말아야 한다.

(2). 압흔반응(壓痕反應)

압흔반응에는 1) 黑岩.緒方법, 2) Mallory 염색법, 3) Weigert 염색법이 있다. 1)과 2)는 압박을 받았던 부위와 받지 않았던 부위가 염색성(染色性)이 다른 것을 이용하는 것이다.

Weigert염색법은 탄력섬유(彈力纖維)의 주행 및 배열 상태로 압박이 생전에 가하여진 것인지 아니면 사후에 가하여진 것인지 구별하는 방법이다. 즉 생전에 압박을 받으면 탄력섬유가 단열되어 나선형(螺旋形)을 보이는 등 주행이 불규칙하고 배열이 어지럽게 되어있는 데 반하여 압박을 받지 않거나 사후에 압박을 받으면 직선상 또는 서로 교차하는 등 주행 및 배열이 규칙적이다.

(3). 조직학적 검사

뇌는 저산소증에 가장 민감하여 모든 형태의 질식사에서 인체조직중 가장 심한 손상을 받는다. 신경세포는 5 분 이내에 퇴행성 변성(退行性 變性)이 일어나는 것으로 되어 있다.

(4). 끈의 검사 및 취급

의사나 교사에서 끈이 발견되면 진정한 의사와 위장의사(僞裝縊死), 교살(絞殺)과 자교사(自絞死) 등을 감별하는데 매우 큰 가치를 지닌다. 따라서 끈을 제거할 때는 발견 당시의 형태를 그대로 유지할 수 있도록 취급하여야 한다(그림 7-7). 끈이 어떠한 상태로 있던 매듭을 자르거나 풀어서는 안되고 매듭으로부터 가능한 한 멀리에서 절단하여 실이나 철사로 절단부(切斷部)를 연결하여 재구성한 후 보관하여야 한다. 현수점(懸垂點)에서도 역시 매듭을 풀어서는 안되며 매듭된 부위를 피하여 잘라 같은 방법으로 재결합시켜야 한다. 매듭이 느슨하거나 끈이 교차되어 제거한 후에 원형

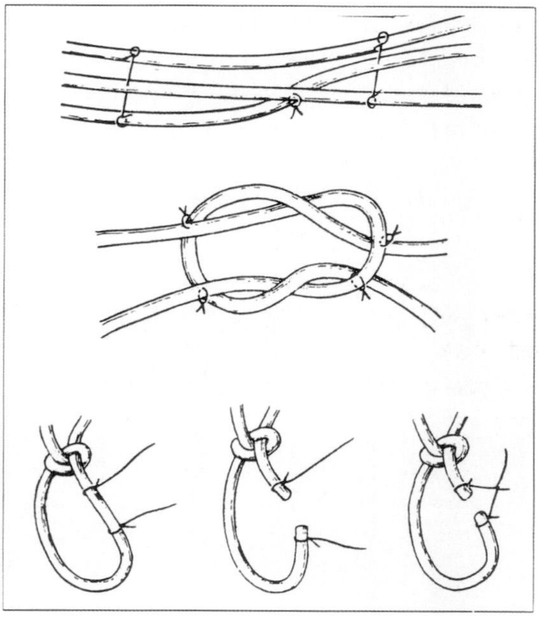

**그림 7-7.** 끈을 취급하는 방법(錫谷)

유지가 어렵다고 생각되면 자르기 전에 미리 실로 꿰메는 것이 좋다. 끈을 제거한 후에는 끈의 내면을 따라 계측하고 삭흔(索痕)의 상연(上緣) 및 하연(下緣)도 일주하여 계측한다. 경부의 둘레에 비하여 끈의 둘레가 작을수록 경부에 가해진 압박이 강하였다는 것을 말해준다. 끈이 탄성(彈性)이 있을 때는 풀기 전에 둘레를 계측하여야 한다.

# II. 의사(縊死)

## 1. 정의 및 분류

### 가. 정 의

끈의 양쪽 끝 또는 한쪽 끝을 현수점(懸垂點)에 고정시키고 끈을 목에 감아 스스로의 체중에 의하여 목이 압박되어 사망에 이르는 것을 의사(hanging)라 한다. 끈은 삭조(索條), 삭조

물(索條物), 삭조체(索條體) 또는 삭상물(索狀物, loop, ligature 혹은 cord)이라고도 한다.

의사체(縊死體, dead body due to hanging)란 의경(縊頸)의 기전으로 사망한 시체를 말하므로 목이 매어진 채 발견된 시체는 의사라고 진단될 때까지 의수체(縊首體, hanged body)라고 하는 것이 적절할 것으로 생각된다. 이는 후술하는 익사체(溺死體)와 수중시체(水中屍體)와 같은 개념으로 해석하면 될 것이다.

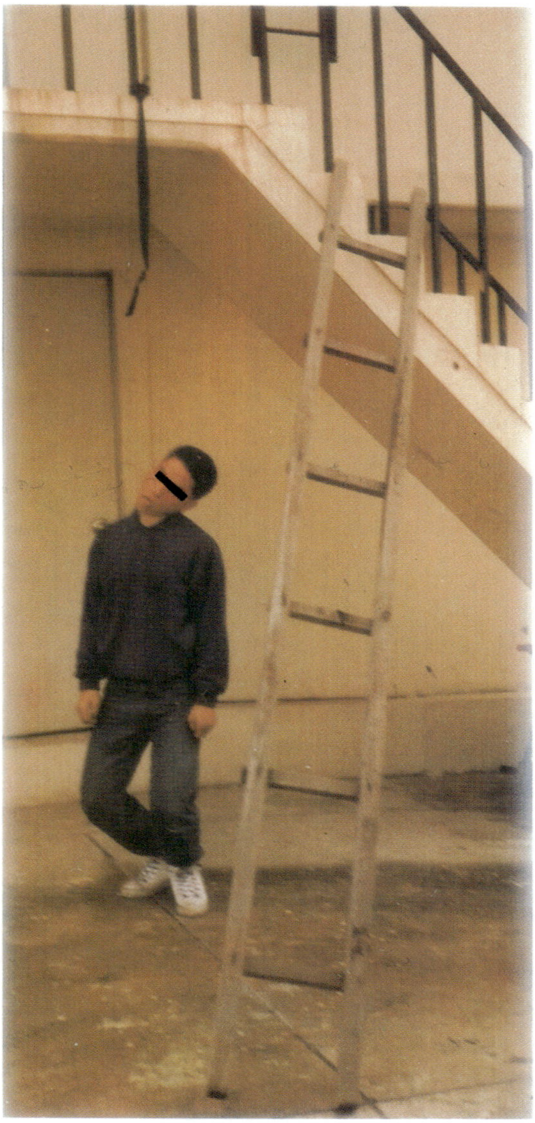

그림 7-8. 비전형적 불완전의사

## 나. 분 류

(1). 체위(體位)

완전의사(完全縊死) : 완전의사(complete hanging)란 신체 전부가 공중에 떠있는 상태에서 이루어진 의사로서 이 때는 체중 전체가 끈에 걸려 목을 압박한다.

불완전의사(不完全縊死) : 불완전의사(incomplete hanging)란 신체의 일부 또는 대부분이 바닥이나 벽 등에 지지(支持)된 상태에서 이루어진 의사로서 이 때는 체중의 일부만 끈에 걸려 목을 압박한다(그림 7-8~10).

(2). 현수점(懸垂點)

끈을 고정시킨 현수점(point of suspension)과 매듭(knot)의 위치에 따라 전형적 의사 및 비전형적 의사로 분류한다(그림 7-11).

전형적 의사(典型的 縊死) : 전형적 의사(typical hanging)란 현수점 또는 매듭이 후경부(後頸部) 또는 후두부(後頭部) 정중선의 연장선상에 위치하는 경우를 말한다. 이때는 끈이 일반적으로 좌우 대칭을 이루며 전경부(前頸部)에서는 갑상연골(甲狀軟骨)과 설골(舌骨)의 사이에, 측경부(側頸部)에서는 사상방(斜上方)

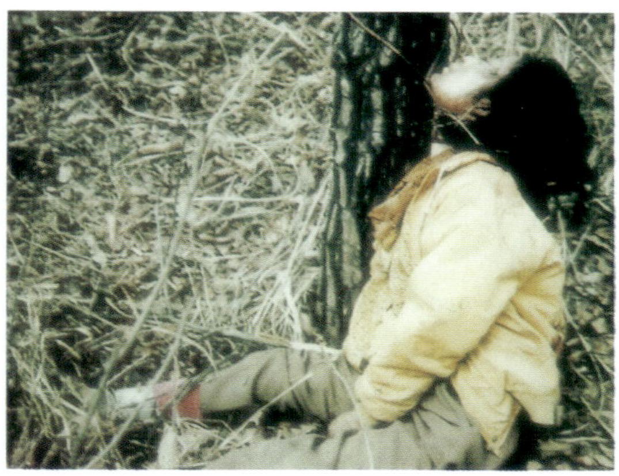

그림 7-9. 비전형적 불완전의사

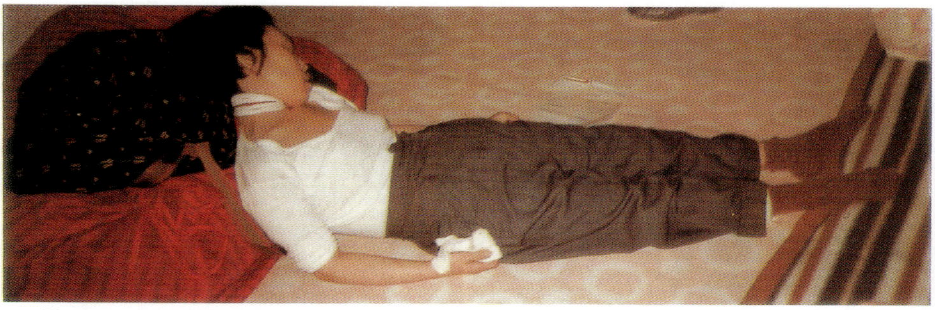

**그림 7-10.** 비전형적 불완전의사

으로 귀의 후방을 우회(迂廻)한다. 전형적 의사에서 경부혈관이 가장 효과적으로 압박된다.

**비전형적 의사(非典型的 縊死)** : 비전형적 의사(atypical hanging)란 현수점 또는 매듭이 후경부 또는 후두부의 정중선 이외, 즉 전경부 또는 측경부 등의 연장선상에 위치하는 경우를 말한다. 이때는 끈이 좌우 대칭을 이루지 않는다.

(3). 매듭(結節)

**폐쇄성 계제(閉鎖性 係蹄)** : 폐쇄성 계제(closed noose)란 끈의 한쪽은 현수점에 묶어 고정시키고 다른쪽은 매듭을 지어 올가미를 만든 상태를 말한다. 올가미는 다시 고정계제(固定係蹄, fixed noose)와 활강계제(滑降係蹄, running noose)로 나눈다(그림 7-12). 항상 그렇지는 않으나 활강계제는 경부를 거의 일주하며 고정계제는 개방성 계제와 비슷한 삭흔을 남긴다.

**개방성 계제(開放性 係蹄)** : 개방성 계제(open noose)란 올가미를 만들지 않은 상태로서 대개 끈의 양쪽을 한군데의 현수점에 맨다. 때로는 거리가 떨어지거나 서로 다른 곳에 매기도 한다. 폐쇄성 계제, 특히 활강계제보다 경부를 일주하는 정도가 덜하다.

## 2. 사망기전

목을 매면 1) 경부의 동.정맥폐쇄에 의한 순환장애, 2) 기도폐쇄에 의한 호흡장애, 3) 미주신경과 그 분지 등의 신경장애, 4) 경추를 비롯한 경수 및 두개저부의 손상이 일어날 수

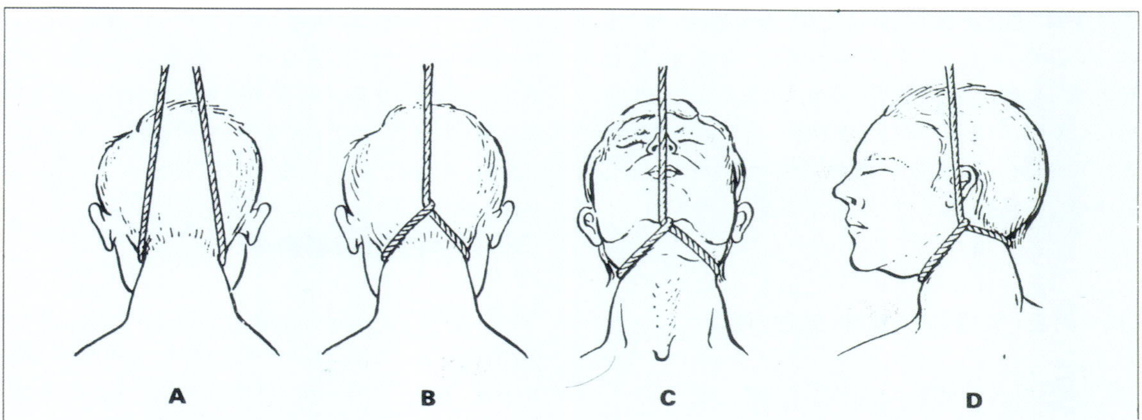


**그림 7-11.** 전형적 의사(A, B)와 비전형적 의사(C, D)

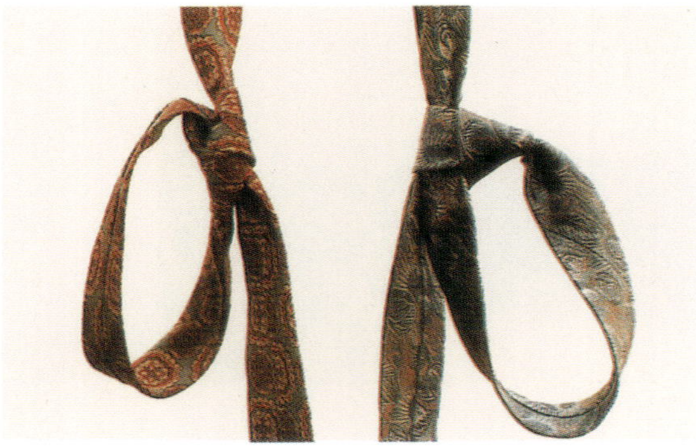

**그림 7-12.** 고정계제(左)와 활강계제(右)

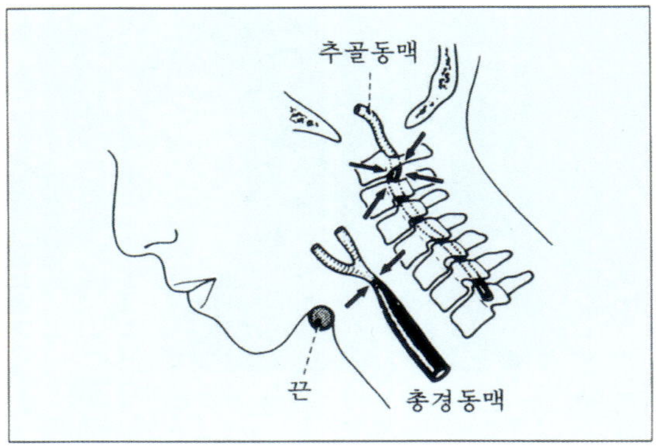


**그림 7-13.** 의사시 경부동맥의 압박

있으며 이들 네 가지의 기전이 단독으로 또는 연합하여 의사가 성립된다. 각각의 효과는 끈과 계제 및 매듭의 종류, 매듭의 위치 등에 의하여 달라지나 현수의 정도, 즉 완전형인지 불완전형인지가 가장 중요한 인자로 작용한다. 위의 네 기전중 가장 중요한 기전은 순환장애(循環障碍)와 호흡장애(呼吸障碍)이다. 대개 이 두 기전이 같이 작용하여 의사가 이루어지나 각각의 정도는 대개 단독으로도 사망에 이를 수 있다.

### 가. 경부혈관(頸部血管)의 협착 또는 폐쇄

의사에서 가장 흔하고 중요한 기전이다. 경부를 주행하는 큰 혈관으로는 경정맥(頸靜脈), 총경동맥(總頸動脈), 추골동맥(椎骨動脈)이 있다. 이러한 뇌로 오가는 동정맥의 순환이 끈의 압박에 의하여 폐쇄되면 뇌에 산소공급이 차단된다(그림 7-13). 뇌는 급격한 저산소증(低酸素症) 또는 무산소증(無酸素症)에 빠져 2-3분내에 의식을 잃으며 호흡중추가 마비되면 사망한다.

### 나. 기도(氣道)의 협착 또는 폐쇄

전형적 의사에서는 설근부(舌根部)가 인두후벽(咽頭後壁)으로 들어올려지므로 기도가 폐쇄되어 호흡이 장애된다. 비전형적 의사에서는 후두(喉頭) 또는 기관(氣管)이 폐쇄되는 수도 있다. 그러나 기관 이하에 토물(吐物)이 들어 있을 때도 많은 것으로 보아 기도가 완전히 폐쇄되는 경우는 그리 흔하지 않은 것으로 보인다.

### 다. 경부신경(頸部神經)의 압박 및 견인

경동맥동(頸動脈洞), 교감신경총(交感神經叢), 미주신경(迷走神經) 등이 압박 또는 견인에 의해 자극을 받으면 심박동이 정지된다. 즉 미주신경이 압박되면 심장운동이 억제되고, 상후두신경이 압박되면 심장과 호흡운동을 반사적으로 정지시키며, 경동맥동이 압박 또는 견인되면 역시 반사적으로 심장운동을 억제시킨다. 이러한 기전에 의하여 호흡이나 순환의 장애가 일어나기 전에 의사가 성립될 수 있다. 이러한 기전이 작용하였을 때는 거의 즉사(卽死)하므로 급사의 소견을 볼뿐 체위(體位)에 따른 의사의 특징적인 소견을 보지 못한다.

### 라. 경부손상(頸部損傷)

의형(縊刑, judicial hanging) 또는 그와 비슷한 상황, 즉 최소 자기 키만큼의 높이에서 뛰어내릴 때만 발생하며 경추가 탈구 또는 골절되면서 경수(頸髓) 또는 뇌간부(腦幹部)에 손상을 초래하여 사망에 이른다. 이러한 소견을 본다면 의사로 인정하여도 좋다.

## 3. 시체소견 및 진단

### 가. 외부소견(外部所見)

(1). 삭흔(索痕)

삭흔(constriction mark)은 끈이 경부에 작용하여 피부에 형성된 압박흔(壓迫痕) 또는 압박성 표피박탈(壓迫性 表皮剝脫)로 의사에서 가장 중요한 소견이다. 의사에서는 의흔(縊痕), 교사에서는 교흔(絞痕)이라고 나누어 부르기도 한다. 흔히 삭구(索溝, furrow 혹은 groove)라고도 하는데 이는 끈의 압박에 의하여 피부가 함몰된 상태를 이르는 말이다. 의사에서 흔히 보는데 이 때는 의구(縊溝)라 하며 교사시에도 압력이 강하면 교구(絞溝)가 형성된다.

의사에서 보는 삭흔은 대부분 끈과 일치하여 '역 V 자' 형으로 주행한다(그림 7-14). 폐쇄성 계제에서는 V 자의 첨부(尖部)가 매듭 부위로서 가장 위쪽에, 그 반대측이 가장 아래쪽에 위치하게 된다. 개방성 계제 또는 폐쇄성 계제라도 매듭이 인체로부터 떨어져 있으면 V 자의 첨부에는 삭흔이 형성되지 않는다. 엎드리거나 누워서 의사하였을 때는 삭흔이 일직선상으로 형성되어 교사와 비슷하게 보일 수도 있다.

삭흔의 깊이는 끈의 성상과 경부의 위치에 따라 달라진다. 일반적으로 제일 아래쪽이 가장 깊고 위로 올라올수록 얕아진다. 그러나 폐쇄성 계제에서 매듭이 피부와 밀착되면 그 부위가 제일 깊을 수 있다. 끈이 부드럽고 폭이 넓거나 굵을수록 깊이가 얕고 경계가 불명료하며, 단단하고 폭이 좁거나 가늘수록 깊이가 깊고 경계가 명료해진다. 너비는 끈의 폭이나 굵기와 비슷하거나 약간 좁다. 전경부나 측경부는 하부연조직이 섬세하여 삭흔이 깊고 뚜렷하게 형성되는 반면 후경부는 단단한 근육조직으로 구성되어 있기 때문에 같은 힘이 가

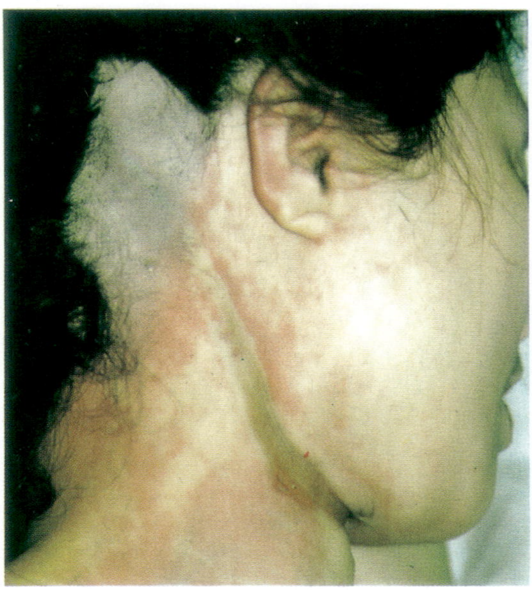

**그림 7-14.** 전형적 의사에서 보는 삭흔의 주행

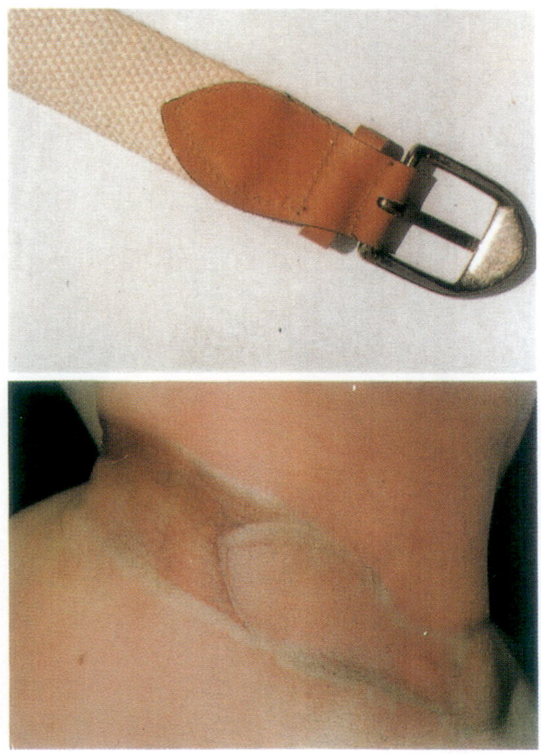

**그림 7-15.** 끈의 무늬가 그대로 인상된 삭흔

하여져도 전경부 또는 측경부에서 보는 정도로 뚜렷하고 깊은 삭흔을 형성하지 않을 때가 많다.

삭흔은 사용된 끈의 성상(性狀)을 말해준다. 때로는 끈의 무늬가 피부에 그대로 인상(印象)되는 경우도 있으므로 삭흔으로 끈의 종류를 추정할 수도 있다(그림 7-15). 끈으로 여러번 감으면 감은 수에 따라 목을 일주하는 삭흔을 본다.

피하출혈(皮下出血) : 끈의 힘에 의하여 피하의 혈관이 파탄되더라도 끈이 계속적으로 압박하기 때문에 혈액이 피하조직에 침입할 수 없게 된다. 따라서 삭흔에서는 일반적으로 피하출혈을 보지 못한다.

삭연출혈(索緣出血) 및 삭간출혈(索間出血) : 의경이 생전에 이루어지면 울혈 또는 압박에 의하여 미세하거나 선상(線狀)의 피내출혈(皮內出血, thin red line)이 일어날 수 있다(그림 7-16). 이러한 출혈이 삭흔의 전체 주행을 따르지는 않더라도 삭흔의 상.하방, 특히 상방 곳곳에 잘 형성된다. 또한 끈이 두번 이상 감기거나, 한 번이라도 끈에 홈이 파져 있을 때는 피부가 그 사이에 끼어 약간 융기되며 상.하연에서 보는 것과 같은 형상의 피내출혈이 일어날 수 있다. 저자는 전자를 삭연출혈, 후자를 삭간출혈이라 부른다. 드물게는 수포(水疱)도 볼 수 있다. 이러한 소견은 끈이 작용할 때 살아있었다는 근거가 된다.

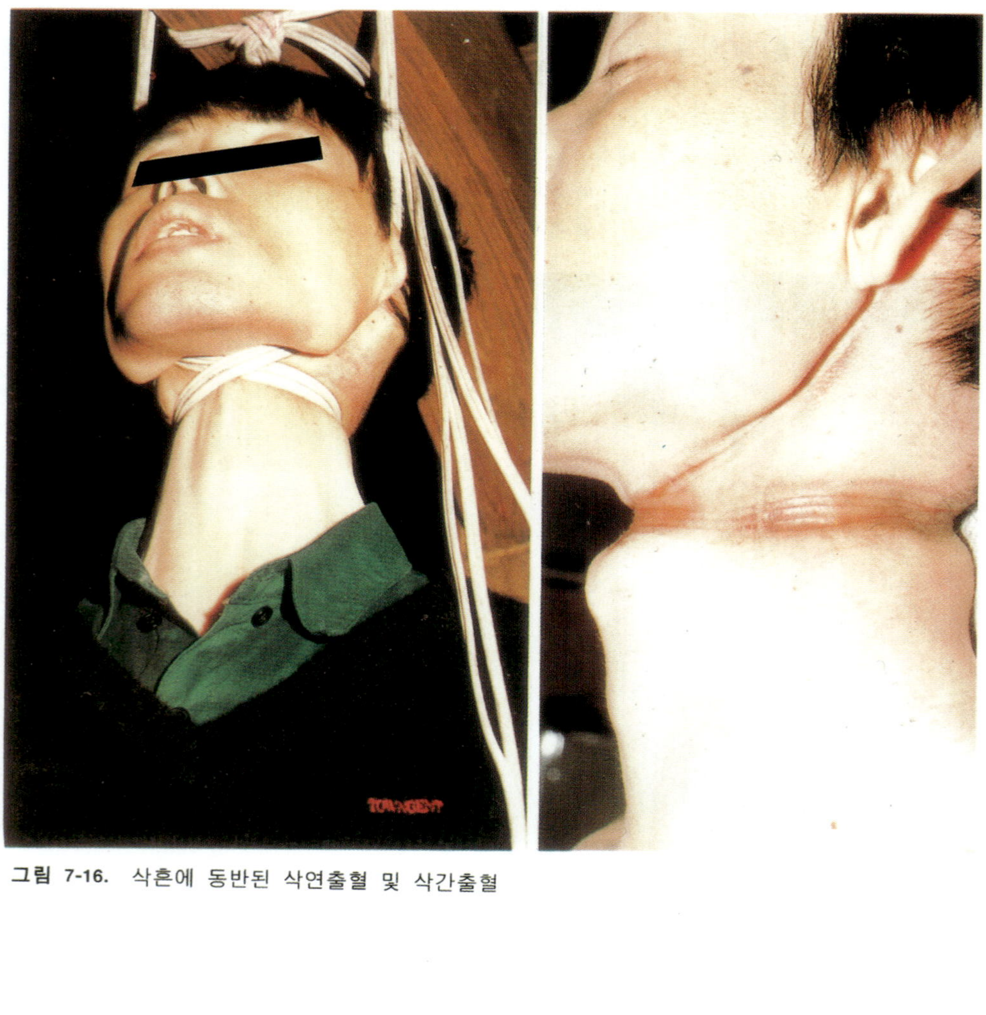

**그림 7-16.** 삭흔에 동반된 삭연출혈 및 삭간출혈

표피박탈(表皮剝脫) : 의경(縊頸)시 끈이 이동하거나 사망 경과중 경련(痙攣)으로 인하여 삭흔의 상하부에 마찰성 표피박탈(摩擦性 表皮剝脫)이, 또한 끈이 조여질 때 피부에 주름이 형성되어 서로 눌림으로써 압박흔(壓迫痕)이 삭흔 주위에 형성될 때도 있다(그림 7-17). 끈이 많이 이동하면 본래의 삭흔 이외에 또다른 삭흔이나 찰과성의 표피박탈이 생길 수 있다. 또한 매듭이 이동하면 삭흔에서 떨어진 부위에 표피박탈이 일어날 수 있다. 끈이 단단하고 거칠수록 그 정도가 심하다.

경시적 변화(經時的 變化) : 신선할 때는 창백(蒼白)하나 시간이 경과하면 건조로 황갈색(黃褐色)내지 암갈색(暗褐色)으로 변하고 단단하여져 혁피상(革皮狀)이 된다(그림 2-14). 따라서 삭흔은 신선할 때 보다 시간이 지난 후 더 확실히 인지된다.

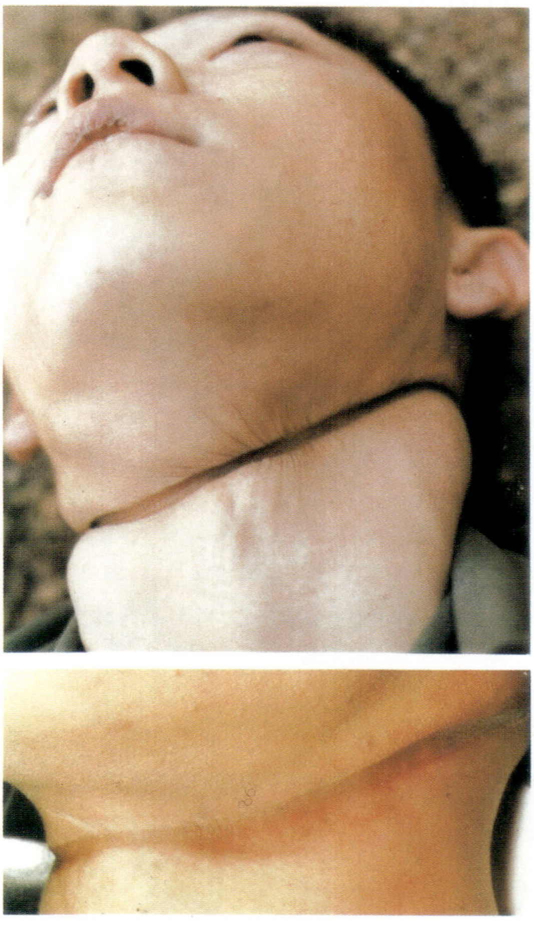

그림 7-17. 피부주름에 의한 압박흔
(上 : 제거직후, 下 : 2일 경과후)

삭흔의 결여(缺如) : 수건이나 스카프와 같이 부드럽고 특히 폭이 넓은 끈을 사용하였는데 사망 직후 끈을 곧바로 제거하였다면 삭흔이 없거나 뚜렷하지 않을 수 있다.

(2). 기 타

① 안면부

전형적 완전의사(典型的 完全縊死, typical complete hanging)에서는 경정맥과 총경동맥뿐 아니라 추골동맥(椎骨動脈)을 포함하여 경부의 모든 동.정맥(動.靜脈)이 일시에 차단되어 두부로 가는 혈류나 두부로부터 오는 혈류가 모두 폐쇄되기 때문에(그림 7-13) 안면은 창백(蒼白)하며 안결막은 빈혈상(貧血狀)이다(그림 7-18). 즉 안면이나 결막에서 청색증(靑色症)이나 일혈점(溢血點)을 보지 못하며 설사 일혈점을 본다 하더라도 그 수는 극히 적다.

불완전의사(不完全縊死) 및 비전형적 의사(非典型的 縊死)에서는 동.정맥의 폐쇄가 모두 불완전하거나, 경정맥은 완전히 폐쇄되나 총경동맥 및 추골동맥 등 동맥의 폐쇄가 불완전하거나 또는 경정맥 및 총경동맥은 완전히 폐쇄되나 추골동맥의 폐쇄가 불완전할 수 있기 때문에 안면에서 청색증과 일혈점을 본다. 안면부의 일혈점은 안검에서 가장 흔히 보며 경부에서 끈의 위치까지는 내려올 수 있으나 그 이하에는 존재하지 않는다. 안구는 울혈로 인하여 돌출(突出)되고 단단한 것을 자주 본다. 그러나 전형적 완전의사에 가까울 때는 때로 모든 혈관이 일시에 폐쇄되어 전형적 완전의사와 같은 소견을 보일 수 있다.

② 설첨돌출(舌尖突出)

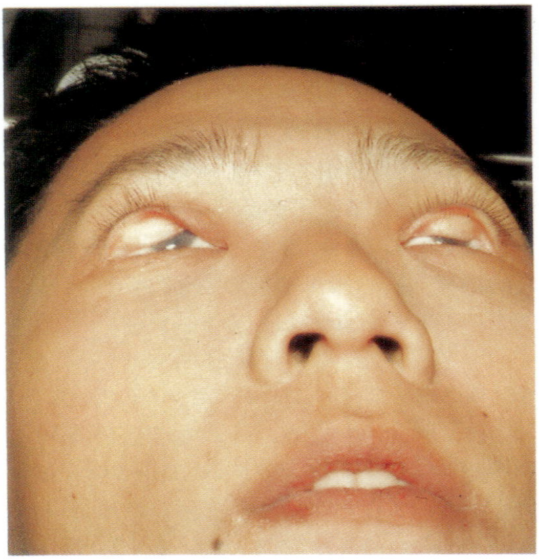

그림 7-18. 전형적 완전의사에서 보는 창백한 안면과 결막

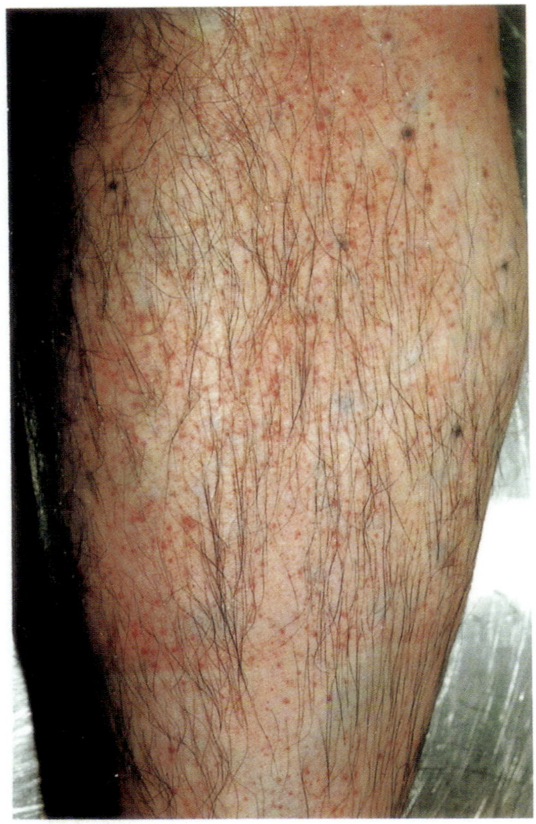

그림 7-20. 의사에서 보는 하지의 시반(Tardieu's spot)

흔히 설근부(舌根部)를 비롯한 경부장기가 끈에 의하여 상방으로 압박되며 혀가 종창(腫脹)되기 때문에 혀끝이 치열(齒列)외로 튀어나온다. 그러나 이러한 소견을 반드시 보는 것은 아니다. 또한 설첨돌출(舌尖突出)은 다른 경우에도 보기 때문에 의사의 특징적인 소견은 아니다.

③ 시반(屍斑)

서있는 자세를 취하고 있을 때는 상지 및 하지의 하방부에 집중적으로 나타난다(그림 7-19, 20). 사후 4-5 시간 이내에 끌어내려 뉘어 놓으면 본래 사지에 형성된 시반은 사라지고 새로운 체위의 아래쪽에 다시 형성된다.

④ 손상(損傷)

사망의 과정에서 주위의 물체와 충돌하여 특히 돌출부(突出部)에 표피박탈이나 피하출혈이 생기는 수도 있다. 따라서 의수체에서 손상을 보면 주위의 성상물체(成傷物體)와 합당한지 검토할 필요가 있다.

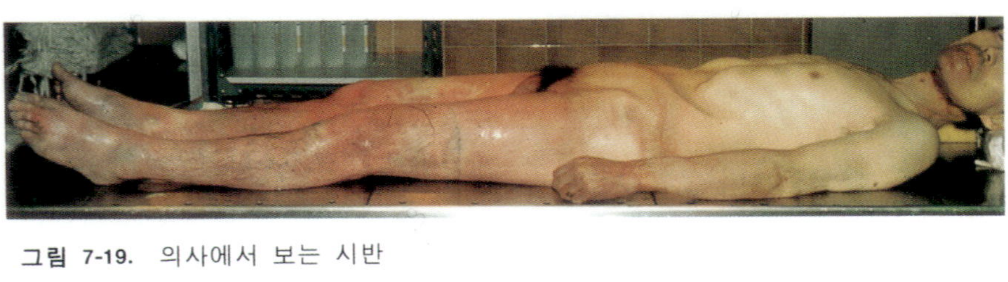

그림 7-19. 의사에서 보는 시반

⑤ 체액누출(體液漏出)

비강(鼻腔)에서 소량의 출혈이나 혈성 점액(血性 粘液, bloody mucus)이 누출될 때가 있다. 이는 충혈(充血)된 혈관이 파탄되어 일어나는 것이므로 외력이 가하여진 것으로 해석하여서는 안된다(그림 7-26). 또한 오줌, 대변, 정액을 배설할 때도 있다(그림 7-6). 체액이 누출된 것은 해부시보다는 사망현장에서 더욱 인지하기 쉽다. 더우기 의사시에는 이러한 소견을 시체와 더불어 의복 또는 시체의 바로 아래에서 보나 위장의사(僞裝縊死)에서는 보지 못하는 경우가 많다.

### 나. 내부소견(內部所見)

(1). 경부연조직손상

삭흔 직하부에 있는 경부근육, 특히 흉쇄유돌근(胸鎖乳突筋, sternocleidomastoid muscle) 에서 근육간출혈이나 단열 등 손상을 볼 때가 있지만 이는 오히려 예외적이다.

경동맥손상(頸動脈損傷) : 삭흔 높이의 경동맥 외벽에 끈에 의하여 작은 출혈이 생길 수 있다. 또한 내막(內膜)에서 출혈을 동반하고 횡주하는 작은 소열창(소위 橫走小裂創, transverse split of intima 혹은 horizontal breach)을 보는 수가 있다. 이는 의사에서 약 5 % 정도 보는데 끈의 압력에 의해 반대편의 혈관벽과 마찰되어 일어난다. 이는 의사를 진단하는데 중요한 소견으로서 의경(縊頸)시 살아있었다는 근거가 된다. 이를 증명하기 위하여는 하악골(下顎骨)의 높이에서 총경동맥(總頸動脈)을 열어 보아야 한다.

(2). 설골 및 경부연골 골절

설골대각(舌骨大角) 또는 갑상연골상각(甲狀軟骨上角)의 골절은 드물며 설골체부(舌骨體部)의 골절은 예외적이다. 갑상연골판(甲狀軟骨板)이나 후두개(喉頭蓋), 윤상연골(輪狀軟骨)은 골절되지 않는다고 하여도 과언이 아니다. 설골이 부러진다면 대개 외측 1/3과 내측 2/3의 접합부에서 일어난다.

(3). 중이내 출혈(中耳內出血)

때로 볼 수 있으며 고도의 울혈(鬱血)로 인하여 발생한다. 그러나 의사를 비롯하여 질식사에서만 보는 특이적 소견은 아니다.

## 4. 자타살 및 사고사의 감별

의사는 거의 전부 자살이다. 타살은 극히 드물며 사고성인 경우도 드물다. 때로는 의사체(縊死體)를 풀어놓은 후 병사(病死)를 위장하는 경우도 있다. 따라서 의수체(縊首體) 또는 의사의 가능성이 있는 시체를 대할 때는 다음과 같은 가능성을 살펴야 한다.

### 가. 타 살

의경(縊頸)을 살해의 수단으로 택하여 자살을 가장하는 경우는 매우 드물다. 그러나 그 가능성에 대하여는 항시 주의를 게을리 하지 말아야 한다. 이러한 의살(縊殺, homicidal hanging)은 정상적인 성인에게는 거의 불가능하며 대부분 어린이, 노약자, 불구폐질자, 약물 및 주정중독자, 의식소실자 등으로 그 대상자가 한정되어 있다. 또한 이러한 사람이라 하더라도 단독으로 수행하기는 어렵다. 즉 가해자가 여러 명이 아닌 경우에는 가해자와 피해자의 체력에 현격한 차이가 있어야만 한다.

### 나. 자 살

스스로 목을 매었으나 사회적 또는 보험상 등의 이유로 풀어놓고 끈을 감춘 후 병사를 위장할 때가 있다. 그러나 대부분 삭흔(索痕)을 비롯한 시체의 외부소견만으로도 병사가 아니라는 것을 쉽게 판단할 수 있다. 시간이 오래 경과한 후 풀어놓으면 시반의 위치가 도움이 된다.

### 다. 사고사

어린이가 전화끈에 감기거나 의수를 흉내내다가 사망하는 사고성 의사(事故性 縊死, accidental hanging)를 볼 수 있다. 근래에는 성적 편위(性的 偏位, sexual deviation)에 의한 자기색정적 의사(自己色情的 縊死, autoerotic hanging)가 우리나라에서도 발생하고 있다. 이에 대하여는 후술한다(제13장 성과 관련된 사망, 자기색정사 215 쪽 참조).

## 5. 위장의사(僞裝縊死)와의 감별

의수체(縊首體)를 다룰 때에는 비록 극히 드물기는 하지만 항시 위장의사(僞裝縊死), 즉 다른 방법으로 살해한 후 의사로 위장하지 않았는지를 염두에 두어야 한다. 특히 교살(絞殺)이나 액살(扼殺) 후 의사를 위장한 것과 진정한 의사를 감별하는 것은 법의학적으로 중요한 문제의 하나이다. 항상 그렇지는 않지만 시체소견을 충분하게 관찰하고 적절하게 해석하면 양자의 감별이 가능하며 이에 현장검사 등 몇가지를 첨가하여 설명하면 다음과 같다.

### 가. 현장검사(現場檢査)

(1). 장소 및 상황

자살할 때 집이나 직장을 가장 선호하므로 이상한 장소에서 발견된 경우는 의심하여야 한다. 위장의사에서는 범죄를 은폐시키기 위한 불안 때문에 자살과는 어울리지 않게 현장을 과도하게 꾸미는 것이 일반적이다.

(2). 현수점(懸垂點)

위치 및 선정 : 끈에 자기의 체중을 가하여 몸을 느려뜨리기 위하여는 현수점이 경부보다 높은 위치가 아니면 안된다. 그러나 발이 바닥에 닿은 자세에서는 경부의 위치보다 반드시 높을 필요는 없다. 주변에서 보는 모두가 현수점이 될 수 있으나 체중을 지지할 수 있는 정도의 강도가 필요하다. 대들보, 나무가지, 계단의 손잡이, 문고리, 침대의 틀 등을 잘 이용한다.

자살의 경우는 선 채로 또는 의자, 책상 등과 받침대를 이용하여 손이 쉽게 닿을 수 있는 곳을 선정한다. 때로는 나무에 기어오르거나 사다리를 이용하기도 한다.

상태 : 현수점은 면밀하게 관찰하여야 한다. 일반적으로 위장의사(僞裝縊死)에서는 자의(自縊)보다 현수점에 심한 흔적을 남긴다. 매여져 있던 시체를 풀어놓았다고 주장할 때, 현수점에서 끈의 섬유(纖維)가 발견되지 않거나 현수점으로부터 묻을 수 있는 물질이 끈에서 발견되지 않을 때에는 타살의 의심이 있다.

경부와의 거리 : 위장의사에서는 현수점과 경부간의 끈 길이가 너무 짧거나 길 때가 있으므로 목을 맨 과정과 연관시켜 그 정도의 길이가 자신의 목을 매는데 합당한지 검토하여야 한다.

(3). 체위(體位)

실험에 의하면 경부에 압력을 가하여 의식소실(意識消失)을 초래할 수 있는 압력은 놀라울 정도로 낮다. 끈이 좌우 대칭으로 작용하는 전형적 의사에서 혈압이 120 mmHg 일때 끈에 걸리는 장력(張力)이 경정맥은 2 kg, 경동맥은 5 kg, 추골동맥은 30 kg 면 혈류가 차단되며, 기관은 15 kg 의 무게가 가하여지면 폐쇄된다고 한다. 또 다른 실험에 의하면 이보다 더 적은 장력, 즉 경동맥은 3.5 kg, 추골동맥은 16.6 kg 이면 차단된다고 하는 바 성인에서는 자기 체중의 1/3 내지 1/4 만 끈에 작용되면 경부의 혈관과 기관이 모두 폐쇄될 수 있는 것이다.

이렇게 혈류를 차단할 수 있는 이상의 압력이 일정한 기간 동안 지속될 수만 있다면 의사는 어떠한 체위에서도 가능하다(그림 7-21). 따라서 비스듬히 기댄 자세나 발이 바닥에 닿아있는 자세는 물론 심지어 누워있는 자세에서도 의사는 성립되며(그림 7-9, 10) 폐질환(肺疾患)과 같은 기존질병이 있는 경우는 더욱 그러하다. 서있는 자세에서 무릎을 구부리는

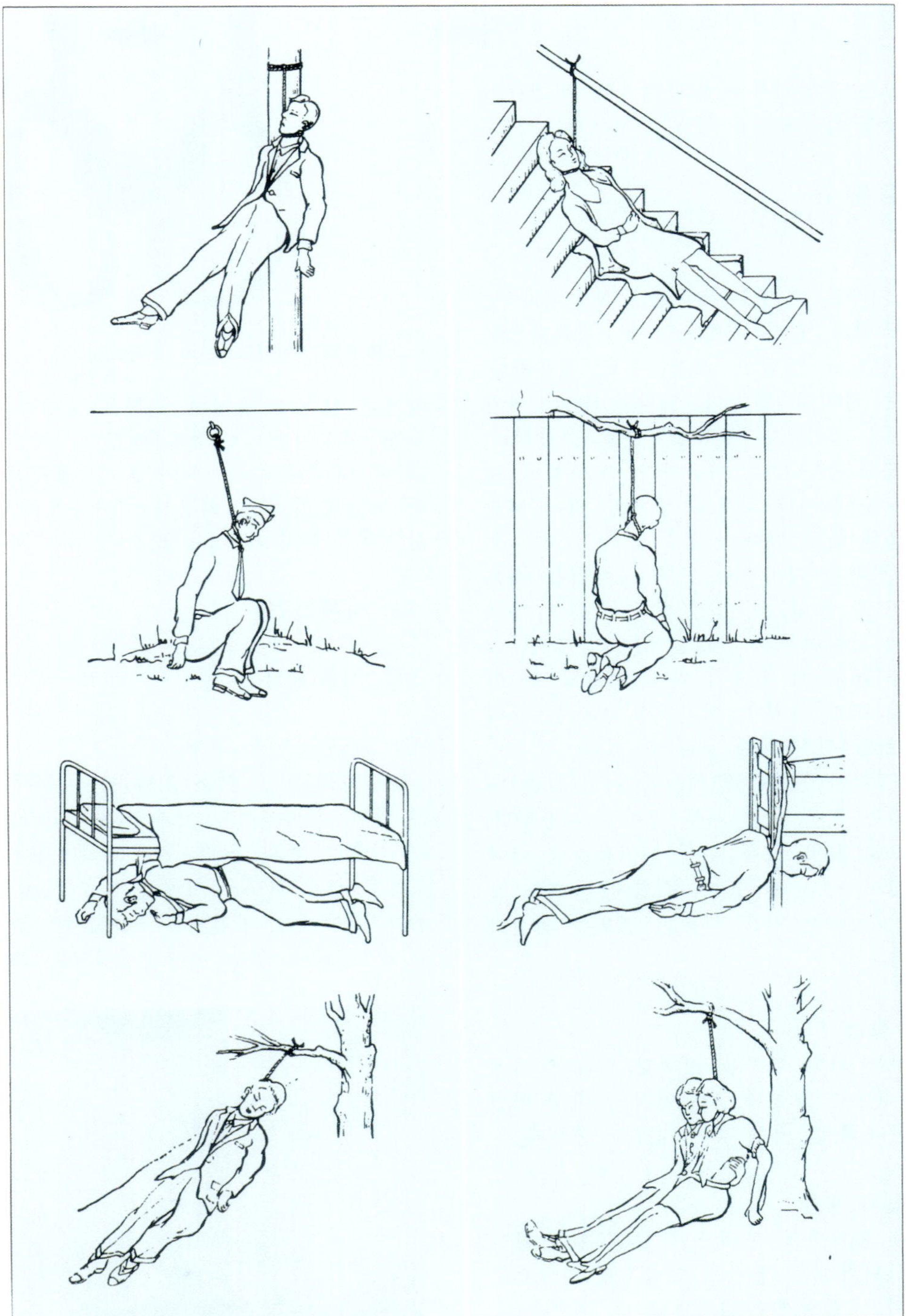

그림 7-21. 불완전의사의 다양한 체위(Reuter)

단순한 행동으로도 의사는 효과적으로 성립한다(그림 7-8).

위장의사는 완전의사가 일반적이다. 받침대가 없다면 타살의 가능성을 강력히 시사한다.

## 나. 사용된 끈

### (1). 종 류

자살의 경우는 자기가 사용하던 물건이나 사망한 장소에서 쉽게 구할 수 있는 물건으로 부드러우면서도 단단한 것을 주로 이용한다. 즉 남자는 허리띠, 넥타이, 파자마 등을, 여자는 치마끈, 스카프나 빨래줄 등을 사용한다. 군인은 군화끈도 많이 이용한다. 현수점이 높을 때에는 커튼이나 의복을 몇개로 찢어 연결하여 사용할 때도 있다.

매듭과 현수점 사이에서 끈이 끊어졌을 때는 교사(絞死)로 보일 수 있기 때문에 끈의 일부가 상방에 남아있는지 검토할 필요가 있다. 이때는 두부(頭部)에 혈류가 다시 순환될 수 있을 정도로 끈이 충분히 이완되어 지연성 질식(遲延性 窒息)의 형태를 보일 수 있다.

반면 위장의사(僞裝縊死)에서는 자의(自縊)에서 사용되는 끈은 물론 아무 끈이나 사용한다. 또한 끈으로 목을 묶은 후에 끌어올리면 끈에 심한 손상이 남을 수 있다. 주변에서 흔히 보지 못하는 이상한 끈을 사용한 경우는 의심하여야 한다.

### (2). 맨 방법

타살에서는 거의 대부분 한번만 감으며 여러번 감는 경우는 드물다. 자살에서도 대개 한번 감기는 하나 한번 이상 감는 경우도 흔하다.

### (3). 매듭의 종류

매듭이나 올가미의 형태가 특수할 때는 타살(他殺)을 의미하는 경우가 있다. 즉 일상적으로 사용되는 활강계제(滑降係蹄)나 옭매듭(맞매듭, reef knot) 또는 선매듭(granny knot)(그림 7-22)에 의한 고정계제(固定係蹄)가 아닐

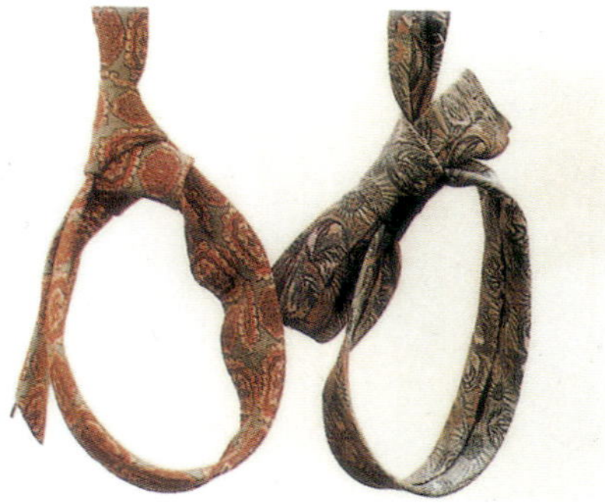

**그림 7-22.** 옭매듭(左)과 선매듭(右)

때에는 해석에 특별히 신중을 요한다. 매듭이 두개 이상이면 그 종류(種類)와 견고성(堅固性)에 대하여 주의하여야 한다. 첫회전을 단단히 매듭짓고 다시 회전시켜 매듭짓는 것은 자살에서도 불가능하지는 않으나 매우 희귀하다.

## 다. 시체소견

### (1). 삭흔(索痕)

#### ① 끈과의 일치 여부

교흔(絞痕)이나 액흔(扼痕)이 없는지를 살펴야 한다. 의사에서는 끈과 일치되고 모순이 없는 삭흔을 본다. 또한 자의(自縊)에서는 일반적으로 끈과 피부 사이에서 이물(異物)을 보지 못하며 여자는 머리채를 들어올린 후 의경하는 수도 많다. 반면 위장의사에서는 끈과 일치

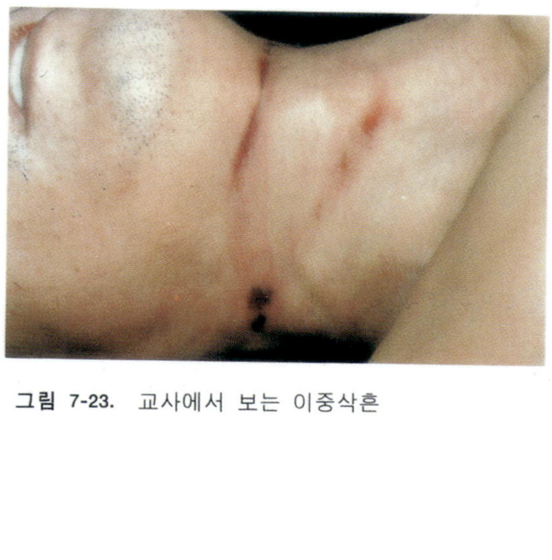

**그림 7-23.** 교사에서 보는 이중삭흔

되지 않는 또다른 삭흔을 보며 이물을 보는 경우도 있다.

이중삭흔(二重索痕) : 교살(絞殺)후 의사를 위장하였을 때는 같은 종류 또는 서로 다른 종류의 이중삭흔을 본다(그림 7-23). 그러나 끈이 끊어져 다시 시도한 때나 높은 곳에서 뛰어내린 경우는 두개의 삭흔을 볼 수 있으므로 주의를 요한다. 또한 시체를 내려놓은 후 올가미, 특히 고정계제를 풀지 않고 방치하였을 때도 이중삭흔을 보므로 주의를 요한다(그림 7-24). 따라서 이중삭흔을 볼 때는 그 성상 및 끈과의 관계성과 더불어 체위를 비롯한 상황을 종합하여 신중히 판단하여야 한다.

② 위 치

삭흔의 위치, 즉 끈의 위치는 의사와 위장의

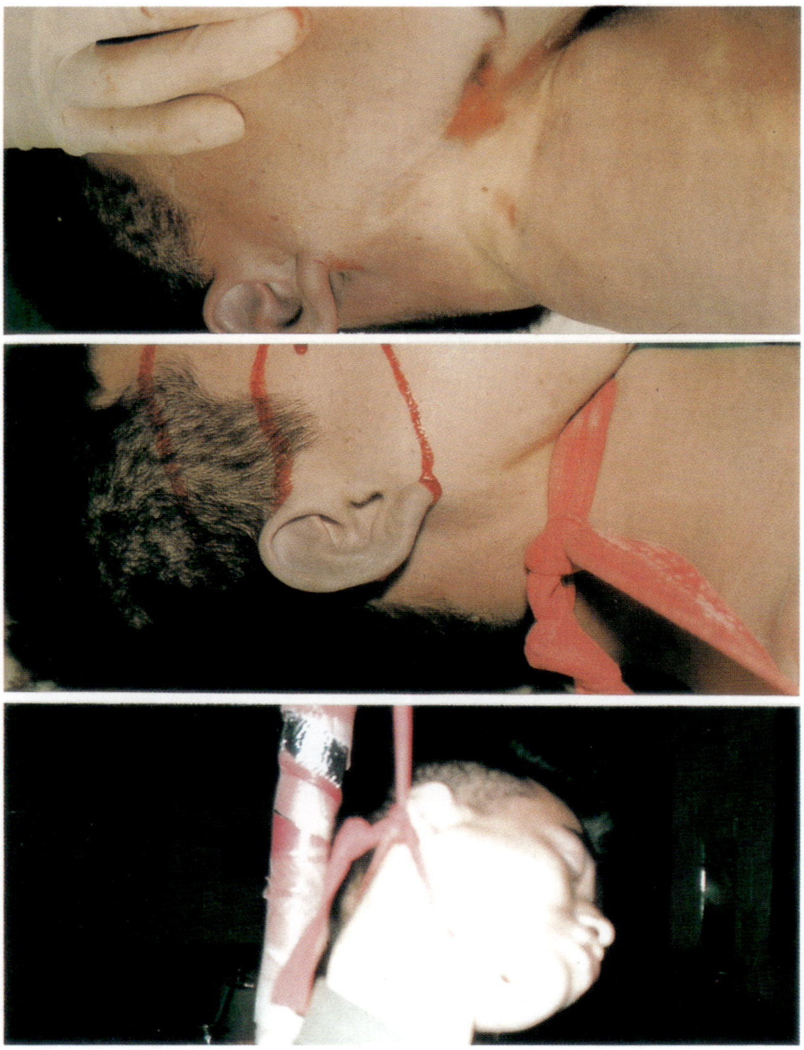

**그림 7-24.** 올가미를 방치하여 형성된 이중삭흔(上: 이중삭흔. 中: 올가미방치 下: 끈의 주행) (국방부과학수사연구소)

사를 감별할 수 있는 또하나의 중요한 소견이다. 즉 자의(自縊)한 때에는 목을 매는 순간 끈이 하악(下顎)에 걸려 더이상 올라가지 못할 때까지 올라간다. 따라서 거의 대부분 갑상연골(甲狀軟骨)의 높이 또는 그 상방에 위치한다(그림 7-14, 16, 17, 24). 그 이하에 위치하는 경우는 5 %에 불과하며 이는 주로 활강계제(滑降係蹄)가 재빨리 목을 조일 때 볼 수 있다. 반면 교사(絞死)에서는 흔히 갑상연골의 높이 또는 그 하방에 위치한다(그림 7-29).

③ 섬유검사(纖維檢査)

삭흔에서 남아있는 끈과 다른 섬유(纖維)가 발견되면 자타살의 구별에 도움이 될 수 있다.

④ 압흔검사(壓痕檢査)

위장의사에서도 육안상으로는 의사와 거의 같은 삭흔이 형성되므로 그 주행이 뚜렷하다 하여 의사로 판단하여서는 안된다. 이때에는 삭흔의 생전사후(生前死後) 감별이 필요하다. 이에 대하여는 전술한 바 있다.

⑤ 간섭현상(干涉現象)

비만한 사람이나 어린이는 경부의 피부주름이 서로 밀착되어 눌림으로써 창백해지고 상하연에는 시반(屍斑)이 형성되어 삭흔과 비슷하게 보일 수 있다. 특히 냉동시켰을 때는 피하지방(皮下脂肪)이 동결(凍結)되어 더욱 뚜렷해진다. 그러나 주름과 명백하게 일치하는 것을 볼 수 있다(그림 3-12). 또한 목에 꽉 끼는 옷을 입었을 때에도 마찬가지이다.

### (2). 삭흔 주변의 손상

자의(自縊)에서는 반사적으로 끈을 제거하려고 할 때가 있으므로 자기 손톱에 의한 조흔(爪痕)이나 손에 의한 좌상(挫傷)이 경부에 형성될 수도 있다. 또한 올가미 밑에 손가락이 끼인채 발견되는 수도 있다(그림 7-25). 조흔은 발견자가 끈을 제거하거나 소생술을 시행하는 과정에서 형성될 수도 있다. 이렇게 본인

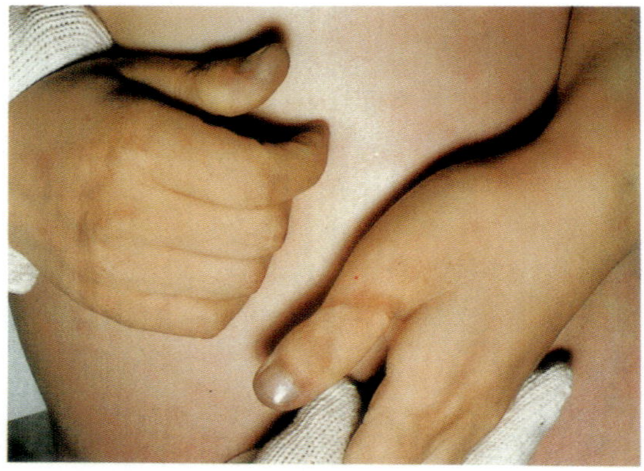

**그림 7-25.** 올가미를 손에 넣어 생긴 삭흔

에 의하여 또는 간섭현상(干涉現象)으로 경부에 손상이 형성될 수도 있으나 그 정도는 경미하다.

뚜렷한 반월상(半月狀)의 조흔이나 설골이나 갑상연골의 골절, 경부근육간의 광범한 출혈과 같은 과도한 손상은 자의(自縊)에 합당하지 않은 소견이다. 의사에서는 높은 곳에서 뛰어내렸을 때나 노인을 제외하고는 설골 및 갑상연골이 일반적으로 손상되지 않는다.

### (3). 기타의 소견

**손상(損傷)** : 경부 이외에서 표피박탈(表皮剝脫) 또는 피하출혈(皮下出血) 등의 손상을 볼 때는 이것이 의경(縊頸)시 생긴 것인지 아니면 그 이전에 생긴 것인지 감별하여야 한다. 그렇기 위하여는 시체 주변에 이러한 손상을 일으킬만한 물체가 있는지 검토할 필요가 있다. 위장의사 때에는 주위의 물체와 일치되지 않는 폭력(暴力)의 근거 또는 사인(死因)이 될 수 있는 손상을 보는 경우가 많다. 교살에서는 방어손상(防禦損傷) 또는 억압손상(抑壓損傷)을 흔히 볼 수 있다.

**시반(屍斑) 등** : 의사에서는 체위(體位)에 합당한 아래쪽에서 시반을 보나 위장의사에서는 체위에 합당하지 않은 부위에서 볼 수도 있다. 또한 전형적 완전의수체(典型的 完全縊首體)에서 안면과 결막에서 청색증(靑色症)과 일혈점

(溢血點)을 본다면 위장의사가 강력히 의심된다. 배설물이나 혈액을 현장의 하방에서 본다면 자의(自縊)를 생각할 수 있다(그림 7-26).

## III. 교사(絞死)

### 1. 정 의

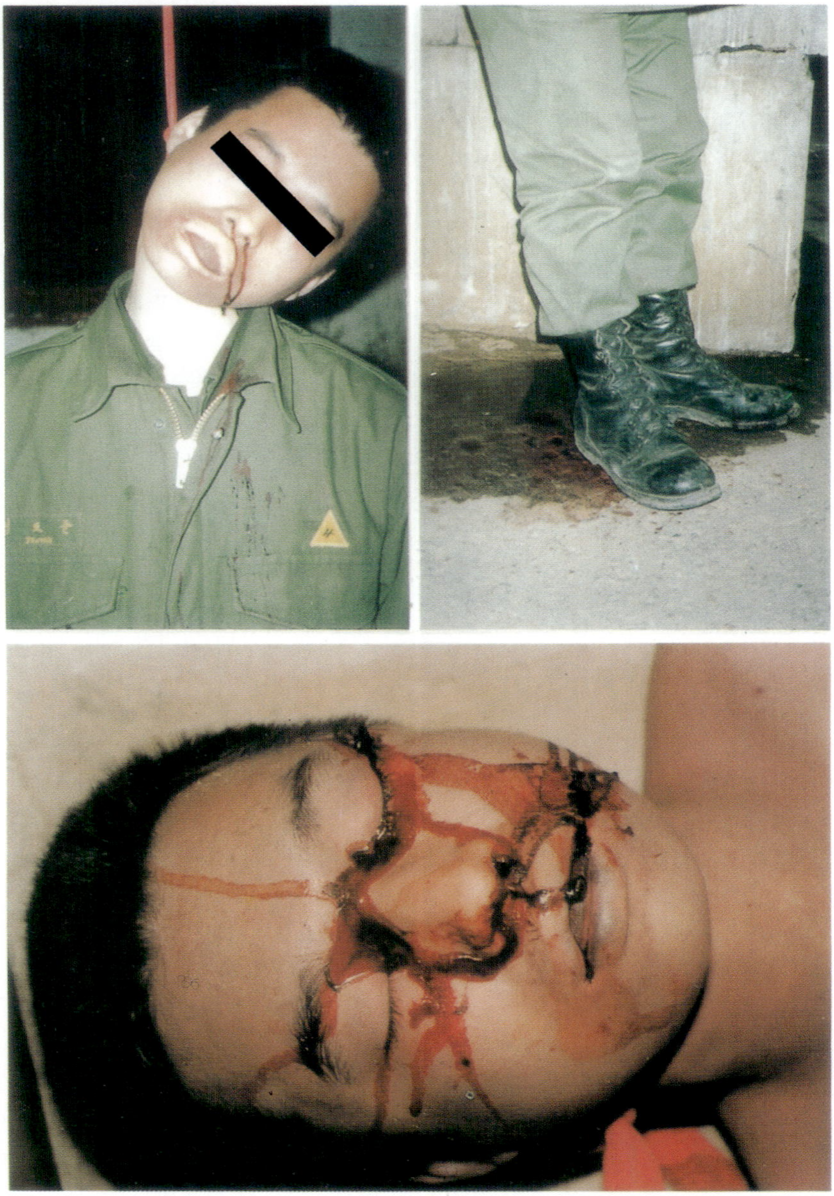

**그림 7-26.** 上.左.: 비출혈. 上.右.: 하방에 흐른 출혈. 下: 끌어내려 놓은 후. (국방부과학수사연구소)

교사(strangulation by a ligature)란 목에 끈이 감기고 거기에 자기 체중 이외의 힘, 즉 타인이나 자기의 팔힘 또는 기타의 외력(外力)이 가하여져 사망에 이르는 것을 말한다.

## 2. 사망기전

의사에서와 같이 기도(氣道), 경부혈관(頸部血管) 및 경부신경(頸部神經)의 장애 등 세가지의 기전이 단독으로 또는 연합하여 사망에 이른다. 각각의 기전이 사망에 미치는 영향은 끈이 경부에 작용한 위치, 작용한 힘의 크기 등에 따라 다르기는 하나 일반적으로 의사(縊死)와는 달리 기도폐쇄(氣道閉鎖)가 가장 중요한 기전이 된다.

### 가. 기도(氣道)의 협착 또는 폐쇄

의사에서는 경부혈관의 폐쇄가 가장 중요한 기전인 반면 교사에서는 기도의 폐쇄가 가장 중요한 원인이다.

### 나. 경부혈관(頸部血管)의 협착 또는 폐쇄

경정맥(頸靜脈) 및 총경동맥(總頸動脈)은 때로는 완전하게, 때로는 불완전하게 폐쇄되나 추골동맥(椎骨動脈)은 항상 폐쇄되지 않는다. 따라서 전형적 완전의사(典型的 完全縊死)와는 달리 혈액순환이 신속하게 차단되지 않기 때문에 사망시간은 지연된다. 호흡장애보다는 덜 중요하나 순환장애도 사망의 기전으로 작용한다.

### 다. 경부신경(頸部神經)의 압박 및 견인

드물기는 하지만 끈을 머리위로 던져 재빠르게 죌 때 미주신경(迷走神經)이 억제될 수 있다(그림 7-28). 이때에는 급사(急死)의 일반적 소견을 볼뿐 경부에서 삭흔, 경부연조직의 출혈, 경부연골의 골절과 같은 교사의 전형적인 소견을 보지 못한다.

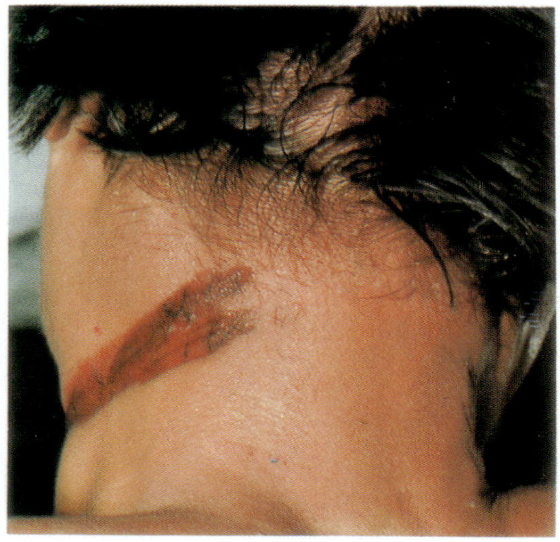

**그림 7-28.** 넥타이로 교경시 미주신경이 억제되어 사망(교사에 따른 소견을 보지 못함)

## 3. 시체소견 및 진단

### 가. 외부소견

(1). 삭흔(索痕)

삭흔의 위치는 일반적으로 의사(縊死)보다 낮아 갑상연골(甲狀軟骨)의 높이 또는 그 하방에 형성되며 그 상방에는 흔하지 않다(그림 7-29). 대개 경부(頸部)를 수평으로 일주하며 후경부보다는 전경부 및 측경부에서 뚜렷하게 나타난다. 삭흔의 주행이 단절되는 때가 있는데 여기에서 표피박탈을 본다면 이는 매듭의 위치를 말해준다. 여러번 회전(回轉)하였을 때는 회전수에 따라 여러개의 삭흔이 형성된다. 그러나 끈이 서로 겹쳐 삭흔의 수가 회전수보다 적을 때도 있다.

삭흔의 폭은 일반적으로 끈의 폭과 거의 동일하다. 끈이 넓고 부드러울 때는 얕고 불명료하며 (그림 7-31), 좁고 단단할 때는 깊고 명료하다. 조른 힘이 강할수록 깊으며 사후(死後) 끈이 묶인 상태로 오래갈수록 깊어진다. 매듭이 작용한 부위는 깊다. 두발이나 옷깃 위를 감았을 때는 삭흔이 약하거나 나타나지 않을 수 있다.

조잡한 끈으로 죽일 수 있는 힘보다 더 큰 힘

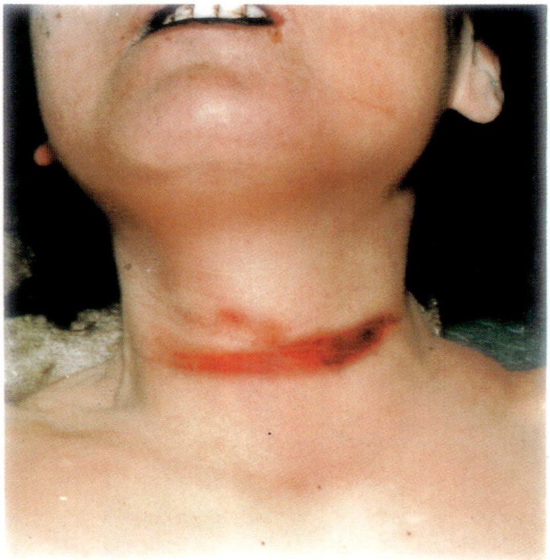

그림 7-29. 갑상연골 하방에 형성된 교흔

을 가하면 광범한 표피박탈 및 좌상을 일으킬 수 있다. 또한 의사(縊死)와 같은 기전에 의하여 삭연출혈(索緣出血) 또는 삭간출혈(索間出血)을 볼 수 있다(그림 7-30).

삭흔의 결여(缺如) : 사후 끈을 곧바로 제거하였을 때는 삭흔이 미약하며(그림 7-31) 더우기 부드러운 끈으로 기술적으로 졸랐을 때는 삭흔을 남기지 않을 수도 있다. 시간이 얼마 지나지 않았거나 시간이 경과되어도 경부가 습윤(濕潤)하여 혁피상화(革皮狀化)되지 않았을 때는 삭흔이 불명료하므로 주의하여야 한다.

(2). 기 타

설첨돌출(舌尖突出), 시반(屍斑) 및 체액(體液)의 누출 등은 의사(縊死)와 비슷하며 안면, 안구 및 결막의 상태는 불완전 의사(不完全 縊死) 또는 비전형적 의사(非典型的 縊死)에서 보는 바와 같다(그림 7-32). 삭흔 주위에서 조흔(爪痕)을 보는 수가 있다. 이는 가해자의 것일 수도 있으며 피해자가 교경(絞頸)을 완화시키기 위한 자구(自救)의 노력으로 자기의 손톱에 의하여 올 수도 있다. 다툼이 있었을 때는 그에 상응하는 손상을 본다.

## 나. 내부소견

(1). 경부연조직손상

의사보다는 경부연조직에서 출혈을 흔히 보지만 반드시 일어나는 것은 아니다. 출혈은 삭흔 높이의 피하조직, 근육 또는 갑상선(甲狀腺)에서 잘 일어난다. 끈이 경부에 밀착되고 죽을 때까지 힘이 지속되었을 때는 출혈을 보지 못하는 경우가 있다. 의사(縊死)에서도 잘 보지 못하는 경동맥(頸動脈)의 횡주소열창(橫走小裂創)은 거의 보지 못한다.

(2). 경부장기울혈 및 후두점막하출혈

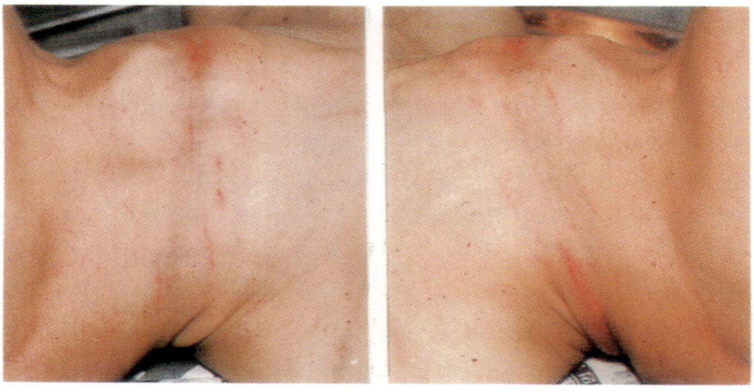

그림 7-30. 교사에서 보는 삭연 및 삭간출혈

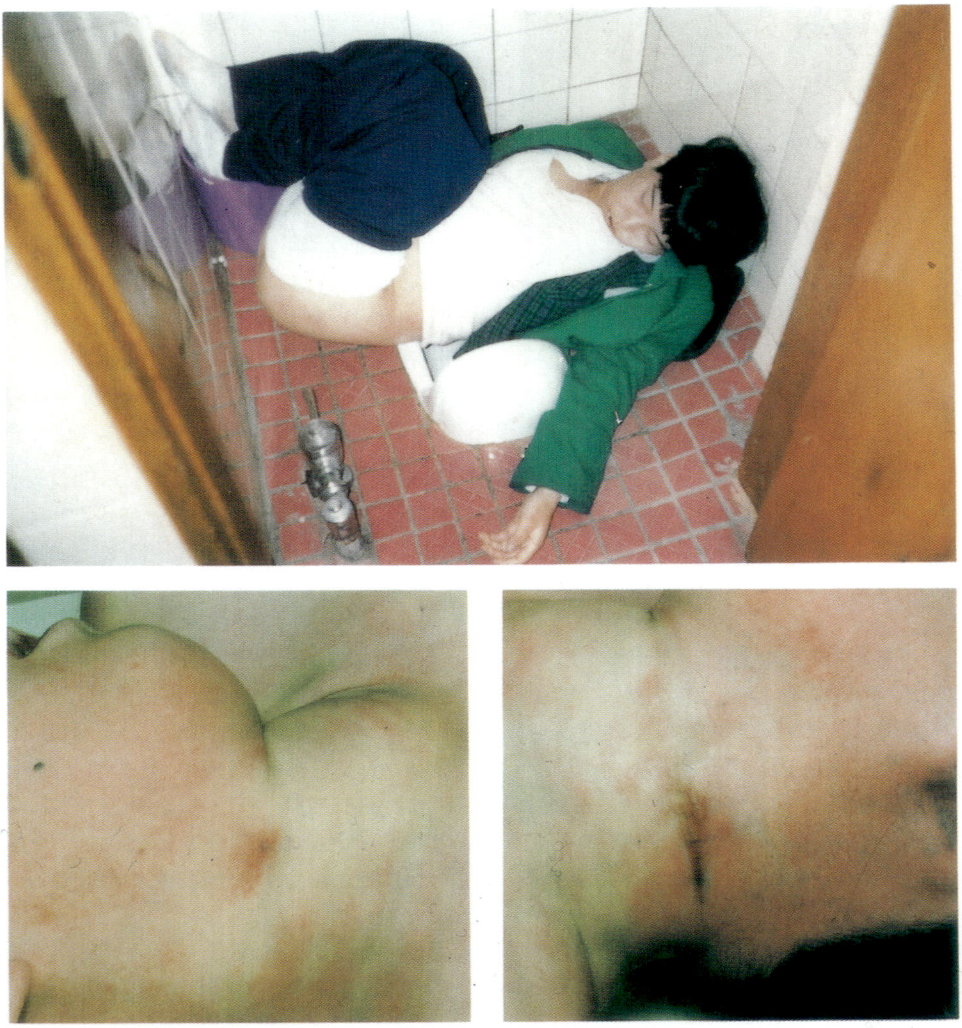

**그림 7-31.** 스카프를 사용한 교시시 보는 경미한 삭흔

교사 또는 후술하는 액사(扼死)에서는 압박된 위치 및 그 상부에서 일혈점(溢血點)이나 심한 울혈(鬱血)을 본다. 이러한 소견은 삭흔 상방의 구강, 인두, 편도 및 설근부에서 뚜렷하다(그림 7-33).

후두(喉頭) 또는 기관(氣管)의 점막하에서 출혈을 볼 수 있는데 이는 압박(壓迫)에 의하여 일어나는 것으로 일혈점보다 대개 크다(그림 7-34).

(3). 설골 및 경부연골 골절

설골(舌骨)은 교사시 압박되는 높이보다 훨씬 상방에 있으므로 잘 골절되지 않으나 끈이 넓은 때는 설골이 압박될 수 있다. 갑상연골(甲狀軟骨)은 설골보다 좀더 흔히 골절되며 특히 한쪽 또는 양쪽의 상각(上角)이 골절된다. 의사에서는 거의 보지 못하는 갑상연골판(甲狀軟骨板)이나 윤상연골(輪狀軟骨)의 골절을 드물기는 하나 볼 수 있다.

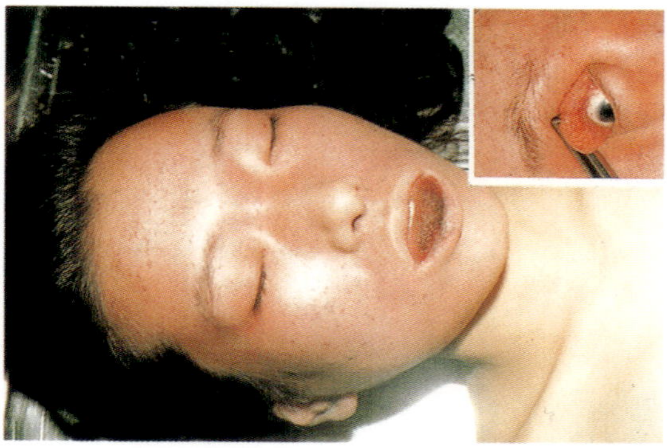

그림 7-32. 교사에 의한 안면부 울혈, 설첨돌출 및 결막하 일혈점

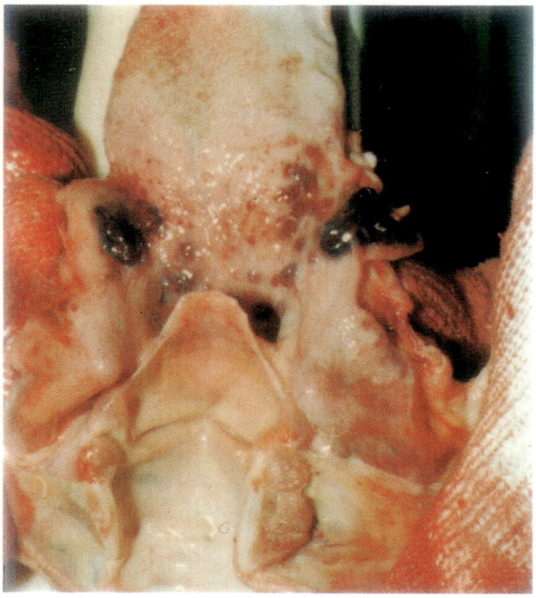

그림 7-33. 편도와 설근부의 일혈점과 울혈

## 4. 자타살 및 사고사의 감별

교사는 거의 대부분 타살이므로 교살(絞殺)이라고도 한다. 대상은 대부분 성인여성 또는 어린이이며, 여성에서는 후술하는 액사와 더불어 많은 예가 성범죄(性犯罪)와 관련된다. 그러나 성인남자가 대상이 되는 경우도 드물지 않다. 또한 교살이 전적으로 성인남자에 의하여 이루어지는 것은 아니다.

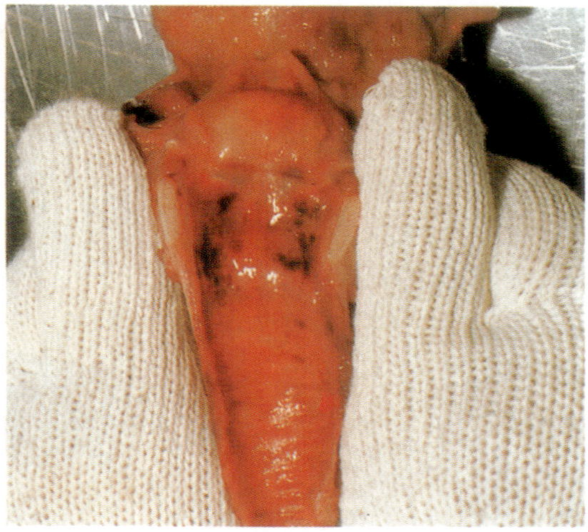

그림 7-34. 교사에서 보는 후두부 점막하출혈

사고사는 매우 드물다. 성행위(性行爲)중 상대방의 목을 졸라 잘못 사망시키는 수가 있다.

자살은 드물지만 가능하며 이를 자교사(自絞死, self-strangulation)라 한다. 즉 스타킹이나 고무줄과 같은 탄성(彈性)이 있는 물체로 자기의 목을 조르거나 탄성이 없어도 끈을 여러번 감거나 보조물(補助物)을 이용하면 끈이 이완되지 않아 사망할 수 있다. 교사에서 가장 중요한 것은 자타살의 감별로서 다음과 같은 소견에 착안하여야 한다.

### 가. 끈

(1). 잔존(殘存) 여부

자살이나 타살을 막론하고 발견자가 끈을 제거해 버릴 때가 있다. 그러나 고의로 감추었을 때를 제외하고 애초부터 끈이 목에 감겨져있지 않았다면 타살일 수 밖에 없다. 목에 끈이 감긴 채 남아있으면 자타살을 감별하여야 하며 그 형태는 중요한 정보를 제공하여 준다.

(2). 소유 및 종류

자타살을 막론하고 목을 조이기 쉬운 물건이면 아무 것이나 사용되며 특히 피해자가 일상 쓰는 것이 이용된다. 즉 타살에서도 끈을 따로 사용하지 않고 피해자의 옷깃이나 매고 있는 넥타이, 머플러 등을 이용할 수가 많다. 따라서 끈의 소유나 종류에 과도한 비중을 두어서는 안된다. 그러나 피해자의 물건이 아니던지 또는 작용면이 거칠어 과도한 통증을 줄 수 있는 끈이라면 타살일 때가 많다.

(3). 길 이

끈의 길이로 자타살을 구별하는 데는 곤란한 점이 많다. 그러나 타살에서는 조작하기 쉬운 길이의 끈이 주로 이용되며 긴 것은 한쪽 끝만 사용한다. 반면 자살에서는 자기의 목을 수회 감을 수 있을 정도로 긴 것을 사용하며 특히 몇개의

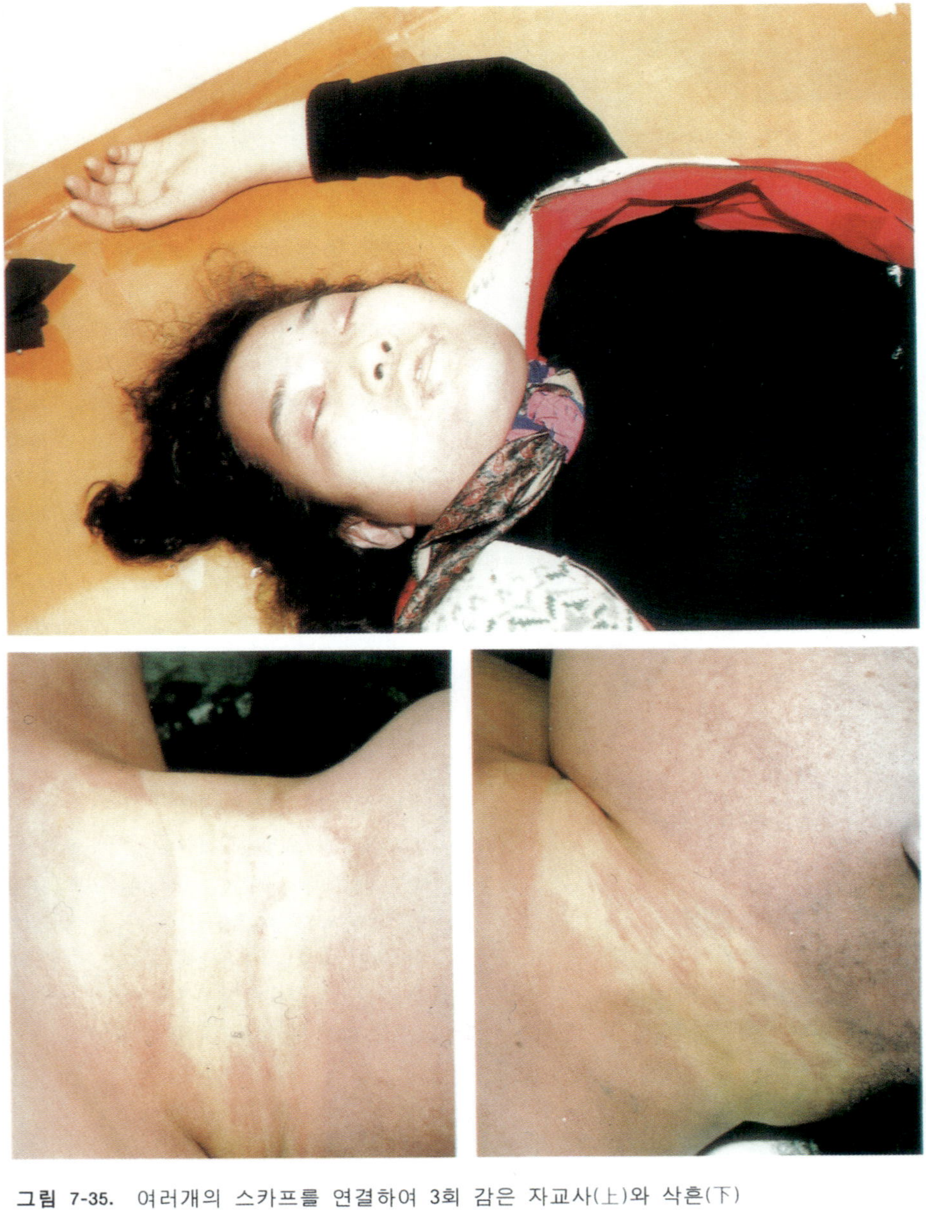

**그림 7-35.** 여러개의 스카프를 연결하여 3회 감은 자교사(上)와 삭흔(下)

끈을 연결하여 사용하였다면 자살의 가능성이 크다(그림 7-35).

### (4). 방 법

끈의 구성, 특히 회전수(回轉數, turns)와 매듭의 여부 및 묶은 힘의 정도가 가장 중요하다.

타살에서는 일반적으로 한번 또는 두번 감는 것이 일반적이나 자살에서는 여러번 단단히 돌려 묶는 것이 일반적이다(그림 7-35). 이때는 매듭을 짓거나 또는 짓지 않아도 끈이 느슨해지지 않기 때문에 자교사(自絞死)가 성립된다. 제일 먼저 감은 것이 가장 강하다. 두번 이상 감았을 때는 서로 평행상(平行狀)이라 하더라도 타살에서는 약간 겹치거나 교차(交叉)되는 경우가 많으나 자살에서는 완전히 평행상을 보이는 것이 상례이다.

매듭을 짓지 않고 끈을 교차시켜 올가미를 만들어 단한번에 조이는 방법은 자타살 모두에서 사용될 수 있다. 한번 내지 두번 목을 감고 매듭이 지어지지 않은 상태에서 끈이 느슨해져 있다면 이는 사망할 때까지 타인의 힘으로 압박(壓迫)을 가한 것이므로 타살로 보아도 좋다.

매듭의 종류나 위치는 자타살(自他殺)을 구별하는데 큰 도움이 되지 못하므로 과도한 비중을 두어서는 안된다. 즉 자살 및 타살에서 선매듭과 맞매듭을 목의 좌측 및 우측에서 모두 볼 수 있다. 단 매듭의 종류가 직업적, 개인적 특징을 나타내는 경우가 있다. 두개 이상의 단단한 매듭이 지어졌을 때는 거의 틀림없이 타살이다. 그러나 매듭이 한개일 때는 끈이 힘차게 묶여 있고 매듭이 단단하고 완전하다 하여 이를 꼭 타살의 근거로 보아서는 안된다.

### (5). 보조물(補助物)의 이용

끈을 느슨하게 목에 감고 선매듭 또는 맞매듭을 지은 후 막대기를 끈 밑에 넣거나 끈에 묶은 후 경부를 압박할 때까지 돌린다. 의식이 상실되면 막대기가 풀려지기는 하나 한쪽 끝이 하악각(下顎角)에 걸려 경부에 대한 압박이 지속되므로 질식으로 사망에 이를 수 있다(그림 7-36). 타살에서는 거의 보지 못한다.

자신의 손이나 발을 이용하는 방법도 알려져 있으며 해석하는 데 큰 애로가 없다. 예를 들어 경부에 끈을 두르고 한쪽 끝 또는 양쪽 끝을 자기의 발로 당겨 사망에 이를 수 있다(그림 7-37).

### (6). 이물(異物)의 개입

자살에서는 끈이 옷깃이나 두발을 같이 감는 일이 없다고 해도 과언이 아니다. 그러나 타살에서는 이러한 것을 상관하지 않는다. 야외(野外)라면 끈과 목 사이에서 낙엽이나 모래와 같은 이물(異物)을 볼 때도 있다.

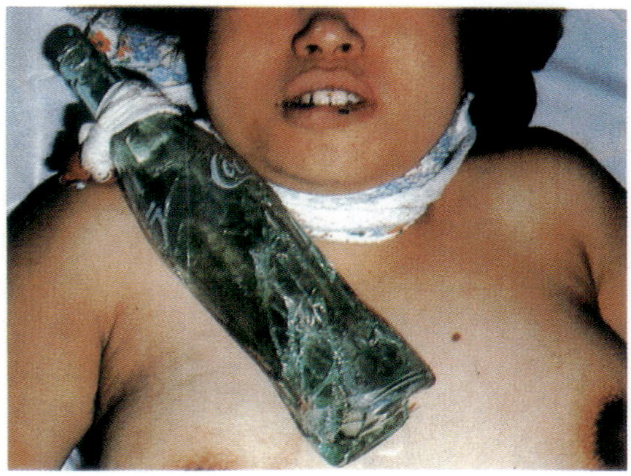

**그림 7-36.** 보조물을 이용한 자교사(若杉)

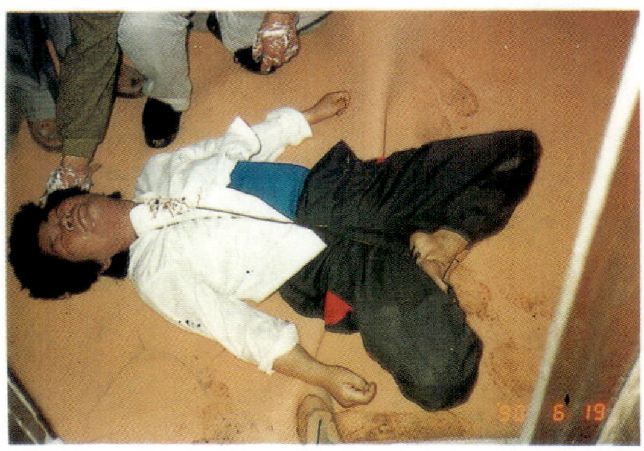

**그림 7-37.** 전깃줄을 이용한 자교사

### (7). 간섭현상(干涉現象)

부패로 경부가 기종상(氣腫狀)이 되어 팽만되면 옷깃이나 머플러 등이 경부를 파고 들어가 교경(絞頸)과 같이 보이거나 반대로 경부가 연화 위축되어 끈이 느슨해져 있는 경우가 있으므로 주의를 요한다(그림 2-25). 피부주름과 교흔을 감별할 필요도 있다(그림 3-12).

### 나. 시체소견

삭흔이 불규칙하고 불연속적으로 나타나면 타살로 보아도 좋다(그림 7-23, 28, 29, 31). 그러나 저항이 어려운 상태에서 교경하면 자교사(自絞死)시의 삭흔과, 또한 경부 후방에서 끈을 걸어 사망할 때까지 잡아당기면 의사(縊死)시의 삭흔과 같이 나타날 수 있으므로 주의를 요한다. 타살에서는 가해자에 의하여 가하여진 손상 또는 피해자가 교경을 피하고자 하여 생긴 손상을 특히 경부에서 볼 수 있다. 방어손상(防禦損傷)이나 저항손상(抵抗損傷) 및 억압손상(抑壓損傷)도 볼 수 있다. 자살의 경우는 이러한 손상을 보지 못한다.

자교사(自絞死)시 자신이 가하는 힘은 거의 예외 없이 골절을 일으킬 정도가 되지 못한다. 반면 타살에서는 죽일 수 있는 힘보다 더 큰 힘을 가하는 것이 일반적이므로 설골(舌骨)이나 후두연골(喉頭軟骨)이 골절되었다면 거의 예외없이 타살이다. 그러나 이들이 골성강직(骨性强直, bony ankylosis) 또는 골화(骨化)되었을 때는 희귀하지만 자살에서도 볼 수 있다.

# IV. 액사(扼死)

## 1. 정 의

경부를 사람의 손으로 압박하여 사망하는 것을 액사(manual strangulation)라고 하며 이는 모두가 타살이므로 액살(扼殺)이라고도 한다.

완교사(腕絞死) : 손 대신 팔이 작용하였으면 완교사(mugging 혹은 strangle-hold strangulation)라고 한다. 완교시는 배후(背後)에서 팔로 목을 감아 가해자의 신체에 피해자의 경부가 고정되어 기도가 압박된다. 또한 발이나 무릎이 사용될 수도 있다.

장교사(掌絞死) : 손바닥의 힘이 경부에 가하여져 사망에 이른 경우는 장교사(palmar strangulation)라 한다. 즉 손으로 목을 직접 손으로 쥐지 않았다 하더라도 한손으로 입을 평행(平行)하게 막고 그 위에 다른 한손으로는 직각(直角)으로 압박을 가하면 주로 손뒤꿈치가 전경부(前頸部)를 압박하게 된다.

## 2. 사망기전

한손 또는 두손을 사용하여 경부를 누르면 기도(氣道)를 비롯한 경부장기는 양측에서 동시에 경추를 향하여 압박된다. 양손을 사용하였을 때는 한손은 전경부(前頸部)에, 다른 한손은 후경부(後頸部)에 가하여져 전후로 압박할 수도 있다. 따라서 사망에 이르는 기전은 의사나 교사와 비슷하다.

### 가. 기도의 협착 또는 폐쇄

인후부(咽喉部)나 기도(氣道)가 양측에서 척추를 향하여 압박되어 폐쇄된다. 기도가 폐쇄되는 정도는 비록 의사나 교사보다 덜하지만 교사에서와 마찬가지로 사망에 가장 큰 역할을 한다.

### 나. 경부혈관의 협착 또는 폐쇄

손의 힘이 가해지는 것이기 때문에 경정맥(頸靜脈)은 비교적 쉽게 압박되나 경동맥(頸動脈)은 잘 압박되지 않아 폐쇄되는 정도가 의사나 교사보다 덜하다. 추골동맥(椎骨動脈)은 압박되지 않는다. 따라서 혈류장애가 사망에 기여하는 정도는 의사나 교사와 비교할 때 미미하다고 할 수 있다.

### 다. 경부신경의 압박

액사에서는 손가락이 작용하고 의사와 교사에서는 끈이 작용하는 것이 다를뿐 기전은 마찬가지이다.

## 3. 시체소견 및 진단

### 가. 외부소견

(1). 액흔(扼痕)

액경(扼頸)시 손톱, 손가락, 손바닥의 압력에 의하여 경부에 형성된 손상을 모두 합하여 액흔(throttling mark)이라 한다. 이는 액사의 가장 뚜렷한 근거가 되므로 세심한 주의를 기울여 관찰하고 적절하게 해석하여야 한다(그림 7-38, 39). 액사시는 대부분 죽이는 데 필요한 것보다 강한 힘을 가하기 때문에 액흔은 비교적 광범하며, 또 그 정도는 아니라 하더라도 비교적 뚜렷하기 때문에 액흔과 더불어 외부소견만으로도 액사를 진단하는데 큰 어려움이 없다.

액흔의 위치 및 수는 액경의 방법에 따라 일정하지 않다. 한손으로 압박하면 엄지쪽보다 나머지 손가락쪽에 좀더 광범하며 여러개의 손상을 본다. 그러나 이렇게 전형적인 경우는 드물며 손이 이동(移動)되던지 또는 양손으로 압박하기 때문에 경부의 양측에 걸쳐 손가락의 수보다 적게 또는 많이 나타나는 것이 상례이다. 따라서 피해자의 목에 형성된 손상의 수나 위치 또는 방향으로 손이 어떻게 작용하였는가 과도하게 해석하지 말아야 한다. 어린이는 목이 가늘기 때문에 측경부뿐만 아니라 전경부 및 후경부에 형성되는 경우도 많다.

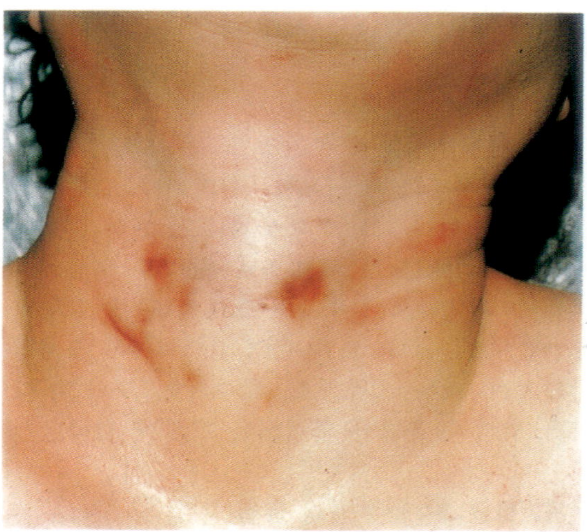

그림 7-38. 액사에서 보는 액흔

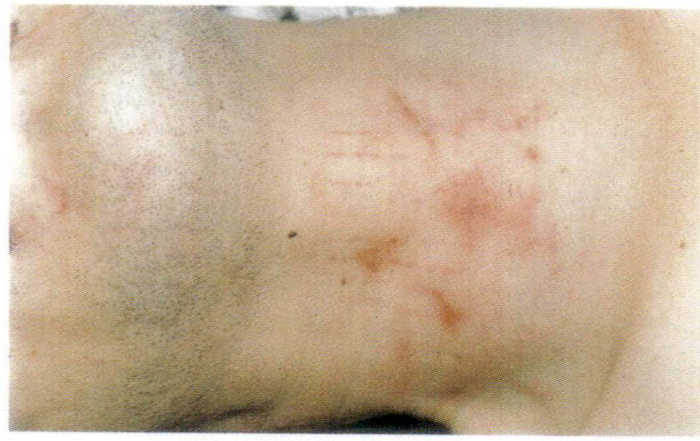

그림 7-39. 액사에서 보는 액흔

**조흔(爪痕)** : 조흔(손톱자국, fingernail mark)은 대개 표재성(表在性)이다. 전형적인 것은 폭이 좁은 선상(線狀) 또는 반월상(半月狀)의 표피박탈로 나타나나 실제적으로는 불규칙하게 나타나는 때가 더 많다(그림 7-40). 손톱이 길거나 압력이 강하면 작은 절창(切創)을 닮을 수도 있으며 피부의 전층(全層)을 통과할 수도 있다. 이는 거의 틀림 없는 액사의 근거가 된다. 조흔 하방의 연조직손상은 경미한 출혈부터 광범한 출혈까지 다양하다.

**지두흔(指頭痕)** : 조흔과 동반되거나 조흔이 없더라도 경부 및 비구(鼻口) 주위에서 손가락, 특히 지두(指頭)에 의하여 원형(圓形) 또는 난원형(卵圓形)의 피하출혈이 나타난다(그림 7-41). 압박하는 힘이 강하면 부정형(不定形)한 표피박탈로도 나타난다.

**수장흔(手掌痕)** : 손바닥, 특히 손뒤꿈치에 의하여 압박받은 부위에는 비교적 넓은 피하출혈 또는 표피박탈이 일어난다.

**액흔의 결여(缺如)** : 드물기는 하지만 조흔을

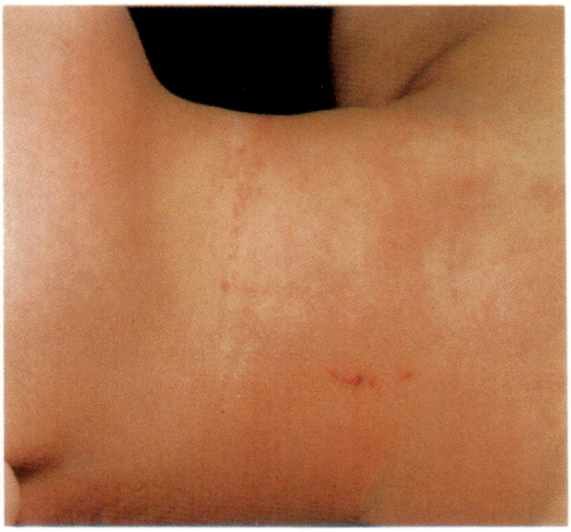

그림 7-40. 액사에서 보는 조흔

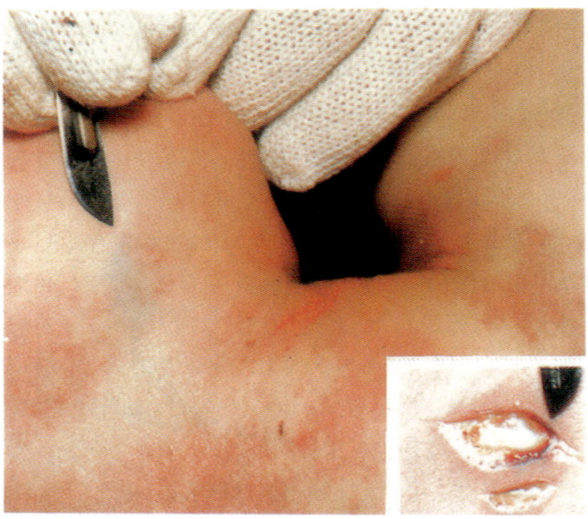

그림 7-41. 액사에서 보는 지두흔

비롯한 액흔을 보지 못하거나 미세한 경우도 있으므로 주의를 요한다(그림 7-40). 이는 계획적으로 공격한 경우가 많다. 또한 가해자의 손과 피해자의 경부 사이에 스카프와 같이 부드러운 물체가 개입되었을 때는 액흔이 없을 수 있다.

(2). 기 타

비전형적 의사 또는 교사와 비슷한 소견을 본다. 혀의 전연부 등에 좌상(挫傷)이 드물지 않으며 혀를 깨물어 손상을 입는 경우도 있다.

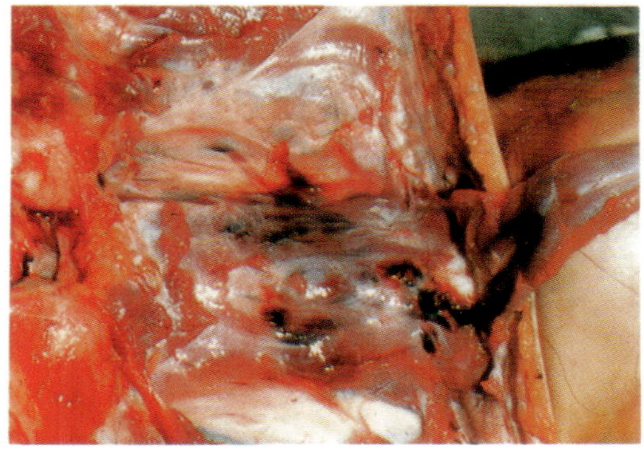

그림 7-42. 액사시 경부연조직의 출혈

경부에 최대의 주의를 기울여야 함은 당연하나 체표 전체에 대하여 철저하게 검사하면 보조적인 근거를 찾을 수 있다. 즉 피해자가 바닥에 누어있었다면 견갑부에 표피박탈이나 좌상이 생길 수 있다. 또한 다툼중에 팔이나 안면 및 유방 등에도 좌상이나 표피박탈이 일어날 수 있다. 성범죄(性犯罪)와 관련되었을 때는 이에 따른 손상을 본다.

## 나. 내부소견

외부소견이 분명하지 않더라도 내부소견은 대개 뚜렷이 나타난다. 그러나 드물기는 하지만 출혈이 피하조직이나 하나의 경부근육에 국한되는 등 내부소견마저 경미(輕微)할 때도 있다.

(1). 경부연조직손상

액흔 직하부에서 피하조직 또는 근육 및 근막(筋膜)과 때로는 경추(頸椎) 전면 주위에서 출혈을 본다(그림 7-42). 출혈의 정도는 외부의 손상과 비교할 때 대개 경미하나 반대로 외표에는 액흔이 경미하고 심부조직(深部組織)에 출혈이 광범할 수도 있다. 또한 손이 움직이거나 두세번 가해지는 때도 있으므로 교사와는 달리 서로 다른 위치에 출혈이 형성되는 경향이 있다.

(2). 설골 및 경부연골 골절

설골, 갑상연골 및 윤상연골에서 골절을 볼 수 있다. 그중 설골 및 갑상연골의 각(角, horn), 특히 갑상연골의 상각(上角)이 골절되는 경우가 많다. 신생아나 유아에서는 골(骨)의 탄력성이 크고 큰 힘을 가할 때가 드물어 골절이 잘 일어나지 않는다. 윤상연골은 엄지손가락 또는 전완부에 의하여 척추에 대하여 압박되어 골절이 일어날 수 있다.

시체가 부패되면 경부의 연조직은 마치 출혈이 있는 것처럼 보일 수가 있으며, 이러한 경우 설골 및 경부연골의 골절여부는 액사인지 아닌지를 판단하는데 매우 중요한 근거가 된다.

(3). 경부장기울혈 및 후두점막하출혈

교사(絞死)에서와 같다.

## 4. 자타살 및 사고사의 감별

자기 스스로 목을 압박하더라도 사망에 이르기 전에 의식(意識)이 소실되어 압박을 지속할 수 없으므로 자살은 불가능하다.

따라서 액사는 항상 타살이다. 희생자는 대개 신생아, 어린이, 여자, 노인 및 병자와 같은 약자(弱者)이다. 영아살(영兒殺)에서 가장 많이 사용되는 방법이다. 여성일 때는 항상 강간(强姦) 또는 강간의 시도가 선행되는 성범죄의 가능성을 생각하여야 한다. 남자성인도 액사의 대상이 될 수도 있는데 이는 대개 술이나 약물의 영향하에 있는 경우, 때려서 기절시킨 경우, 갑자기 몰래 공격하는 경우이다.

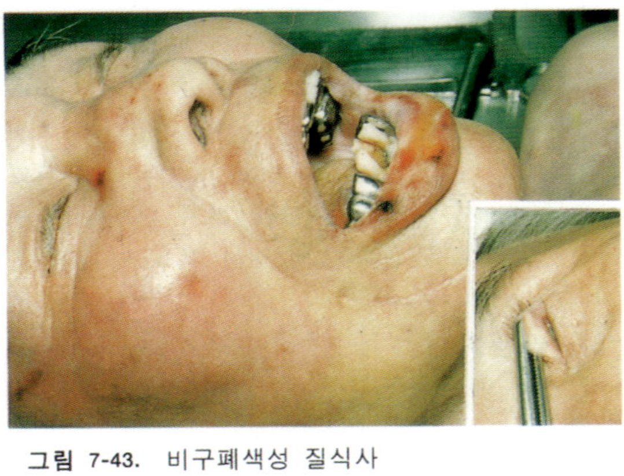

그림 7-43. 비구폐색성 질식사
□ : 결막에서 일혈점을 보지 못한다.

한손 또는 양손으로 갑자기 경부를 누르면 경부신경이 억제되어 급사할 수 있으며 이러한 상황은 사고사(accidental throttling)라 할 수 있다. 희귀하나 성행위(性行爲)중 상대의 목을 눌러 잘못 사망시키는 수도 있다.

# V. 비구폐색성 질식사(鼻口閉塞性窒息死)

## 1. 정의 및 사망기전

기도(氣道)의 입구, 즉 코와 입이 동시에 기계적으로 폐색되어 사망하는 것을 비구폐색성 질식사(smothering)라고 한다. 원래 영어의 smothering이란 비구폐색 및/또는 외력에 의한 압박이나 내강폐색(內腔閉塞)에 의하여 상기도(上氣道)가 막히는 것을 의미한다. 즉 비구폐색 단독에 의한 질식사는 물론, 비구폐색과 더불어 이물(異物)에 의하여 기도가 폐색되거나 경부압박에 의하여 상기도폐쇄가 동반되는 경우도 포함한다. 따라서 때로는 suffocation과 혼용되기도 한다.

## 2. 시체소견 및 진단

비구폐색성 질식사에서는 대부분 특이적인 소견을 보이지 않으므로 미세(微細)한 근거를 찾는 것이 중요하다. 폐색을 일으킨 물체의 성상(性狀) 및 압력의 정도에 따라 손상은 다양하게 나타난다. 특히 사고사에서는 거의 대부분 부드러운 물체에 의하여 압박되며 타살이라 하더라도 대개 부드러운 물체를 사용하기 때문에 뚜렷한 소견을 보지 못한다. 그러나 압박된 부위, 주로 코, 입, 턱 주위에서 미세하나마 피하출혈(皮下出血) 또는 표피박탈(表皮剝脫)을 볼 수 있을 때가 있으며 이는 진단적 가치가 크다(그림 7-43). 타살에서는 치아(齒牙)나 단단한 치주(齒周)에 압박되어 입술이나 구강내 점막(口腔內 粘膜)에 출혈 또는 파열과 같은 손상이 특징적으로 일어날 때도 있다. 때로는 기도내에서 폐색의 원인이 된 물건의 조각이나 섬유(纖維)를 볼 때도 있다.

그 외에는 질식사의 일반적 소견을 볼뿐이다. 단 일혈점(溢血點)이나 청색증(青色症)은 다른 기계적 질식사에 비하여 빈도나 정도에 있어 미약한 것이 특징이다(그림 7-43).

### 3. 자타살 및 사고사의 감별

대부분 타살이며 폐색에 사용되는 도구와 방법으로는 1) 손바닥과 같이 단단한 면을 가진 물체로 비구(鼻口)를 막거나, 2) 이불, 베게, 쿠숀과 같이 부드러운 물체로 얼굴을 덮어 씌우거나, 3) 재갈을 물리는 방법 등이 있다. 이러한 모든 방법은 어린이에 흔하다. 정상적인 어른이라면 거의 불가능하지만 술이나 약물의 영향하에 있거나 잠을 자는 등 의식이 저하, 소실된 상태이거나 노인 또는 쇠약자에서 타살의 방법으로 이루어질 수 있다.

사고사는 연령에 따라 상황이 다양하며 이 또한 소아에서 흔하다. 어른에서는 극히 드물기는 하나 특수한 상황하에서 일어날 수 있다. 즉 혼수(昏睡) 또는 고도의 명정(酩酊)상태에서 부드러운 베게나 쿠숀에 업드려 비구폐색이 일어날 수 있다. 또한 비닐이나 플라스틱백에 흡입환각제를 발라 흡입중 수증기가 축적되면 주머니가 피부에 밀착(密着)되어 비구가 폐색될 수 있다.

자살의 방법으로 잘 선택되지는 않으나 가능하기는 하다. 거의 예외 없이 정신질환자(精神疾患者)이며 수감자(收監者)에서도 볼 수 있다.

### 4. 법의학적 의의

비구폐색을 타살의 방법으로 사용하였을 때는 거의 대부분 사전(事前)에 계획된 것이며 다음과 같은 특징을 가지고 있으므로 병사(病死), 사고사(事故死) 또는 사인불명(死因不明)으로 처리될 수 있다. 1) 대부분 시체의 외부 및 내부에서 진단에 이를 만한 소견을 보지 못하며 어린이에서는 반항하는 힘이 약하기 때문에 더욱 그러하다. 2) 가해자(加害者)는 현장을 조작(造作)하며 사망에 이른 과정을 미리 구상하여 합리적으로 진술한다. 3) 해부에서 관상동맥질환(冠狀動脈疾患)을 비롯한 질병을 보면 외표에서 보는 경미한 손상보다는 질병에 비중을 두게 된다. 4) 주정(酒精)이나 약물(藥物)이 치사농도 또는 이에 가깝게 검출되면 중독사로 판단하게 되며 치사농도에는 미달하더라도 업드린 상태로 발견되면 사고성(事故性)으로 처리하기 쉽다. 5) 특기할 질병이나 중독의 소견을 보지 못한다면 사인불명으로 처리하기 쉽다.

이러한 이유로 비구폐색성 질식사는 법의의사에게 하나의 함정(陷穽)이다. 따라서 해부시 초동수사 내용에 의존하여서는 안되며 해부중 이러한 점을 반드시 염두에 두어 항상 가능하지는 않다 하더라도 미세(微細)한 근거를 찾아야만 한다. 또한 회복을 위한 조치를 하였는가 하는 점도 중요하며 그 이외의 수사상 의문점도 참고로 하여야 한다.

## VI. 기도폐색성 질식사(氣道閉塞性 窒息死)

### 1. 정의 및 발생기전

#### 가. 정 의

기도폐색성 질식사(choking)란 기도내강(氣道內腔)이 폐색 또는 고도로 협착되어 일어나는 사망을 말한다. 그러나 영어의 choking이라는 개념은 사망기전에서 설명하는 바와 같이 단순히 기계적인 폐색 또는 협착만 뜻하는 것은 아니다.

#### 나. 발생기전

(1). 외래(外來)의 이물(異物)

대개는 음식물을 비롯한 고형물(固形物)(그림 7-44) 또는 익수(溺水) 이외의 액체 등이 기도

(氣道)로 흡입되어 발생하나 때로는 입속에 쑤셔 넣어진 물건(그림 14-11)에 의하여 일어나기도 한다. 또한 엄격한 의미에서는 개념이 다르지만 식도(食道)내의 이물은 기관(氣管)을 압박하여 폐쇄시킬 수 있기 때문에 여기에 포함시킬 수 있을 것이다.

(2). 위내용물(胃內容物)의 흡인(吸引)

위내용물의 역류(逆流) 및 흡인은 대부분 혼수(昏睡) 또는 반혼수(半昏睡) 상태에서 일어난다. 마취, 간질발작, 약물이나 주정의 영향 등과 같은 인자에 의하여 잘 일어난다. 또한 기도(氣道)에 분비물(分泌物)이 충만하여 사망할 수도 있다.

(3). 혈액(血液)의 흡인(吸引)

질병에 의한 각혈이나 토혈(吐血), 두개저골절(頭蓋底骨折)이나 비강내 및 구강내 등 안면부손상(顔面部損傷)으로 인하여 혈액이 기도로 흡인되어 일어난다. 이때는 출혈량이 비록 적다 하더라도 호흡운동에 의하여 혈액이 찐득찐득한 포말(泡沫)을 형성하며 이러한 포말은 공기유통을 효과적으로 차단하기 때문에 비교적 쉽게 사망에 이를 수 있다. 예기(銳器)에 의한 경부손상으로 기도가 노출되어 혈액을 흡인할 수도 있다. 이때는 폐의 늑막면(肋膜面) 및 할면(割面)에서 적색의 작은 소반점(小斑點)을 대량으로 볼 수 있는데 이는 폐포내에 혈액이 들어가 형성된 것이다(그림 7-45).

상황이 다르지만 경부절창(頸部切創)으로 기관(氣管)이 완전히 잘리면 심장과 폐의 무게로 인하여 하단은 흉곽내로 하강하며 절단된 부위를 연조직이 폐색시킬 수도 있다(그림 4-73).

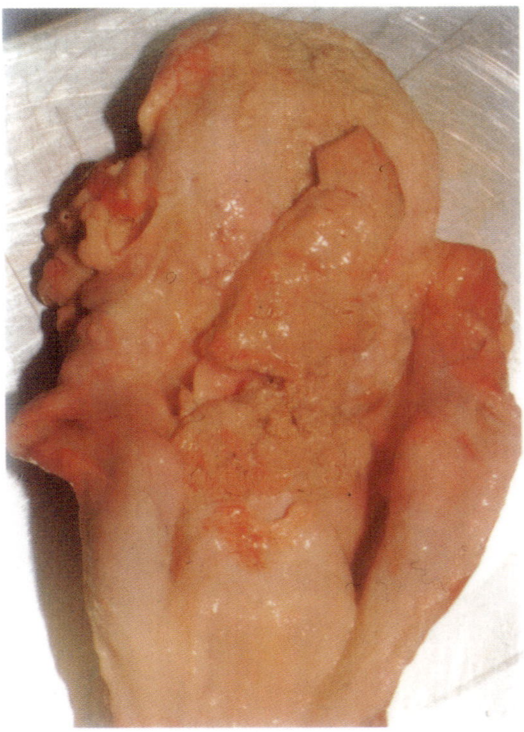

**그림 7-44.** 고기덩어리에 의한 기도폐색성 질식사

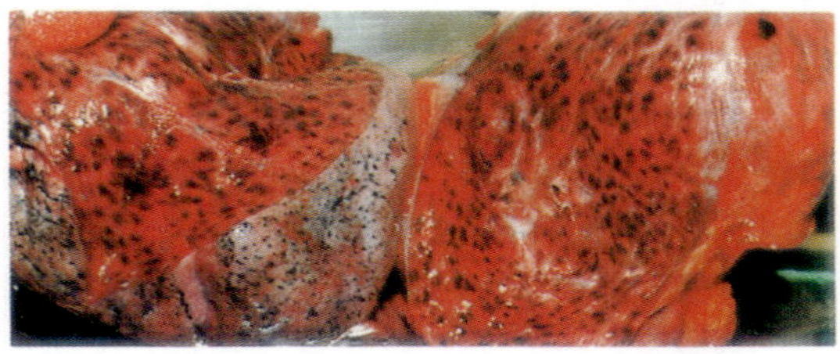

**그림 7-45.** 혈액을 흡인한 폐

(4). 기도(氣道)의 질병 및 외상

기도의 질병 또는 외상에 의한 해부학적 변화가 원인이 되기도 한다. 즉 경부장기의 질병으로 기도가 폐색되거나 또는 질병이나 외력으로 인하여 후두점막에 부종(浮腫)을 초래하는 경우를 들 수 있다. 이에 대하여는 말미에서 별도로 설명하기로 한다.

## 2. 사망기전

### 가. 기계적 폐색(機械的 閉塞)

가장 흔한 사망의 기전은 단순한 기계적 폐색에 의한 전형적인 질식이다.

### 나. 미주신경(迷走神經)의 억제

드물지만 이물(異物)이 후두부 입구에서 미주신경의 분지인 상후두신경(上喉頭神經)을 억제하여 즉사할 수도 있다. 이를 소위 cafe-coronary라 한다. 이때 이물의 양이 적으면 진단에 큰 곤란을 느낀다. 더우기 사인(死因)과는 전혀 관계가 없는 위내용물의 종말성 역류(終末性 逆流)도 일어날 수 있기 때문에 어려움을 더욱 가중시킨다(그림 3-6).

### 다. 후두경련(喉頭痙攣)

또다른 사망기전은 후두경련(laryngeal spasm)에 의한 질식이다. 이때에는 들어간 이물(異物)이 크거나 많을 필요가 없으며 자극성(刺戟性)이 가장 중요한 문제가 된다. 즉 위액(胃液)이 기도내로 갑자기 들어가거나 미세한 입자가 성대(聲帶)와 접촉하였을 때 보므로 이물이 아무리 적다하여도 무시하여서는 안된다. 이는 과도한 방어반사(防禦反射)에 의한 것으로 보인다. 이 때에도 미주신경의 억제와 같이 진단이 곤란한 경우가 많다.

## 3. 시체소견 및 진단

이물(異物) 또는 이물의 흔적을 찾는 것이 중요하다. 원인이 된 이물, 예를 들어 커다란 잘 씹지 않은 음식물 덩어리가 후두부(喉頭部)를 폐쇄하고 있다면 쉽게 진단된다(그림 7-44). 그러나 살인후 이물을 제거하는 경우도 있으므로 이물이 삽입되었던 흔적을 찾아야 한다. 이때는 입술과 더불어 이물이 삽입되었던 구강내(口腔內) 및 인후부(咽喉部)에서 점막의 탈락 또는 점막내 출혈 및 열창(裂創) 등이 있을 수 있다. 또한 입안이나 치아 사이 또는 기도내에서 사용된 물건의 조각이나 섬유를 볼 때도 있다.

## 4. 자타살 및 사고사의 감별

대부분 사고성이나 때로는 타살, 드물지만 자살도 있다. 사고사는 거의 대부분 식사 도중 음식물을 잘못 흡입하여 일어난다. 예를 들어 중독(中毒)상태에 있는 사람이 식사중 갑자기 새파래지고 기침을 하다가 사망할 수 있다. 특히 울거나 웃는 동안 또는 딴 사람이 장난으로 갑자기 등을 칠 때 잘 일어난다.

음식물의 종류는 매우 다양하며 떡이나 고기와 같은 덩어리가 원인이 되는 경우가 가장 많다. 의치도 보며 때로는 발치(拔齒)가 기도내로 잘못 흡인되는 경우도 있다(그림 7-46). 어린이에서는

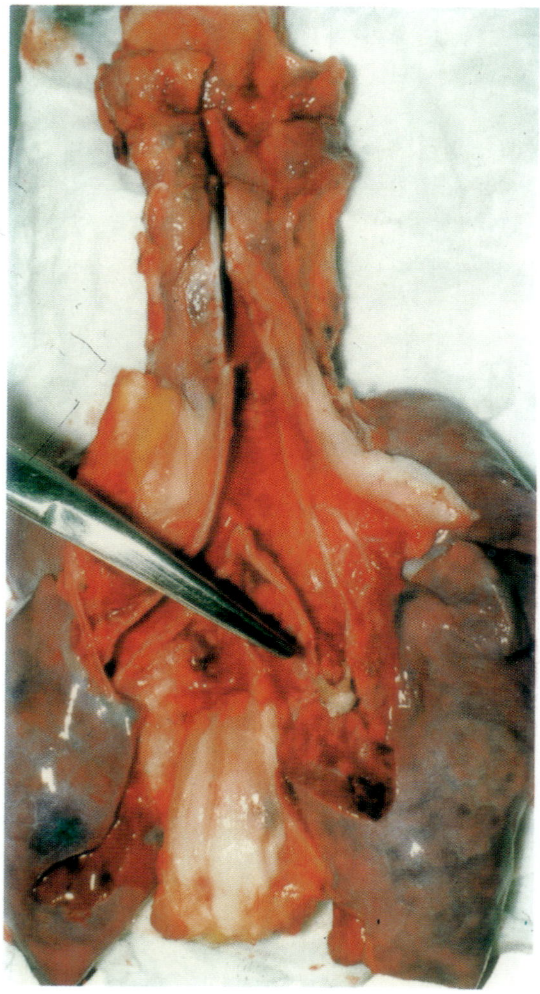

**그림 7-46.** 발치에 의한 기도폐색성 질식사

단추, 과일씨, 나무열매, 조약돌, 동전, 알사탕, 연필뚜껑, 고무풍선 등 다양한 이물을 본다.

드물지만 타살의 수단으로 사용되기도 한다. 이때는 주로 가제, 보자기, 손수건과 같은 천을 폭력적으로 입안에 밀어넣는다(그림 14-11). 자살은 대부분 정신병자로서 타살에서와 비슷한 물건들을 사용한다.

### 5. 후두점막부종(喉頭粘膜浮腫)

말벌에 쏘이거나 penicillin을 비롯한 약물을 투여하였을 때 과민반응(過敏反應)으로 인하여 후두부의 점막에 부종이 일어나 수분내에 사망할 수 있다(그림 7-47). 때로 diphtheria나 전염성 단핵세포증(傳染性 單核細胞症, infectious mononucleosis) 또는 알레르기성 질환에서 기도가 부종으로 폐색될 수도 있다.

또한 전경부(前頸部)에 외력을 받으면 성문(聲門)을 비롯한 후두부(喉頭部)에 부종과 출혈로 극심한 종창(腫脹)을 일으킬 수 있다. 이때 설골 또는 경부연골의 골절이 반드시 동반되는 것은 아니다. 기도의 극심한 종창은 인공호흡을 목적으로 삽관(插管)한 때에도 흔히 본다.

## VII. 압착성 질식사(壓搾性 窒息死)

### 1. 정의 및 사망기전

기도는 열려 있는 상태에서 전신(全身) 또는 전신이 아니라 하더라도 흉경부(胸頸部)나 흉복부(胸腹部) 등 주로 흉곽(胸廓)이 강력한 외력에 의하여 압박되어 호흡운동이 장애됨으로써 사망하는 것을 압착성 질식사(crush asphyxia)라 한다. 외력은 대체로 넓고 무거운 둔체(鈍體)에 의하여 가하여지며 인체는 비교적 단단한 바닥에 압박된다.

### 2. 시체소견 및 진단

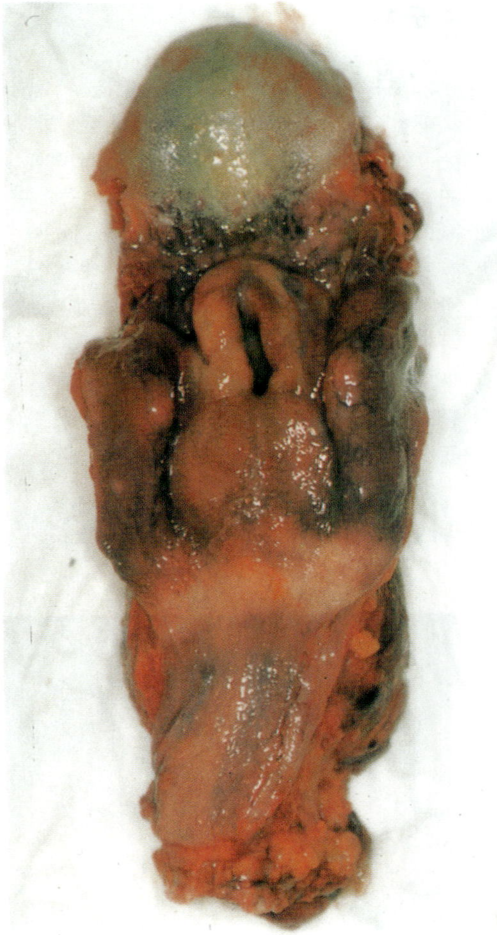

**그림 7-47.** 약물과민반응에서 보는 후두부종

#### 가. 외부소견

신체 상부(上部), 즉 안면부를 위시하여 두부 및 경부와 상흉부에서 극심한 청색증(靑色症)을 보는 것이 가장 뚜렷한 소견이다. 또한 수많은 일혈점(溢血點)이 안검과 결막을 비롯하여 피부와 점막에 산재(散在)하며 결막에 부종을 초래한다. 변색된 이하의 피부는 창백하다.

압박을 가한 물체의 작용면이 그대로 인상(印象)되거나 또는 입고 있던 옷의 섬유올, 옷깃, 주름, 단추 등의 형태가 인상될 수도 있다. 전신에 걸쳐 곳곳에서 손상을 볼 때도 있다(그림 7-48).

### 나. 내부소견

경부 및 흉부의 근육에서 작은 출혈을 볼 수 있는데 특히 골격 부착부에 인접하여 잘 발생한다. 이는 압착시 호흡을 하려는 강한 노력에 의하여 근섬유(筋纖維)가 파열되어 일어나는 현상으로 보인다. 층별절개(層別切開)를 시행하면 이러한 출혈을 가장 잘 증명할 수 있다. 손상을 보지 못할 때도 있으나 압박된 흉복부(胸腹部)에서 대개 늑간출혈(肋間出血), 늑골이나 흉골의 골절, 내장파열 등의 손상이 동반되며 골반골(骨盤骨), 척추(脊椎), 사지골(四肢骨)의 골절 등 전신에 걸쳐 곳곳에서 손상을 볼 때도 있다.

## 3. 자타살 및 사고사의 감별

자살이나 타살을 가상할 수도 있으나 실제적으로는 전적으로 재해(災害) 또는 사고(事故)로 인한다. 즉 건물의 붕괴나 산사태 또는 밀집된 장소에서 군중이 쇄도(殺到)하여 밑에 깔리는 경우, 차를 jack으로 들어올리고 작업중 미끌어지면서 바퀴나 차체에 깔리는 경우, 기계에 말려들어가는 경우 등을 들 수 있다.

# VIII. 산소결핍(酸素缺乏)에 의한 의한 질식사

## 1. 정의 및 사망기전

단순히 산소가 결핍 또는 소진된 경우와 이산화탄소나 메탄가스와 같이 비록 그 자체는 독성

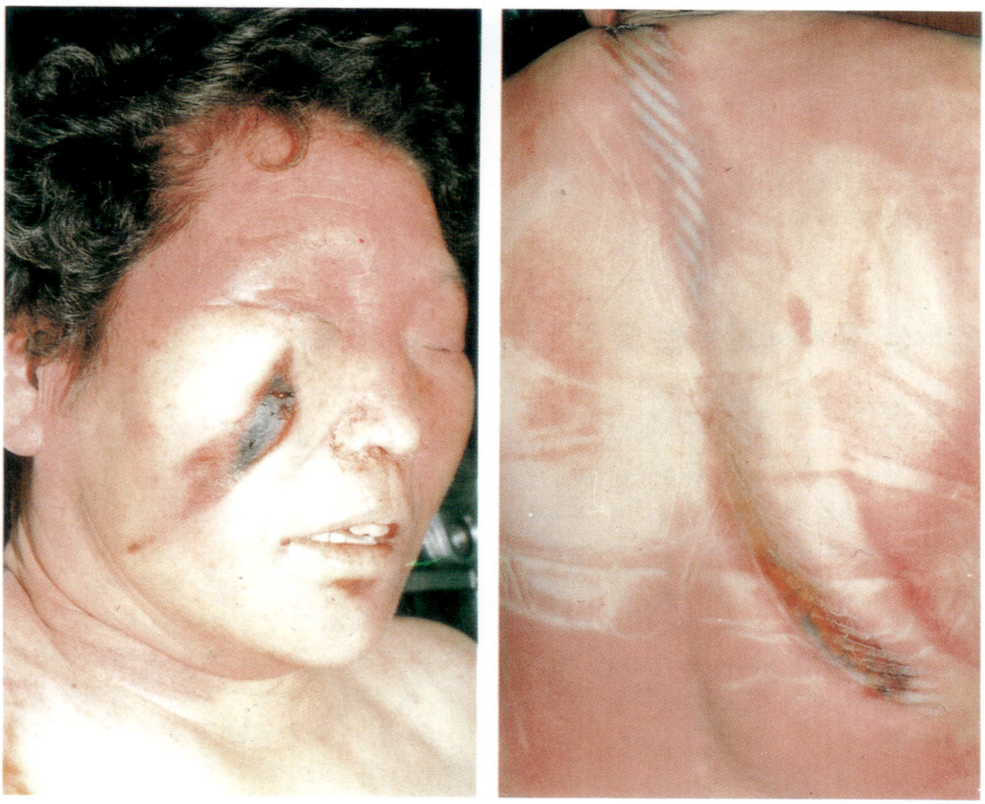

**그림 7-48.** 톱니에 말려들어간 압착성 질식사

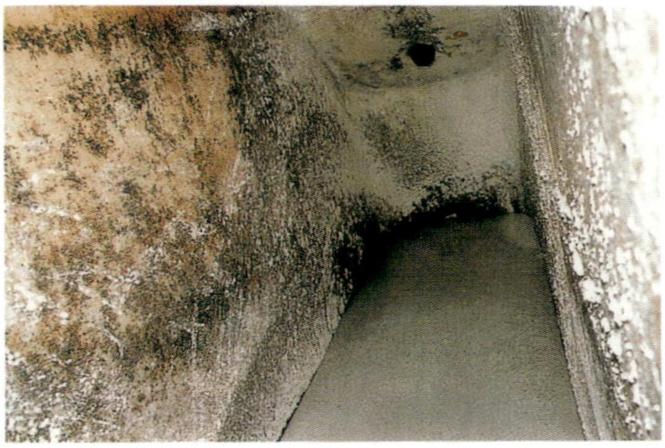

**그림 7-49.** 산소결핍을 일으키게 한 폐지탱크 현장

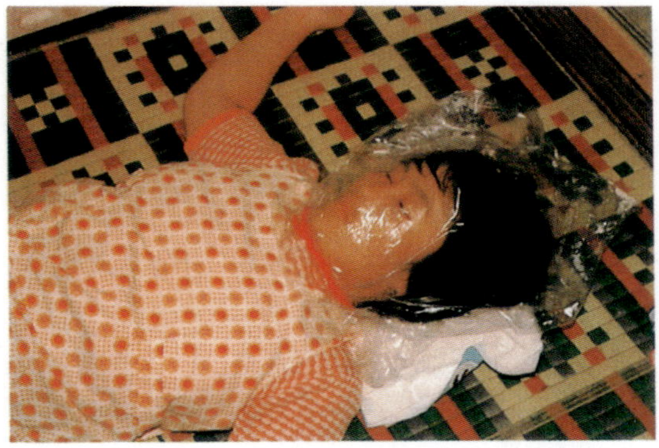

**그림 7-50.** 비닐포를 뒤집어쓴 비구폐색(若杉)

이 없다 하더라도 산소를 치환하는 경우로 나누어 볼 수 있다. 정상적인 공기중에는 20.99 vol%의 산소가 존재한다. 공기중 산소의 포화도가 10 vol%가 되면 호흡곤란이 현저해지고 움직일 수 없게 되며 5 vol% 이하로 떨어지면 거의 순간적으로 졸도 사망한다고 되어 있다.

## 2. 시체소견 및 진단

질식사의 일반적 소견을 볼뿐 특징적인 것이 없다. 따라서 시체에서의 가스분석과 더불어 현장의 상황 및 가스분석 등의 성적을 종합하여 판단한다.

## 3. 자타살 및 사고사의 감별

간혹 자타살의 수단으로 택하는 경우도 있으나 거의 전부 사고사이다. 즉 고소(高所)에서 산소가 결핍된 공기를 흡입하는 경우 또는 공장내에서 산소가 다른 가스에 의하여 치환된 경우 등 특수한 상황하에서 일어난다. 맨홀, 저장탱크 또는 갱도내에서는 메탄가스가 발생해 공기를 치환한다(그림 7-49). 메탄가스는 상온에서 가연성의 무색기체로서 유기물이 부패 및 발효될 때 생성된다. 자타살로서는 밀폐된 공간에서 액화석유(液化石油)의 가스전(栓)를 개방하는 경우, 비닐포를 뒤집어 쓰는 경우 등이 있다(그림 7-50).

# 제 8 장 익사(溺死)

## I. 정 의

익사(drowning)란 익수(溺水)에 의하여 사망하는 것으로서 그 개념에는 익수의 흡입에 의한 것은 물론 흡입하지 않고 익수와의 접촉만으로 사망하는 경우도 포함된다. 전자를 전형적 익사(典型的 溺死, typical drowning), 후자를 비전형적 익사(非典型的 溺死, atypical drowning)라고 한다. 또한 질병, 손상 또는 중독이 물속에 빠지거나 또는 물에서 헤어나지 못하게 하는 원인이 될 수 있으며 이 또한 넓은 의미에서 익사에 포함시킬 수 있다.

수중시체(水中屍體, body in water)란 단지 물에서 발견된 시체로서 그 사인(死因)이 반드시 익사라고 볼 수 없다. 즉 살해 후 시체를 처리하기 위한 수단으로 물에 집어넣는 경우가 있다는 것을 항시 명심하여야 한다.

익사는 바다, 강, 저수지, 호수나 하천 및 수영장 등 어디에서나 일어날 수 있다. 대부분 전형적 또는 비전형적 익사의 경과를 취하나 물에 들어간 후 손상을 받아 사망할 수도 있다. 예를 들어 낮은 물에 뛰어들어 이마를 바닥에 부딪히거나 또는 수영장의 다이빙판에서 뛰어내려 이마를 수영장 바닥이나 다른 사람의 몸에 부딪혀 두부(頭部)가 과신전(過伸展)되어 치명적인 경부손상(頸部損傷)을 받을 수 있다. 또한 물에 들어간 후 배의 스크류 등에 손상을 받아 사망할 수도 있다.

가정(家庭) 또는 공중목욕탕의 욕조(浴槽)내에서도 사망할 수 있는데 이는 대부분 질병의 발작 또는 주정(酒精)이나 약물 섭취로 의식을 상실하여 일어난다. 질병으로는 관상동맥경화증(冠狀動脈硬化症) 및 혈전(血栓)이나 뇌혈관장애에 의한 허탈(虛脫), 본태성 고혈압(本態性高血壓)에 의한 현기증(眩氣症) 또는 간질발작(癎疾發作) 등을 들 수 있다. 질병이나 중독상태가 아니라 하더라도 노인이나 어린이는 목욕중 실족(失足)으로 또는 그로 인한 손상으로 사망할 수도 있다.

익사는 전신(全身) 또는 신체의 대부분이 수중(水中)에 잠기는 것이 보통이나 욕조에서 사망하는 것과 마찬가지의 이유로 얕은 도랑 또는 물이 조금 고여있는 웅덩이, 심지어는 세면대(洗面臺)와 같은 곳에 머리와 어깨 또는 얼굴만 파묻혀도 시간만 충분히 경과하면 죽을 수 있는데 이것도 익사에 속한다.

## II. 사망기전 및 경과

### 1. 사망기전

#### 가. 전형적 익사(典型的 溺死)

전형적 익사(typical drowning)란 공기 대신 익수(溺水)를 흡입하여 기도가 막혀 질식의 기전으로 사망하는 경우를 말하며 수흡성 익사(水吸性 溺死, wet drowning)라고도 한다. 그러나 전술한 전형적인 기계적 질식사와는 달리 대량의 액체를 흡입하여 혈액구성(血液構成)에 급격한 변조(變調)를 초래하는 것도 사망의 기전으로 작용한다. 이러한 변조는 익수의 구성에 따라 다양하나 크게 담수(淡水)와 염수(鹽水)로 구별할 수 있다(그림 8-1).

(1). 담수익사(淡水溺死)

담수(fresh water)나 반염수(半鹽水, brackish water)는 염도가 낮다(반염수는 염도 약 0.5

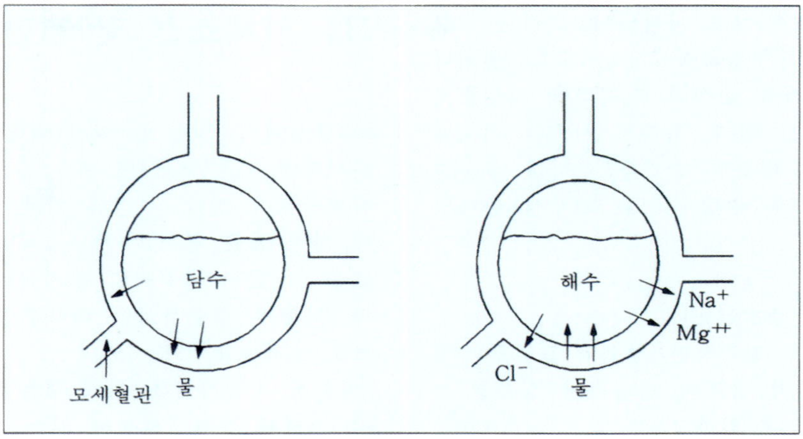


**그림 8-1.** 담수익사(左)와 해수익사(右)의 기전(富田)

%). 따라서 익수를 흡입하면 순환계내로 들어가 혈액의 양은 급격히 증가되며 용혈(溶血)과 희석(稀釋)이 일어난다. 그 결과 심장의 부담은 급격히 커지고 폐수종(肺水腫)이 발생하며 부정맥(不整脈)과 마침내 심실(心室)의 빈맥(頻脈) 및 세동(細動)이 일어나 사망하게 된다. 동물실험 결과를 사람에게 적용시키면 익사시 성인이 흡입하는 물의 양은 약 3 l 이상에 달한다.

(2). 해수익사(海水溺死)

해수의 염도는 대개 3.0 % 이상이다. 따라서 혈액으로부터 폐로 체액(體液)이 빠져나와 심한 폐수종(肺水腫)을 일으킨다. 그러나 빠져나오는 체액의 양은 비교적 적으며 담수익사시 혈류로 들어가는 양과는 비교가 되지 않는다. 어느 정도 혈액이 농축(濃縮)되며 전해질(電解質)의 균형이 파괴된다. 반면 폐에 들어온 염분은 삼투압(滲透壓)의 균형을 유지하기 위하여 혈류내로 이동한다. 따라서 해수익사가 담수익사보다 전형적인 기계적 질식사에 더 가까우며 실험상 심한 부정맥은 보이지 않는다. 해수익사는 담수익사보다 경과가 비교적 더 오래 걸리며 사망하지 않았을 때는 소생술(蘇生術)에 더 잘 반응한다.

### 나. 비전형적 익사(非典型的 溺死)

비전형적 익사(atypical drowning)란 물과의 접촉에 의해 급격히 사망하는 것으로 건성익사(乾性溺死, dry drowning) 또는 수중급사(水中急死)라고도 부른다. 기전이 아직 완전히 밝혀지지는 않았지만 다음과 같은 기전이 주역할을 하는 것으로 보인다. 비전형적 익사에서는 급사의 일반적 소견을 볼뿐 질식사나 전형적 익사에서 볼 수 있는 소견을 보지 못한다.

(1). 미주신경억제(迷走神經抑制)

흔하지는 않지만 수중급사(水中急死)의 중요한 기전으로서 익수를 흡입하지 않고 미주신경의 자극에 의한 반사적인 심정지(心停止)로 사망에 이를 수 있다. 이는 경악호흡(驚愕呼吸)으로 냉수가 인후부(咽喉部)로 갑자기 내습하여 미주신경의 가지인 상후두신경(上喉頭神經)을 자극하여 일어난다. 또한 냉수가 피부의 말초지각신경을 자극하거나 외부에서 경부를 급격히 충격하여 발생할 수도 있다.

(2). 후두경축(喉頭痙縮)

거의 대부분에서 액체가 기도로 들어가는 것을 막기 위한 방어기전(防禦機轉)으로 후두경축이 일어나나 일반적으로 일시적(一時的) 또는 간헐적(間歇的)으로 나타난다. 그러나 드물기는 하지만 후두경축이 지속적으로 일어나 이에 의한 기계적 질식이 직접적인 사인으로 작용하는 경우도 있다. 따라서 시체는 기도폐색성 질식사와 비슷한 소견을 보이나 후두경축은 사후에 이완(弛緩)되므로 해부상 증명되지 않는다.

(3). 냉수욕사(冷水浴死)

냉수와 갑자기 접촉하면 정맥압(靜脈壓) 및 동맥압(動脈壓)이 급격히 상승하여 심부전(心不全)을 일으킬 수 있다.

## 2. 전형적 익사의 경과

전형적 익사가 일어나기까지의 기간은 매우 다양하다. 인체의 상태나 물에 대한 반응, 수온(水溫)이나 주위의 상황에 따라 다르지만 대체로 5~8 분 정도로 보고 있다. 마신 물의 양이 가장 중요한 인자가 되며 물에 빠질 것을 예상하지 못하였거나 전신상태가 불량하거나 수영능력이 없으면 그 기간이 짧아진다.

익사에 달할 때까지의 경과는 일반적인 기계적 질식사(機械的 窒息死)와 대체로 비슷하나 약간의 차이를 보인다. 다른 질식사와는 달리 익사에서의 무증상기(無症狀期)란 물에 빠진 직후 일정한 시간 동안 본능적으로 숨을 참는 기간을 말한다. 또한 물속이기 때문에 무증상기에서 깊은 흡기성 호흡(吸氣性 呼吸)이 일어날 수도 있다. 이를 경악호흡(驚愕呼吸, surprising respiration) 또는 경악흡입(驚愕吸入, surprise inhalation)이라 하며 이때 전술한 바와 같이 미주신경의 자극 또는 후두경축으로 사망할 수 있다. 호흡곤란기(呼吸困難期)에서는 후두부(喉頭部)의 방어반사가 소실되어 대량의 물을 흡입하게 되며 경련기(痙攣期)에는 백색포말(白色泡沫)이 형성된다(그림 8-3).

호흡곤란기 이후에 구출되면 일단 소생(蘇生)해도 지연성 익사(遲延性 溺死)가 일어날 수 있다.

# III. 시체소견 및 진단

수중시체의 사인이 익사(溺死)인지 아닌지, 아니라면 사후(死後)에 투수(投水)된 것인지를 감별하여야 한다. 그러나 익사의 진단은 논란이 가장 많은 분야의 하나로서 진단에 다툼이 있을 수 없는 단정적인 소견이나 검사법이 없다. 더우기 수중시체는 대부분 부패된 상태이므로 어려움을 가중시킨다.

따라서 수중시체를 대할 때는 질식사의 일반적 소견과 수중시체에서 보는 소견을 충분히 검토하고, 익사의 생활반응(生活反應)을 증명하며, 더불어 사망에 이른 상황을 완벽하게 조사한 후 이를 종합적으로 해석하여 결론을 내려야 할 것이다.

## 1. 외부소견

외표에서는 진단에 도움이 될만한 중요한 소견을 보지 못한다. 대부분 수중(水中)에 있었다는 근거가 될뿐이며 그 정도는 기간에 따라 다르다.

### 가. 체온하강(體溫下降)

수중시체의 체온하강속도는 공기중에 비하여 매우 빠르며 같은 수중이라도 정수(靜水)보다 유수(流水)에서 빠르다. 그러나 사후투수(死後投水)에서도 같은 정도로 하강하기 때문에 진단적 의의는 없다.

### 나. 미약한 선홍색 시반(鮮紅色 屍斑)

수심(水深)이 낮아 자세가 고정되어 있을 때는 정상과 같은 정도의 시반을 보나 시체가 물을 따라 흐를 때에는 자세가 계속적으로 바뀌기 때문에 시반은 미약하거나 없다. 사망후 일정한 시간내에는 사후투수하여도 같은 현상이 일어나므로 진단적 가치는 없다. 단 물과

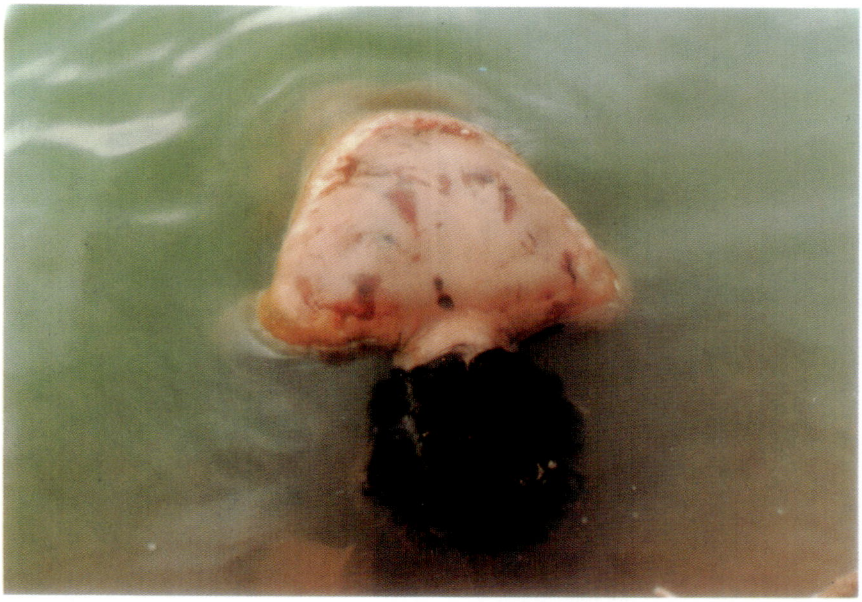

그림 8-2. 수중시체의 자세

같이 흘렀는데 시반이 뚜렷할 때에는 사후투수(死後投水)의 가능성이 크다. 시반이 나타날 때는 한냉(寒冷)과 수중(水中)의 산소(酸素)가 피하에 침투하여 O2Hb이 형성되기 때문에 선홍색내지 담적색을 띤다.

## 다. 아피(鵝皮)

수온은 대체로 기온보다 낮기 때문에 입모근(立毛筋, Arrectores pilorum)이 수축되어 아피(소위 닭살, goose skin 혹은 cutis anserina)를 형성한다. 한때 익사의 중요한 소견으로 받아들여졌으나 생사중간기(生死中間期)에도 일어날 수 있으며 또한 입모근의 경직(硬直)에 의한 사후변화(死後變化)일 수도 있다. 때로는 발견시에는 보이지 않다가 다음날 뚜렷이 나타나는 경우도 있다. 더우기 익사가 아닌 경우에서도 볼 수 있으므로 진단적 가치는 없다.

## 라. 안면울혈(顔面鬱血)

두부(頭部)는 무거우므로 수중에서 밑으로 가라앉아(그림 8-2) 두부, 안면부 및 경부에 강한 울혈을 보일 수 있다. 이는 사후변화(死後變化)의 하나로서 후일 안면부나 경부가 다른 부위와 비교하여 쉽게 부패되는 원인의 하나가 된다.

## 마. 일혈점(溢血點)

전형적인 기계적 질식사와는 달리 안검결막(眼瞼結膜)이나 안면 등에서 일혈점을 보지 못하는 수가 오히려 더 많다. 때로 결막에서 일혈점을 보는 수도 있으나 몇개가 특히 하안검(下眼瞼)에 나타나는 정도다.

## 바. 포말괴(泡沫塊)

미세한 포말(froth)로 구성된 백색의 포말괴가 비강(鼻腔) 및 구강(口腔)에서 마치 버섯모양으로 유출된다(그림 8-3). 때로는 약간 혈성(血性)을 띠는데 이는 흉부의 손상에 의한

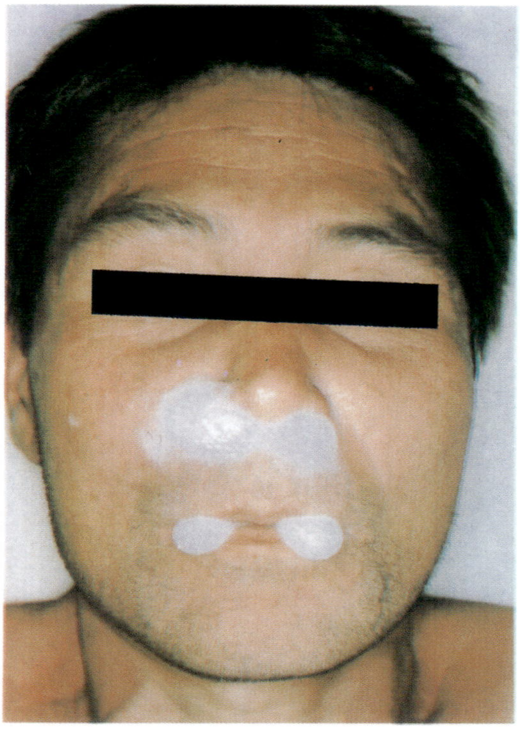

그림 8-3. 백색 포말괴(若杉)

것이 아니라 익사과정에서 폐내 압력의 증가로 인한 폐포의 파열에 기인한다. 익사체(溺死體)의 외부에서 볼 수 있는 특이적인 소견으로서 비교적 신선한 예의 약 반수 가까이에서 본다. 포말괴는 찐득찐득하며 닦아내면 또다시 나타날 수도 있다. 물에서 처음 건져냈을 때는 뚜렷하지 않을 수 있으나 외부심장마사지와 같이 직접 흉복부(胸腹部)에 압박을 가하거나 시체를 엎어놓으면 한층 잘 나타나며 기도(氣道)를 열어보면 확인된다.

이는 호흡운동이 있는 상태에서 액체가 흡입되면 기도점막을 자극하여 점액(粘液)의 분비가 항진되며 점액은 물과 혼합되고 여기에 이미 존재하고 있던 공기가 경련성 호흡운동(痙攣性 呼吸運動)에 의해 또다시 혼합됨으로써 형성된다. 따라서 포말괴는 의심할 여지 없이 생전(生前)에 물에 들어갔다는 근거가 된다. 물론 교사(絞死)나 액사(扼死), 급성 폐부종(急性 肺浮腫), 간질발작(癎疾發作), 드물게는 감전사(感電死) 등에서도 소량 볼 수 있기는 하나 이러한 원인들에 의한 포말이 익사에서 보는 것과 비슷한 성상과 양을 보이는 경우는 드물다. 또한 다른 시체 및 검사 소견과 상황을 고려하면 감별이 어렵지 않다.

포말괴의 지속기간은 여름철에는 대개 2~3일 정도이며 길면 5일까지, 겨울철에는 2~5일 정도이며 길면 8일까지도 남아있다.

## 사. 표모피(漂母皮)

물속에서 일정시간 경과되면 팔다리의 표피, 특히 손발을 비롯하여 무릎과 팔굽의 각질층(角質層)이 물에 부풀어 희어지고 주름이 잡힌다. 이는 침연현상(浸軟現象, maceration)으로서 그 모양이 손을 물에 오래 담구고 빨래하는 여자의 손에서 보는 것과 같다하여 표모피(washerwoman's skin 또는 bleached wrinkled skin)라 한다(그림 8-4, 5).

지두(指頭, pad)가 희어지는 현상이 맨 먼저 나타나는데 여름철에는 5-8 시간, 겨울철에는 3-5 일이 걸린다. 이어서 손바닥과 손가락등, 손등의 순서로 퍼져나간다. 같은 소견을 발에서도 볼 수 있으나 양말이나 신발을 신고 있으면 항시 손보다는 진행이 느리며 약 두배의 시간이 걸린다.

시간이 더 지나면 자가융해(自家融解) 및 부패(腐敗)가 가하여져 표피는 진피로부터 이완

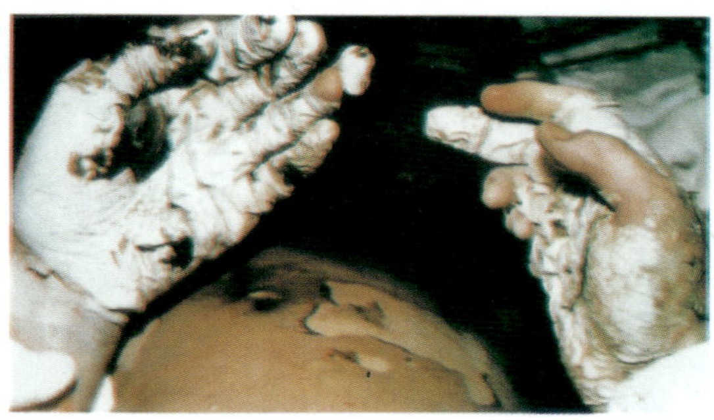

그림 8-4. 손에 형성된 표모피. 장갑상으로 탈락되기 직전임.

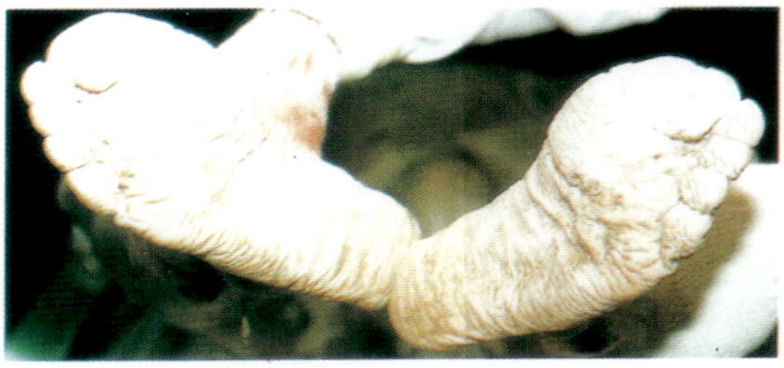

그림 8-5. 발에 형성된 표모피

되어 허물을 벗듯 손발톱을 포함하여 장갑이나 양말과 같이 벗겨진다. 이러한 현상은 대체로 여름철에는 약 5~10 일, 겨울철에는 2~3주 경과한 시체에서 본다. 이때는 비록 부패가 어느 정도 진행되었다 하더라도 피부문리(皮膚紋理)가 허물의 표피 및 남아있는 진피 모두에서 대개 잘 유지되므로 신원확인(身元確認)에 좋은 자료가 된다.

## 아. 이물장악(異物掌握)

익사의 위험에 처하게 되면 본능적으로 물위에 떠있으려고 안간힘을 쓰게 되며 이러한 수단의 하나로 주위에 있는 물체를 잡게 된다. 극히 희귀하기는 하지만 손에 시련(屍攣)이 일어나 사후에도 물체가 손에 쥐어진 채 남아있는 경우도 있다(그림 8-6). 시련이란 것을 인정하지 않으려는 사람도 있으나 그렇다 하더라도 이러한 소견은 의미가 있다 하겠다. 수초(水草), 나무의 가지나 뿌리, 잡초, 지푸라기, 모래 등을 많이 본다. 때로는 물바닥에 있는 물체를 잡을 때도 있으며 발에서 보는 경우도 있다.

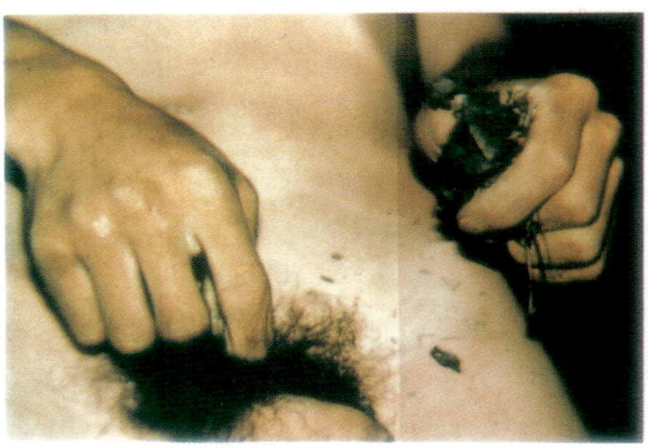

그림 8-6. 익사시 보는 이물장악
(국방부과학수사연구소)

## 자. 손상(損傷) 및 수중손괴(水中損壞)

수중시체에서 손상을 보면 그 형성시기가 생전(生前)인지 사후(死後)인지와 더불어 입수전(入水前)인지 입수후(入水後)인지를 판단하여야 한다. 출혈이 생활반응(生活反應)으로서 큰 가치가 있기는 하나 개방성 손상(開放性 損傷)에서는 혈액이 물에 의하여 용해되어 소실되므로 생전사후의 감별이 어려운 경우도 많다. 따라서 손상의 성상, 정도 및 위치 등을 잘 고려하여 판단하여야 한다.

### (1). 입수전손상

사후투수(死後投水)라면 입수전에 형성된 사망에 이를 수 있는 손상이 있을 수도 있다. 물에 빠지게 한 손상이나 물에 빠지면서 발생하였을 것으로 판단되는 손상을 볼 때는 상황이나 현장조사와 일치하는지 검토하여야 한다.

### (2). 입수후 생전손상

손가락의 표피박탈(表皮剝脫)이나 손톱의 파열(破裂)은 물에 빠질 때 또는 빠진 후 자구(自救)의 수단으로 물체를 움켜질 때 발생할 수 있다. 또한 물에 들어간 후 손상을 받아 사망하는 수도 있다.

### (3). 입수후 사후손상 및 수중손괴

사후손상(死後損傷) 및 수중손괴(水中損壞)는 사인을 결정하는 데 방해인자(妨害因子)로 작용하므로 생전손상과 잘 구별하여야 한다.

기계적 손상 및 손괴 : 물에 따라 흐르다가 선박, 물바닥에 있는 크고 작은 돌, 모래, 산호 또는 교각 등에 부딪혀 표피박탈(表皮剝脫)이나 좌열창(挫裂創)이 형성될 수 있다. 또한 배

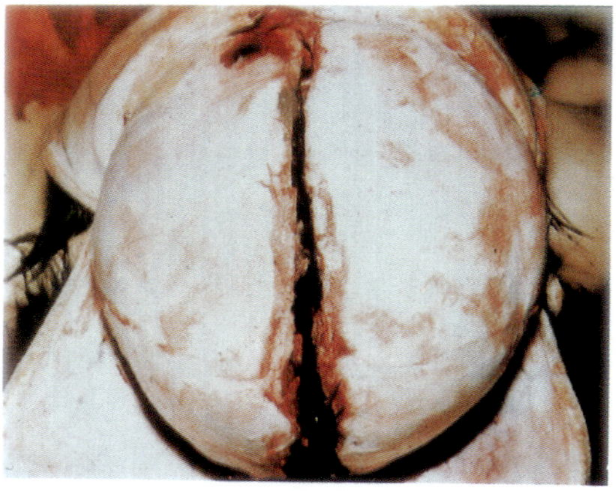

**그림 8-7.** 프로펠러에 의한 두개골골절(할창)

의 스크류나 프로펠라에 의하여는 절창, 열창, 할창 또는 좌열창이, 때로는 골절이 일어난다(그림 8-7).

고도로 부패되면 풍랑(風浪)이나 조류(潮流)에 의하여 두부(頭部)나 사지(四肢)의 말단이 떨어져나가는 수도 있으나 이는 자연적인 시체붕괴(屍體崩壞)로 해석하여야 할 것이다. 때로는 시체를 인양(引揚)하는 과정에서 손괴를 초래할 수도 있다.

수중생물(水中生物)에 의한 손괴 : 수중의 작은 생물에 의하여는 주로 연조직이 손괴된다. 많은 종류가 있으나 특히 게나 가재와 같은 갑각류(甲殼類)와 물고기가 이러한 역할을 한다. 상어에 의하여는 절창, 자창, 표피박탈 등이 형성되며 때로는 사지가 떨어져 나가기도 한다.

## 2. 내부소견

### 가. 기도내 포말(氣道內 泡沫)

외부에서 보는 포말괴(泡沫塊)와 같은 기전에 의하여 기도내에서도 점액성 포말(粘液性 泡沫)을 볼 수 있다. 기도 전체를 완전히 채울 수도 있으며 한 부위에 국한될 수도 있다.

### 나. 익사폐(溺死肺)

신선한 시체에서 가장 진단적인 소견은 익사폐(ballooning)로서 다음과 같은 특징을 본다. 이는 생전에 물에 들어간 근거가 된다.

익수가 유입되면 폐내의 공기가 변연부(邊緣部)로 밀려 변연부는 기종상(氣腫狀)을 보이는데 이를 수성 폐기종(水性 肺氣腫, aqueous emphysema)이라 한다. 변연부 이외는 흡인된 물에 의하여 수종상(水腫狀)을 보이는데 이를 수성 폐수종(水性 肺水腫, aqueous edema)이라 한다.

이로 인하여 폐는 팽대(膨大)되어 흉강내에 충만되며 변연(邊緣)은 둔해진다. 팽대된 정도가 심하면 전연(前緣)이 심낭(心囊)을 덮을 수도 있으며 더 심해지면 양측의 내단(內端)이 중첩되기도 한다(그림 8-8). 또한 폐의 전면에서 늑골에 의하여 압박된 흔적을 볼 수도 있다. 잘라보면 포말액이 유출된다. 단 해수익사(海水溺死)에서는 담수익사(淡水溺死)에 비하여 폐의 형상이 비교적 잘 유지되며 수성 폐기종 및 수성 폐수종도 덜 뚜렷하다.

폐는 외견상 수성 폐기종으로 인하여 창백(蒼白)하게 보이지만 군데군데에서 경계가 불분명하고 담적색(淡赤色)을 띠는 용혈반(溶血斑)을 본다(그림 8-9). 이를 익사반(溺死斑, Paltauf's patch)이라고 한다. 익사반은 폐포벽이 파열되어 출혈을 일으키고 출혈이 익수에 의

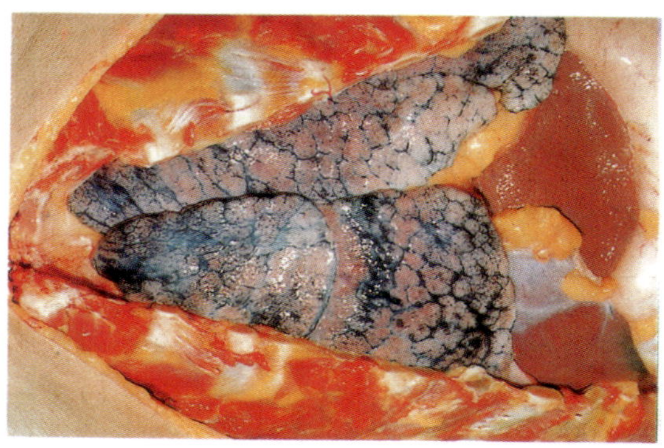

**그림 8-8.** 중첩된 폐

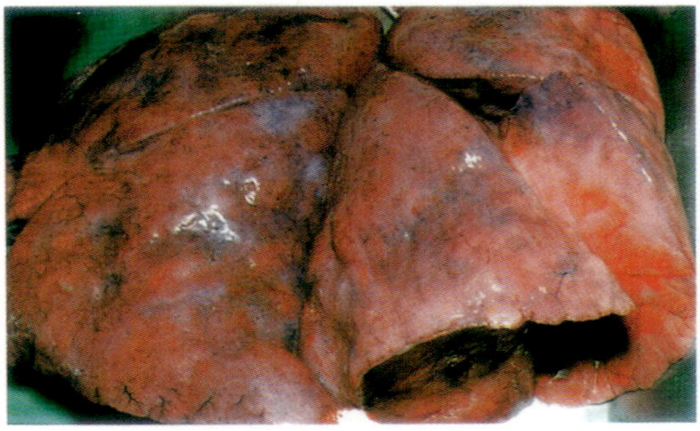

**그림 8-9.** Paltauf's patch

하여 용혈되어 형성된다.

## 다. 흉강내 혈성액(胸腔內 血性液)

익사에서 보는 사후변화의 하나이다. 폐와 소화관을 통하여 들어온 익수는 사후 수일에 걸쳐 흉복강내로 삼출(滲出)되어 혈성액으로 저류된다. 따라서 팽대되었던 폐는 위축된다. 삼출액은 시간이 경과함에 따라 점차 체외(體外)로 빠져나가 사후 약 10 일 전후에는 체강내에서 거의 보이지 않는다. 여름철에는 2~3 일이면 체강내로 삼출되고, 5~6 일이면 체외로 빠져나간다.

## 라. 추체유돌부출혈(錐體乳突部出血)

중이(中耳)와 유돌봉소(乳突蜂巢, mastoid air cells)내에서 출혈을 보는 수가 있다. 이러한 추체유돌부출혈(petromastoid hemorrhage)은 익사에서 거의 필발되는 소견이라고 주장하는 사람도 있다. 출혈이 심하면 경막(硬膜)을 그대로 둔 상태에서 측두골(側頭骨)을 제거하지 않아도 충분히 인지된다(그림 8-10). 출혈이 경미하거나 점막하출혈(粘膜下出血) 또는 울혈(鬱血) 정도로 그칠 때에는 육안으로 관찰되지 않으며 조직학적 검사를 시행하여야 한다.

그 원인은 아직 정확히 밝혀져 있지 않으나 압력에 의한 손상으로 생각된다. 즉 물이 갑자기 귓구멍으로 들어가면 수압(水壓)과 중이(中耳)의 압력 차이로 인하여 중이에 비교진공(比較眞空, relative vacuum)이 형성되어 출혈이 일어난다는 것이다. 또다른 가능성은 이관(耳管, eustachian tube)내로 익수가 유입되어 중이내 압력이 높아지거나 또는 점막을 자극하는 것이다.

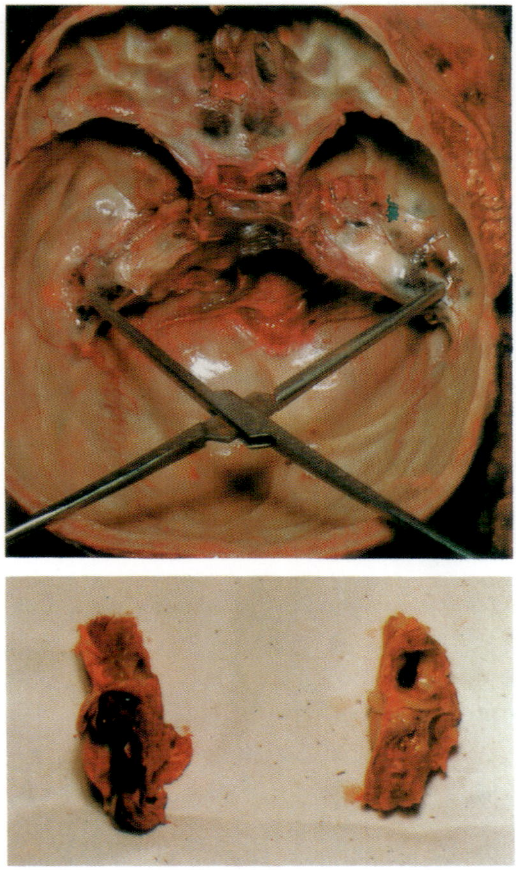

**그림 8-10.** 추체유돌부 출혈(上: 절제전. 下: 절제후)

추체유돌부출혈은 익사 외에도 심한 저산소증(低酸素症)에 빠진 사람에게서도 일어난다. 단 두개저골절(頭蓋底骨折)이 있는 경우는 제외한다. 또한 이러한 출혈이 운동실조(運動失調)를 초래하여 익사를 유발하는 원인이 될 수도 있다.

## 마. 기 타

사후에도 수압(水壓)에 의하여 폐와 위내에 익수가 들어가기 때문에 기도와 위장관내에서 보는 익수는 익사의 진단에 아무런 가치가 없다. 그러나 신선한 예에서 십이지장(十二指腸) 이하에도 익수가 들어가 있다면 의미가 있을 수 있다. 또한 모래나 진흙 등의 이물이 기도나 위장관내에 들어가 있는 경우도 있다.

격렬한 호흡운동으로 호흡근의 근막하출혈(筋膜下出血)을 볼 수 있다. 비(脾)는 빈혈상(貧血狀)이고 위축되는 수가 많으며 익사례의 50~60 % 정도에서 이러한 소견을 본다.

## 3. 검사소견

### 가. 혈액의 성상

전형적 익사 때는 익수가 순환계로 들어가기 때문에 혈액에 큰 변화를 일으키며 담수(淡水)와 해수(海水)에 따라 차이를 보인다. 이러한 변화를 바탕으로 하여 수많은 검사법이 고안되어 한때 이용되었고 또 현재도 사용되고 있으나 아직 실용화되지는 못한 실정이다. 또한 이러한 변화는 설사 가치가 있다 하더라도 시체가 신선한 경우에 한하며 부패되었을 때는 의의가 전혀 없다.

검사법에는 담수익사 및 해수익사에 따른 심장 좌우측의 $Cl^-$및 $Mg^+$과 $Na^{++}$및 $K^+$의 농도차, 혈액의 희석 및 농축에 따른 비중의 변화, 혈액의 점도, 혈구수, 빙점(氷點), 전기전도도, 굴절율(屈折率) 및 염도(鹽度)의 차 등을 들 수 있다.

### 나. 규조류검사(珪藻類檢査)

규조류란 녹조류(綠藻類), 염조류(藍藻類) 등과 더불어 수중의 부유미생물(浮遊微生物)인 플랑크톤(plankton)의 일종이다. 다른 플랑크톤과는 달리 피막이 규조(silica)로 구성되어 있기 때문에 산과 알칼리 또는 열로 장기(臟器)를 용해시켜도 파괴되지 않으므로 검출이 가능하다(그림 8-11, 12).

규조류가 폐포벽(肺胞壁)을 통과하는 기전은 아직 불분명한 점이 많기는 하나 익수를 강하게 흡입하는 과정에서 폐포벽이 찢어져 순환계로 들어가는 물리적 현상(物理的 現象)과 세포간극을 통과하는 생리적 현상(生理的 現象)이 있다고 하며 동물실험상 약 100 u 정도의 물질이 통과하는 것을 확인할 수 있다. 폐포를 통과하면 혈류를 타고 전신의 각장기에 퍼진다. 규조류가 실질장기에서 검출되면 익사의 확진으로 여겨왔으나 다른 원인으로 사망한 사람의 장기나 또는 공기중에서도 발견되기 때문에 가치가 없다고 주장하는 사람들도 있다. 따라서 검출된 규조류(珪藻類)의 종류수와 한종류의 개체수(個體數)는 중요한 의미를 지닌다. 여러가지 종류가 심장, 뇌, 간, 신, 비 등

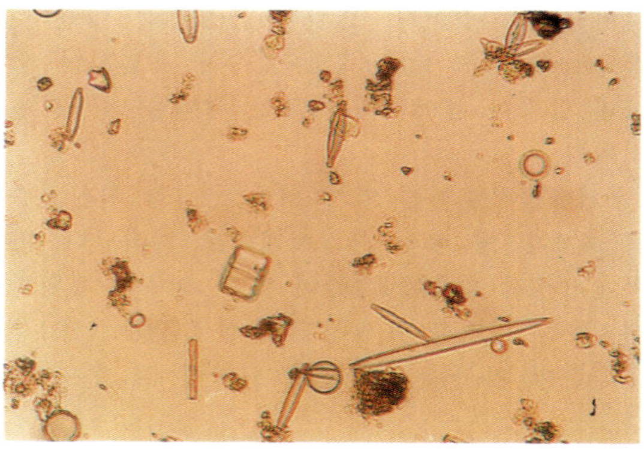

**그림 8-11.** 검출된 플랑크톤

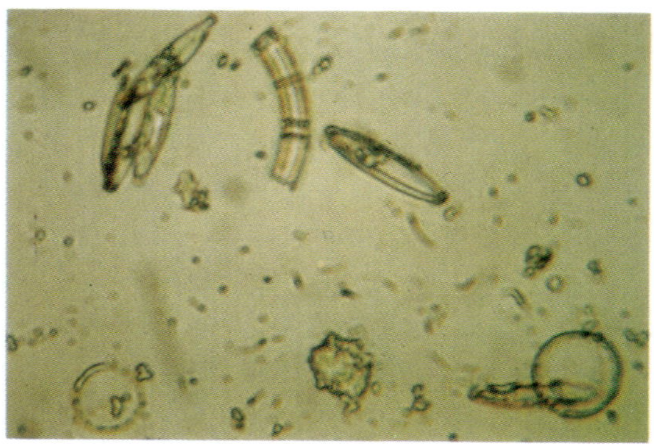

**그림 8-12.** 검출된 플랑크톤

각장기에서 다량 검출되면 익사는 확정적이다. 그러나 한종류만 검출되고 더우기 극히 적은 숫자라면 판정에 신중을 기하여야 한다.

골수(骨髓)는 오염을 확실히 피할 수 있다는 점에서 그 가치가 높다. 검체로서는 대퇴골(大腿骨)이 가장 좋으며 상완골(上腕骨)도 유용하다. 폐는 사후에도 익수가 침입할 수 있으므로, 진단적 가치가 덜하나 많은 종류가 다량으로 검출된다면 진단에 도움이 된다. 즉 가장 좋은 상황, 예를 들어 개의 시체를 물속에 집어넣고 인공호흡(人工呼吸)을 시킨다 하더라도 익사시 볼 수 있는 것과 같은 정도로는 익수가 폐로 들어가지 않는다고 한다.

또한 시체가 발견된 지점 또는 빠진 곳으로 생각되는 지점에서 시체에서 보는 것과 같은 종류의 규조류가 발견된다면 더욱 가치가 있다. 폐와 위는 이미 설명한대로 사후에도 수압에 의하여 침입할 수 있기 때문에 익사의 진단에는 큰 의의가 없으나 입수장소(入水場所)를 판정하는 데는 도움을 줄 수 있다. 즉 시체의 폐나 위내에서 발견된 것과 같은 모래, 수초나 해초가 대조수(對照水)에서 발견된다면 의의가 있다. 또한 혈중이나 장기에서 검출되는 화학물질(化學物質)이 대조수에서 검출된다면 도움이 된다.

## IV. 자타살 및 사고사의 감별

익사는 거의 대부분 사고사이나 자살의 방법으로도 흔히 이용된다. 타살은 주로 어린이에

**표 8-1.** 수중시체의 사후변화와 사후경과시간 (越永)

| 계 절 | 여 름 | 봄, 가을 | | 겨 울 |
|---|---|---|---|---|
| 월 | 7월～9월 | 4월～6월 | 10월～12월 | 1월～3월 |
| 평균기온 | 28.4℃ | 20.9℃ | 19.7℃ | 11.1℃ |
| 평균수온 | 24.5℃ | 17.1℃ | 15.5℃ | 7.7℃ |
| 각막경탁 | 8시간～반일 | 반 일 | | 1～2일 |
| 각막중탁 | 반일～1일 | 1～2일 | | 2～3일 |
| 각막전탁 | 1 일 | 2 일 | | 3 일 |
| 손바닥의 백변 | 3～4시간 | 5～6시간 | | 반 일 |
| 손발의 표모피 형성 | 반 일 | 반일～1일 | | 1～2일 |
| 손발의 피부가 용이하게 벗겨짐 | 2～3일 | 3～4일 | | 10일～2주 |
| 장갑상, 양말상 피부박탈 | 3～4일 | 5일～1주 | | 2주～1개월 |
| 경직의 소실 | 2～3일 | 4～5일 | | 5일～1주 |
| 거인양외관 | 2～3일 | 4～6일 | | 1주～10일 |
| 두모가 용이하게 탈락 | 3～4일 | 5일～1주 | | 10일～2주 |
| 두모의 완전 자연탈락 | 4일～1주 | 1～2주 | | 20일～1개월 |
| 두개골의 일부 노출 | 2 주 | 3주～1개월 | | 1개월～1개월반 |
| 이끼의 부착 | 4～5일 | 1 주 | | 2 주 |
| 일부 시랍화 | 1 개월 | 1 개월 | | 1 개월 |

* 이 표는 越永의 것을 그대로 전재한 것이므로 본문과 약간의 차이가 있을 수 있음.

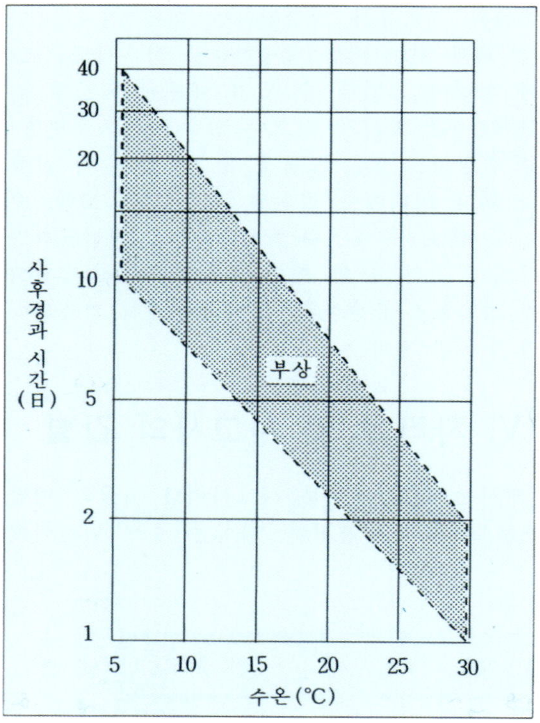


**그림 8-13.** 수중시체의 부상(渡邊)

서 보나 성인에서도 불가능한 것은 아니다. 시체소견만으로 자살, 타살 및 사고사를 구별할 수는 없으나 질병, 손상 또는 중독의 소견을 본다면 판단에 도움이 될 수 있다.

## V. 사후경과시간

다른 시체와 마찬가지로 수중시체도 시간이 경과할수록 물속에 잠겼던 기간을 추정하기가 곤란해진다. 또한 수온(水溫)을 비롯하여 착의, 시체의 크기와 연령, 익수의 성분 등에 따라 큰 차이를 보인다. 수중시체, 특히 익사에서 사후경과시간은 대체로 표 8-1에서 보는 바와 같다.

수중시체는 의복 사이에 많은 공기가 들어있는 등 특별한 경우를 제외하고는 가라앉게 된다. 익사후 바로 부상하는 경우는 20~30 % 정도이며 대개 부패로 체내에 어느 정도 가스가 발생하면 부상(浮上)한다. 부패의 정도는 수온에 의하여 가장 큰 영향을 받는다. 일반적으로 여름철에는 대개 2~3 일, 겨울철에는 수주내지 수개월, 대개 1~2 개월이 소요된다(그림 8-13). 세균(細菌)이 많은 정지된 물속에서는 부패가 빠르다. 해수(海水)는 염도가 높아 세균증식이 지연되므로 담수(淡水)에 비하여 부패의 진행이 느리다. 그러나 해수는 비중이 1.03 정도가 되므로 담수에 비하여 쉽게 부상하는 예도 많다.

수심(水深)도 관계되는데 7~9 월 사이에는 수심 1~2 m 면 14~23 시간 정도, 5~6 m 면 28 시간 정도, 20 m 면 58 시간 정도, 30 m 면 60~93 시간 정도라고 한다. 수심이 30~40 m 이상되면 수온이 약 4~5 oC로 낮아지므로 부패가 진행되지 않거나 부패가스가 발생한다 하여도 수압(水壓)으로 압축되어 체적(體積)이 증대되지 않기 때문에 거의 부상되지 않는 것으로 되어 있다. 수압은 10 m 당 1 기압(氣壓)씩 증가한다. 또한 돌 사이에 끼이거나 나무가지 등에 걸리면 부상하지 않을 수도 있다.

# 제 9 장 중독사(中毒死)

## I. 서 론

### 1. 정 의

**독물(毒物)** : 독물(poison)을 정확히 정의하기는 곤란하나 무기(無機) 또는 유기(有機)의 무생물(無生物)로서 체내에 흡수되어 주로 그 화학적 작용(化學的 作用)이 인체의 기능을 장애(障碍)하거나 죽음을 초래하는 물질을 말한다. 그러나 대량 섭취하면 많은 물질이 독작용(毒作用)을 나타내므로 독물이라고 부르기 위하여는 비교적 소량(少量)이라는 단서가 있어야 할 것이다.

**중독(中毒)** : 중독(poisoning)이란 독물에 의하여 일어나는 생체의 기능장애를 말한다. 이러한 장애는 일시적(一時的)일 수도 있고 영구적(永久的)일 수도 있다. 생명을 잃는 경우를 중독사(中毒死, death due to poisoning)라 한다.

### 2. 발생조건

#### 가. 독 물

**용량(用量, dose)** : 독물의 양이 많을수록 독작용은 빠르고 강하게 나타난다. 중독증상을 일으키는 최소량을 중독량(中毒量, toxic dose), 죽음을 초래하는 최소량을 치사량(致死量, lethal dose)이라고 한다. 치사량은 반수(半數)가 사망하는 50 % 치사량, 즉 LD50(lethal dose 50)이 보편적으로 쓰인다.

**성상(性狀)** : 독물의 순도(純度)와 농도(濃度)가 높을수록 독작용이 강한 것은 재론의 여지가 없다. 또한 기체상, 액상, 반유동상, 분말상, 고형상의 순으로 독작용이 빠르다. 화합물의 형성, 용해성 및 상태와 보관조건 등이 독작용에 영향을 미친다. 비소(砒素)는 독성이 없지지만 아비산(亞砒酸)으로 화합물을 형성하면 맹독성(猛毒性)이 된다. 보관중 분해 또는 산화되어 독성이 감소되거나 소실될 수 있으며 그 반대의 경우도 있다. 즉 사이안산염은 공기중에서 탄산염(炭酸鹽)이 되어 무독화되며 반대로 독성이 적은 감홍(甘汞)은 승홍(昇汞)이 되어 맹독성을 띤다.

#### 나. 투여방법

**경로(經路)** : 중독증상의 발현과 정도는 투여경로에 따라 차이가 있다. 즉 혈관내주사, 흡입, 근육내주사, 경질(經膣), 경피(經皮), 경구(經口)투여의 순으로 빨리 강하게 발현된다.

**용매(溶媒)** : 독물의 용해방법, 즉 용매의 종류에 따라 독작용에 차이가 난다. 즉 냉수, 온수, 지방, juice, coffee, 우유, 술, 산, 알칼리 등에 용해하는가에 따라 독물이 흡수되는 정도가 달라진다.

#### 다. 개체차

인종, 연령, 성별, 질병, 내성(耐性, tolerance) 등에 따라 개체간에 차이를 보인다.

### 3. 판 정

중독사가 의심될 때는 시체소견과 더불어 사망에 이른 상황과 임상증상을 검토하고 이화학적 검사(理化學的 檢査)를 시행한다. 필요한 경우는 토물(吐物), 배설물(排泄物), 먹다남은 음식물이나 현장에 남아있는 독물에 대하여도 검사한다. 이화학적 검사를 시행할 때는 검체를 가능한 한 여러 부위에서 충분히 채취하는 것이 바람직하다. 전반적인 검사가 필요할 때는 혈액 100 ml 이상, 오줌 전부, 위내용 전체, 간, 뇌, 신 각각 100 gm 이상을 채취하며 필요에 따라 뇌척수액(腦脊髓液), 안방수(眼房水), 담즙(膽汁), 장내용(腸內容), 폐, 피하조직, 골격, 근육, 모발, 손발톱을 채취한다. 자연독(自然毒)은 이화학적 방법에 의하여 검출되지 않는 것이 있으므로 동물실험(動物實驗)이 필요한 때도 있다.

## 4. 분 류

### 가. 분류방법

독물은 여러가지 기준에 따라 분류할 수 있다. 단순하게는 기원(起源)에 따라 자연독(自然毒)과 인공독(人工毒)으로, 화학적 성질에 따라 유기독(有機毒) 및 무기독(無機毒)으로 분류할 수 있다. 또한 독물이 작용하는 장기에 따라 분류하기도 한다. 이화학적 성질에 따른 분석조작에 의하여 휘발성 약독물(揮發性 藥毒物)은 제1속, 불휘발성 유기약독물(不揮發性 有機藥毒物)은 제2속, 무기약독물(無機藥毒物)은 제3속, 특별한 방법을 사용하여 분리하는 약독물은 제4속으로 분류한다.

법의분야에서는 일반적으로 생체에 대한 생리 및 약리작용, 즉 중독기전에 기전에 따라 부식독(腐蝕毒), 실질독(實質毒), 효소독(酵素毒), 혈액독(血液毒), 신경독(神經毒)으로 분류한다. 그러나 각군(各群)간에 엄밀한 구별이 있는 것은 아니고 때로는 하나의 독물에 의하여서도 여러가지의 작용이 나타난다. 여기에서는 법의실무상 흔히 보는 독물에 대하여만 기술하고 나머지에 대하여는 치사량을 참고로 기재한다(표 9-1).

### 나. 의학적 분류

(1). 부식독(腐蝕毒)

부식독(corrosive poison)이란 조직에 접촉되면 유기성분(有機成分), 특히 단백질(蛋白質)을 괴사시켜 국소적인 부식을 초래하는 독물을 말한다. 산과 알칼리가 대표적이며 그외 승홍(昇汞), 질산은(窒酸銀) 및 황산동(黃酸銅) 등의 금속염(金屬鹽), 염소(鹽素), 황화수소(黃化水素), 사이안산도 부식성을 가진다.

(2). 실질독(實質毒)

실질독(parenchymatous poison)이란 실질장기의 세포를 침범해 대사(代謝)를 장애하고 지방변성을 비롯한 여러가지의 변성괴사(變性壞死)를 일으키는 독물을 말한다. 인제제(燐製劑), 비소제제(砒素製劑), 4에틸납 등 대부분의 중금속염(重金屬鹽), DDT, BHC, endrin, di-endrin 등의 유기염소제류 농약(有機鹽素劑類農藥) 등이 여기에 속한다.

(3). 효소독(酵素毒)

특정한 효소계에 특이적으로 작용하는 독물을 효소독(ferment poison)이라 한다. cholineste-rase계를 불활성화(不活性化)시키는 유기인제류(有機燐劑類) 및 carbamate제류 농약, cytoch-rome oxidase계를 불활성화시키는 사이안산과 황화수소(黃化水素), ATP생성을 저해하는 2,4-dinitrophenol 및 PCP 등이 여기에 속한다.

(4). 혈액독(血液毒)

혈액독(blood poison)이란 주로 혈색소에 변화를 초래하는 독물로서 일명 혈색소독(血色素毒, hemoglobin poison)이라고도 한다. 일산화탄소가 대표적이다.

(5). 신경독(神經毒)

신경계, 특히 중추신경계의 기능을 장애하는 독물을 신경독(neurotic poison)이라고 한다. 수면제, alkaloid류, 마취제, 알콜류, 탄화수소류(炭化水素類), 유기염소제류 농약(有機鹽素劑類農藥), 복독이 여기에 속한다.

**표 9-1.** 약독물의 치사량(富田)

| halogen 및 공업용 약품 | |
|---|---|
| 염소 | 약 430 ppm |
| 염소산칼륨 | 15-30 g |
| 옥소 | 약 2 g |
| formaldehyde | 약 30 ml |
| 사염화탄소 | 약 4 ml |
| **금 속** | |
| 염화제2수은(승홍) | 0.2-1 g |
| 염화제1수은(감홍) | 2-5 g |
| 초산연 | 20-25 g |
| 탄산연 | 약 20 g |
| 산화연 | 약 25 g |
| 사에틸연 | 0.1-0.2 g |
| 황산동 | 10-20 g |
| 탄산동(녹청) | 15-20 g |
| 아비산 | 0.1-0.3 g |
| 황산아연 | 5-10 g |
| 아질산아연 | 4-8 g |
| 질산은 | 2-3 g |
| 과망간산칼륨 | 5-7 g |
| 중크롬산칼륨 | 1-3 g |
| 염화바륨 | 2-4 g |
| 염화카드뮴 | 30-40 g |
| **휘발성 유기물** | |
| 크롬 | 약 25 ml |
| ether | 약 25 ml |
| benzene | 약 10 g |
| paraldehyde | 약 100 ml |
| aniline | 약 1 g |
| nitrobenzene | 약 2 ml |
| cresol | 15-20 ml |
| toluene | 약 5,000 ppm/Kg |
| xylene | 약 4,300 ppm/Kg |
| trichlorethylene | 약 850 ppm/Kg |
| chlorbenzene | 약 2,400 ppm/Kg |
| **가 스** | |
| 아황산가스 | 400-500 ppm |
| 탄산가스 | 약 30 % |
| 메탄가스 | 약 90 % |

| 농 약 | |
|---|---|
| ethyl parathion | 50-100 mg |
| methyl parathion | 0.1-0.3 g |
| TEPP | 50-100 mg |
| EPN | 약 0.5 g |
| eldrin | 0.6-1.2 g |
| dieldrin | 약 3 g |
| carbamate | 약 25 g |
| BHC | 15-30 g |
| paraquat | 약 5 g |
| DDT | 약 30 g |
| PCP | 약 2 g |
| 모노후로로초산아미드 | 약 2 g |
| 모노후로로초산소다 | 50-100 mg |
| **alKaloid** | |
| 아편 | 1-2 g |
| morphine | 약 0.25 g |
| heroine | 약 0.2 g |
| codeine | 약 0.8 g |
| cocaine | 약 1.5 g |
| LSD | 약 0.14 mg |
| strychnine | 6-100 mg |
| atropine | 70-100 mg |
| muscarine | 약 0.05 g |
| marijuana | 약 0.5 g (?) |
| scopolamine | 5-10 mg |
| quinine | 약 20 g |
| acotinine | 3-4 mg |
| ephedrine | 약 0.6 g |
| nicotine | 약 0.1 g |
| **의 약 품** | |
| digitalis | 약 2 g |
| phenacetin | 5-20 g |
| caffeine | 약 10 g |
| antipyrine | 5-10 g |
| phenothiazine | 1-5 g |
| insulin | variable |
| santonin | 0.5-2 g |

# II. 화공약품(化工藥品)

## 1. 산류(酸類)

산류(acids)는 무기산(無機酸)과 유기산(有機酸)으로 대별되며 강한 부식성(腐蝕性, corrosive action)을 가진다. 간혹 자살의 수단으로 쓰이며 타살에는 거의 없다.

### 가. 무기산(無機酸)

무기산(inorganic acid)으로는 황산(黃酸, sulfuric acid, H2SO4), 염산(鹽酸, hydrochloric acid, HCl) 및 질산(窒酸, nitric acid, HNO3)이 대표적이다. 황산은 무색, 무취이며, 염산과 질산은 무색으로 특유한 냄새를 가지는 액체이다. 무기산은 대부분 공업용(工業用)으로 쓰이며 집에서는 화장실소독에 쓸 때가 있다.

#### (1). 중독기전

강산이 조직과 접촉되면 산의 H+ 이온이 조직의 단백질에 작용하여 탈수작용(脫水作用)이 일어난다. 그 결과 조직에는 응괴(凝塊, coagulum)을 형성하는 국소적 부식작용이 일어나 비교적 단단한 느낌을 주는데 이를 응고괴사(凝固壞死, coagulation necrosis)라 한다. 같은 농도라면 황산, 질산, 염산의 순으로 부식작용이 강하여 황산에서 위의 천공(穿孔)이 가장 잘 일어난다. 산은 응괴를 형성하기 때문에 액화괴사(液化壞死, liquefaction necrosis)를 일으키는 알칼리보다 침투력이 약하다.

단 불화수소산(弗化水素酸, hydrofluoric acid, HF)은 예외적으로 $Ca^{++}$및 $Mg^{++}$과 결합하여 액화괴사를 일으킨다.

#### (2). 증 상

마시면 거의 즉시 구강, 식도 및 위의 점막이 부식되어 격심한 통증이 일어나며 오심(惡心) 및 구토(嘔吐)가 따른다. 구토물은 처음에는 회백색(灰白色)을 띠나 점차 혈액이 섞여 흑갈색(黑褐色)이 된다. 흡수되면 산혈증(酸血症)을 일으켜 호흡촉진, 빈맥, 경련 및 허탈 등의 증상을 일으킨다. 사망의 원인은 산혈증 또는 성문수종(聲門水腫)에 의한 질식이며 때로는 동통으로 인한 원발성(原發性) 쇼크로 사망할 수도 있다.

사망이 지연되면 위가 천공되어 복막염(腹膜炎)이나 쇼크를 일으킬 수 있으며 부식된 곳을 통하여 2차적 감염이 일어날 수도 있다.

#### (3). 시체소견 및 진단

구강, 식도 및 위점막에서 응고괴사를 본다. 위는 황산에서는 탈수 및 발열로 인해 흑갈색(黑褐色)내지 흑색(黑色)(그림 9-1), 질산에서는 albumin과의 반응으로 xanthoprotein산을 형성하여(xanthoproteic reaction) 황갈색(黃褐色)을 띤다. 염산에서는 점막의 괴사로 인하여 지저분한 가피(痂皮)를 형성하며 백색(白色)내지 회백색(灰白色)을 띤다. 마실때 흘리거나 구토로 인하여 주로 입술이나 턱을 비롯한 안면부에서 화상(火傷)을 본다. 때로는 위의 천공을 보는데 반드시 생전에 일어난 현상은 아니다. 식도의 천공이 보고된 바는 없다.

치사량은 황산 약 5-10 ml, 질산 약 30 ml, 염산 10-20 ml 이며 대개 수시간내지 24 시

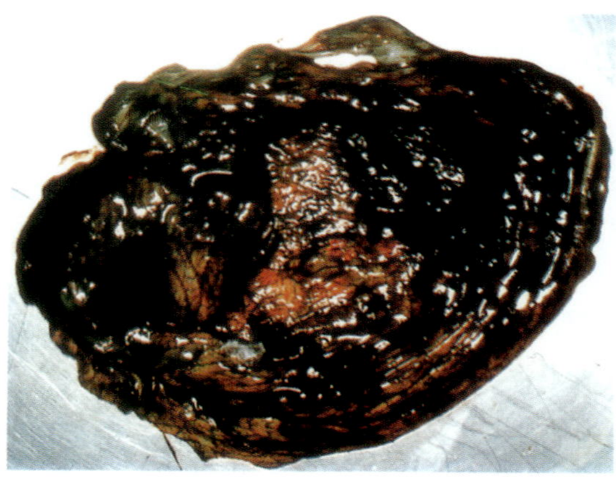

**그림 9-1.** 황산중독에서 보는 위점막

간내에 사망한다.

### 나. 유기산(有機酸)

(1). 초산(醋酸)

초산(acetic acid, CH3COOH)은 특유한 냄새가 나는 무색의 액체로서 상품으로 판매되거나 실험실에서 많이 쓰인다. 빙초산(氷醋酸, glacial acetic acid)은 99 % 이상의 순도(純度)를 가지며 일반적으로 말하는 초산은 물을 혼합하여 30% 로, 식용(食用)으로 쓰이던 식초는 약 4~6 % 로 희석(稀釋)시킨 것이다.

농도가 높을수록 부식성이 강하다. 위점막(胃粘膜)이 부식되어 상복부(上腹部)의 격렬한 통증, 혈성 구토(血性 嘔吐)와 설사가 일어나며 용혈(溶血)로 혈뇨(血尿)가 생긴다. 이어 호흡곤란, 핍뇨(乏尿) 및 무뇨(無尿)에 빠진다. 구강, 식도 및 위점막은 부식으로 백색의 가피(痂皮)를 형성한다. 치사량은 빙초산으로 약 10~20 ml 이다.

(2). 수산(蓚酸)

수산(oxalic acid, (COOH)2.2H2O)은 기둥꼴의 결정(結晶)으로 무색이며 탈색제(脫色劑) 및 표백제(漂白劑)로 쓰인다. 접촉시 국소적 부식에 의한 자극증상과 흡수시 산혈증과 저칼슘혈증에 의한 증상을 일으킨다. 식도와 위의 점막은 부식되어 박리(剝離)되며 흑갈색(黑褐色)의 가피(痂皮)를 형성한다. 치사량은 5~10 gm 이며 대개 1 시간내에 사망한다. 지연되면 신(腎)에 oxalate가 침착되어 수일내지 십수일 후에 요독증(尿毒症)으로 사망한다. 이때에는 신에서 강한 혼탁종창과 울혈을 본다.

(3). 석탄산(石炭酸)

석탄산(carbolic acid 혹은 phenol, C6H5OH)은 바늘꼴의 결정체(結晶體)로서 무색이며 cresol과 더불어 방부제(防腐劑) 또는 소독제(消毒劑)로 쓰인다. 복용하면 구강, 인두의 작열감(灼熱感) 및 복통이 일어나나 다른 부식제와는 달리 구토는 드물다. 치사량이 넘으면 호흡중추와 및 순환중추를 마비시켜 의식장애와 경련을 일으키며 대개 3~4 시간내에 사망한다. 치사량은 10~15 gm 이다. 시체에서는 단백질의 응고괴사(凝固壞死)로 구강, 인후, 식도 및 위의 점막에서 백색내지 회백색(灰白色)의 가피(痂皮)를 본다.

## 2. 알칼리류

수산화칼륨(potassium hydroxide, KOH) 및 수산화나트륨(sodium hydroxide, NaOH) 등 수산화(水酸化)알칼리와 암모니아수(ammonium hydroxide, NH4OH)가 대표적이며 이들도 부식성(腐蝕性)을 가진다. 이들은 대개 백색의 고체로서 물에 잘 녹으며 실험실이나 공업용 또는 세제(洗劑)로 사용된다.

### 가. 중독기전

조직과 접촉되면 단백질(蛋白質)과 결합하여 alkali-albumin염을 형성하고 지방을 비누화(saponification)시켜 액화괴사(液化壞死, liquefaction necrosis)를 일으킴으로써 국소적인 부식작용을 나타낸다. 산과는 달리 응괴(凝塊)에 의한 보호막이 형성되지 않으므로 지속적으로 조직에 침투된다.

### 나. 증상 및 사망기전

구강, 식도 및 위점막이 부식되어 구강과 흉부 및 복부에 격렬한 동통이 일어나며 곧바로 구토가 뒤따른다. 구토물은 hematin 때문에 흑갈색(黑褐色)을 띠며 때로는 점막이 박리되어 혼재된다. 극심한 혈성 설사(血性 泄瀉)가 나고 혈압이 하강되면서 허탈에 빠져 사망한다. 대부분 24 시간내에 사망하며 치사량은 5~15 gm 이다.

### 다. 시체소견 및 진단

입, 혀, 인후부(咽喉部)에서 점막의 괴사(壞死)를 보며 위점막은 액화괴사로 gelatin과 같이 된다. 때로 식도가 파열되나 위(胃)의 파열은 드물다.

## 3. 사이안산

사이안산(靑酸, 사이안화수소수, hydrocyanic acid, HCN)은 무색으로 맹독성(猛毒性)의 액체이다. 비등점(沸騰點)이 25.7 ℃로서 쉽게 기화되어 가스가 되며 특유한 고편도(苦扁桃, bitter almond)냄새가 난다. 화합물로는 사이안화칼륨(potassium cyanide, KCN, 속칭 청산가리), 사이안화나트륨(sodium cyanide, NaCN, 속칭 청산소다)이 대표적이며 그외에 염화사이안(CNCl), 아크릴니트롤($CH_2$-CH.CN), 사이안화2수은($Hg(CN)_2$) 등이 있다.

사이안화수소는 살서제(殺鼠劑) 및 살충제(殺蟲劑)로 훈증소독(燻烝消毒)에 많이 쓰인다. 사이안화칼륨 및 사이안화나트륨 등 사이안염은 맹독성(猛毒性)일뿐 아니라 금속용접이나 가공, 전기도금, 사진인화, 합성고무의 제조 등에 널리 사용하기 때문에 구하기가 쉬워 특히 자살의 목적으로 많이 사용되며 때로는 타살의 수단이 되기도 한다.

### 가. 중독기전

가스를 흡입하면 기관지점막과 폐포에서 매우 신속히 흡수되기 때문에 가장 위험하며 정상적인 피부를 통하여서도 잘 흡수된다. 그러나 대부분 사이안염을 섭취하여 사망에 이르며 이때에는 위산(胃酸)에 의하여 사이안산이온($CN^-$)으로 되어 흡수된다.

중독은 조직호흡에 필요한 cytochrome oxidase 및 carbonic anhydrase 등 세포의 호흡효소계(呼吸酵素系), 특히 산화효소인 제2철($Fe^{+++}$)을 함유하는 cytochrome oxidase계에 사이안산이온이 결합되어 효소를 불활성화(不活性化)시킴으로써 초래된다. 즉 조직의 산소 이용이 차단되어 전신조직의 세포에 무산소증(無酸素症)이 일어난다. 특히 호흡중추나 심장이 무산소증에 빠지면 곧바로 사망한다. 그외 혈색소(血色素)와 결합하여 사이안산헤모글로빈(CNHb)을 형성함으로써 혈색소의 산소운반능력을 감소시키기는 하나 사망에 미치는 정도는 일산화탄소헤모글로빈(COHb)과 비교할 때 미미하다.

### 나. 증상 및 사망기전

사이안산의 양과 투여경로 및 노출기간에 따라 차이가 있으나 대량 흡입(吸入)하였을 때는 수초내, 내복(內服)하였을 때는 흡수에 시간이 약간 걸리므로 수분내에 증상이 나타난다. 호흡곤란과 경련을 일으키면서 의식이 소실되고 거의 대부분 10 분내에 사망한다. 이를 'apoplectic form'이라 한다. 사이안산은 치사량이 극히 적기 때문에 거의 대부분 이러한 과정을 밟는다.

치사량 정도가 투여되었을 때는 중추신경계에 대한 작용이 뚜렷하여 두통, 불안감, 운동실조, 호흡촉진, 오심, 구토, 질식감이 나타나며 경련과 더불어 혼수에 빠진다. 심혈관계에 대한 작용으로는 처음에는 심박동수가 증가하나 점차 감소하며 혈압하강이 뒤따른다.

### 다. 시체소견 및 진단

고편도취(苦扁桃臭) : 비구부(鼻口部)나 위(胃)내, 기관, 흉강 및 두개강에서 사이안산 특유의 고편도 냄새가 난다. 이러한 냄새는 특히 해부실이 더울 때 특히 잘 인지되며 해부전에 밖으로 스며나와 인지될 때도 있다. 사이안산의 냄새를 맡지 못하는 사람도 있는데 이는 반성 열성(伴性 劣性, sex-linked recessive)으로 유전된다.

선홍색 시반(鮮紅色 屍斑) : 조직에서 산소를 소비하지 못하여 혈중(血中)에 산소헤모글로빈($O_2Hb$)이 그대로 남아있으므로 시반은 선홍색

(bright cherry red)을 띤다. 그러나 전형적인 선홍색을 띠는 경우는 그렇게 많지 않아 약 반 정도에 불과하며 선홍색의 정도도 일산화탄소중독사보다는 뚜렷하지 않다. 나머지에서는 다른 경우와 같은 암적색(暗赤色)을 띤다.

**위점막(胃粘膜)의 부식(腐蝕)** : 사이안화칼륨이나 사이안화나트륨은 알칼리성이므로 경구(經口)로 섭취하였을 때는 알칼리성 부식을 본다. 즉 입술, 인두(咽頭), 식도와 더불어 특히 위점막은 미란되어 출혈상(出血狀)을 보인다(그림 9-2, 3).

**치사량 및 치사농도** : 섭취시 순수한 사이안산으로는 치사량이 50~100 mg 으로서 체중 1 kg 당 1 mg에 해당된다. 사이안산염은 200~300 mg 정도이다. 대기중 사이안산가스의 농도가 0.2~0.3 mg/l(200~300 ppm)이면 거의 대부분 즉사하며 0.13 mg/l(130 ppm)이면

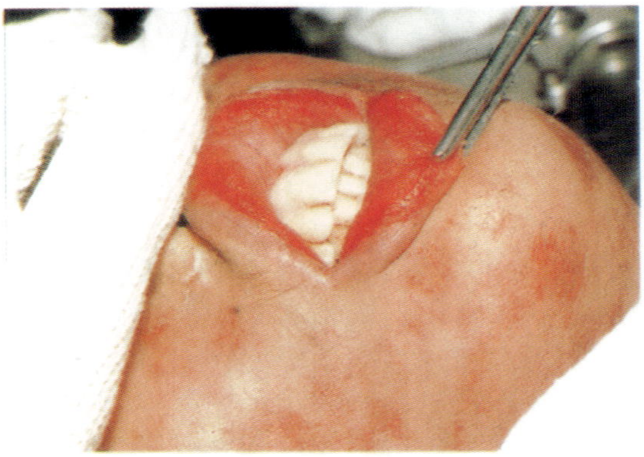

**그림 9-2.** 사이안산 중독시 입술의 부식

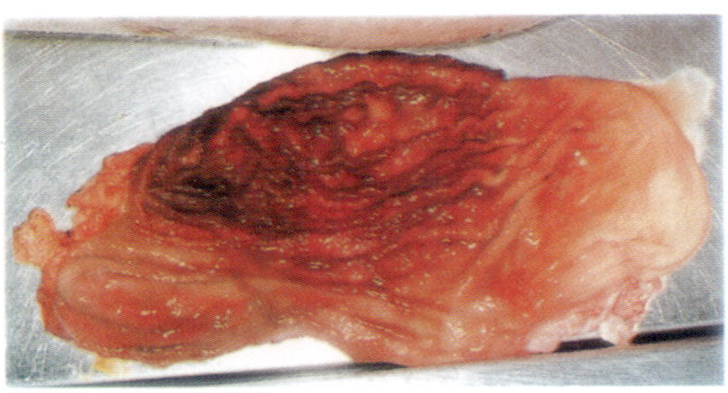

**그림 9-3.** 사이안산 중독시 위점막의 미란과 출혈

대개 1 시간 내에 사망한다.

사이안산은 혈장(血漿)에 비해 적혈구(赤血球)에 약 100 배 이상 집적(集積)되므로 혈액채취시 유의하여야 한다. 전혈농도로 0.2 ppm 이하이면 무증상, 0.5~1.0 ppm 이면 의식은 있으나 빈맥(頻脈)이 나타나고, 1.0~2.5 ppm 이면 의식이 혼탁(混濁)되며, 2.5 ppm 이상이면 혼수(昏睡)를 초래하고 사망에 이를 수 있다.

# III. 가스 및 휘발성 독물

## 1. 일산화탄소(一酸化炭素)

일산화탄소(carbon monoxide, CO)는 무색, 무미, 무취의 비자극성 기체이다. 비중은 공기를 1 로 할 때 0.967 로서 공기보다 약간 가볍고 물에는 불용성(不溶性)이다. CO는 주로 탄소(炭素) 또는 탄소를 함유한 물체가 불완전연소(不完全燃燒)되어 발생한다.

우리나라에서는 연탄가스에 의한 사망이 가장 많으며 근래에는 도시가스에 의한 예가 늘고 있다. 드물지만 자동차 배기가스를 이용한 자살도 보고되고 있다(그림 9-4). 일반적으로 연탄가스는 40 %, 도시가스는 4~6 % 정도의 CO를 함유한다. 자동차 배기가스는 1.6 % 이하로 허용농도(許容濃度)를 규제하고 있으나 차량 및 노후도에 따라 0.5~10 % 정도이다. 담배연기중 CO 농도는 궐련(卷煙)이 약 1 %, pipe 가 약 2 % 이며 cigar 는 약 6 % 에 달한다.

### 가. 중독기전

적혈구의 혈색소(血色素, Hb)는 폐에서 산소(酸素)와 결합하여 조직(組織)으로 운반하고, 조직에서는 이산화탄소(二酸化炭素)와 결합하여 폐로 운반하는 역할을 한다. Hb에 대한 CO의 결합력(結合力)은 산소보다 현저히 낮으나

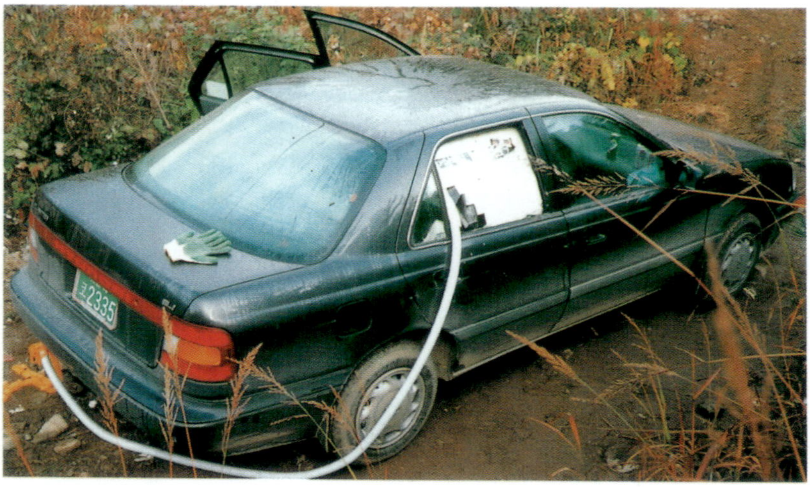

그림 9-4. 차량배기가스를 이용한 CO중독(자살)

일단 일산화탄소헤모글로빈(COHb)이 형성되면 산화헤모글로빈(O2Hb)보다 약 250~300 배 정도 안정적(安定的)이므로 산소와 결합할 수 있는 Hb를 감소시켜 산소운반력을 감퇴시킨다. 이러한 기전에 의하여 전신의 각장기와 조직은 산소결핍(酸素缺乏)에 빠지게 되므로 CO 중독은 내질식(內窒息)의 일종이라 할 수 있다. CO는 cytochrome oxidase계에 직접 작용하여 그 활성을 저해(沮害)시키는 작용도 있다.

## 나. 증상 및 사망기전

CO 중독의 증상은 혈중 COHb 포화도(飽和度)에 의한다. COHb 은 전술한 바대로 매우 안정적이기 때문에 일단 형성되면 혈중에 축적된다. 따라서 혈중 COHb 포화도는 공기중의 CO 농도(濃度)와 더불어 노출된 기간(期間)에 가장 큰 영향을 받는다. 공기중 COHb 농도가 0.1~0.2 %면 2~3 시간내에, 0.3~0.5 %면 20~30 분내에, 1 %라면 10~20 분 내에 치사포화도(致死飽和度)에 달할 수 있다. 그외 개인적인 인자(因子)로서 호흡량, 조직의 산소 수요량, Hb의 양 등을 들 수 있다. 예를 들어 같은 농도의 공기중에 노출되었다 하더라도 운동을 하면 휴식중인 사람보다 혈중포화도(血中飽和度)는 빨리 상승한다. 혈중포화도에 따른 증상은 표9-2와 같다.

이와 같은 증상은 혈중포화도에 따른 한 시점에서 보는 전형적인 소견이며 일반적으로는 혈중포화도가 50 % 정도에 달하고 10~40 분이 경과되면 뇌는 저산소증(低酸素症)에 빠져 서서히 의식이 상실되며 깊은 혼수와 사망으로 진행한다.

노출이 심하지 않았다면 후유증(後遺症) 없이 완전한 회복되거나 또는 중추신경계에 경도의 장애를 남길 수 있다. 중독증상에서 일단 회복된 후 일정 기간, 길게는 2~3 주 후에 다시 중추신경계의 장애에 따른 심각한 증상이 출현될 수 있는데 이를 간헐형(間歇型, interval form)이라고 부른다. 대개 1~2 개월 후에 회복되나 사망에 이를 수도 있다.

## 다. 시체소견 및 진단

### (1). 급성중독(急性中毒)

선홍색 시반, 혈액, 장기 및 근육 : 급성중독으로 사망하면 혈액과 더불어 시반(屍斑)이 선홍색(鮮紅色, bright cherry red)을 띤다(그림 9-5, 2-7). 저체온사(低體溫死)나 사이안산중독에서는 근육과 각장기는 일반적으로 암적색(暗

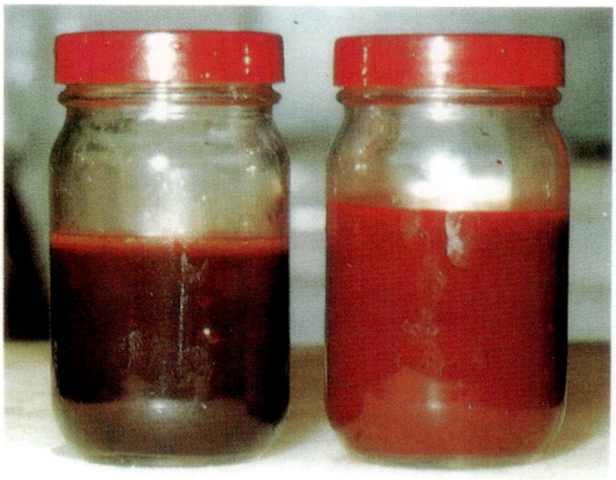

**그림 9-5.** 정상혈액(左)과 일산화탄소 중독사의 혈액(右) (若杉)

赤色)을 띠나 CO 중독에서는 모두 선홍색을 띤다. 또한 손톱도 저체온사와 사이안산중독에서는 대부분 청자색(靑紫色)을 띠나 일산화탄소중독시에는 살아있는 것과 같이 적색(赤色) 또는 선홍색을 띤다. 따라서 자기의 손톱 색깔과 비교하여 보는 것은 좋은 방법이며 특히 부패(腐敗)시 좋은 지표가 될 수 있다(그림 9-6).

선홍색은 COHb 및 일산화탄소마이오글로빈의 색깔이 나타나는 것이므로 그 정도는 CO-Hb 포화도가 높을수록 뚜렷하다. 일반적으로 COHb 포화도가 20~25% 이하일 때는 인지하기 곤란하나 약 30~35 % 가 넘으면 인지할 수 있으며 사망례의 거의 대부분에서 60 % 를 넘기 때문에 쉽게 인지된다.

선홍색 시반은 부패와 함께 사라지지만 혈중 COHb은 수주간 증명되며 방부처리(防腐處理) 후 또는 장기간 매장(埋葬)한 후에도 증명된다. 부패에 의하여 일산화탄소가 생성되지는 않으며 일산화탄소에 오염된 환경에 노출되어도 의의있는 정도의 양이 조직내로 흡수되지 않는다.

질식사의 일반적 소견 : CO 중독의 기전은 내질식(內窒息)이기 때문에 유동성 혈액(流動性 血液), 안결막, 장막하 및 점막하의 일혈점(溢血點)과 각장기 및 조직의 울혈(鬱血)과 같은 질식사의 일반적 소견을 본다. 특히 폐(肺)에서는 혈성 수종(血性 水腫), 때로는 폐포내 출혈 및 폐기종(肺氣腫)을 보며 대뇌(大腦) 전체에 걸쳐 고도의 충혈, 울혈, 부종 및 때로는 점상출혈을 본다. CO 중독에서 보는 조직학적 변화는 진단적 소견이 되지 못하며 단지 심한 저산소증(低酸素症)에 의한 비특이적인 소견을 나타낼 뿐이다.

**표 9-2.** COHb 포화도에 따른 증상

| COHb 포화도 | 증 상 |
|---|---|
| 10 % 이하 | 무증상(無症狀) |
| 10-20 % | 경한 두통, 전두부(前頭部)의 압박감, 과도한 운동시 호흡곤란 |
| 20-30 % | 욱씬거리는 두통, 이명(耳鳴), 정서불안, 홍분, 판단력 감퇴 |
| 30-40 % | 심한 두통, 구기(嘔氣), 구토(嘔吐), 의식장애, 보행 및 시각장애 |
| 40-50 % | 심한 의식장애, 심한 보행장애, 호흡곤란 |
| 50-60 % | 호흡 및 맥박 증가, 의식상실, 경련(痙攣), 실금(실금) |
| 60-70 % | 혼수(昏睡), 미약한 호흡, 혈압하강 |
| 70-80 % | 심한 혼수, 경련, 반사저하(反射低下) |
| 80 % 이상 | 급격히 사망 |

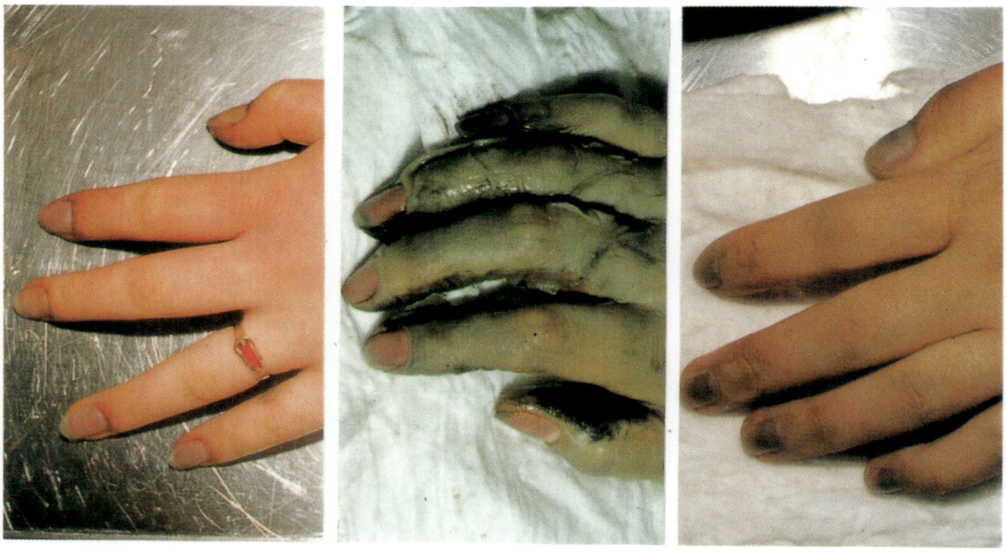

**그림 9-6.** CO 중독사의 신선한 예(左)와 부패(中) 및 정상적(右)인 손톱색깔

(2). 지연성 사망(遲延性 死亡)

CO 급성중독후 사망이 지연되었을 때 특징적으로 보는 변화는 창백핵(蒼白核, globus pallidus)의 대칭성 괴사(對稱性 壞死)이다. 이는 다른 원인에 의한 무산소증(無酸素症)으로 사망했을 때도 본다. 혈관운동중추가 마비되어 혈전(血栓)도 형성되며 뇌의 백질(白質) 및 심근(心筋)에서 다수의 소출혈(小出血) 및 심근괴사도 때로 볼 수 있는 소견이다. 드물지만 심근세포, 간세포, 신의 근위세뇨관(近位細尿管)의 상피세포에서 저산소증에 의한 지방변성(脂肪變性)을 본다.

CO 또는 수면제중독으로 깊은 혼수에 빠진 후 사망한 예에서 투명한 장액(漿液)이 차있는 수포(水疱)를 비교적 자주 본다. 이는 상하지의 관절부(關節部)에 흔히 보며 특히 무릎관절 및 손목관절에 가장 많다. 때로는 전박부(前膊部) 또는 하퇴부(下腿部) 전체에 걸쳐 형성될 수도 있다.

**만성중독(慢性中毒)** : 비교적 낮은 농도의 가스를 오랜 동안 흡입하면 경미하나마 지속적인 저산소증으로 인하여 뇌의 피질(皮質)이나 기저핵(基底核)의 퇴행성 변화를 초래할 수 있으며 신, 간, 심 등 실질장기에서 지방변성을 흔히 본다. 뇌기능장애와 실질장기의 손상으로 수일 또는 수주 후에 사망할 수도 있으나 일반적으로 완전히 회복된다.

## 라. 혈중 COHb 포화도의 의의

CO 중독사의 진단은 그렇게 어렵지 않지만 혈중 COHb의 포화도와 그 의의는 매우 다양하다.

일반적으로 중년의 건강인에서 50 % 내외에 달하면 치사포화도(致死飽和度)로 간주할 수 있다. 어린이와 노인에서는 약간 낮아도 사망할 수 있다. 노인에서 포화도가 높으면 건강상태가 양호하였다는 것을 의미하며 어린이는 호흡량(呼吸量)이 많기 때문에 성인에 비해 일찍 치사포화도에 달한다. 따라서 부모와 특히 영아(⊠兒)가 같이 CO에 노출되어도 영아만 사망하는 경우가 드물지 않다.

일반적인 치사포화도보다 훨씬 낮은 포화도

에서 사망하는 경우를 볼 수 있다. 여기에는 혈색소의 산화를 방해하는 모든 질환과 낮은 $O_2Hb$ 포화도에 견디기 어려운 모든 질환이 포함된다. 빈혈(貧血), 폐기종(肺氣腫)을 비롯한 만성 폐질환(慢性 肺疾患), 관상동맥경화증(冠狀動脈硬化症)을 비롯한 심장질환(心臟疾患)이 대표적이며 그 정도가 심할 때는 15~20 % 내외의 포화도에서도 사망할 수 있다. 그러나 모든 기존질환이 해부를 통하여 명백히 밝혀지는 것은 아니므로 때로는 그 해석에 어려움이 따를 수도 있다. 또한 주정(酒精), 수면제(睡眠劑) 및 진정제(鎭靜劑)를 비롯하여 많은 약물이 CO 중독시 사망에 영향을 미친다. 예를 들어 혈중포화도가 35~40 % 라면 건강인은 회복되는 것이 일반적이나 혈중주정농도가 0.20 % 에 달하면 사망할 수 있다.

또하나 고려하여야 할 인자는 살아있는 사람을 신선한 공기에 노출시키면 COHb 포화도는 급격히 하강한다는 점이다. 산소를 급격히 투여하면 일반적으로 첫 한시간에 약 40~50 %가 제거되며 그 이후 시간당 약 8~10 % 씩 제거된다. CO가 제거되어도 지속적으로 높은 포화도를 유지하였을 때 이미 받은 뇌의 불가역적인 손상으로 인하여 사망에 이를 수 있다.

## 2. 탄화수소류(炭化水素類)

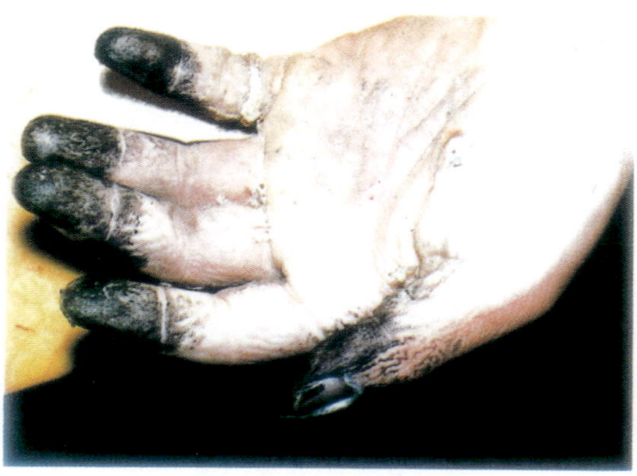

그림 9-7. toluene중독사시 손에 묻은 이물질

### 가. 남용흡입제(濫用吸入劑)

유기용매제(有機溶媒劑), 접착제(接着劑) 및 도료(塗料)에는 toluene, xylene, benzene과 같은 방향성 탄화수소(芳香性 炭化水素, aromatic hydrocarbon)와 사염화탄소(四鹽化炭素) 및 초산염(醋酸鹽)과 같은 할로겐화탄화수소가 함유되어 있다. 이러한 물질은 환각작용(幻覺作用)이 있어 청소년들 사이에 남용되는 경우가 많아 청소년 비행(非行)의 원인이 될뿐 아니라 이로 인하여 사망하는 예를 많이 접하게 된다.

이러한 물질들은 중추신경계를 억제하는 마취작용(痲醉作用)이 있으며 특히 이를 흡입할 때는 효과를 높이기 위하여 비닐포를 머리에 뒤집어 쓰기 때문에 비구폐색, 산소결핍에 의한 질식이 합병될 수 있다(그림 7-50). 시체에서는 급사의 일반적 소견을 볼뿐 특이소견이 없다. 현장검사가 중요하며 때로 코 주위나 손에 이러한 물질이 묻어있는 것을 본다(그림 9-7).

### 나. 액화석유(液化石油)가스

액화석유가스(liquefied petroleum gas, LPG)는 propane, n-butane, iso-butane 등의 탄화수소로 이루어져 있으며 가정용 연료(家庭用燃料)로 많이 쓰인다.

연결부나 도관(道管)의 결함 또는 고의로 가스전(栓)을 개방하여(그림 9-8) 중독 및 사망에 이르며 때로는 폭발의 원인이 된다. LPG 도 중추신경계를 억제하는 작용이 있어 직접 중독을 일으킬 수도 있으나 밀폐된 공간일 때는 산소를 치환시켜 산소결핍에 빠지게 한다. 질식사의 일반적 소견을 볼뿐 특이적인 소견이 없다. 최근에는 환각을 목적으로 n-butane, iso-butane 및 propane이 함유되어 있는 시판용 부탄가스를 흡입하다 사망하는 예를 많이 본다.

## 3. Ammonia

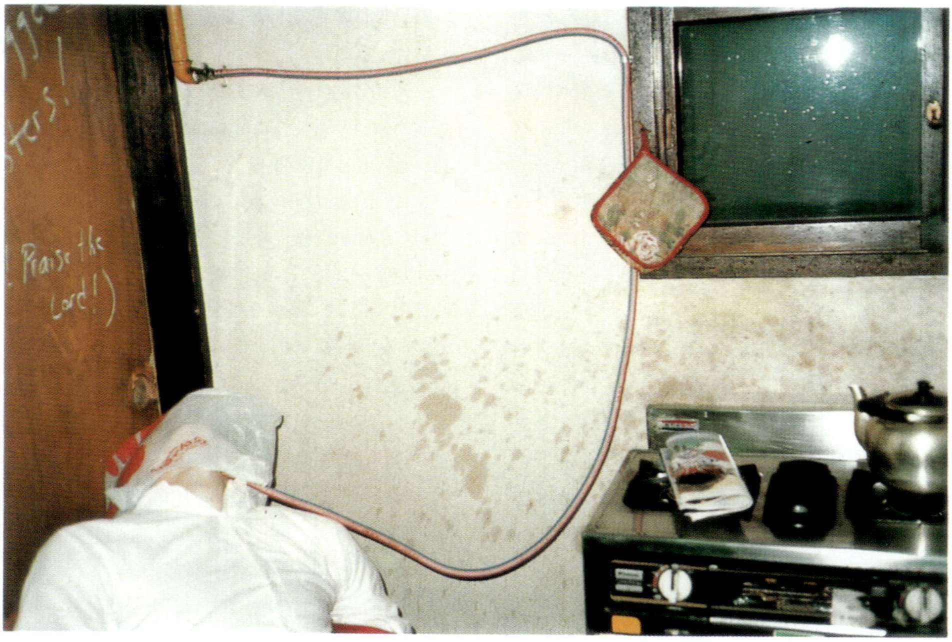


**그림 9-8.** LPG 중독사

ammonia(NH3)는 상온에서는 가스상태로 존재하며 무색으로 특유한 자극취가 있다. 수산화암모니움(암모니아수, ammonium hydroxide, NH4OH)은 약 10～35 %의 ammonia를 함유하는 액체로서 휘발성(揮發性)이 있고 강알칼리성을 띠며 강한 자극성을 갖는다. 공업용, 가정용, 실험용으로 쓰이며 냉장용으로도 이용된다. 암모니아는 유기물(有機物)의 분해에 의하여도 생성된다.

공기중 30 ppm이 되면 특유한 냄새가 인지되며 1000 ppm 이상이면 폐부종(肺浮腫)으로 인한 호흡곤란이 초래되고 1500 ppm 이상되면 거의 즉사(卽死)한다. 시체에서는 특유의 냄새를 맡을 수 있으며 때로는 자극성으로 인하여 인후부(咽喉部), 성문부(聲門部) 및 폐에 부종(浮腫)이 일어난다.

## 4. 황화수소(黃化水素)

황화수소(hydrogen sulfide, H2S)는 썩은 계란냄새가 나는 무색의 인화성 기체(引火性 氣體)로서 공기보다 약간 무거우며(비중 1.19) 사이안산과 같은 정도로 맹독성(猛毒性)이다. 황화수소는 석유정제(石油精製)시 부산물로 발생하며 섬유, 가죽, 고무 등을 유황(硫黃)으로 처리하는 과정에서 형성되므로 특히 환기가 좋지 않은 공장에서 작업할 때 급사의 원인이 된다. 또한 유황을 함유하는 유기물(有機物)이 부패될 때도 발생하며 이 때는 대개 methane, ammonia, amine 류도 같이 생성되어 하수로(下水路), 분뇨(糞尿)탱크에서 작업하던 사람이나 구출하러 들어간 사람이 연이어 중독 또는 사망하는 사고의 유형을 보인다.

황화수소는 주로 호흡기를 통하여 흡수되며 사이안산과 같이 호흡효소인 cytochrome oxidase의 Fe에 결합하여 내질식(內窒息)을 일으킨다. 공기중 농도가 0.2～0.3 ppm 이 되면 특유한 냄새가 난다. 약 500 ppm 에서는 두통, 오심, 구토, 지남력상실(指南力喪失)이 나타나며 30 분 이내에 혼수상태에 빠진다. 700～800

ppm에 달하면 거의 즉사한다.

시체에서는 급사의 일반적인 소견을 보며 기관, 폐, 근육 등에서 특유한 냄새가 난다. 시반은 녹갈색(綠褐色)을 띤다. 폐에서 고도의 부종을 보나 특이적인 것은 아니다. 때로는 소지하고 있던 주화(鑄貨)가 검게 변색된 것을 본다. 시체의 부패는 빠르다.

# IV. 농약류(農藥類)

농약은 그 기능에 따라 살균제(殺菌劑, fungicide), 살충제(殺蟲劑, insecticide), 살서제(殺鼠劑, rodenticide), 제초제(除草劑, herbicide), 훈증소독제(燻烝消毒劑, fumigants), 식물성장조절제(植物成長調節劑, plant growth regulator), 유인제(誘引劑, attractant), 기피제(忌避劑, repellant) 및 화학불임제(化學不姙劑, chemosterilant)가 있다. 이들은 대부분 농사용 또는 가정용으로 쓰여 구하기 쉽고 독성이 강하므로 자살에 많이 이용된다. 살포(撒布)중 중독되는 경우도 있으나 사망하는 예는 별로 없다. 법의실무에서는 유기인제류(有機燐劑類), 유기염소제류(有機鹽素劑類) 및 carbamate제류와 같은 살충제와 paraquat와 같은 제초제를 마시는 예를 자주 접하게 된다.

## 1. 살충제

### 가. 유기인제류(有機燐劑類)

유기인제류(organophosphate compounds)는 탄소와 인산유도체를 함유하는 화합물로서 tetraethyl pyrophosphate(TEPP), EPN, parathion, methylparathion, malathion, dichlorovos(그림 9-9) 등이 여기에 속한다. 독작용은 특이적으로 acetylcholinesterase를 불활성화(不活性化)시킴으로써 나타낸다.

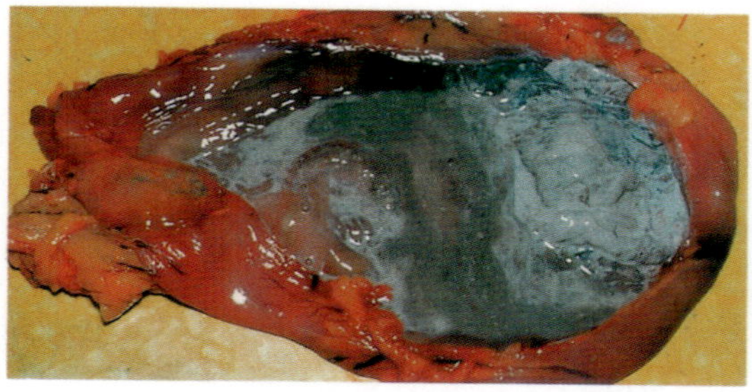

**그림 9-9.** dichlorvos(농약) 중독사

### 나. 유기염소제류(有機鹽素劑類)

유기염소제류(organochlorines)에는 aldrin, dieldrin, endosulfan, endrin, toxaphene 등이 속한다. 독작용은 중추신경계를 자극하여 나타낸다.

### 다. carbamate제류

carbamate제류의 작용기전은 유기인제와 같으나 acetylcholinesterase에 대한 저해작용이 가역적(可逆的)이므로 독성이 약하다.

## 2. Paraquat

paraquat 는 비선택성 제초제(非選擇性 除草劑)로서 우리나라에서는 그라목손(Gramoxon), 파라코 등의 상품명으로 판매되고 있다. 인체에 대한 최소추정치사량은 1 gm으로 보고되어 있다.

# V. 자연독(自然毒)

자연독에는 식물독(植物毒)과 동물독(動物毒)이 있다. 식물독으로는 독버섯이 대표적이며 동물독은 벌을 비롯한 곤충류(昆蟲類), 뱀을 비롯한 파충류(爬蟲類), 복를 비롯한 어류(魚類)나 패류(貝類)에서 본다. 우리나라에서는 아직까지 복중독(中毒)이 법의실무에서 문제가 되고 있다.

복(puffer fish)의 난소, 신, 간 및 장관 등 복부내장(腹部內臟)과 혈액(血液)에는 tetrodotoxin($C_{11}H_{17}N_3O_8$)이라는 독이 함유되어 있다. 이 독은 신경독(神經毒)으로서 섭취후 평균 10-45 분, 늦어도 5 시간내에 증상이 나타난다. 처음에는 지각마비(知覺麻痺)와 구토(嘔吐)가 일어난다. 시간이 경과하면 골격근(骨格筋)이 마비되어 운동실조가 일어나며 마침내 호흡근(呼吸筋)이 마비되어 사망한다. 사망 직전까지 의식은 명료하다. 치사량은 2 mg 으로 추정되며 쥐에 대한 최소치사량은 복강내주사로 8~20 ug/kg 이다.

## VI. 치료약물(治療藥物)

치료약물의 경우는 과용(過用), 오용(誤用), 남용(濫用) 또는 환자의 소인(訴因) 등으로 사망에 이를 수 있다. 과거에는 수면제(睡眠劑)를 이용하는 자살이 많았으나 근래에는 드문 편이다. 마약(痲藥, narcotics), 각성제(覺醒劑, stimulants), 대마(大麻, marijuana), LSD (d-lysergsic acid diethylamide)와 같은 환각제(幻覺劑, hallucinogen) 등의 약물남용이 우리나라도 점차 사회적 문제가 되고 있으나 이로 인한 사망례는 별로 없다.

근래에는 청소년층에서 환각효과(幻覺效果)를 얻기위하여 morphine과 구조가 유사하며 거담제(祛痰劑)로 쓰이는 dextromethropan과 진해제(鎭咳劑)로 쓰이는 zipeprol을 단독으로 또는 동시에 과량 복용하여 사망하는 예가 급격히 증가하고 있다(그림 9-10). 또한 항histamine제로 개발되었으나 최면작용(催眠作用)이 있어 불면증(不眠症) 등의 치료에 사용되는 doxylamine은 구입이 용이하다는 점과 과량을 복용할 경우 고통없이 죽을 수 있는 약물로 알려져 있어 자살에 이용되고 있다. 진통제(鎭痛劑)로 쓰이는 nalbuphine에 의한 사망이 보고되어 있지는 않으나 환각을 목적으로 주사하고 있으며, 특히 소매치기 등의 범죄자들이 상습적으로 남용하여 사회적 문제가 되고 있다.

## VII. 알콜류

알콜은 -OH 기를 가지는 화합물로서 주정(酒精), 목정(木精), ethylene glycol, isopropyl alcohol, diethylene glycol, propylene alcohol 등을 포함한다. 그러나 일반적으로 알콜하면 주정(酒精), 즉 $C_2H_5OH$의 분자식을 가진

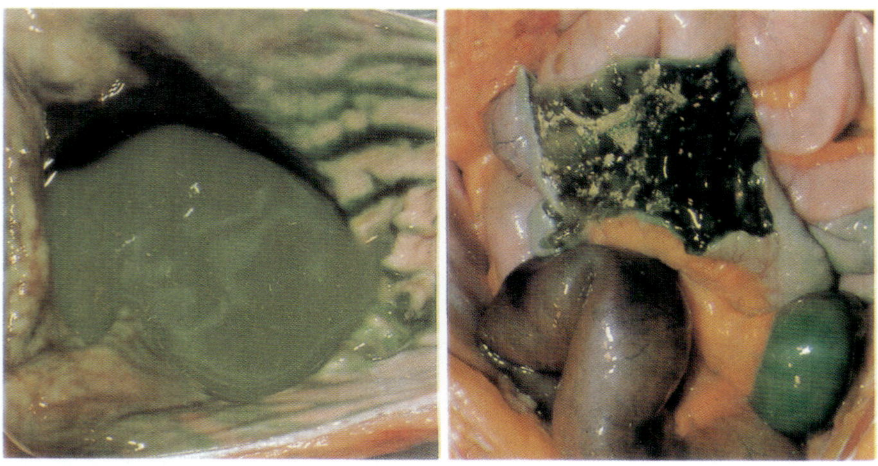

**그림 9-10.** zipeprol 중독사(위 및 소장내용물)

ethyl alcohol(ethanol)을 의미한다. 법의학적으로는 주정과 목정(木精)이 주로 문제된다.

## 1. 주정(酒精)

주정을 함유하고 있는 알콜성 음료(alcoholic beverage), 즉 술은 매우 흔히 마시는 기호성 음료(嗜好性 飮料)이나 1) 폭음(暴飮)으로 인한 급성 중독사(急性 中毒死)와 장기간에 걸친 습관성 음용에 의한 만성중독(慢性中毒)으로 인한 질병사, 2) 각종 범죄에 의한 사망과 더불어 교통사고 및 추락 등 각종 사고사와 직접, 간접으로 밀접한 관계가 있다. 따라서 검시(檢屍)할 때는 거의 필수적으로 주정의 유무 및 주정농도(酒精濃度)내지 명정도(酩酊度)를 측정하여야 한다.

### 가. 명정(酩酊)과 급성 주정중독(急性 酒精中毒)

주정을 섭취하여 일어나는 인체의 일시적 반응을 명정이라 하며 일시에 대량의 주정을 섭취하여 정신적 및 육체적 장애가 초래된 상태를 급성 주정중독이라 한다. 명정의 정도는 개체차가 커서 일률적으로 논하기는 곤란하나 음주량(飮酒量)보다 혈중주정농도(血中酒精濃度), 더 정확하게는 뇌의 주정농도에 따르며 대략 그 관계를 혈중농도에 따라 기술하여 보면 다음과 같다.

**약도명정(弱度酩酊)** : 0.05 % 이하에서는 주정에 의한 증상을 거의 보지 못한다. 혹자는 0.05～0.1 % 를 약도명정이라 하며 기분이 좋아지고 혈압이 약간 상승하는 정도이다.

**경도명정(輕度酩酊)** : 0.10～0.15 % 를 경도명정이라 하며 피부, 특히 얼굴에 홍조를 띤다. 말이 좀 많아지며 기분은 좋아지고 자신감(自信感)이 생긴다. 주의력(注意力)은 감퇴되고 보행(步行)은 정상이거나 경한 실조(失調)가 온다.

**중등도명정(中等度酩酊)** : 0.15～0.25 % 를 중등도명정이라 하며 안면이 창백해지는 사람이 많다. 사고력(思考力)이 떨어지며 주의력(注意力)이 산만하여지고 판단능력(判斷能力)이 저하된다. 말은 불명확해지고 피부감각은 둔해지며 운동실조가 온다.

**고도명정(高度酩酊)** : 0.25～0.35 % 를 고도명정이라 하며 운동실조가 뚜렷하여 보행이 곤란해진다. 말은 완전히 불명료해지며 신체의 반사기능(反射機能)이 저하된다. 감각은 마비(痲痺)되고 의식이 혼탁(混濁)해진다. 때로는 혼수상태가 된다.

**중증명정(重症酩酊)** : 0.35～0.45 % 를 중증명정이라 하며 이 정도내지 그 이상이 되면 사망할 수 있다. 체온은 떨어지고 호흡은 깊고 느려지며 모든 반사와 의식이 소실되어 혼수(昏睡)에 빠진다. 0.45 % 이상이면 치명적이다.

### 나. 시체소견 및 진단

시체에서는 급사의 일반적 소견을 볼뿐 특이한 소견은 없으며 위내용에서 술냄새가 나는 정도이다. 치사량은 5～6 ml/kg, 치사농도는 0.40 % 이상으로 보고 있다. 그러나 만성 소모성 질환(慢性 消耗性 疾患), 관상동맥경화증이나 심판막질환 및 고혈압과 같은 심혈관계질환(心血管系疾患), 폐기종, 폐섬유증 등 저산소증을 유발할 수 있는 만성 폐질환(慢性 肺疾患)과 같은 질병이 있으면 비교적 낮은 농도에서 사망할 수 있다. 또한 수면제(睡眠劑), 진정제(鎭靜劑)나 항histamine제와 혼합하여 복용하면 약물(藥物)과 주정(酒精)이 각각 치사농도가 되지 못하여도 쉽게 사망할 수 있다.

때로는 비교적 경한 손상을 받아도 심한 취기(醉氣) 때문에 자구력(自救力)을 상실하거나 도움을 청하지 못하여 사망에 이를 수 있다. 구토물(嘔吐物)을 흡입하여 기도가 폐색(閉塞)될 수 있으며 엎드려 있는 경우는 비구폐색(鼻口閉塞) 또는 경부압박(頸部壓迫)에 의하여 질식이 일어나 사망의 원인이 되거나 죽음을 촉진시킬 수 있다. 또한 저체온사(低體溫死)의 원인이 된다.

### 다. 검체에 따른 주정검사(표 9-3)

**혈액(血液)** : 혈장(血漿)의 농도가 전혈(全血)보다 약 15 % 가량 높기 때문에 심장혈은 혈장과 혈구를 원래의 비율대로 잘 섞은 후 채취하여야 한다. 보관할 때는 ml 당 약 5 mg 의 sodium fluoride 를 첨가하여 충분히 흔든다. 이렇게 하면 세균(細菌)의 작용으로 인한 주정의 생성 및 파괴를 방지하여 실온(室溫)에서는 수주, 냉장(冷藏)이나 냉동(冷凍)을 하면 거의 무한정 보관할 수 있다. 위내의 주정이 심장혈(心臟血)로 확산(擴散)되거나 심장혈이 오염(汚染)되었을 가능성이 있을 때에는 대퇴정맥(大腿靜脈)에서 혈액을 채취한다.

부패(腐敗)가 시작되면 세균의 작용으로 주정이 생성된다. 주정은 사인(死因) 또는 죽음의 상황과 연결지을 수 있는 경우가 많기 때문에 부패된 시체에서 주정이 검출되면 사망 당시의 진정한 농도가 문제된다. 심장혈에서 부패에 의하여 생성되는 농도는 0.20 % 를 넘지 않으므로 그 이상되면 사망전에 음주한 것으로 보아도 좋다. 사후(死後)에는 주정(酒精)이 n-propanol 과 대개 20:1로 생성되기 때문에 측정된 농도에서 n-propanol 농도의 20 배를 빼면 사망 당시의 주정농도가 된다고 한다.

**안방수(眼房水)** : 부패(腐敗)되거나 방부처리(防腐處理)를 하였을 때 혈액이나 조직에서 측정된 주정농도는 한계성(限界性)을 지닌다. 그러나 안방수는 이러한 영향을 훨씬 덜 받으므로 좀더 정확한 생전 주정농도를 얻을 수 있다. 혈액과 안방수에서 농도비는 0.89±0.02 이다.

**요(尿)** : 평형상태에 달한 후 요중농도는 혈중농도의 1.3 배로서 비교적 일정한 비율을 유지하며 안방수와 더불어 사후(死後) 생성되는 양이 체액(體液)중 가장 적기 때문에 특히 부패된 경우에 의미가 있다. 단 이 비율은 방금 형성된 요관(尿管)중의 오줌를 기준으로 한것이다. 시체에서는 방광에 존재하는 오줌 외에 새로운 검체를 얻을 수 없으므로 그 양과 형성기간을 고려하여 해석하여야 한다.

**혈종(血腫)** : 경막상.하출혈(硬膜上.下出血)과 같은 뇌외혈종(腦外血腫)내에 있는 주정은 소실되지 않으므로 수상(受傷)후 일정한 시간 생존하였더라도 혈종내농도는 수상 당시의 혈중농도가 된다. 그러나 출혈이 수시간에 걸쳐 지속적으로 일어나 혈종을 형성하는 경우도 있으므로 그 시간에 따라 혈종내농도를 해석하여야 한다. 뇌실내출혈(腦室內出血)과 뇌실질내출혈(腦實質內出血)은 순환기능으로 인하여 주정이 비교적 빨리 소실된다.

**표 9-3.** 평형상태에서 주정의 농도비

| 검체 | 농도비 |
|---|---|
| 전혈(全血) | 1.00 |
| 혈장(血漿) | 1.12-1.20 |
| 뇌(腦) | 0.85 |
| 뇌척수액(腦脊髓液) | 1.10-1.27 |
| 오줌(尿) | 1.3 |
| 호기(呼氣) | 1/2100 |
| 간(肝) | 0.85 |
| 안방수(眼房水) | 0.9 |

## 2. 목정(木精)

목정(wood alcohol)은 무색의 휘발성 액체(揮發性 液體)로서 CH3OH(methyl alcohol 혹은 methanol)의 구조식을 가진다. 용매제(溶媒劑)나 부동액(不凍液)으로 널리 쓰인다. 목정이 체내로 흡수되면 간에서 formaldehyde와 의산(蟻酸, formic acid)으로 분해되며 이들이 독작용을 일으킨다. 목정은 주정보다 10 배 정도 대사(代謝)가 느려 반감기(半減期)가 약 15~30 시간에 달한다.

증상은 대개 12~24 시간 후에 나타나며 빠르면 1 시간, 느리면 72 시간 후에 나타날 수도 있다. 처음에는 두통, 현기증, 구토, 복통, 무력감, 시력장애(視力障碍) 등의 증상을 보이다가 경련(痙攣)이 일어나며 혼수상태(昏睡狀態)에 빠진다.

시체에서 특징적인 소견은 없으나 위장관(胃腸管)의 염증(炎症), 뇌부종(腦浮腫)을 보며 때로는 출혈성 췌염(出血性 膵炎)이 동반될 때도 있다. 해독제(解毒劑)로 주정(酒精)을 투여하기 때문에 치료를 받은 예에서는 주정이 같이 검출된다. 치사량은 개인차가 많으나 40 % 액(液)을 기준으로 할 때 대개 30 ml 정도로 보고 있으며 혈중농도로는 0.015~0.020 % 면 사망한다. 10 ml 정도면 실명(失明)한다.

# 제 10 장 온도이상(温度異常)

## I. 저체온사(低體溫死)

### 1. 정 의

외계의 저온(低溫)에 의하여 체열(體熱)이 방산(放散)되는 정도가 체내의 열생산(熱生產)에 비하여 과도하여 사망에 이르는 것을 저체온사(death due to hypothermia)라 한다.

### 2. 영향인자

#### 가. 외인자(外因子)

(1). 기온(氣溫)
가장 중요한 인자로서 기온이 낮을수록 위험하다. 그러나 저체온사가 반드시 0℃ 이하에서 발생하는 것은 아니며 일반적으로 5℃ 이하면 발생할 수 있다. 후술하는 바와 같이 수중(水中)에서는 이보다 더 높은 온도에서도 사망할 수 있다. 체온이 0℃ 이하로 떨어져 사망하는 것이 아니라 대개 심부체온(深部體溫)이 30℃ 이하가 되면 사망한다. 따라서 일상적으로 쓰이는 동사(凍死, freezing to death)보다는 저체온사라는 용어가 합당할 것으로 생각된다.

(2). 통풍(通風) 및 풍속(風速)
밀폐된 공간보다는 개방되어 있어 공기가 잘 통하거나 야외(野外)라면 바람이 강할수록 체열이 빨리 방산(放散)된다.

(3). 습기(濕氣)
공기중의 습도는 크게 문제되지 않으나 몸이나 의복이 물에 젖어 있으면 수분이 증발하면서 체열의 방산을 촉진시킨다.

#### 나. 내인자(內因子)

(1). 음주(飮酒)
내인자중에서 가장 중요한 요소이다. 술을 마시면 의식장애(意識障碍)로 추위를 덜 느끼게 되어 아무데서나 누워자며, 운동실조(運動失調)로 인하여 가벼운 손상을 받아도 자구력(自救力)을 상실하게 하는 원인이 된다. 뿐만 아니라 주정(酒精)은 피하의 말초혈관을 확장시켜 체열의 방산을 촉진시킨다. 반면 저체온증(低體溫症)에 빠졌을 때 주정은 심실세동(心室細動)을 방지하는 효과가 있으므로 같은 정도로 체온이 떨어졌다면 생존기회를 높인다. 또한 의식이 있을 때 추위를 덜기 위하여 술을 마시면 체온을 상승시켜 생존에 도움을 준다.

(2). 기 타
피로, 공복, 수면, 수면부족 및 두부외상(頭部外傷)을 비롯한 손상, 약물중독 등은 저체온사를 일으키는 원인이 된다. 또한 연령, 영양상태, 착의(着衣)의 정도 등도 작용한다. 노인은 추위에 대한 저항력(抵抗力)이 약하며 어린이는 체표면적(體表面積)이 체격에 비하여 넓으므로 청장년보다 쉽게 사망한다. 피하지방(皮下脂肪)이 두꺼우면 마른 사람보다 추위를 잘 견디므로 여자가 남자보다 추위에 강하다.

### 3. 경과 및 사망기전

#### 가. 적응기(適應期)

생체가 냉온(冷溫)에 노출되면 체온조절반사(體溫調節反射)에 의해 전율(戰慄, shivering), 호흡 및 순환의 촉진 등의 증상이 나타나므로 마치 흥분상태(興奮狀態)처럼 보인다. 그러나 이러한 증상은 체온을 유지하기 위한 생리적 반응(生理的 反應)으로 이때 체온이 떨어지지는 않는다.

### 나. 실조기(失調期)

체열의 생산이 방산을 따라가지 못하여 체온이 떨어지기 시작하는 시기이다. 이때는 중추신경기능이 저하되어 정신활동(精神活動)이 둔해지며 졸음, 어지러움증 및 권태감(倦怠感)이 나타난다. 근육운동도 저하되며 감각도 둔해진다.

### 다. 마비기(痲痺期)

심부체온(深部體溫)이 33～34 ℃가 되면 체온조절중추의 흥분성이 저하되어 체온이 급격히 떨어지기 시작한다. 전율(戰慄)은 현저하게 약해지며 환각(幻覺)과 착각(錯覺)이 나타나고 의식도 거의 소실된다. 32 ℃ 이하가 되면 전율이 중지된다. 이 시기에서는 오히려 심장의 기능이 항진(亢進)되어 혈압은 정상치를 유지한다.

### 라. 허탈기(虛脫期)

심부체온이 30 ℃가 되면 체온조절기능이 완전히 정지한다. 호흡수(呼吸數)가 떨어지고 약해지며 심장의 기능도 약해지고 맥박수(脈搏數)도 감소한다. 혈관중추도 마비되어 혈압은 급속히 저하되며 허탈상태(虛脫狀態)가 된다. 의식은 소실되고 전신경련(全身痙攣)이 일어나며 결국 심실세동(心室細動)으로 사망한다.

## 4. 시체소견 및 진단

### 가. 외부소견

(1). 급속한 체온하강(體溫下降) 및 동결(凍結)

사망전에 이미 체온이 떨어져 있고 사후(死後)에는 급속히 하강하므로 사후경과시간에 비하여 체온은 현저히 낮아진다. 기온이 영하가 되면 동결되며 관절은 뻣뻣해진다.

(2). 선홍색 시반(鮮紅色 屍斑)

주위온도가 낮을 때는 생전에 결합된 혈중의 산화헤모글로빈(O2Hb)이 잘 해리되지 않으므로 시반은 선홍색을 띤다. 그러나 다른 원인으로 사망하여도 냉온하(冷溫下)에서는 피부의 산소투과성(酸素透過性)이 높아지므로 사후 찬 환경에 방치하거나 냉장(冷藏)시키면 선홍색을 띤다. 때로는 다른 부위의 시반은 정상적인 색

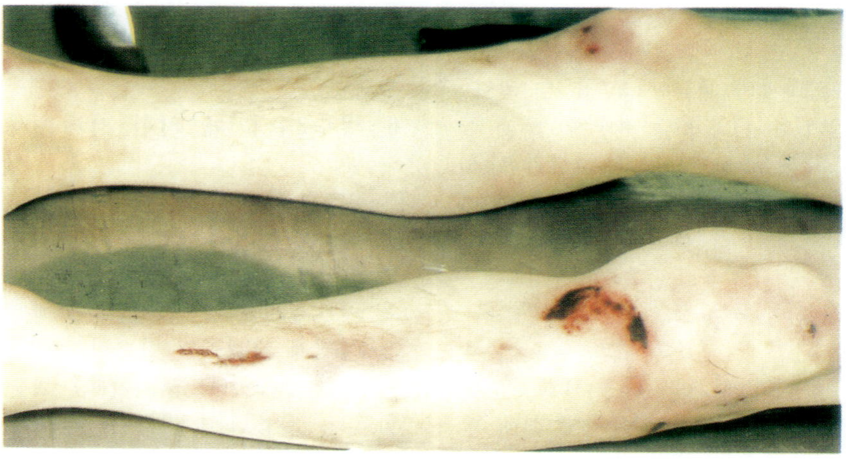

그림 10-1. 저체온사시 보는 하지의 경미한 손상

깔을 띠나 옷이 젖어있는 부위만 선홍색을 띨 때도 있다.

(3). 손상(損傷)

흔히 헤메거나 넘어지므로 안면부나 사지, 특히 하지에서 표피박탈(表皮剝脫)이나 좌상(挫傷)과 같은 경미한 손상을 많이 본다(그림 10-1).

### 나. 내부소견

(1). 심장혈(心臟血)

사망 직전에 폐로 흡입된 저온의 공기에 의하여 좌심혈(左心血)은 선홍색을 띠고 우심혈(右心血)은 암적색을 띠어 좌우 심실혈 사이에서 뚜렷한 색조의 차이를 볼 수 있다. 심장혈의 색조차(色調差)가 뚜렷하지 않더라도 폐동맥(肺動脈)내의 혈액은 선홍색을 띨 때가 있다.

(2). 기 타

심장, 폐, 간, 뇌 등 실질장기는 울혈상(鬱血狀)을 보이며 폐의 표면과 할면(割面)은 선홍색(鮮紅色)을 띤다. 저체온 상태에서 구출되어 얼마 동안 생존하였다면 출혈성 췌염, 급성 기관지폐렴, 급성 세뇨관괴사(acute tubular necrosis), 심근변성(心筋變性)을 볼 수 있다. 때로는 위점막의 출혈 및 미란(⊠爛, erosion)을 보는데 이러한 소견은 식도나 십이지장 또는 회장(回腸)이나 대장(大腸)에서도 볼 수 있다.

내부장기와 혈액을 비롯한 뇌척수액, 오줌 등의 체액이 동결(凍結)된다. 뇌가 동결되면 두개골 봉합이 이개될 수 있으며 이러한 소견은 특히 어린이에서 흔히 본다(그림 10-2).

### 다. 현장소견

스스로 옷을 벗으며 때로는 나체(裸體)가 되어 여자에서는 강간(强姦)당한 것처럼 보일 수 있으므로 주의를 요한다. 이러한 이상탈의(異常脫衣, paradoxical undressing)현상의 기전은 확실하지 않으나 호흡조절기능의 마비로 인한 종말성 환각(終末性 幻覺, terminal hallucination) 또는 열감(熱感) 때문인 것으로 보인다.

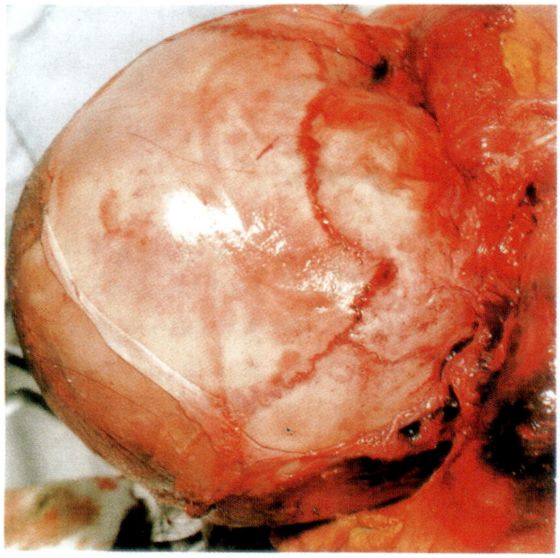

**그림 10-2.** 동결에 의한 두개골이개

## 5. 자타살 및 사고사의 감별

저체온사는 거의 대부분 사고사로서 음주(飮酒)와 관계된다. 때로는 정신질환자에서도 보며 등반시 조난(遭難)과도 관계된다. 타살로서는 유유아(乳幼兒)의 유기(遺棄)를 볼 수 있다(그림 14-12).

## 6. 냉수(冷水)에 의한 저체온사(低體溫死)

물에 의하여 사망에 이르는 기전으로는 익사(溺死)와 더불어 저체온사(低體溫死)가 있다. 냉수에 잠겨있으면 체열(體熱)의 손실이 같은 온도의 공기중에서보다 약 3 배 정도 더 빠르므로 쉽게 저체온의 상태가 된다.

사망은 노출시간(露出時間) 및 수온(水溫)에 따른다. 수온이 4~9 ℃라면 영양상태에 따라 다르나 대체로 1~2 시간 정도 생존할 수 있으며 0 ℃가 되면 30 분 이내에 사망한다. 20 ℃ 이상이라면 건강한 사람은 영향을 받지 않는다.

# II. 화상사(火傷死)

## 1. 정 의

고열(高熱)이 피부에 작용하여 일어나는 국소적 및 전신적 장애를 넓은 의미에서 모두 화상(火傷, burns)이라 한다. 좁은 의미로는 화염(火焰), 뜨거운 고체(固體) 및 직사광(直射光)이나 복사열(輻射熱)에 의한 손상을 화상이라 하며 뜨거운 기체(氣體)나 액체(液體)에 의한 손상은 협의의 화상과 구분하여 탕상(湯傷, scalding)이라 한다. 이렇게 화상이나 탕상으로 인하여 사망에 이르는 것을 화상사 및 탕상사(湯傷死)라고 하나 일반적으로 이를 모두 합하여 화상사(death due to burns and scalds)라고 한다. 화학물질(化學物質)에 의한 화상은 화학적 화상(化學的 火傷, chemical burn) 또는 부식(腐蝕, corrosion)이라고 한다(그림 10-3).

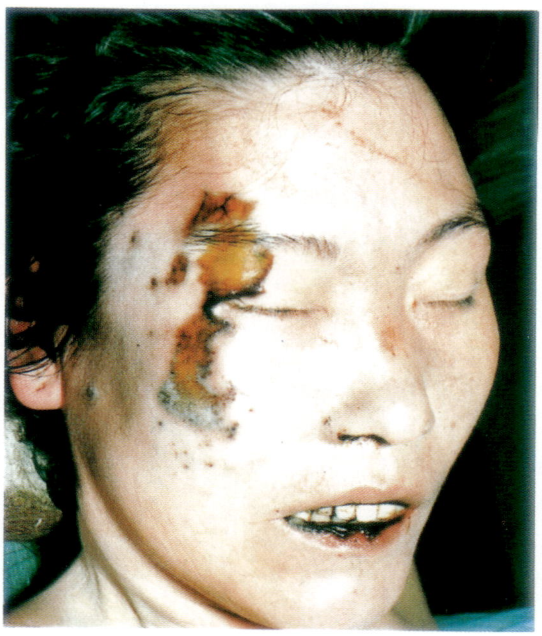

그림 10-3. 염산에 의한 화학적 화상(부식)

## 2. 위험도 및 사망기전

### 가. 위험도(危險度)

화상의 위험도는 심도(深度)와 범위(範圍)에 의하여 결정되며 범위가 심도보다 더 큰 영향을 미친다. 또한 연령, 수상부위(受傷部位), 합병된 외상내지 기존질환에 의하여서도 영향을 받는다. 어린이는 같은 정도의 범위라도 어른보다 위험하며 노인은 회복이 지연되거나 합병증이 일어나기 쉽다. 또한 상부기도(上部氣道)나 흉부(胸部)의 화상은 호흡장애를 초래하며, 중요장기에 질환이 있을 때는 정상인보다 위험하다. 가장 중요한 인자인 범위와 심도에 대하여 설명하면 다음과 같다.

(1). 범 위

체표면적의 환산방법은 '5의 법칙(rule of fives)'이나 Berkow의 측정규범(測定規範) 등 세밀한 방법이 있으나 일반적으로 '9의 법칙(rule of nines)'이 가장 흔히 이용된다(그림 10-4). '9의 법칙'은 신체의 표면적을 9 % 단위로 나누고 외음부를 1 % 로 하여 계산하는 방법이다. 즉 두부(頭部) 9 %, 전흉복부 9 % x 2, 배부 9 % x 2, 상지 9 % x 2, 대퇴부 9 % x 2, 하퇴부 9 % x 2, 외음부 1 % 로서 합하면 100 % 가 된다. 어른에서는 간편하며 큰 오차가 없지만 어린이에서는 두부(頭部)가 과소하게, 사지(四肢)가 과대하게 평가되는 단점이 있다.

화상의 예후는 치료에 의하여 큰 영향을 받으므로 의료의 발달에 따라 점차 사망율은 감소하고 있다. 즉 1940 년대에는 50 % 이상의 화상이면 일반적으로 사망하는 것으로 보았으나 근래에는 80 % 의 화상이라 하더라도 반드시 사망에 이르는 것은 아니다. 후술하는 심도(深度)에 따라 영향을 받기는 하나 일반적으로 전신의 1/3 정도에 3도 화상을 입으면 약

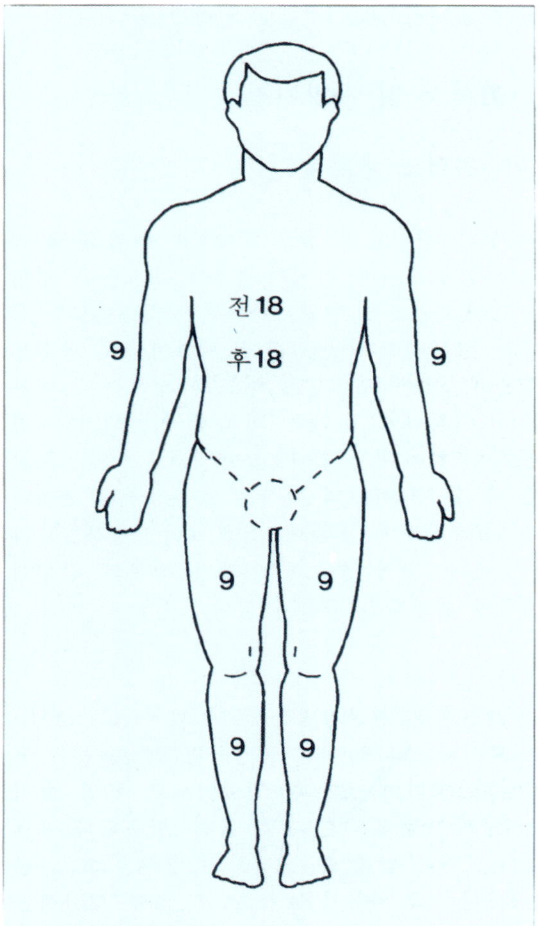


그림 10-4. '9'의 법칙

50 % 가 사망하는 것으로 되어 있다.

(2). 심도(深度)

화상의 심도는 열의 강도(强度, intensity), 노출기간(露出期間) 및 피부의 예민도(銳敏度)에 의하여 결정된다. 일반적으로 약 55 ℃ 이상에서 피부에 화상이 초래되나 이보다 낮은 40~45 ℃ 정도에서도 오랜 시간 노출되면 화상이 초래되며 온도가 높을수록 빨리 화상을 입는다. 어린이의 피부는 어른의 피부보다 예민하며 동일인에서도 부위에 따라 예민도가 다르다. 예를 들어 손바닥은 얼굴, 복부 및 외음부(外陰部)보다 열에 대하여 훨씬 저항이 강하다. 고온에 의한 화상은 조직이 파괴된 깊이에 따라 아래와 같이 네 단계로 분류한다.

① 제1도 화상(第一度 火傷)

제1도 화상(first degree burn)이란 화상중 가장 표재성(表在性)으로서 표피(表皮)에만 국한된 것을 말한다. 모세혈관의 충혈(充血)로 인하여 종창(腫脹)과 더불어 홍반(紅斑, erythema)만 보기 때문에 홍반성 화상(紅斑性 火傷, combustio erythematosa)이라고도 한다. 수포(水疱)는 형성되지 않으나 표피가 벗겨질 수는 있다. 사후 혈액침하(血液沈下)가 일어나면 소실(消失)될 수 있다.

② 제2도 화상(第二度 火傷)

제2도 화상(second degree burn)이란 표피와 함께 진피(眞皮)까지 침범되는 화상을 말한다. 이 때는 모세혈관의 투과성(透過性)이 항진되어 혈장(血漿)이 혈관외로 빠져나와 수포(水疱, vesicle 혹은 blister)를 형성하기 때문에 수포성 화상(水泡性 火傷, combustio bullosa)이라고도 한다. 수포 주위에서는 홍반(紅斑)을 본다(그림 1-5). 사후 혈액침하(血液沈下)가 일어나더라도 홍반이 남는다.

③ 제3도 화상(第三度 火傷)

제3도 화상(third degree burn)이란 피하지방(皮下脂肪)을 포함한 피부의 전층(全層)이 침범되는 화상을 말한다. 이때는 조직이 응고성 괴사(凝固性 壞死, coagulation necrosis)에 빠지므로 괴사성 화상(壞死性 火傷, combustio escharotica)이라고도 한다. 외견상 건조(乾燥)하고 회백색(灰白色)을 띠며 수포를 형성하지 않는다.

④ 제4도 화상(第四度 火傷)

제4도 화상(fourth degree burn)이란 피부 및 그 하방의 조직이 탄화(炭化, charring)되는 것으로 탕상(湯傷)에서는 보지 못한다. 생전에 생긴 것은 주변의 피부에서 1도 내지 3도의 화상을 본다. 그러나 특히 후술하는 화재사(火災死)에서는 비록 생전에 탄화가 시작되었다 하더라도 사후(死後)에도 계속적으로 탄화되는 경우가 많기 때문에 대부분 생전과 사후를 감별할 수 없게 된다.

### 나. 사망기전

(1). 원발성(原發性) 쇼크

화상에서 원발성 쇼크(primary shock)란 고열이 광범하게 작용하여 일어나는 격렬한 자극에 의하여 반사적으로 심정지(心停止)가 초래되는 것을 말한다. 후술하는 화재사에서도 화염(火焰)에 휩싸였을 때는 이러한 기전이 작용하여 화재사의 전형적인 소견을 보이지 않을 수 있으므로 주의를 요한다. 비교적 드문 편이다.

(2). 속발성(續發性) 쇼크

속발성 쇼크(secondary shock)는 화상성(火傷性) 쇼크라고도 하며 화상을 입고나서 상당한 시간이 경과한 후에 증상이 발현되어 2~3 일 후에 사망하게 되는 경우이다. 이는 화상으로 인하여 혈관투과성(血管透過性)이 항진되어 초래되는 전해질(電解質)의 변조(變調) 및 순환혈량감소성(循環血量減少性) 쇼크가 그 본태라고 생각된다.

(3). 합병증(合倂症)

쇼크기를 넘긴 후에는 독성물질에 의한 용혈(溶血), 성인호흡장애증후군(成人呼吸障碍症候群), 급성신부전(急性腎不全), 소화관궤양의 출혈, 폐렴(肺炎) 및 패혈증(敗血症) 등의 합병증으로 사망할 수있다.

## 3. 시체소견 및 진단

외표에서는 1~4 도의 광범한 화상을 본다. 내부에서 특이한 소견을 보지는 못하나 각장기는 빈혈상(貧血狀)을 보인다.

사망이 지연되면 사인(死因)이 된 2차적 변화와 더불어 점막하의 일혈점(溢血點), 실질장기의 혼탁종창(混濁腫脹), 부신의 출혈, 유지체(類脂體, lipoid)의 감소 또는 소실을 본다.

## 4. 자타살 및 사고사의 감별

대부분 사고성(事故性)으로 화재에 의한 화염 또는 뜨거운 물에 데어 일어난다. 때로는 어린이를 살해하기 위하여 의도적으로 뜨거운 물에 집어넣기도 하며 피학대아(被虐待兒)에서는 특히 담배불에 의한 국소적 화상을 볼 때가 많다. 자살은 거의 볼 수 없다.

# III. 화재사(火災死)

## 1. 정의 및 개념

소사(燒死)와 소사체(燒死體) : 소사란 원래 화재로 인한 화상과 더불어 일산화탄소(一酸化炭素)나 유독(有毒)가스에 의한 중독(中毒)과 산소결핍(酸素缺乏)에 의한 질식(窒息) 등이 합병되어 사망하는 것을 말한다. 따라서 단지 화상만 작용하는 화상사(火傷死)와 엄격히 구별된다. 소사체란 단지 탄채 발견된 시체로서 사인(死因)이 소사인 시체라는 것과는 다르다. 즉 소사체라 하면 사인이 소사인 것을 비롯하여 다른 원인으로 사망한 후 탄 시체도 포함된다. 그러나 비록 화재현장에서 발견되었다 하더라도 타지 않은 경우는 포함되지 않는다.

화재사(火災死)와 탄화시체(炭化屍體) : 위에서 설명한 바와 같이 소사와 소사체라는 용어는 개념이 혼동되고 있다. 더우기 소사라는 용어는 신체가 타서 사망에 이른 듯한 표현이며 또한 화재(火災)로 사망하였더라도 타지 않았거나 정도가 경미한 경우도 흔하므로 적절한 표현이 되지 못한다. 따라서 본서에서는 화재로 인한 일련의 기전에 의하여 사망한 경우에는 그 시체가 불에 탔든 타지 않았든 간에 화재사(death due to fire)라는 용어를 사용하기로 한다. 또한 일반적으로 소사체라고 부르는 것은 탄화시체(charred body)라는 표현이 적절할 것이다.

## 2. 사망기전

화재가 발생하면 화염(火焰)이나 고온(高溫)의 공기 및 물체에 의하여 화상을 입게 되며 물체가 완전연소되지 않아 발생하는 일산화탄소(一酸化炭素)와 합성건재, 화학섬유 및 도료(塗料)에서 발생하는 각종의 유독(有毒)가스를 흡입하게 된다. 또한 공기의 유통이 좋지 않거나 밀폐된 공간에서는 공기중 산소가 소진(消盡)된다. 따라서 화재시에는 화상(火傷), 유독가스에 의한 중독(中毒) 및 산소결핍에 의한 질식(窒息) 등이 동시에 생체에 작용하여 사망한다.

또한 화염이 호흡기에 직접 강하게 작용하여 기도(氣道)에 부종(浮腫)을 일으켜 곧바로 사망할 수 있으며 때로는 화염에 의한 원발성(原發性)쇼크로 매우 급격히 사망할 수도 있다. 이러한 기전은 자기의 옷에 불이 붙어 타오르거나 분신자살(焚身自殺)과 같이 화염에 전신이 직접 노출되었을 때 흔히 본다. 이런 경우에는 전형적인 화재사의 소견을 보지 못하므로 주의를 요한다.

화재현장에서 구출된다 하더라도 화상으로 인한 쇼크나 뜨거운 공기를 흡입함으로써 기도가 손상되어 발생하는 급성 호흡부전(急性呼吸不全)으로 2~3 일 후에 사망할 수 있으며 그 후에는 감염(感染)이나 만성 호흡부전(慢性 呼吸不全)으로 사망할 수 있다.

## 3. 시체소견 및 진단

화재사에서는 화재에 대한 생활반응(生活反應)과 사후 계속적인 열의 작용에 의한 사후변화(死後變化)가 섞여 있으므로 이들의 감별이 필요하다.

### 가. 외부소견

(1). 생활반응(生活反應)

1~3 도의 화상을 보며 이는 생활반응이기는 하나 생전과 사후의 감별이 반드시 쉬운 것은 아니므로 주의를 요한다. 시반(屍斑)은 일산화탄소헤모글로빈(COHb)의 형성으로 선홍색(鮮紅色)을 띤다. 구강(口腔) 및 비강(鼻腔)을 비롯하여 안면부에 전반적으로 매(煤)가 부착되어 있는데 생전에 부착되었을 때는 눈주위 또는 이마의 주름 안에는 매가 부착되지 않을 때가 있다.

(2). 사후변화(死後變化)

장갑상(掌匣狀) 및 양말상 탈락(洋襪狀 脫落) : 심한 화상을 입은 시체에서 손과 발의 피부가 손톱과 발톱을 포함하여 장갑 또는 양말과 같이 벗겨질 때가 있다. 이러한 소견은 비록 기전은 서로 다르나 부패(腐敗) 및 수중시체(水中屍體)에서도 본다.

피부균열(皮膚龜裂) 및 파열(破裂) : 외표에 열이 계속적으로 가하여지면 피부와 피하조직이 균열(heat tearing) 또는 파열(heat rupture)되어 절창(切創) 또는 열창(裂創)과 유사한 소견을 보이며 하방의 근육이나 장기가 노출된다(그림 10-5). 이는 출혈을 비롯한 생활반응(生活反應)의 유무와 성상(性狀) 등으로 생전손상과 비교적 쉽게 감별된다.

투사형자세(鬪士型姿勢) : 사후에 열이 계속적으로 가해지면 근육이 응고(凝固)되어 수축되는 소위 열경직(熱硬直, heat rigidity)현상을 보이게 된다. 골격근에서는 신근(伸筋)보다 굴근(屈筋)의 양이 많기 때문에 열경직이 굴근에 더 강하게 일어나 사지의 관절은 반쯤 굴곡된 채 고정된다. 이러한 자세가 마치 권투하려는 자세와 비슷하다 하여 권투가자세(拳鬪家姿勢,

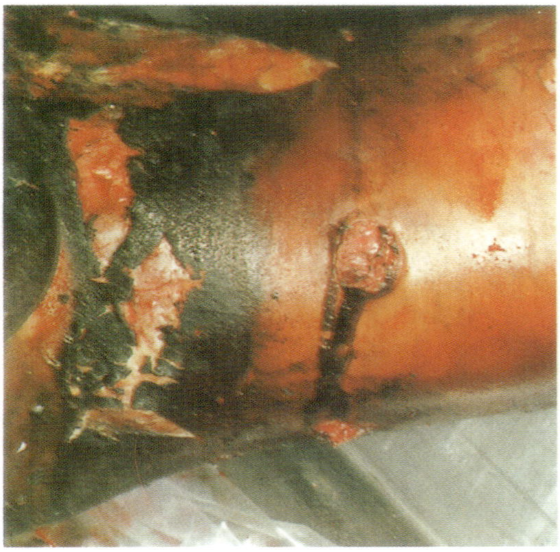

**그림 10-5.** 화재사에서 보는 피부의 균열(우측은 자창으로 혈액이 흐른 것을 본다.)

pugilistic attitude) 또는 투사형자세(fighting position)라 한다(그림 10-6). 이는 사후변화(死後變化)이므로 화재사의 진단적 가치는 없다.

탄화(炭化) : 화염이 계속적으로 작용하면 인체는 탄화된다. 사후(死後)에도 탄화가 진행되면 대체로 상완부과 대퇴부 하단에서 사지(四肢)가 동체(胴體)로부터 떨어지며 이를 조각(彫刻, torso)과 비슷하다 하여 동시체(胴屍體, torso cadaver)라 한다(그림 10-7).

가열이 지속되면 결국 재로 변한다. 성인은

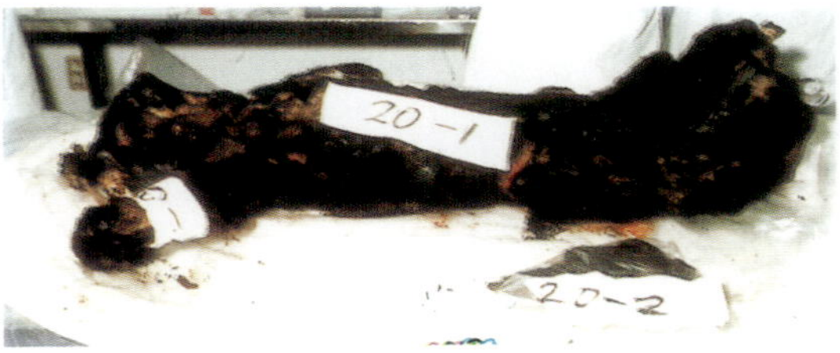

**그림 10-7.** 동시체

약 1,000 ℃에서 1.5~2.5 시간이 소요되며, 신생아는 약 500 ℃에서 2 시간 정도 걸린다.

옷은 불의 심지 역할을 하기 때문에 옷을 입은 경우 나체(裸體)보다 더 빨리 더 완전하게 파괴된다. 그러나 단추가 잠궈진 옷깃, 런닝, 브래이지어, 삼각팬티, 바지의 혁대부분, 양말, 신발 등과 같이 피부에 밀착된 부분은 탄화되더라도 그 일부가 원래의 위치에서 발견되는 경우가 많다. 그 아래의 피부도 탄화가 경하며 탄화되지 않는 경우도 많다(그림 10-8).

손목이나 발목이 선택적으로 타지 않았으면 불이 나기 전에 묶여 있었다는 근거가 되며 이러한 소견을 목에서 보면 교사(絞死)의 가능성이 있다. 그러나 옷깃 같은 것에 의하여 경부가 탄화되지 않았을 때 이를 제거하면 삭흔(索痕)과 비슷하게 보일 수 있으므로 주의를 요한다. 또 바닥이나 물체에 접촉되어 있는 부위는 화염이 잘 닿지 못하므로 비교적 잘 보존된다.

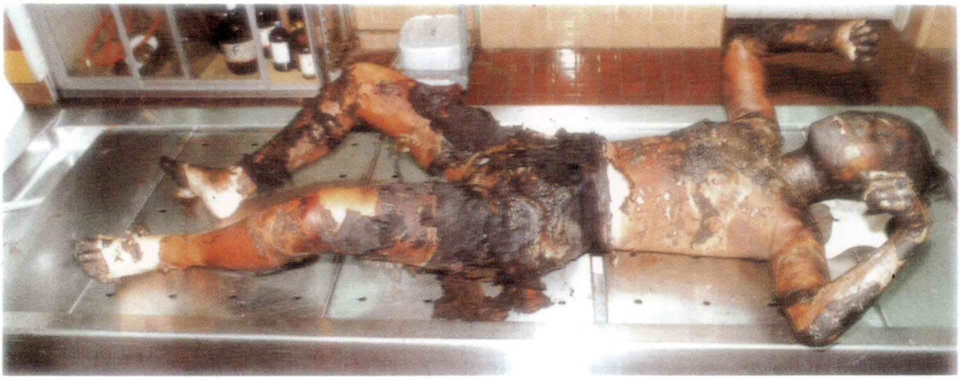

**그림 10-6.** 투사형자세

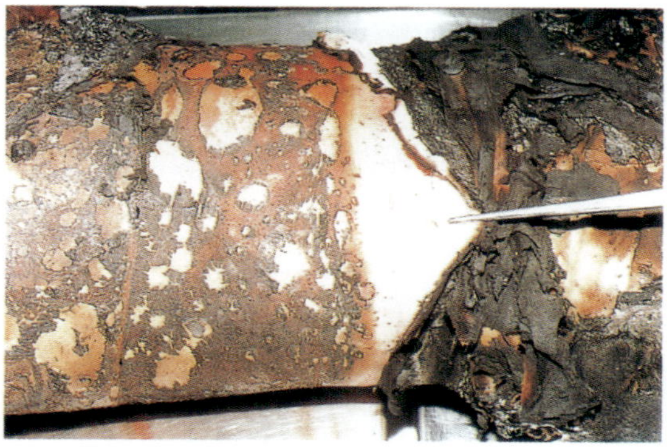

**그림 10-8.** 옷을 입었던 부위는 보존됨

## 나. 내부소견

(1). 생활반응(生活反應)

**호흡기계(呼吸器系)** : 화재시 발생하는 매연(煤煙)을 흡입하면 매(煤, soot)가 점액과 혼합되어 기도내(氣道內)에 부착된다(그림 10-9). 이는 화재 당시 살아있었다는 근거가 된다. 그러나 매연에 직접 노출되지 않았거나 비구부(鼻口部)를 가렸을 때는 매를 보지 못할 수도 있다. 고온의 공기를 흡입하였을 때는 상기도(上氣道)의 점막에서 충혈(充血), 종창(腫脹), 박리(剝離) 및 괴사(壞死) 등 열에 의한 변화를 일으킨다. 장시간 흡입하였을 때는 열에 의하여 응고(凝固)되어 회백색(灰白色) 또는 갈색조(褐色調)를 띠기도 한다.

**위장관(胃腸管)** : 입속으로 들어온 매를 침과 함께 삼키면 식도와 위, 때로는 십이지장내에서 매를 보게 된다(그림 10-10). 이것도 기도내의 매와 함께 생활반응에 속한다. 매는 백색의 깨끗한 종이에 발라보면 쉽게 알 수 있다.

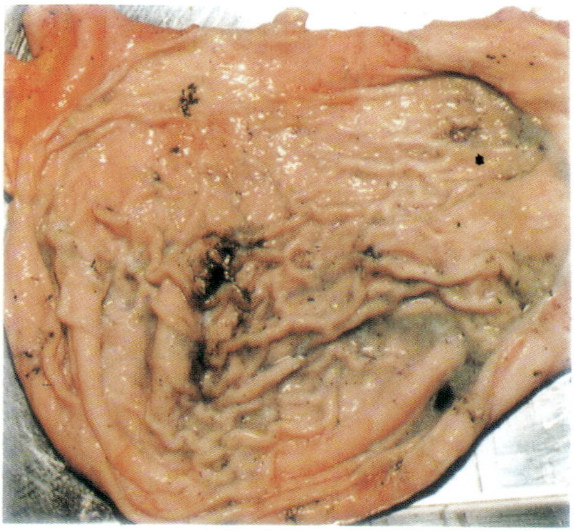

**그림 10-10.** 위내에서 보는 매

**선홍색(鮮紅色) 심장혈 및 장기, 근육** : 일산화탄소 흡입으로 인하여 혈액과 각장기는 일산화탄소헤모글로빈을, 근육은 일산화탄소마이오글로빈을 형성하여 선홍색을 띤다.

(2). 사후변화(死後變化)

**두개골골절(頭蓋骨骨折) 및 연소혈종(燃燒血腫)** : 두부에 강한 열이 지속적으로 작용하면 두개골 외판(外板)의 탄화 및 두개골골절이 일어나며 때로 그 하방의 경막상층에서 열응고된 혈액괴(血液塊)를 보는 경우가 있는데 이를 연소

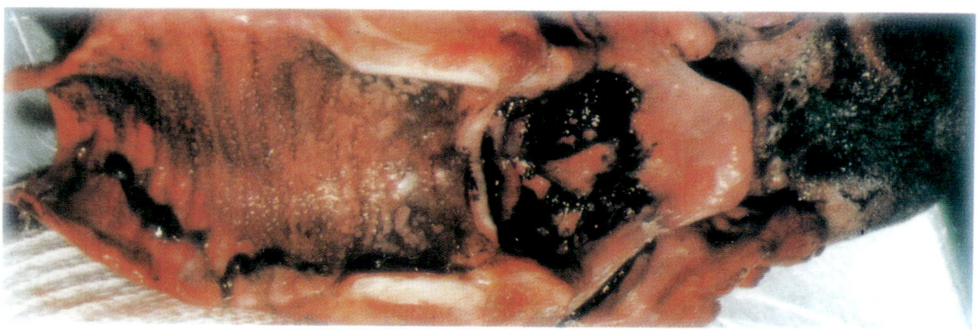

**그림 10-9.** 기도내 매부착

혈종(heat hematoma) 또는 연소성 경막상 혈종(燃燒性 硬膜上血腫)이라고 한다(그림 10-11, 12). 그러나 두개골골절시 항상 연소혈종이 형성되거나, 연소혈종이 형성되면 반드시 두개골골절이 동반되는 것은 아니다.

두부(頭部)에 지속적으로 강한 열이 가해지면 뇌의 응고(凝固)와 더불어 경막이 수축되어 두개골 내면에서 떨어진다. 연소혈종은 이 공간에 주로 경막정맥동(硬膜靜脈洞, dural sinus)에서 압출(壓出)되는 혈액을 비롯하여 두개골이 파손되어 침출(沈出)되는 혈액, 지방 및 골수 등이 고이고 열변화가 지속적으로 일어나 형성되는 것으로 생각하고 있다. 연소혈종은 특별한 형태를 가지지 않거나 단면이 낫모양인 혈액괴로서 두께는 다양하나 일반적으로 1.5 mm~1.5 cm 정도이고 양은 약 120 ml 까지 고인다. 대개 두개골 내면에 고착(固着)되며 드물게는 경막에 고착되기도 한다. 색깔은 붉은 벽돌의 적색(赤色) 내지 적갈색(赤褐色)을 띤다. 혈액에 상당한 양의 일산화탄소가 포화되면 홍색조(紅色調)가 가미될 수 있다. 혈액이 끓으면서 형성된 기포(氣泡)로 인하여 벌집모양을 보이며 만지면 부드럽고 잘 부스러진다.

두개골골절 및 연소혈종은 생전의 골절 및 경막상출혈과 감별을 요한다. 연소혈종은 낫모양으로 적갈색을 띠고 잘 부스러지며 두개골에 고착(固着)되는데 반하여 생전의 출혈은 방추형(方錐形)으로 암적색(暗赤色)을 띠고 탄력성(彈力性)이 있으며 경막에 부착된다. 경막상출혈(硬膜上出血)과는 달리 경막하출혈(硬膜下出血)은 생전에 받은 손상이며 이를 열이나 화염과 연관시켜서는 안된다. 연소에 의한 두개골 골절은 탄화의 중심부를 기점으로 하여 방사상(放射狀)을 보이는 것이 특징적이다. 골절은 두개강내에 발생하는 수증기압(水蒸氣壓)에 의하여 일어나기 때문에 바깥쪽으로 벌어지는 경향을 보인다. 그러나 골절의 형태가 전형적이지 않을 때는 생전의 골절과 구별이 곤란한 경우도 있다.

기타 : 열이 오랜동안 작용하면 혈액은 열에 의하여 응고된다. 폐혈관(肺血管)에서 지방적(脂肪滴)을 흔히 보는데 이를 생전의 지방색전(脂肪塞栓)으로 해석해서는 안된다.

## 다. 검사소견

COHb : 화재시에는 일산화탄소를 흡입하게

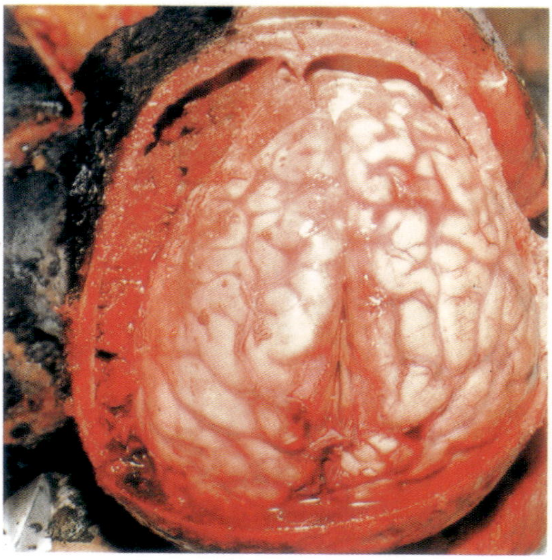

**그림 10-11.** 연소혈종

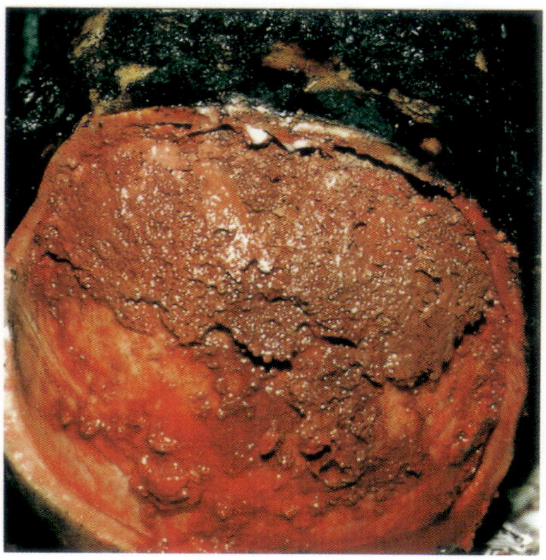

**그림 10-12.** 연소혈종

된다. 대량으로 발생되면 몇번 정도만 호흡하여도 충분히 사망에 이를 정도의 혈중포화도(血中飽和度)에 달한다. 이는 생활반응(生活反應)일뿐만 아니라 화재사에서 사인(死因)의 하나가 된다. 포화도는 화재의 상황, 희생자의 연령, 건강상태 등에 따라 10 % 이하인 경우도 있고 80 % 가 넘을 때도 있지만 건강한 중년 성인에서는 대부분 50~70 %에 달한다. 담배를 피는 사람에서는 4~14 %에 달할 수 있기 때문에 포화도가 낮을 때는 해석에 신중을 기하여야 하며 이때는 요중(尿中)에 nicotine이 존재하는지 검토할 필요가 있다. 그러나 비흡연자(非吸煙者)라면 이 정도의 포화도라 하더라도 화재시 생존하였다는 근거가 된다. 일반적인 사항에 대하여는 일산화탄소중독에서 설명한 바 있다.

기타의 가스 : 특히 가옥화재에서는 화학섬유나 플라스틱 등이 연소(燃燒)할 때 발생하는 염소, ammonia, 사이안산, phosgen, 질소화합물, 황화수소 등의 유독가스가 혈액에서 검출될 수 있는데 이것도 생활반응의 하나이다. 이러한 가스들은 일산화탄소로 인한 저산소증(低酸素症)을 더욱 악화시킨다. 그러나 이러한 물질은 대개 미량(微量)이기 때문에 특수한 경우를 제외하고는 사망에 미치는 영향이 크지 않다.

### 4. 자타살 및 사고사의 감별

화재는 대부분 가정에서 일어나며 담배불, 누전(漏電), 전기기구의 결함 또는 연료취급의 부주의나 어린이의 불장난으로 인한 사고가 많으나 때로는 자살의 수단으로 택하기도 한다. 드물지만 살해할 목적으로 방화(放火)하거나 다른 방법으로 살해한 후 증거를 인멸(湮滅)하기 위하여 방화하거나 시체를 소각하는 경우도 있다(그림 10-13).

## IV. 열사병(熱射病)

### 1. 정의 및 발생기전

열사병(heatstroke)이란 체내에서 생산된 열

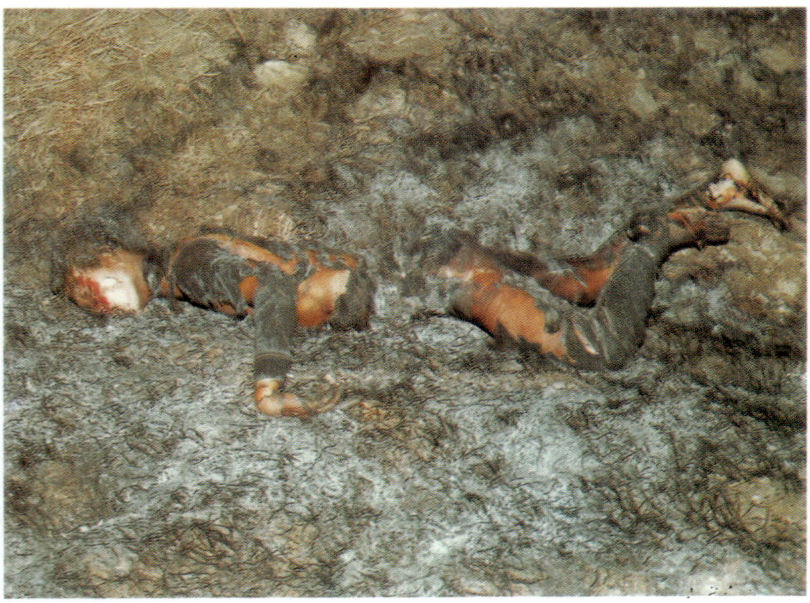

**그림 10-13.** 사후소각(그림 10-5와 동일예)

을 적절히 방산(放散)시키지 못하여 고체온증(高體溫症, hyperthermia)에 빠져 일어나는 전신장애를 말한다. 즉 기온과 습도가 높은 환경하에서 과격한 근육운동을 하면 체내에서 열은 생산되나 적절한 방산이 이루어지지 않아 체온이 상승하게 된다. 열사병은 대부분 무더운 날씨에 격렬한 운동경기를 하거나 군대에서 행군(行軍)시 발생하며 때로는 어린이를 밀 폐된 자동차내에 방치하여 일어나기도 한다. 같은 조건하에 노출되더라도 만성주정중독자, 관상동맥 및 뇌혈관동맥 경화증 환자 및 비만자 등은 쉽게 사망한다.

## 2. 사망기전

대부분 직장체온(直腸體溫)이 40 ℃를 넘어선다. 42.5 ℃ 이상이 되면 전신적으로 혈관이 확장되어 순환계의 허탈이 일어나 수시간 내에 사망한다. 24 시간 이상 생존하면 폐렴(肺炎)이 병발할 수 있다.

## 3. 시체소견 및 진단

생전에는 특이한 증상을 보이므로 진단에 어려움이 없으나 사후에는 특이한 소견을 보이지 않기 때문에 사망에 이른 경과를 종합하여 배제적인 측면에서 진단할 수 밖에 없다.

대뇌(大腦)를 비롯한 각장기에서 심한 울혈(鬱血) 및 부종(浮腫)을 보며 사망이 지연되었을 때는 신(腎)의 급성 세뇨관괴사(急性 細尿管壞死), 부신(副腎)의 출혈, 간(肝)의 중심성 괴사(中心性 壞死) 및 심근(心筋)의 변성(變性)이나 심내막하출혈(心內膜下出血)을 볼 수가 있다.

일사병(日射病) : 일사병(sunstroke)이란 두부(頭部)에 태양광선이 장기간 직접 작용하여 일어나는 장애를 말한다. 체온상승(體溫上昇)을 초래하지 않는 점에서 열사병과 구분되며 이로 인한 사망은 예외적이다.

# 제 11 장 감전사(感電死), 뇌격사(雷擊死)

## I. 감전사(感電死)

### 1. 정 의

감전((感電, electric shock)이란 전기에너지가 인체를 통과하여 일으나는 신체의 장애로서 근육의 경미한 경련으로부터 즉사(卽死)하는 경우까지 다양한 양상을 보인다. 사망에 이르더라도 화상(火傷)이 경미하거나 없을 수 있으며 반면 극심한 화상을 입어도 사망하지 않을 수 있다. 감전으로 사망한 것을 감전사(electrocution)라고 한다.

### 2. 발생조건

모든 전기가 위험한 것은 아니다. 투열요법(透熱療法, diathermy), 전기충격요법 및 세동제거(細動除去, defibrillation)에서와 같이 강한 전류를 의료(醫療)에 사용하기도 한다. 인체에 대한 전기의 위험도(危險度)는 전압과 저항에 의하여 결정되는 전류량에 의하며 그외 전류의 종류, 주파수 및 통전시간도 영향을 미친다.

#### 가. 전류량(電流量)

전류량(amperage)은 감전에서 가장 중요한 인자이다. 교류(交流) 및 직류(直流) 모두에서 전압을 전도체의 저항으로 나누면 얻어지며 (A＝V/R) 인체에 미치는 영향에 따라 다음과 같이 분류한다.

**최소감지전류(最小感知電流)** : 교류로 약 1 mA 가 인체를 통과하면 찌릿찌릿한 감(tingling sensation)이 있다. 이 정도의 전류량을 최소감지전류(perception current)라고 한다.

**수의운동가능한계전류(隨意運動可能限界電流)** : 전류의 유입.유출부(流入.流出部) 근처에서 근육의 경련이 일어나 수의운동(隨意運動)이 불가능해지므로 전원(電源)으로부터 도피할 수 없게 된다. 이와 같은 정도의 전류를 수의운동가능한계전류 또는 이탈전류(離脫電流, let-go current)라고 한다. 이로 인하여 통전시간(通電時間)이 길어진다. 성별 및 건강상태 등에 따라 차이가 있으나 여자는 약 6 mA, 남자는 약 9 mA 에서부터 이러한 현상이 일어난다.

**최소심실세동전류(最小心室細動電流)** : 약 75 ~ 100 mA의 전류가 심장부(心臟部)를 통과하면 심실세동을 일어나므로 사망할 수 있다. 이 정도의 전류량을 최소심실세동전류라고 한다. 2 A 이상이 되면 심실세동이 일어나지 않고 곧바로 심장이 정지된다.

#### 나. 전압(電壓)

전압(voltage)은 전류량보다는 덜 중요하나 전류의 위험성에 대한 손쉽고 편리한 지표가 된다. 교류나 직류 모두에서 100 V 이상이면 사망을 초래할 수 있으며 전압이 높을수록 위험하다. 따라서 가정을 비롯하여 일반적으로 쓰이고 있는 110 V 또는 220 V의 전압에 의하여 충분히 사망할 수 있다. 50 V 이하에서는 사망하는 경우가 드물다고 되어 있으나 25 V 이상이면 위험하다는 주장도 있다.

#### 다. 전기저항(電氣抵抗)

이미 설명한대로 감전에 있어 가장 중요한 인자인 전류량은 전압과 전기저항(resistance)에 의해 결정되므로 전도체(傳導體)가 되는 인체의 전기저항은 감전에 있어 중요한 역할을 한다. 인체에서의 전기저항은 거의 대부분 피부에 의하므로 피부의 전기저항을 낮추는 인자는 모두 위험하다. 가장 중요한 인자는 피부의 습기(濕氣)이다. 일반적으로 건조한 피부의 전기저100,000 Ω 정도이며 손바닥과 같이 각질층(角質層)이 두꺼운 부위는 1,000,000 내지 2,000,000 Ω 정도이나 땀이 나거나 물에 젖으면 보통의 피부는 100~1000 Ω, 각질부는 약 2,500~30,000 Ω으로 떨어진다.

빰과 같이 혈관이 풍부한 곳은 전도가 잘되며 점막은 1,500~2,000 Ω, 골(骨)은 900,000 Ω의 저항을 보인다. 혈액은 인체에서 가장 좋은 전도체로 생각되며 전류는 혈관을 타고 흐르는 것으로 생각된다.

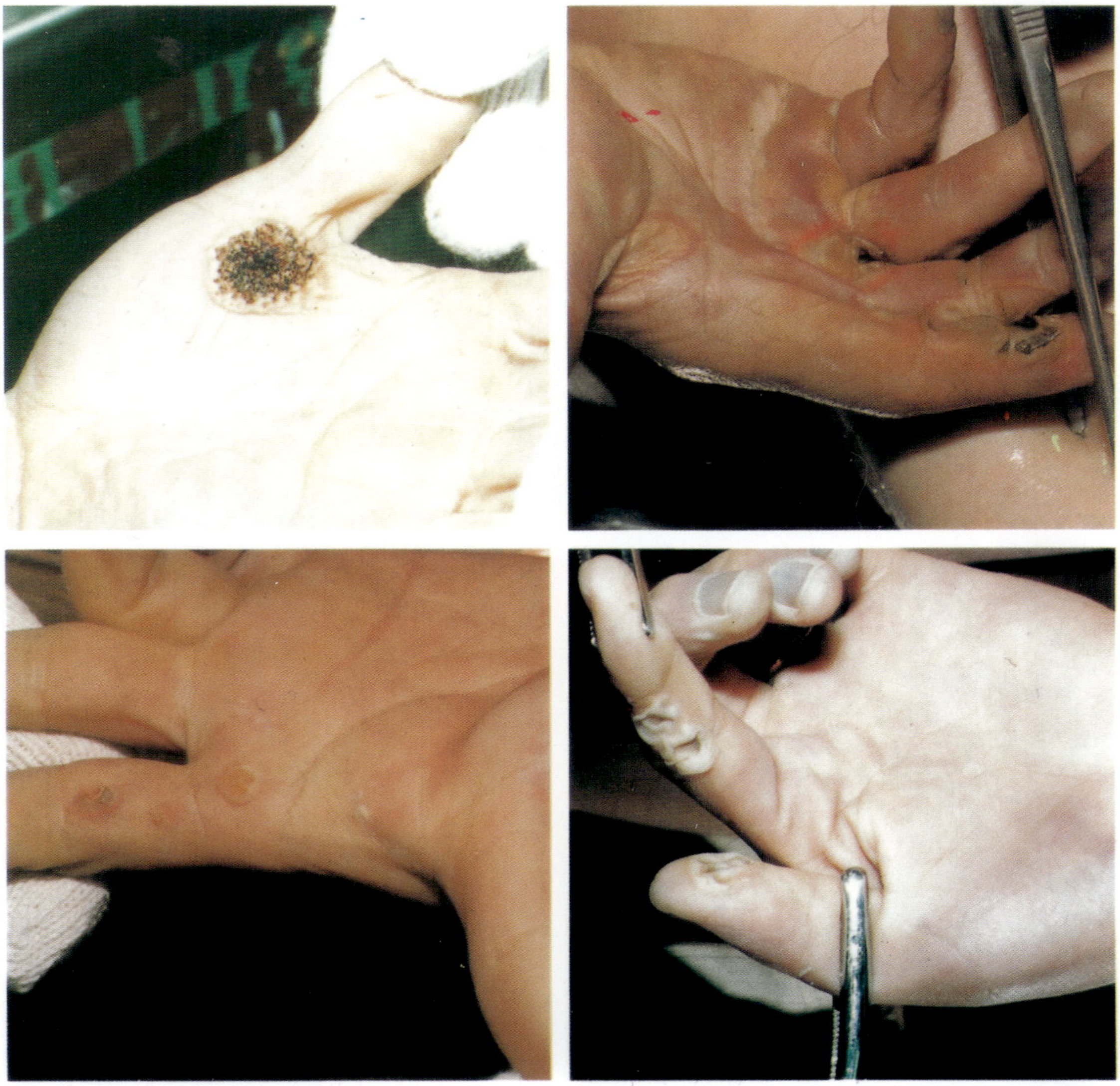

**그림 11-1.** 유입흔(110-220 V)

## 라. 기 타

**전류(電流, electrical current)의 종류** : 교류(交流, alternating current)는 직류(直流, direct current)보다 3~4 배 정도 더 쉽게 심실세동(心室細動)을 일으키므로 훨씬 위험하다. 40~150 c/s 의 주파수를 가지는 교류는 치명적이다. 일반적으로 사용되고 있는 전류는 거의 대부분 교류이다.

**주파수(周波數)** : 주파수(frequecy of oscillation of current)는 가정용으로 쓰이는 50~60 c/s 가 인체에 가장 위험하며 50,000 c/s 이상이면 무해하다.

**통전시간(通電時間)** : 통전시간도 사망을 일으키는 데 중요한 역할을 하며 통전시간이 길수록 위험하다. 또한 예기(豫期)한 감전보다는

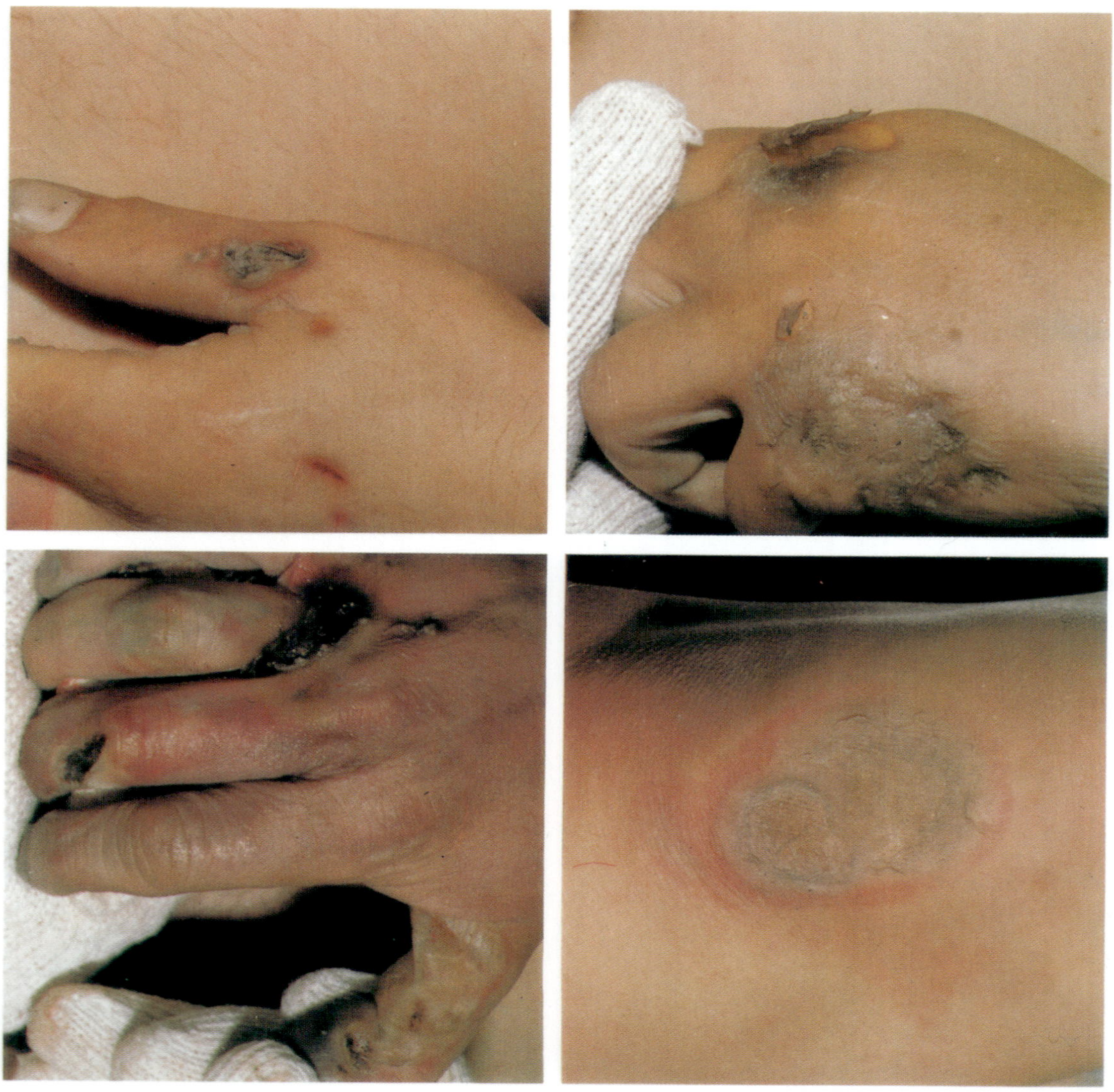

**그림 11-2.** 유입흔(110-220 V)

불의(不意)의 감전일수록 위험하다.

## 3. 사망기전(死亡機轉)

### 가. 심정지(心停止)

전류는 거의 대부분 큰 혈관을 따라 흐르므로 용이하게 심장을 침범하여 심실세동(心室細動, ventricular fibrillation) 또는 세동을 동반하지 않는 심정지(心停止, cardic arrest)를 일으켜 사망한다. 항상 즉사(卽死)하는 것은 아니므로 사망하기 전에 소리를 지른다거나, 수분간 호흡을 하거나 또는 드물지만 사망하기 전에 걷기도 한다. 심실세동은 50~60 c/s 교류에 의하여 가장 잘 일어난다. 심실세동을 일으키는 시간은 70~300 mA 라면 약 5 초 정도가 필요하나 1,800~8,000 A 이면 0.01 초 밖에 걸리지 않는다고 한다.

### 나. 호흡정지(呼吸停止)

전류가 뇌간(腦幹)이나 척수(脊髓)의 상부를 통과하면 호흡중추의 장애를 초래하여 흉부와 복부의 호흡근(呼吸筋)이 마비된다.

### 다. 강직성 질식(强直性 窒息)

비교적 낮은 전류가 오랫동안 직접 흉부를 통과하면 외호흡근인 흉근(胸筋)이 경직을 일으켜 질식(窒息)으로 사망하게 된다. 이때는 질식의 기전을 취하므로 청색증(靑色症)을 보인다.

## 4. 시체소견 및 진단

### 가. 전류흔(電流痕)

전류가 출입한 부위에 생긴 피부를 비롯한 조직의 손상을 전류흔(electric mark 혹은 current mark)이라 하며 전류반(電流斑)이라고도 한다. 전류가 들어간 부위에 형성된 것을 유입흔(流入痕, entrance mark), 나간 부위에 형성된 것을 유출흔(流出痕, exit mark)이라 한다.

유입흔은 전류 자체에 의한 손상(협의의 전류흔)과 접촉시간이 길어져 발생하는 발열(發熱)에 의한 화상(火傷)으로 구성된다. 전류에 접촉되면 옷을 입은 부위를 포함하여 인체의 어디에도 유입흔이 생길 수 있으나 노출된 부위, 특히 손가락이나 손바닥에서 많이 본다(그림 11-1~3). 인지하기 곤란할 정도로 미세하거나 생기지 않을 수도 있다. 도체(導體)와 접촉면이 좁을수록 잘 생기며 접촉면이 넓을수록, 특히 습기가 많을수록 잘 생기지 않는다.

협의의 전류흔은 도체(導體) 또는 그 접촉부(接觸部)의 형태에 따른다. 일반적으로 원형(圓形) 또는 계란형의 피부함몰(皮膚陷沒, crater)로서 높이 약 1~3 mm 의 주름에 의하여 부분적으로 또는 전체적으로 둘러싸이는 것이 전형적인 형태이다. 중심부의 피부는 백색(白色) 또는 회백색(灰白色)으로 창백(蒼白)하며 편평화(扁平化)된다. 때로는 전기의 출입을 나타내는 점상(點狀)의 작은 천공(穿孔)을 보는 수도 있다. 창백한 부분의 바로 주위에서 경미한 충혈(充血, hyperemia)을 보는 수가 있다. 열이 발생하면 담갈색(淡褐色)내지 갈색(褐色)

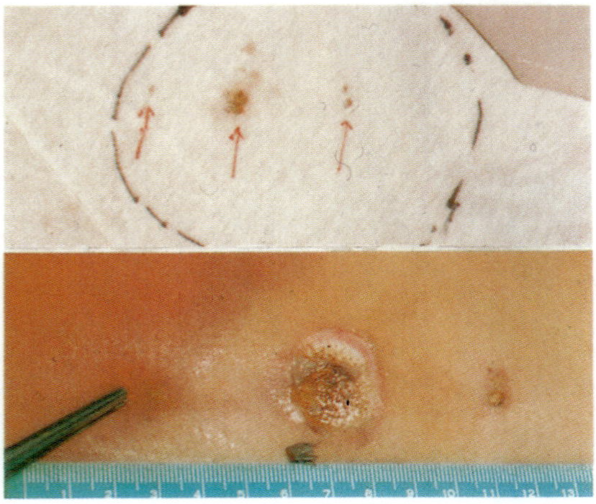

**그림 11-3.** 감전사에서 보는 의복탄화와 유입흔

을 띠며 시간이 더욱 지나면 탄화(炭化)되어 흑색내지 흑갈색을 띤다. 광성변화(鑛性變化, metallisation)란 전류의 유입시 도체가 융해되어 미세한 입자로 피부에 침착되는 현상이다.

유출흔은 발바닥에 잘 형성되며 형태가 다양하지만 유입흔과 비슷한 점이 많다. 대개 회백색으로 유입흔보다 더 많은 조직의 파괴를 보며 함몰 대신에 연결된 또는 단속적(斷續的)인 피부의 파열(破裂)을 흔히 본다(그림 11-4).

전류흔에서는 조직학적 검사상 열발생 때문에 생긴 공포(空疱)를 각질층(角質層)에서 본다. 기저층(基底層)과 과립층(顆粒層)의 세포는 핵(核)과 더불어 전류가 흐른 방향으로 길어져 평행하게 배열된다(palisading appearance)(그림 11-5). 결합조직은 열성변성(熱性變性)으로 응고괴사(凝固壞死)되어 H-E 염색에서 푸르게 염색된다.

전류흔은 전류가 흘렀다는 근거가 되므로 감전사의 진단에 가장 좋은 소견이 된다. 그러나 사후에도 같은 형상의 전류흔이 형성되므로 감전사라는 단정적인 증거는 되지 못한다. 특히 충혈(充血)이 동반되지 않았다면 사후에 형성되었을 가능성이 있다. 더우기 화상은 전기

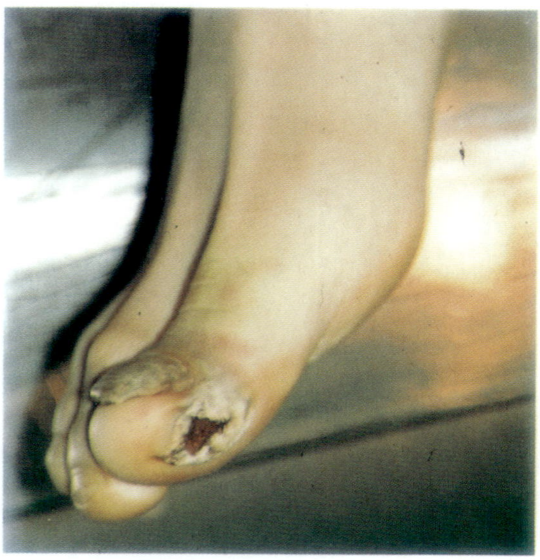

**그림 11-4.** 유출흔(22,000 V)

에서 발생하는 열(熱)에 의한 것으로서 감전에서만 보는 특이적인 소견이 아니다. 따라서 감전사의 근거로 삼아서는 안된다.

## 나. 내부소견

급사(急死)와 유사하며 특이적인 소견을 보지 못한다. 사망의 기전이 질식(窒息)일 때는 내

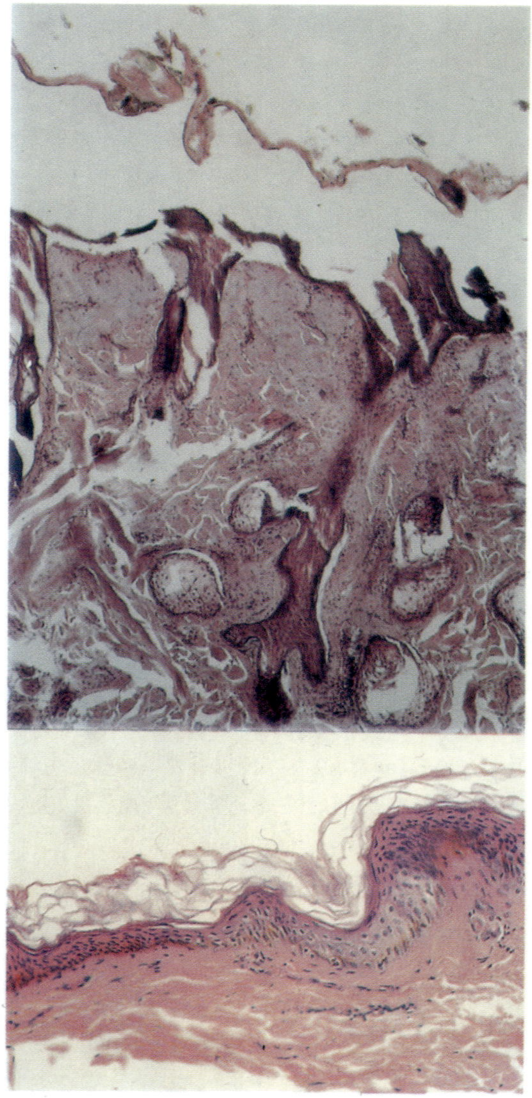

**그림 11-5.** 전류흔의 조직학적 소견(下 : 若杉)

장울혈, 폐부종 및 심장확장 등의 소견을 볼 수 있으나 이들 또한 비특이적이다. 더우기 사망의 기전이 심실세동(心室細動)일 때는 이러한 소견마저도 뚜렷하지 않다.

### 다. 고압전류(高壓電流)

고압전류가 흐르면 유입부를 비롯하여 광범한 3도 화상 및 탄화가 일어날 수 있으며 때로는 적갈색(赤褐色)의 수지상문(樹枝狀紋)을 형성한다(그림 11-6). 수지상문에 대하여는 뇌격사에서 설명한다. 의복에 불이 붙어 의복이 타거나 시체에서 부분적인 탄화를 초래하기도 한다. 전압이 매우 높으면 사지가 절단(切斷)되거나 내장이 파열(破裂)될 수도 있다.

### 라. 진 단

전류흔이 뚜렷하지 않을 때에는 감전원이 된 기구 또는 기계에 대한 검사는 필수적이다. 그러나 감전사가 확실한데도 전기적 검사(電氣的檢查)가 만족할 만한 결론에 도달하지 못하는 경우도 있다. 특히 욕조(浴槽)내 또는 수영장(水泳場)내에서 감전되었을 때는 외표에서 감전사를 의심할 만한 소견을 전혀 보지 못하는 경우가 많으며 내부소견 역시 특이한 것이 없으므로 기존질병, 중독 및 약물과용 등을 배제하고 감전원을 철저히 찾아야 한다.

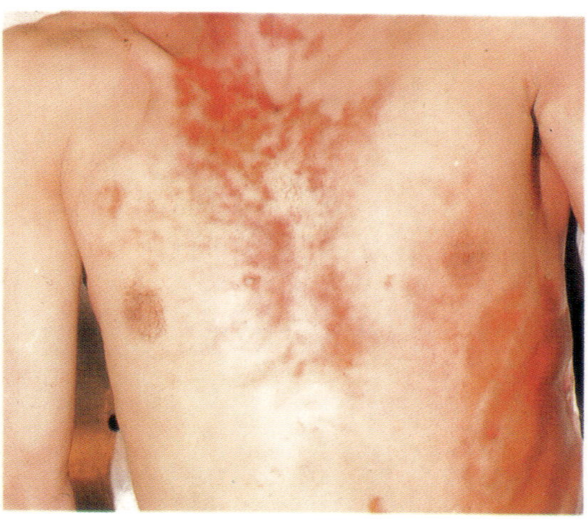

그림 11-6. 수지상문(22,000 V)

## 5. 자타살 및 사고사의 감별

감전사는 거의 대부분 사고사(事故死)로서 고압전류(高壓電流)는 전기공사나 전압기 조작 또는 절단된 고압선과 접촉하여 일어나며 저압전류(低壓電流)는 잘못된 가정용 전기제품에 접촉하여 일어난다. 드물지만 욕조내 또는 수영장에서도 일어날 수 있다. 전기장치를 이용한 자살이나 타살의 예도 보고되어 있으나 흔하지는 않다(그림 11-7). 자타살 및 사고사의 감별은 무엇보다도 현장에 대한 검토가 필수적이다.

# II. 뇌격사(雷擊死)

## 1. 정 의

낙뢰(落雷, lightening' bolt)란 음전하(陰電荷)를 띤 뇌운(雷雲, thunder cloud)의 하부와 지상물 사이에서 일어나는 방전(放電)현상을 말한다. 낙뢰에는 수천내지 수만 A 의 전류가 흐르므로 낙뢰를 직접 맞으면 거의 예외없이 사망하며 그 근처에서 접촉되어도 심각한 장애를 유발하거나 사망할 수 있다. 낙뢰에 노출

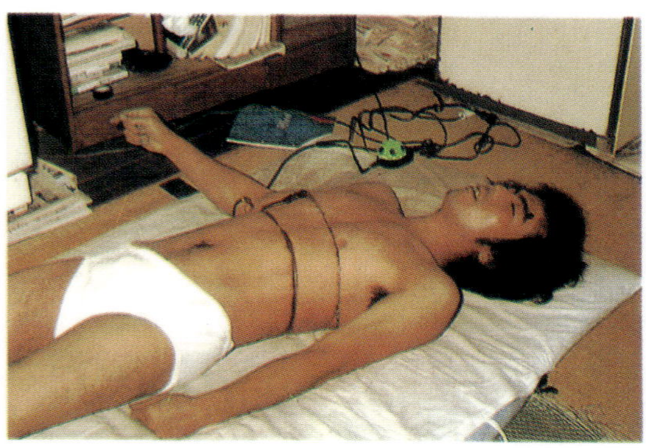

그림 11-7. 감전에 의한 자살(若杉)

되는 것을 뇌격(雷擊, lightening stroke)이라 하며 사망하는 경우를 뇌격사(death from lightening)라 한다.

## 2. 시체소견 및 진단

### 가. 외부소견

외표에서 보는 화상(火傷)은 여러가지의 형태로 나타난다. 가장 잘 알려져 있는 것으로는 수지상(樹枝狀)의 적색내지 갈색의 무늬로 나타나는 소위 뇌문(雷紋, arborescent burns 혹은 lightening print)이 있다(그림 11-6). 이는 전류가 표재성 혈관을 따라 흘러서 일어나는 일시적인 화상(火傷)으로 생각하고 있다. 뇌격의 진단적 소견이나 생존하는 경우에는 수시간내지 24 시간내에 소실된다. 또한 대개 착용하고 있던 금속편으로 전류가 들어가고 나가 화상(火傷)이 발생할 수 있다. 모발이 탄 것을 볼 수도 있다.

### 나. 내부소견

진단적 소견은 없으며 질식사(窒息死) 또는 급사(急死)의 일반적 소견을 본다. 때로는 외표에 심각한 손상이 없이 두개골이나 사지의 골절 또는 내장의 파열이 일어날 수도 있다.

### 다. 진 단

시체소견과 더불어 시체가 발견된 지역에 뇌격이 있었다는 것이 중요하다. 일반적으로 의복이나 신발은 갈기갈기 찢어지거나 타지만 작은 천공(穿孔)만 보거나 전혀 손상을 보지 못하는 경우도 있다. 시체 또는 의복에서 아무런 소견을 보지 못하는 경우라도 시계나 동전, 벨트, 버클, 헤어핀 등 착용하거나 소지하고 있는 금속이 용해(溶解)된 것을 볼 때도 있다.

# 제 12 장 기아사(飢餓死)

## 1. 정 의

생물이 생명을 유지하기 위하여는 외부로부터 음식물, 즉 영양소(營養素)를 공급받아야 한다. 음식물의 공급이 끊어졌을 때 즉시 에너지원으로 활용할 수 있는 glycogen이나 glucose와 같은 탄수화물은 보통 1,000~1,200 Cal에 지나지 않는다. 따라서 영양소의 공급이 차단되면 체내의 지방(脂肪) 및 단백질(蛋白質)을 에너지원으로 하여 연명한다. 이러한 상태가 지속되면 신진대사가 파탄되고 이로 인한 이상생활현상(異常生活現象)이 일어나는데 이를 기아(飢餓, starvation)라 하며 이로 인한 죽음을 기아사(death from starvation)라고 한다. 기아는 완전기아(完全飢餓)와 불완전기아(不完全飢餓)로 나눈다. 기아사는 별로 많지 않으나 영유아(영幼兒)나 정신질환자를 유기(遺棄)하였을 때 또는 폐쇄된 공간에 잘못 갇혔을 때 볼 수 있다. 때로는 특별한 이유에서 음식물을 거부하는 경우도 있다.

### 가. 완전기아(完全飢餓)

완전기아(complete starvation)란 영양소의 공급이 완전히 단절된 상태로서 물을 마시는 것과는 무관하다. 체중이 현저하게 감소하나 부종(浮腫)이 동반되지 않고 미이라와 같이 되기 때문에 일명 건성기아(乾性飢餓)라고 한다(그림 12-1).

### 나. 불완전기아(不完全飢餓)

불완전기아(incomplete starvation)란 영양소의 공급이 절대적으로 부족하거나 단백질이 결핍된 경우로써 영양실조(營養失調) 상태를 말한다. 체중의 감소를 초래하나 특히 단백질이 결핍되면 심한 부종(浮腫)이 동반되기 때문에 습성기아(濕性飢餓)라고도 한다.

## 2. 시체소견 및 진단

완전기아사에서는 전신적으로 극도의 쇠약상(衰弱狀)을 보이기 때문에 진단은 그렇게 어렵지 않다. 피부는 주름지며 대부분 창백(蒼白)하나 때로는 암갈색(暗褐色)을 띨 때도 있다. 안와부와 뺨, 복부는 함몰된다. 늑골의 형태가 그대로 노출되며, 사지는 막대기 같이 된다. 때로는 욕창을 본다.

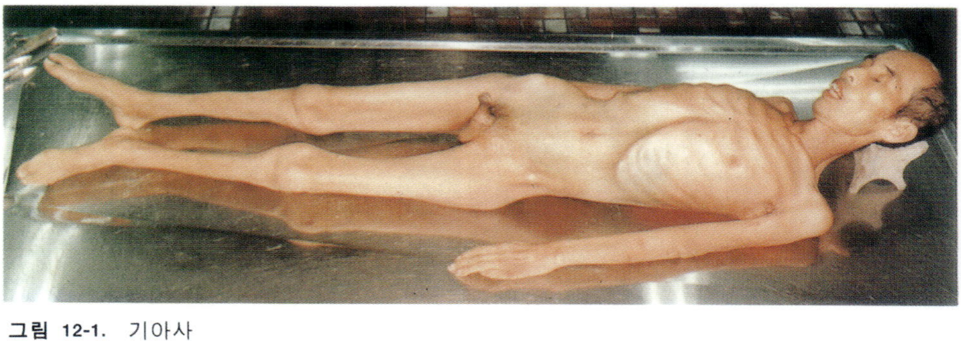

**그림 12-1.** 기아사

피하지방(皮下脂肪)을 비롯하여 장간막(腸間膜), 대망막(大網膜) 등의 지방조직이 거의 완벽하게 소실되며 근육도 극도로 위축된다. 각 장기 역시 위축된다. 간(肝), 신(腎), 비(脾)는 감소의 정도가 현저하여 약 30 % 내외, 심장은 그 정도가 덜하여 약 10 % 내외 감소하나 뇌(腦)는 거의 감소하지 않는다. 소장(小腸)은 때로 부종상이며 점막(粘膜)은 적색조(赤色調)를 띨 수도 있다. 위장관은 비어있으나 때로는 종이, 섬유, 흙 등의 이물(異物)이 들어있을 때도 있으며 직장(直腸)에서는 대변(大便)을 보지 못한다. 그러나 유기(遺棄)시에는 사망 직전에 음식물을 공급하여 위내에서 음식물을 볼 때도 있으므로 주의를 요한다.

밀폐된 공간에 갇혔을 때는 그 기간이 오래되었음에도 불구하고 주위에서 배변(排便)의 흔적을 보지 못하거나 한두번 정도에 그친다.

**생존기간(生存期間)** : 영양소의 공급이 차단된 후 생존할 수 있는 기간은 여러가지 인자에 의하여 영향을 받는다. 노인이나 어린이는 젊은이에 비하여 생존기간이 짧으며, 지방(脂肪)의 양이 풍부하면 길어진다. 또한 주위의 온도나 습도가 너무 낮거나 높으면 생존기간이 짧아진다. 완전기아에서는 무엇보다도 물의 섭취가 결정적인 영향을 끼치며 건강한 성인에서 물을 섭취하면 약 2 개월 내외 생존할 수 있으나 물을 섭취하지 않으면 1~2 주밖에 생존하지 못한다. 신생아(新生兒)를 유기하였을 때 따뜻한 환경이라면 1 주일 정도 생존한다고 한다.

# 제 13 장 성(性)과 관련된 사망(死亡)

성행위(性行爲) 자체가 사망의 원인이 되는 경우는 거의 없다. 성과 관련되는 죽음으로써 성적 만족을 위한 강간(强姦)이 살인으로 이어지는 경우가 있으며 때로는 스스로 성적 만족을 즐기다가 잘못하여 사고성(事故性)으로 사망하는 자기색정사(自己色情死)를 볼 수 있다. 그외 가학·피학증(加虐.被虐症, sadomasochi-sm)이나 동성애(同性愛, homsexuality)와 같은 성적 도착(性的 倒錯, sexual perversion)에 의하여 사고사나 살인이 일어날 수 있다.

정상적인 성행위라 하더라도 잠재적 질병(潛在的 疾病)이 정신적 흥분과 육체적 부담에 의하여 급속히 악화되거나 2차적 변화를 일으켜 사망할 수 있는데 이는 내인성 급사(內因性 急死)의 범주에 속한다.

## I. 강간살해(强姦殺害)

강간살해(rape-homicide)란 법률용어로서 법의학적 진단명은 아니다. 그러나 사후검사를 통하여 희생자가 강간과 관련되었다는 것을 증명하여야 할 때가 있다. 강간시에는 저항(抵抗)을 억제(抑制)하기 위한 목적으로 외력을 가하여 사망하는 경우가 대부분이나 때로는 강간후 범죄의 누설(漏泄)을 방지하기 위하여 피해자를 죽이는 때도 있다. 이때 사인은 교사(絞死) 및 액사(扼死)가 대부분이며 때로는 예기(銳器)나 둔기(鈍器)에 의한 경우도 볼 수 있다. 강간살해시는 사인(死因)뿐 아니라 성교(性交)의 증명과 더불어 가해자의 색출이 중요한 문제가 된다.

### 1. 손상(損傷)

생식기(生殖器) : 성교란 질내(膣內)로 음경(陰莖)이 삽입되는 과정으로서 처녀막이 있을 때는 파열되는 수가 많다(그림 13-1). 외음부에서는 표피박탈(表皮剝脫), 좌열창(挫裂創)이나 혈종(血腫)이 형성된 것을 간혹 본다. 때로는 질(膣)이나 자궁경부(子宮頸部)에서도 손상을 본다. 이러한 손상은 성교가 아닌 손가락이나 이물(異物)에 의하여 형성될 수도 있으며 드물기는 하지만 강간을 위장하기 위한 수단으로 쓰일 때도 있다. 손상이 전혀 없을 수도 있다.

기타 부위 : 가해자에 저항하거나 또는 가해자가 저항을 억압하는 과정에서 표피박탈, 좌상, 좌열창과 같은 손상이 생식기 이외에도 형성될 수 있다. 이러한 손상은 특히 대퇴부 내측(大腿部 內側), 배면(背面), 상지(上肢), 경부(頸部) 및 안면부(顔面部)에서 흔히 본다. 어린이나 저항하지 못한 경우에는 이러한 손상을 보지 못할 수도 있다. 때로는 특히 유방에서 교합손상(咬合損傷)을 보며 손톱이 부러지는 때도 있다.

### 2. 사후손상(死後損傷)

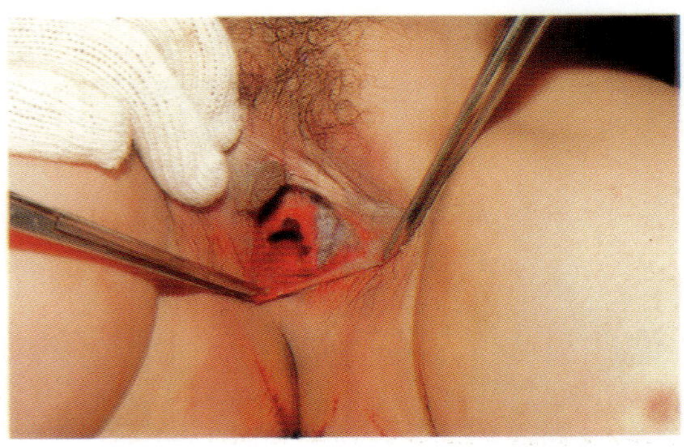

**그림 13-1.** 강간에 의한 처녀막 파열

때로는 강간후 살해함으로써 성적 만족을 얻는 경우가 있는데 이를 음락살인(淫樂殺人, phonomania sexualis)이라고 한다. 이 때는 성기(性器)와 유방(乳房)을 도려내거나(그림 13-2) 성기내에 이물(異物)을 삽입하는 경우도 많다(그림 13-3, 4).

## 3. 증거수집

손 : 손은 저항의 수단으로 쓰이기 때문에 가해자의 흔적(痕迹)을 찾을 수 있는 때가 있다. 따라서 손을 함부로 다루어서는 안되며 검사할 때까지 반드시 종이주머니로 싸서 증거의 유실(遺失)을 방지하여야 한다. 손에서는 손바닥에 두모(頭毛)를 쥐고 있을 때가 있으며 손톱 밑에는 가해자의 살점이나 혈액이, 손끝에는 옷의 섬유(纖維)가 묻어있을 수 있다. 먼저 접착테이프로 손끝에서 이물(異物)을 채취한 후 손톱은 깎아내어 검사한다. 신원확인을 위한 지문채취는 증거를 채취한 후에 시행하여야만 한다.

음모(陰毛) : 성교시 음부가 마찰되므로 피해자의 음모내에 가해자의 음모가 섞일 수 있다.

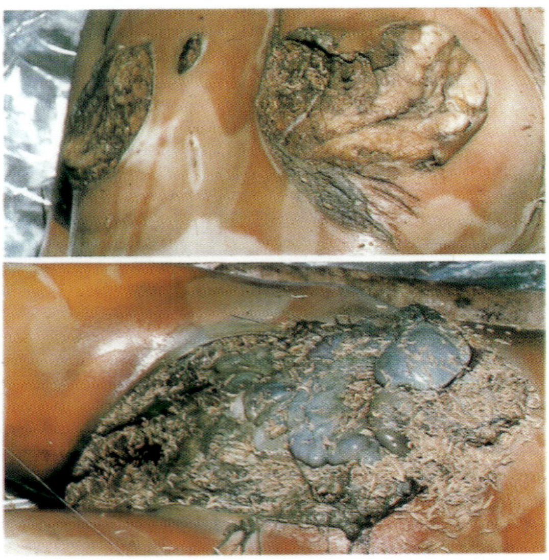

**그림 13-2.** 강간살해후 유방(上) 및 외음부(下) 절제

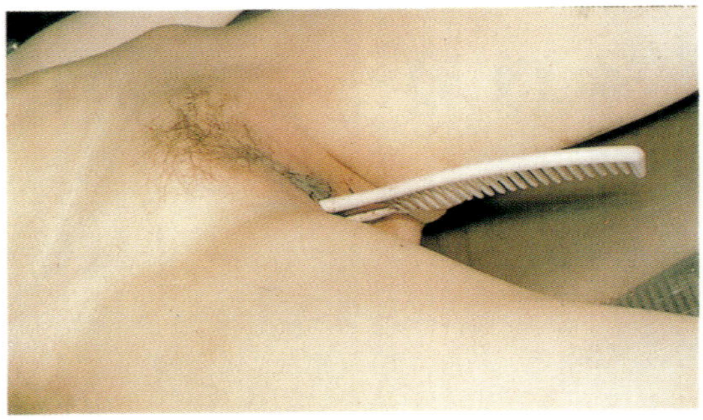

**그림 13-3.** 강간살해후 질내 이물질삽입

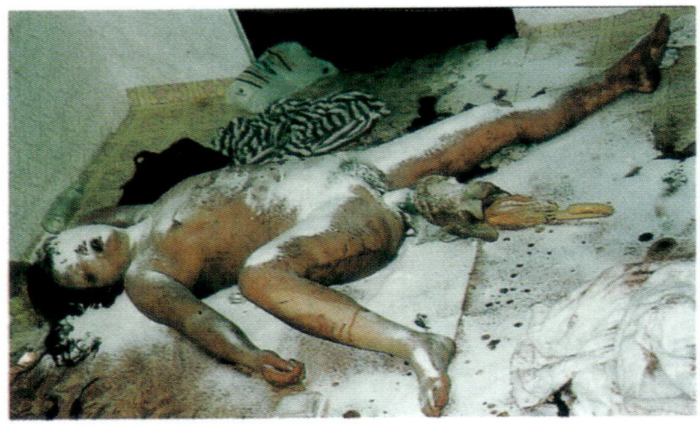

**그림 13-4.** 강간살해후 질 및 항문내 이물질삽입

따라서 이미 탈락되어 있는 모발(毛髮)을 빗으로 주의 깊게 채취한 후(그림 13-5) 대조군으로 피해자에게서 20 올 정도의 음모를 뽑는다.

질내용(膣內容) : 다음으로 질내용을 채취한다. 도말 표본을 작성하면 성교후 얼마되지 않았을 때는 움직이는 정자를 볼 수 있다. 3~4개의 도말표본을 다시 작성하여 건조시킨 후 또 다시 거즈로 충분히 적셔내어 실온에서 건조시킨다(그림 13-6). 질외(膣外)에서 사정(射精)하거나 질에서 유출(流出)되면 의류나 외음부 주위에 정액이 묻게 되므로 이 때는 식염수(食鹽水)를 적신 거즈를 이용하여 채취한다. 필요에 따라서는 직장(直腸) 및 항문 주위, 구강 및 입술 주위에서도 이와 같은 검체채취가 필요하다.

강간이 이루어졌다 하더라도 사정(射精)을 하지 않거나, 질외에 사정하거나, 콘돔을 사용하면 정액이 검출되지 않으며, 무정자증(無精子

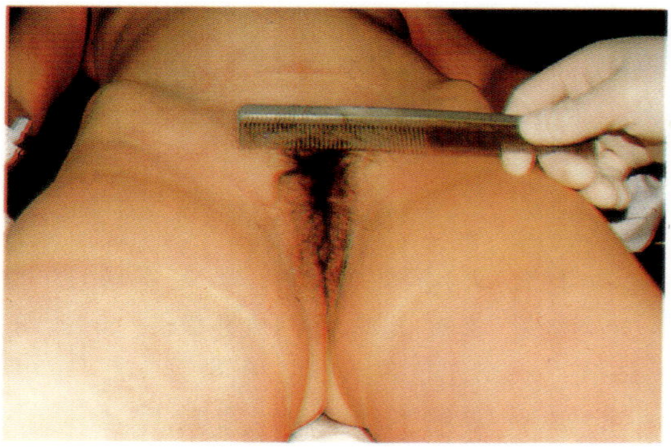

그림 13-5. 음모채취

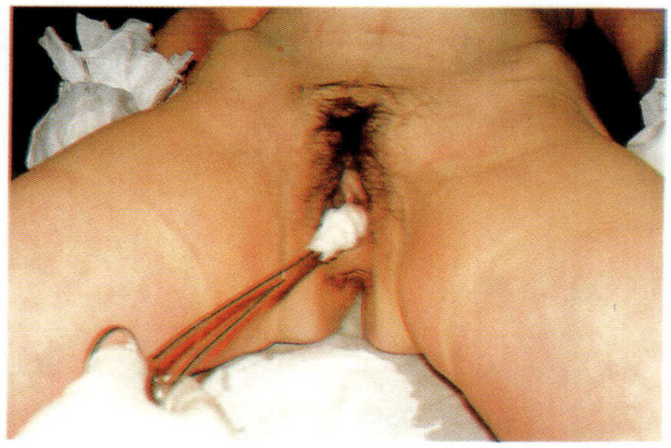

그림 13-6. 질내용채취

症) 또는 정관수술(精管手術)을 받았을 때는 정장(精漿)은 검출되나 정자(精子)는 검출되지 않는다. 문헌에 따라 그 기간이 매우 다양하게 기술되어 있지만 생체에서는 정액이 중력과 질분비물에 의하여 하방으로 흐르기 때문에 움직이는 정자는 대개 6 시간, 움직이지 않는 정자는 24 시간 이후에는 검출되지 않으며 정자의 두부는 120 시간까지도 관찰된다고 한다. 그러나 시체에서는 1~2 주후에도 정자가 검출될 수 있으며 부패되면 같이 소실된다.

정장에 함유된 acid phosphatase는 18-24 시간내에 높게 검출되며 점차 소실되어 72 시간이 되면 거의 사라진다. acid phosphatase는 정액의 특유한 성분이 아니라 질분비물에도 소량 존재하기 때문에 양적(量的)인 문제가 뒤따른다. 채취된 정액에 대하여는 혈액형(血液型)과 DNA 형을 검사한다.

의류 등 : 옷을 비롯하여 모든 소지품을 검사한다. 옷에서는 정액, 혈흔, 모발을 검색하고 떨어진 단추나 찢어진 부위, 먼지, 진흙, 모래, 낙엽, 풀잎, 성상이 다른 섬유 등 이물(異物)을 찾는다. 의류나 종이에 건조된 정액반(精液斑)은 수년이 지나도 정자가 검출될 수 있다.

### 4. 동성강간(同性强姦)

강간이란 원칙적으로 남성에 의해 여성에 가하여지는 강제적인 성행위이나 남성에 대한 동성강간(homosexual rape)을 항상 염두에 두어야 한다. 이때는 전반적으로 이성(異性)에 의한 경우와 비슷하나 더 잔인한 경향을 보인다. 성행위는 항문(肛門)에 행하기 때문에 항문과 직장(直腸)에 대한 손상검사와 검체채취에 주의를 기울여야 한다.

## II. 자기색정사(自己色情死)

자기색정사(autoerotic death)란 기구(器具)나 장치(裝置)를 이용하여 스스로 성적 쾌감을 즐기다가 일어나는 사고사를 말한다. 거의 대부분 남자이나 근래에는 여자에서도 보고되고 있다.

대부분 기계적 질식(機械的 窒息, autoerotic asphyxia), 특히 의사(縊死)의 기전을 취하나 때로는 교사(絞死) 또는 비닐주머니를 뒤집어쓴 채 발견될 때도 있으며 드물지만 감전(感電) 등 특이한 경우도 있다. 대부분 시체 주변에 도색사진(桃色寫眞)을 보며 여자복장(女子服裝)을 하거나 벌거벗은 채 발견되기 때문에 상황의 해석에는 대부분 문제점이 없다. 끈은 대개 장치를 이용하여 복잡하게 매져 있으며 끈과 경부 사이에서 끼우개를 볼 때도 있다. 장기간 지속적으로 반복하였을 때는 경부에서 반흔(瘢痕)을 볼 수도 있다.

# 제 14 장 신생아(新生兒) 및 소아(小兒)의 사망

## I. 서 론

태아(胎兒)와 신생아(新生兒)는 임신과 분만이라는 과정을 통하며, 영아(영兒) 및 소아(小兒)는 성장과정중에 있으므로 자기방어력(自己防禦力)이 약하여 성인과는 그 사망의 양상을 달리 한다. 주산기사망(周産期死亡) 및 영아살(영兒殺) 등에서 사인을 판정하기 위하여는 우선 그 시체가 성숙아(成熟兒)인지 미숙아(未熟兒)인지 또 생산아(生産兒)인지 사산아(死産兒)인지를 판별하고 생산아라면 그 생존기간(生存期間)을 추정하여야 할 필요가 있다. 때로는 모체에 대한 검사도 필요하나 이에 대하여는 전문서적에 미루기로 한다.

### 1. 성숙아(成熟兒)와 미숙아(未熟兒)

#### 가. 성숙아

성숙아(mature infant)란 출생시 체중 2.5 kg 이상인 신생아를 말한다. 즉 임신 36 주 말이 되면 이 무게에 이르며 특별한 이상이 없는 한 생존능력(生存能力)을 가진다.

성숙아의 피부는 담홍색(淡紅色)을 띠며 피하지방(皮下脂肪)이 잘 발달하여 포동포동하고 전체적으로 둥글게 보인다. 두모(頭毛)는 비교적 조밀하게 나있고 길이는 약 2 cm 에 달한다. 솜털은 어깨와 상완부 등에 약간 남아있다. 손톱은 손가락 끝을 넘어서 자라있으며 발톱은 발가락 끝에 달한다. 37~38 주가 되면 비연골(鼻軟骨) 및 이연골(耳軟骨)이 촉지되기 시작한다. 남아에서는 고환(睾丸)이 음낭내로 하강되어 있고 음낭은 늘어지며 주름이 많다. 여아에서는 대음순(大陰脣)이 잘 발달되어 소음순(小陰脣)과 음핵(陰核)을 덮고 있다. 이러한 소견들을 소위 성숙징후(成熟徵候, signs of mature infant)라고 한다. 일반적으로 남아는 여아보다 크며 약 100 gm 정도 더 무겁다.

#### 나. 미숙아

미숙아(premature infant)란 임신월수에 관계없이 출생시 체중이 2.5 kg 이하인 신생아를 말하며 저출생체중아(低出生體重兒, low birth weight infant)라고도 한다. 대개 36 주 미만에 출생한 조산아(preterm infant)가 미숙아의 가장 큰 비율을 차지하므로 같이 쓰이기도 하나 동의어는 아니다.

신생아의 생존능력(生存能力) : 미숙아는 신생아 사망의 가장 흔한 원인이다. 미숙아는 그 원인이 무엇이든 간에 각장기가 충분히 성숙되지 않아 생리적 기능(生理的 機能)을 제대로 발휘하지 못하므로 생존능력이 약하다. 그러나 모든 미숙아가 생존능력이 없는 것은 아니고 적절히 포육하면 점차 생존능력을 획득할 수 있다. 출생시 미숙아가 생후 4 주내에 사망할 확률은 2.0~2.5 kg 은 10 %, 1.5~2.0 kg 은 40 %, 1.0~1.5 kg 은 66 %, 1.0 kg 이하는 96 % 라고 알려져 있다.

그 외 생존능력에 영향을 미치는 인자로서는 선천성 기형(先天性 畸形), 선천성 질병(先天性疾病) 및 임신과 분만에 따른 장애(障碍)나 손상(損傷) 등이 있다(그림 14-1, 2).

#### 다. 재태월수(在胎月數)

태아 및 신생아의 재태월수는 주로 신장(身長)과 체중(體重)을 중심으로 하여 형태와 각종 계측치, 자궁의 무게, 태반의 형성 등을 참고하여 추정한다. 상세한 것은 전문서적에 미루기로 하고 여기서는 신장과 체중을 이용한 간이계산법(簡易計算法)만 소개한다. 체중은 개체차가 크며 신생아에 있어서는 생후 3~4일 동안 평균 4~5 %, 때로는 10 % 까지도 감소하고 특히 사후(死後)에 부패되면 현저히 감소한다. 반면 신장은 개체차가 적고 감소하는 경우가 없으며 부패에 큰 영향을 받지 않으므로 체중보다 신장이 가치가 있다.

(1). 신 장

임신 전반기(1~5 개월) : 임신 월수의 제곱
임신 후반기(6~10 개월) : 임신 월수 x 5

(2). 체 중

임신 전반기(1~5 개월) : 임신 월수의 3 제곱 x 2
임신 후반기(6~10 개월) : 임신 월수의 3 제곱 x 3

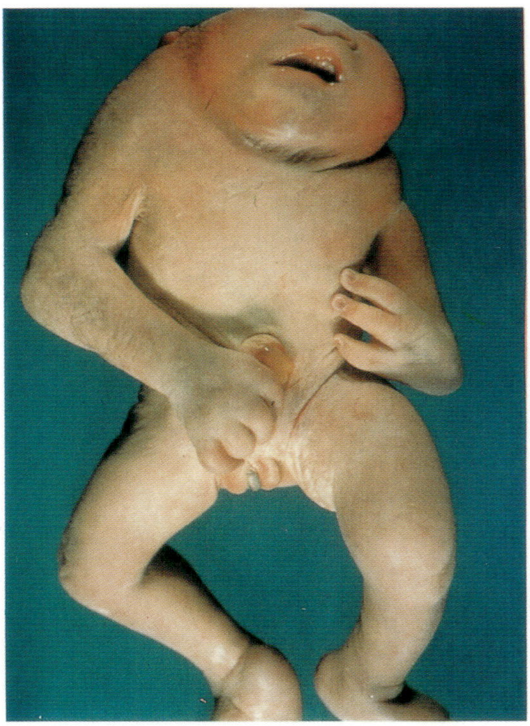

그림 14-1. 선천성 기형(무뇌아) (중앙대학교)

## 2. 생산아(生産兒)와 사산아(死産兒)

영아시체(영兒屍體)를 다루는데 있어 생산아(live-born infant)인지 사산아(still-born infant)인지 감별하는 것은 법의학적으로 매우 중요하다. 주산기사망(周産期死亡)에 있어 사산아와 생산아는 법적 지위가 다르며 특히 영아살(⊠兒殺)은 생산아라는 전제가 필요하다.

생산아와 사산아를 감별하는 데는 호흡(呼吸)을 하였는지가 가장 중요하므로 폐내에 공기의 존재 여부가 주안점이 된다. 그외에 위장관내 공기, 중이내 공기 및 위내음식물도 중요한 소견이 되며 아래와 같은 여러가지의 판단기준이 있다.

그러나 사산아라 하더라도 출산후 인공호흡(人工呼吸)을 비롯한 회복처치를 시행한 경우는 생산아와 같은 소견을 보므로 주의를 요한다. 여기에서 설명하는 사산아는 회복처치를 받지 않은 것을 전제로 한다.

### 가. 외부소견

(1). 흉위(胸圍)와 복위(腹圍)

사산아는 복위가 흉위보다 크다. 생산아는 공

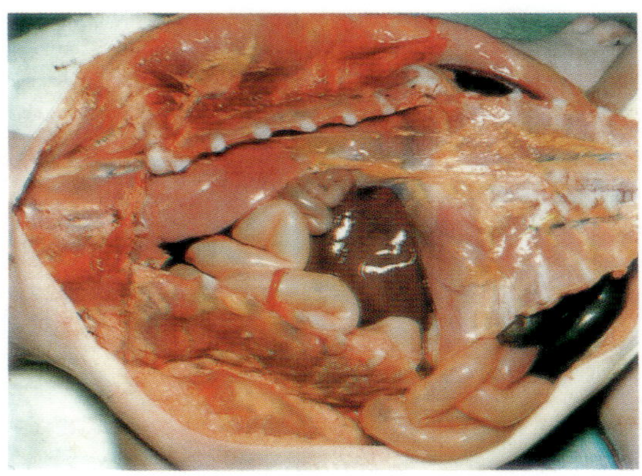

그림 14-2. 선천성 기형(횡격막허니아)

기를 흡입하여 흉부가 확장(擴張)되기 때문에 흉위가 복위보다 약 1~수 cm 크다. 단 부패되었을 때는 부패가스에 의하여 복부가 팽만되므로 가치가 없다.

(2). 탯줄의 상태

생산아는 혈액순환에 따른 생리적 생활반응이 일어난다. 그 결과 생후 1 시간 이상 경과하면 탯줄의 이행부(移行部)에서 세포침윤(細胞沈潤)이 인지된다. 사산아에서는 이와 같은 소견을 볼 수 없다.

### 나. 내부소견

(1). 폐(肺)

① 육안적 소견

생산아는 호흡을 하므로 폐는 팽창하며 흉강(胸腔)을 서서히 채우게 된다. 폐가 완전히 팽창하기 위하여는 비교적 충분한 호흡이 필요하며 때에 따라서는 심낭(心囊)의 전면까지 둘러싼다. 폐는 점차 말랑말랑하고 탄력성을 띠며 변연은 둔하여진다. 폐를 눌러보면 공기가 있기 때문에 염발음(捻髮音)을 들을 수 있다. 잘라보면 미세한 포말(泡沫)이 혼재된 혈액이 누출된다.

사산아의 폐는 흉강 후상방(後上方)의 척주(脊柱)의 양측에 퇴축되어 있으며 간(肝)과 같은 정도로 비교적 단단하고 변연은 예리하다. 폐를 눌러보아도 공기가 없기 때문에 염발음을 들을 수 없고 잘라보면 포말이 없이 혈액만 누출된다. 단 이러한 소견은 신선한 경우에 한한다.

또한 확장되지 않은 무기상태(無氣狀態)에서는 암적색(暗赤色)을 띠나 호흡으로 확장된 부위는 혈액이 HbO2를 형성하므로 담적색(淡赤色)을 띤다. 따라서 폐의 표면은 암적색 사이사이에 담적색을 띠는 확장부가 반상(斑狀)으로 나타나다가 완전히 팽창되면 전반적으로 담적색을 띤다.

② 조직학적 소견

호흡을 하면 특히 호흡세기관지(呼吸細氣管支, respiratory bronchiole)와 폐포관(肺胞管, alveolar duct) 및 폐포(肺胞)에서 뚜렷한 변화를 보이므로 이 부위가 생산아와 사산아를 감별하는데 가장 중요하다.

기도부분(氣道部分)의 확장 : 신생아에서 공기가 처음으로 폐내로 들어오면 폐포는 어느 정도 저항한다. 따라서 충분한 호흡이 이루어지기 전에는 폐포보다 호흡세기관지 내지 폐포관과 같은 기도부분이 대상적으로 확장된다. 이러한 소견은 생존기간이 극히 짧거나 부패된 경우에도 잘 인지된다. 단 드물기는 하지만 생산아라도 이러한 소견을 보이지 않을 때도 있다.

폐포(肺胞)의 변화 : 호흡이 충분히 이루어지면 공기가 폐포내로 들어가 폐포는 확장되며 폐포벽은 얇아진다. 그러나 사산아에서도 때로는 뚜렷한 폐포의 확장을 보며 반면 생산아에서도 폐포의 확장이 보지 못할 때가 있으므로 단정적인 소견은 되지 못한다.

흡입된 공기는 크기와 배열이 비교적 규칙적이고 폐포의 형태가 유지되어 있는 반면 부패가스는 크기와 배열이 불규칙하고 훨씬 크며 폐포의 형태를 파괴하여 기종상(氣腫狀)으로 나타나기 때문에 감별이 어렵지 않다(그림 4-3).

기타 : 유리질막(琉璃質膜)은 사산아에서는 볼 수 없으므로 생산아의 확증이 되며 분뇨(糞尿) 등 이물(異物)이 폐내로 흡입되었을 때는 호흡의 근거가 된다. 양수성분(羊水成分)과의 감별을 요한다.

(2). 횡격막(橫隔膜)

개체차가 있기는 하나 생산아에서는 6~8 늑골의 높이로 하강하며 사산아에서는 4~5 늑골의 높이에 머물러 있다.

(3). 위내 음식물(胃內 飮食物)

위내에서 음식물을 보면 생산아라는 확증이 된다.

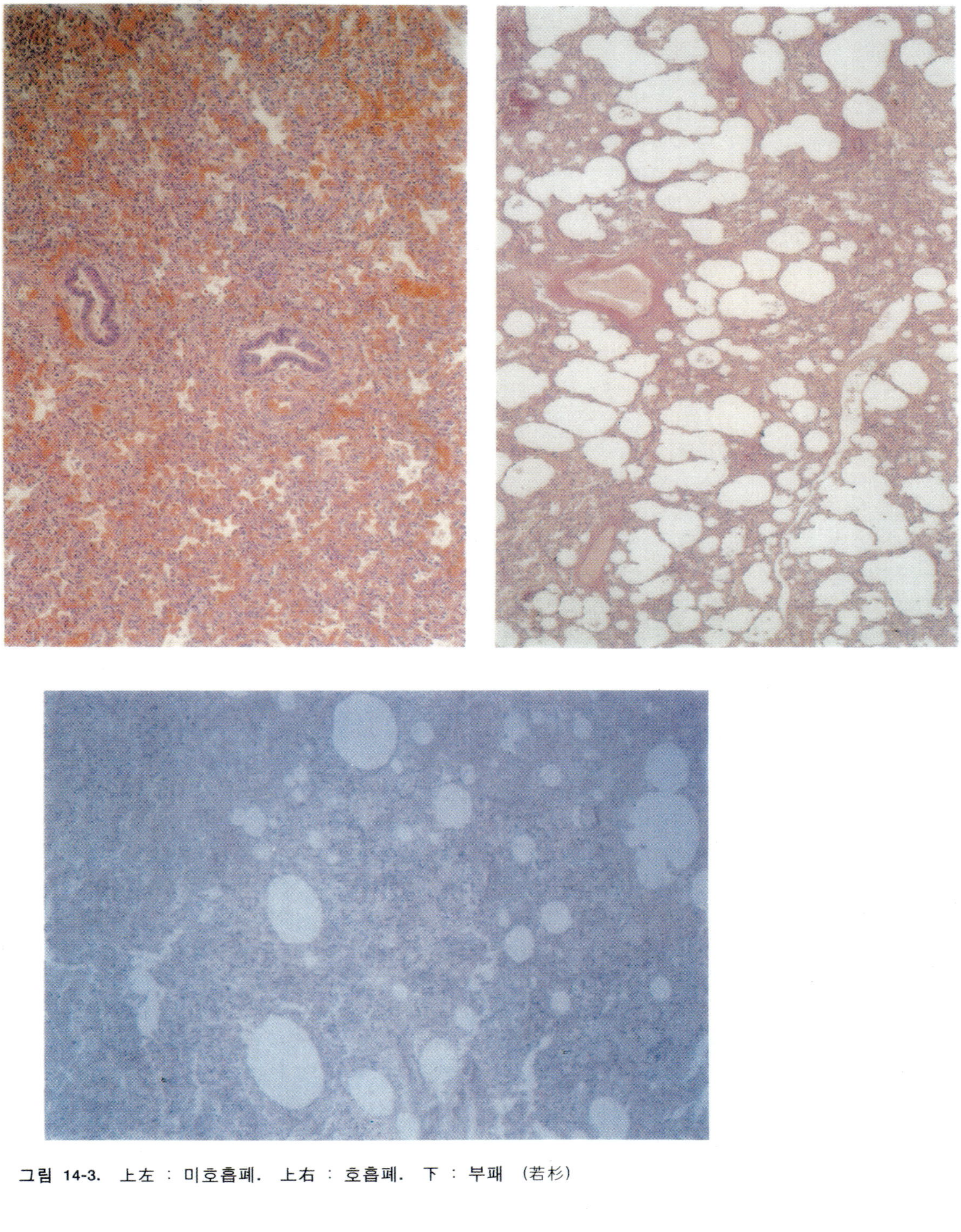

그림 14-3. 上左 : 미호흡폐. 上右 : 호흡폐. 下 : 부패 (若杉)

## 다. 부유시험(浮游試驗)

(1). 폐부유시험(肺浮游試驗)

원리 : 사산아에서 폐의 비중은 1.045~1.056으로서 물보다 약간 무거우나 생산아의 폐는 호흡에 의하여 공기가 들어가기 때문에 비중이 1.0 이하가 되어 물보다 가벼워진다. 이 원리를 이용한 것이 폐부유시험(floating test of lung)이다. 즉 사산아의 폐를 냉수(冷水)에 넣으면 가라앉으며 생산아의 폐는 뜨게 된다(그림 14-4).

방법 : 다음과 같은 순서에 따라 단계적으로 냉수에 넣어 검사한다. 1) 양측 폐를 한꺼번에 떼어 폐문부(肺門部)를 실로 묶은 후 검사한다. 2) 좌우폐를 나누어 검사한다. 3) 각부위에서 세편(細片)을 여러개 채취하여 검사한다. 4) 부패기포의 가능성을 배제하기 위하여 세편을 손에 쥐고 거즈로 싼후 부드럽고 강하게 압박(壓迫)하여 다시 검사한다. 폐가 동결(凍結)되었을 때는 냉수에서 충분히 녹인 후 시행한다.

판정 : 공기가 들어간 부분은 부유(浮遊)되나 공기가 들어가지 않은 부위는 침하(沈下)된다. 일부라도 부유하면 양성(陽性)으로서 생산아를 의미하며 모두 가라앉으면 음성(陰性)으로서 사산아를 의미한다. 호흡으로 공기가 들어갔을 때는 손으로 압박한 후에도 부유되나 부패가스일 때는 침하된다. 그러나 폐부유시험이 생산아와 사산아를 감별하는 데 절대적 근거가 되는 것은 아니다. 즉 생산아이지만 호흡이 개시되기 전에 사망 또는 살해되었을 때, 양수(羊水) 또는 분뇨(糞尿)와 같이 물과 같거나 무거운 액체를 대량으로 흡인하였을 때, 유리질막이 광범하게 형성되었을 때는 폐부유시험이 음성으로 나타난다. 반면 부패되었거나 인공호흡을 시행하였을 때는 사산아라도 양성으로 나타난다.

(2). 위장관부유시험(胃腸管浮游試驗)

원리 : 생산아는 호흡과 더불어 공기를 삼키기도 하므로 위장관내로 공기가 들어가게 된다. 위장관부유시험(floating test of gastrointestinal tract)은 위장관내에 공기의 유무를 검사함으로써 생산아와 사산아를 구별하는 방법이다. 처음에는 위내에만 들어가나 시간이 경과될수록 소장 및 대장과 같은 장관(腸管)내에도 들어가게 된다. 따라서 사산아와 생산아의 구별뿐 아니라 생산아에서 생존기간이 길수록 점차 하방까지 침투되므로 생후 생존기간의 추정에도 이용된다(그림 14-5).

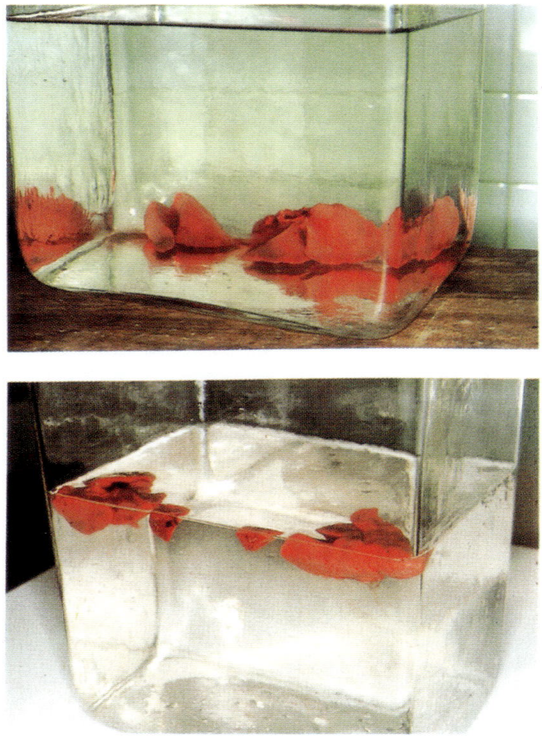

**그림 14-4.** 폐부유시험 (上 : 음성, 下:양성) (若杉)

방법 : 식도의 하단, 위와 십이지장의 연결부, 소장과 대장의 하단 및 기타 대소장의 적당한 위치를 실로 묶고 식도에서 대장 하단까지를 연속적으로 적출하여 냉수에 넣는다.

판정 : 사산아의 경우는 전부 가라앉으나 생산아에 있어서는 공기가 들어간 부분은 부유된다. 부유된 부분을 수중에서 열어보면 공기 방울이 일어나는 것을 볼 수 있다. 단 생산아

라도 음성일 때가 있다. 위장관은 잘 부패되어 부패가스가 고이므로 부패되었을 때는 가치가 없으며 자궁내에서 감염되었을 때도 부패가스에 의해 가양성(假陽性)을 보일 수 있다. 인공호흡(人工呼吸)을 시행하였을 때도 양성을 보이므로 해석이 곤란하여진다.

생존기간에 따른 침투의 정도는 개체차가 많으나 위와 십이지장에서만 본다면 출산후 한 시간 이내, 소장 전체에서 본다면 6 시간 정도, 대장을 포함하여 위장관 전체에서 본다면 12~24 시간을 필요로 한다.

## 3. 생존기간

### 가. 외부소견

피부 : 생후 2~4 일이 지나면 출생 당시의

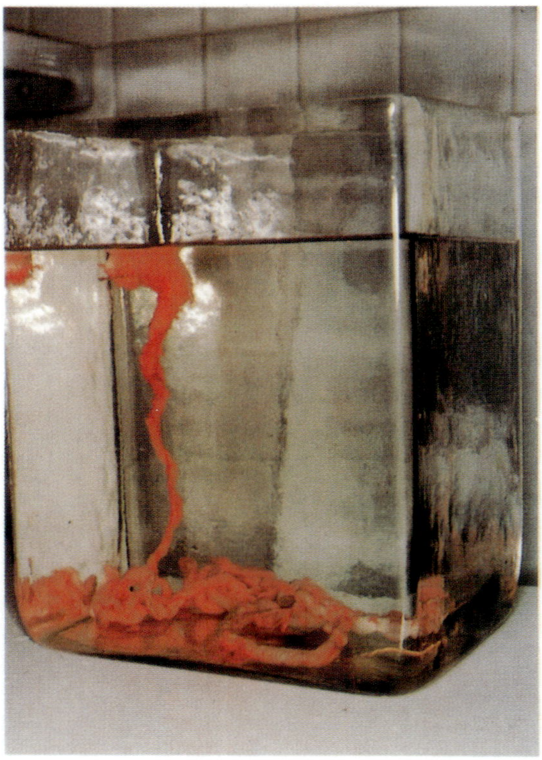

**그림 14-5.** 위장관부유시험(若杉)

담홍색(淡紅色)이 사라지기 시작하면서 성숙아는 약 50 %, 미숙아는 약 80 % 에서 생리적 황달(生理的 黃疸, physiologic jaundice)이 나타난다. 1~2 주일 정도가 되면 황달이 자연히 사라지면서 보통의 피부색을 띠게 된다.

탯줄 : 분만시에는 회백색(灰白色)으로 광택(光澤)이 있다. 2 일경부터 건조되어 작아지며 변색(變色)이 일어난다. 5~7 일에 탈락하며 2 주 내외가 되면 배꼽이 형성된다.

산류(産瘤) : 산류(caput succedaneum)는 48 ~72 시간에 자연히 흡수된다.

### 나. 내부소견

폐 및 위장관 : 폐의 부유시험, 육안 및 조직학적 검사를 통한 함기(含氣)의 정도, 위장관부유시험을 통한 공기의 침투 정도가 중요하다.

태변(胎便) 및 이행변(移行便) : 암록색(暗綠色)을 띠는 태변(meconium)은 출생시 대장(大腸)에 충만해 있으며 약 10 시간이 지나면 배설된다. 그러나 때로 1 시간 이내에 나오는 경우도 있으며 태내에서 질식되면 자궁내에서 배설할 때도 있다. 이행변(transitional stool)은 생후 4 일째부터 2 주까지 보며 녹색(綠色)에서 황색(黃色)까지 색깔은 다양하며 점액성(粘液性)을 띤다.

태생기순환(胎生期循環)의 변화 : 태생기의 순환에 필요하던 정맥관(靜脈管, ductus venosus), 동맥관(動脈管, ductus arteriosus) 및 난원공(卵圓孔, foramen ovale)은 생후 수일에 걸쳐 폐쇄되며 점차로 기질화된다.

# II. 주산기사망(周産期死亡)

주산기사망이란 사산(死産)과 신생아사망(新生兒死亡)을 합한 것이다. 사산이란 임신기간에 상관없이 태아가 완전히 만출되기 전에 사망하는 것으로 분만된 후 자기호흡, 심박동,

**표 14-1.** 주산기사망의 주요원인

**1. 저산소증(低酸素症, anoxia)**

가. 분만전(分娩前)의 태아(胎兒)

두부압박(頭部壓迫) : 아두골반불균형, 과강진통
태반(胎盤)에서의 산소결핍 : 태반조기박리, 전치태반
탯줄의 순환장애 : 염전, 결절, 압박, 고리, 협착, 혈종 등
전신마취 등에 의한 산모의 혈중산소분압감소
산모의 쇼크, 자궁파열, 척수마취 등에 의한 산모의 혈액량 부족
태반의 경색(梗塞) 혹은 혈전(血栓)

나. 신생아(新生兒)

두개강내출혈에 의한 뇌간부(腦幹部) 압박
폐가 확장될 공간이 없는 경우 : 횡격막허니아, 흉강내삼출액
폐포내 공간부족 : 자궁내폐렴, 양수흡입(羊水吸入), 폐의 저발육
분만마취에 의해 호흡중추의 억압
신생아호흡부전증후군(新生兒呼吸不全症候群)
인후 혹은 폐의 감염
위내용물의 흡입
선천성 심장질환

**2. 출산손상(出產損傷)**

두개골골절(頭蓋骨骨折) 및 두개강내출혈(頭蓋腔內出血)
척추골절(脊椎骨折), 척수손상(脊髓損傷)
기타 장기의 손상

**3. 감염(感染)**

태반을 통한 감염 : 풍진, toxoplasmosis, 거대세포바이러스감염, 매독 등
양수막의 파열에 의한 감염, 분만중 감염 및 분만후의 감염
절단된 탯줄의 감염 : 제대염(omphalitis)
패혈증(敗血症), 유행성설사
괴사성 장결장염(壞死性 腸結腸炎, necrotizing enterocolitis)

**4. 기 타**

미숙아(未熟兒)
선천성 기형, 유전성대사질환
혈액질환 : 태아적아구증(erythroblastosis fetalis), 혈소판감소증
출혈성질환 : 비타민 K 결핍
산모의 질환 : 신장염, 자간증, 당뇨, 심장질환 등.

탯줄의 박동, 수의근(隨意筋)의 움직임 등이 없다. 신생아사망은 초기(初期) 및 만기(晩期)로 분류한다. 초기신생아사망은 생후 7 일 이내, 만기신생아사망은 생후 7 일부터 29 일 사이에 사망한 경우를 말한다. 원인은 표14-1에서 보는 바와 같다.

주산기사망례를 해부할 때는 시체소견이 성인에 비해 뚜렷하지 않다는 점에 유의해야 한다. 산모(產母)의 산전관리기록, 과거임신력, 임신중의 건강상태, 분만기록, 분만후 신생아의 상태 등에 관한 제반기록을 해부전에 충분히 검토한 후 해부에 임하여야 하며, 태반 및 탯줄도 가능한 한 검사하여야 한다.

## 1. 저산소증(低酸素症)

분만전 또는 분만중 태아에게 저산소증이 발생하면(태내질식, 胎內窒息, intrauterine asphyxia) 장운동(腸運動)이 증가하고 항문괄약근(肛門括約筋)이 이완되어 태변(胎便)을 배설하게 된다. 즉 분만전 혹은 분만중 양수(羊水)에 태변이 섞여 있으면 심한 저산소증이 의심된다. 분만후 호흡운동이 얕고 불규칙하며 청색증(靑色症), 근육이완, 자극에 대한 무반응 등을 본다.

시체소견 및 진단 : 특이한 병리학적 소견이 없으므로 해부소견과 함께 임상소견을 참조해야 하며, 해부상 다른 사망원인이 없어야 한다. 특히 미숙아 및 저출생체중아에 많고, 산모의 임신고혈압증, 분만중 출혈, 분만시 진통제(鎭痛劑)나 마취제(痲醉劑)의 사용, 당뇨병, 제왕절개분만 등의 과거력이 있을 때 잘 발생한다. 어느 정도 시간이 경과한 후 사망하면 모세혈관의 내벽이 손상되어 출혈, 부종 및 세포의 괴사(壞死)와 같은 소견을 볼 수 있다.

뇌막(腦膜)에서 울혈(鬱血) 및 소량의 적혈구가 침윤된 소견을 본다. 혈구가 지주막하에 많이 모여 지주막하출혈(蜘蛛膜下出血)의 양상을 보이는데, 주로 양측 대뇌반구에 나타난다. 신생아에서 보는 지주막하출혈은 거의 대부분 저산소증에 의한 것이며 외력(外力)에 의한 경우는 대개 경막하출혈(硬膜下出血)이 일어난다. 측뇌실(側腦室)의 측벽에서 출혈을 보는 수도 있으며 특히 미숙아에서 잘 나타난다.

태반조기박리(胎盤早期剝離)가 저산소증의 원인이 되었을 때는 어느 정도 특이한 소견을 볼 수 있는 데, 폐의 표면, 흉선의 피질, 심관상동맥가지 주변의 심외막 등에서 크기 2～3 mm 정도의 일혈점(溢血點)이 다수 나타난다(그림 14-6). 이러한 출혈은 흉곽 배면의 늑막, 횡격막 상부, 종격동(縱隔洞)의 연부조직에서도 볼 수 있다. 폐는 충혈되어 있고 간질(間質)의 혈관주위 연부조직에서 작은 출혈반을 본다. 횡격막 하방의 장기는 울혈을 보인다.

양수대량흡인증후군(羊水大量吸引症候群) : 태내질식, 즉 태내에서 모체로부터 산소의 공급이 중단되면 태아의 혈중 $CO_2$ 분압이 증가한다. 연수의 호흡중추가 자극되어 심호흡(深呼吸)을 하면 많은 양의 양수가 흡입되는데 이를 양수대량흡인증후군(massive amniotic fluid aspiration syndrome)이라고 한다. 대량의 양수를 흡인하면 화학작용(化學作用)에 의한 폐렴 혹은 기도폐색에 의한 호흡곤란이 유발

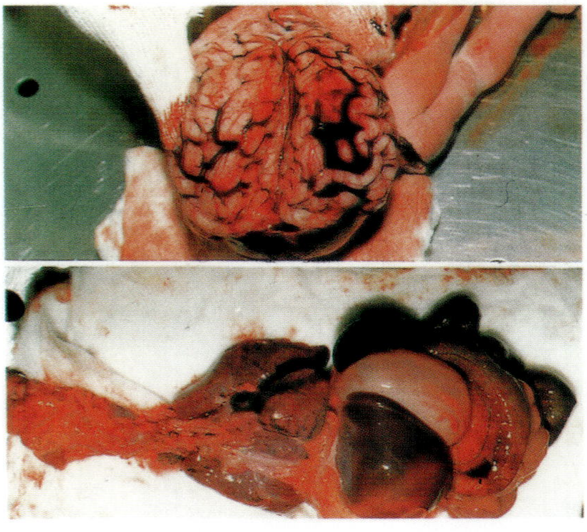

**그림 14-6.** 태반조기박리시 보는 지주막하출혈(上) 및 일혈점(下)

되며 사망에 이를 수 있다.

양수흡입은 미숙아보다 성숙아 혹은 과숙아(過熟兒)에 흔하며, 태반에 이상이 있는 경우에 잘 나타난다. 구강이나 비강에서 태변에 오염된 양수를 보며 폐의 조직검사상 폐포, 세기관지 등에서 상피세포(上皮細胞), 솜털(lanugo), 점액(粘液) 등 양수의 성분과 태변이 대량으로 흡입된 소견을 본다(그림 14-7). 태아는 정상적으로 자궁내에서 어느 정도의 양수를 흡입한다고 하나 호흡이 약하기 때문에 기관지(氣管支) 혹은 세기관지(細氣管支) 정도에서 발견되며 그 양도 적다.

## 2. 분만손상(分娩損傷)

분만시 산도(產道)에 의한 손상은 태아의 위치, 분만의 상황 및 산모의 상태 등에 따라 다양하게 나타난다. 두개강내출혈을 포함한 두부손상, 뇌성마비, 척추손상, 완신경총손상, 안면신경손상, 골절, 근육손상, 간 등 내부장기(內部臟器)의 손상 등이 있다. 이중 두부손상(頭部損傷)은 가장 많고 치명적일 수 있기 때문에 문제가 된다.

### 가. 두개강외출혈(頭蓋腔外出血)

시간이 충분하고, 산도(產道)가 충분히 확장된 상태에서 분만된 경우를 제외하고는 두개강외출혈이 어느 정도 나타나며, 대량의 출혈이 아닌한 큰 문제가 되지 않는다. 대개 분만 제2기가 길어져 발생되며, 겸자(鉗子) 혹은 진공흡인기(眞空吸引器) 등의 기구를 사용한 경우, 태아의 위치를 급격히 바꾸는 경우 등에서 잘 나타난다. 산류(產瘤, caput succedaneum)와 두혈종(頭血腫, cephalhematoma)으로 구분할 수 있다.

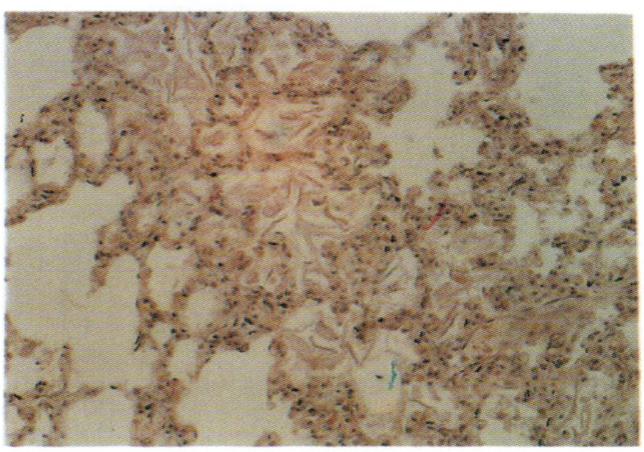

그림 14-7. 양수대량흡인증후군

산류는 분만시 선진부위(先進部位)의 두피(頭皮)에 일어나는 부종성 변화로서 체액 및 혈액이 건막(腱膜)과 골막(骨膜) 사이의 결합조직내로 유출되어 일어난다. 대개 수일내에 정상으로 돌아오며, 이로 인해 사망하는 경우는 없다. 두혈종이란 태아의 머리가 산도에 의하여 강하게 압박되어 두개골과 골막(骨膜) 사이에 혈액이 고이는 것으로 봉합선(縫合線)이나 천문(泉門)을 넘지 않는다. 호발부위는 두정골, 후두골 등이며 대개 두개골에는 이상을 초래하지 않는다. 두개골의 내측에 혈액이 고이는 경우는 매우 드물다. 두혈종은 분만 직후에는 거의 인지되지 않으나 2~3 일 후에 뚜렷해져 파동(波動)을 인지할 수 있게 되며 수주내지 수개월이 지나면 흡수되어 소실된다. 드물게 칼슘이 침착하는 경우도 있다. 허혈성 변화(虛血性 變化)를 초래할 정도로 출혈되는 경우는 거의 없으며, 이로 인해 사망하는 경우도 거의 없다.

### 나. 두개골골절(頭蓋骨骨折)

태아의 골은 칼슘의 양이 적어 탄력성이 크고 봉합선이 열려 있어 어느 정도 변형이 가능하므로 산도를 통과하는 동안 골에 특별한 손상을 초래하지 않는다. 그러나 두부(頭部)가 충분히 적응하기 전에 갑자기 분만되거나 겸자를 사용하는 경우에는 산모의 치골(恥骨) 및 천골(薦骨) 끝부위 또는 기구(器具)에 의해 함몰골절(陷沒骨折)이 일어날 수 있다. 증상은 거의 없으며 특별한 경우를 제외하고는 치료가 필요하지 않으나 만일 오랜기간 뇌를 압박할 소지가 있으면 치료해 주어야 한다. 골절은 대개 방사상(放射狀)으로 혹은 봉합선을 따라 일어나며 봉합선과 직각방향으로 골절된 경우는 매우 강한 압력이 작용한 것을 말해준다.

### 다. 두개강내출혈(頭蓋腔內出血)

두개강내출혈의 흔한 원인으로 분만손상, 저산소증 및 출혈성 질환이 있으며, 미숙아, 둔위분만, 제왕절개술, 겸자분만 및 산모의 임신고혈압증에서 빈발한다. 두개강내출혈중 손상에 의한 출혈로 가장 많은 것은 경막하출혈(硬膜下出血)로서 분만중 두부에 힘이 불규칙적으로 작용하면 소뇌천막(小腦天幕, tentorium cerebelli)이 파열되거나 측면으로 경막횡정맥동(硬膜橫靜脈洞, transverse sinus)이 파열되어 일어나며, 두개강내압이 높아져 사망할 수 있다.

지주막하출혈(蜘蛛膜下出血)은 다른 부위의 출혈과 동반될 수 있으나 단독으로 오는 경우는 대부분 저산소증에 의한 변화이다(그림 14-6). 뇌실내출혈(腦室內出血)은 두부손상 및 저산소증에서 모두 발생할 수 있다. 두개골골절시 경막상출혈(硬膜上出血)이 올 수 있으나 대개 소량으로서 사인이 될 정도는 아니다.

## 3. 호흡부전증후군(呼吸不全症候群)

신생아에서 보는 호흡부전의 원인으로는 1) 특발성 호흡곤란증후군(特發性 呼吸困難症候群) 혹은 유리질막증, 2) 산모의 과다한 마취(痲醉) 혹은 진정유도(鎭靜誘導)에 의한 태아의 호흡억제, 3) 뇌손상, 특히 호흡중추의 손상, 4) 일차성 무기폐(一次性 無氣肺, 폐 및 근육이 발달되지 않아 호흡이 충분치 않은 경우), 5) 응고혈(凝固血) 혹은 양수(羊水)의 흡입에 의한 산소교환의 장애, 6) 신생아폐렴 등이 있다.

### 가. 특발성 호흡곤란증후군(特發性 呼吸困難症候群)

특발성 호흡곤란증후군(idiopathic respiratory distress syndrome)은 생후 1 주일 이내에 가장 흔한 사망원인으로 폐의 계면활성물질(界面活性物質, surfactant)이 부족하여 발생한다. 이 물질이 부족하면 폐포에서 공기와 액체의 경계면에 장력(張力)이 증가하여 폐포가 확장되기 힘들어 공기가 들어가지 못하여 사망하게 된다. 주로 미숙아에서 많이 본다. 태어나서는 정상적으로 호흡하여 처음 1∼2 시간은 정상으로 보이다가 점차 청색증(靑色症) 및 호흡곤란(呼吸困難)이 나타난다. 사망은 대개 8∼30 시간내에 일어나며 72 시간후에는 드물다. 사망률은 30∼50 % 정도이다.

폐(肺) : 비교적 단단하고 공기가 별로 관찰되지 않으며, 간(肝)과 유사한 형상을 보인다. 절단면은 암적색(暗赤色)을 띤다. 폐부유시험(肺浮遊試驗)에서 음성(陰性)을 보인다. 조직검사상 대부분의 폐포와 폐포관이 충분히 확장되지 않고 폐포가 잘 발달되어 있지 않다. 국소적으로 무기폐(無氣肺)의 소견을 보며, 모세혈관이 충혈되어 있다. 초기에 사망하면 세기관지 및 폐포관에 괴사(壞死)된 세포의 찌꺼기가 들어 있는 것을 보나 염증반응(炎症反應)은 별로 없다. 이러한 괴사물질이 점점 균일해져 유리질막(琉璃質膜)을 형성한다(그림 14-8). 유리질막은 지방염색, PAS, Feulgen염색에 양성으로 반응하며 섬유소(纖維素)에 대한 면역화학적 염색에 양성으로 반응한다. 이런 소견은 사산아, 태어난지 1 시간내 사망한 경우, 10일 이상 생존한 경우에는 볼 수 없다.

### 나. 일차성 무기폐(一次性 無氣肺)

선천성 무기폐(先天性 無氣肺)라고도 하며 출산후 정상적인 확장이 일어나지 않는 경우이다. 주원인은 신생아의 저산소증(低酸素症)을 유발하는 원인과 비슷한데 대뇌손상에 의한 호흡중추의 기능장애, 외부로부터의 압박, 호

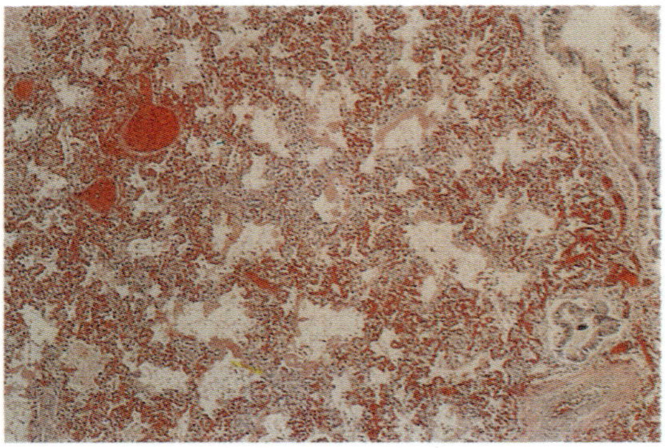

그림 14-8. 특발성 호흡장애증후군에서 보는 유리질막

흡근 혹은 보조근육의 미발달, 기관 혹은 기관지 폐색 등에 의한다. 조직학적 검사상 무기폐의 군데군데에 확장된 부위가 섞여 있으며 폐포벽이 울혈되고 세기관지내에서 양수성분(羊水成分)을 본다.

### 다. 신생아폐렴(新生兒肺炎)

태반 혹은 모체의 생식기를 통해 자궁내에서 감염되면 폐렴이 발생할 수 있는데 많은 경우 사산(死產)되거나 출생후 2~3 일내에 사망하게 된다. 주로 virus, 대장균, pseudomonas, 포도상구균 등에 의하며 혐기성 세균(嫌氣性 細菌)에 의한 경우도 많이 있다.

### 라. 상기도(上氣道)의 폐색(閉塞)

이물질이 흡입되어 기도(氣道)가 폐색되는 경우 호흡부전을 유발하며, 그 외에 후두(喉頭)에 발생한 선천성 후두천명, 선천성 기형, 후두종양, 후두경련 등에 의해 질식이 유발될 수 있다.

## 4. 라이증후군

라이증후군(Reye's syndrome)은 간기능장애에 수반된 심한 신경병증(神經病症)을 특징으로 하는 영유아의 치명적인 질환이다. 조직학적으로 뇌부종(腦浮腫)과 간 및 기타 장기에 미세지방적(微細脂肪滴)을 본다. 전형적인 임상경과는 발병 약 3~5 일 전에 virus성 감염이 있다가 구토, 의식장애, 혼수상태가 된다. 그중 일부는 회복되지만 대부분 사망한다. 병인(病因)은 아직 불명이나 mitochondria의 장애가 유력시되고 있다. 수두, 약물중독, 대사성 질환, virus 또는 세균감염, 쇼크와 같은 여러가지 질환에서도 이와 유사한 뇌 및 간장애를 일으킬 수 있으므로 감별에 유의하여야 한다.

# III. 영아살(영兒殺)

## 1. 정 의

영아살(infanticide)을 우리나라의 형법은 제 251 조 '영아살해('영兒殺害)' 조항에 '직계존속(直系尊屬)이 치욕을 은폐하기 위하거나 양육할 수 없음을 예상하거나 특히 참작할 만한 동기로 인하여 분만중 또는 분만 직후의 영아를 살해하는 행위'라고 규정하고 있으며 Black법률사전에도 '분만중 또는 분만 직후의 영아를 살해하는 행위'라고 하여 같은 정의를 내리고 있다.

그러나 의학적으로 영아살을 일반의 살인과 구분하는 이유는 산모가 분만(分娩)과 수유(授乳)로 인하여 심적 균형이 파괴된 비정상적인 상태에서 행하여지는 행위라는 점에 있으며 그 기간을 대체로 1 년으로 보고 있다. 따라서 영아살에 대한 법률적 측면과 의학적 측면에는 그 이유와 기간에서 상당한 거리가 있다 할 수 있다. 법의학적으로는 분만중 또는 출산 24 시간내에 살해하였을 때는 신생아살(新生兒殺, neonaticide)이라고 하며(그림 14-9) 여기에서는 이를 중심으로 기술한다. 영아살의 가장 큰 원인은 원하지 않는 아이의 출생으로서 대개 젊은 미혼모(未婚母)의 행위이나 때로 결혼한

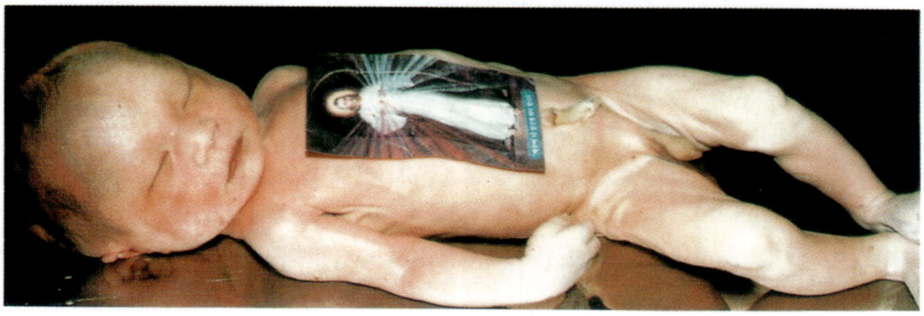

그림 14-9. 신생아살

여자에서도 볼 수 있다.

## 2. 살해방법

영아, 특히 신생아의 사인을 결정하는 데는 외력(外力)에 의한 것인지, 외력에 의한 것이라면 범죄(犯罪)에 의한 것인지 아니면 사고(事故)나 분만중(分娩中) 또는 극히 드물지만 임신중(姙娠中)에 발생한 것인지를 감별하여야 한다.

영아를 살해하였을 때는 쓰레기더미, 물속이나 재래식 변소속에 버리던지 또는 땅속에 매장해 버리는 경우가 많으므로 이러한 이상한 장소에서 발견되면 영아살이 강력히 의심된다. 그러나 사산아(死產兒) 또는 생산아(生產兒)가 질병이나 사고로 사망하더라도 이와 같은 장소에 버릴 때가 많다.

영아살은 타인의 도움을 받지 않고 자기분만(自己分娩)하는 경우가 많으므로 탯줄에 대한 처치가 적절히 이루어지지 않은 경우가 많다(그림 14-10). 건조(乾燥)되었을 때는 절단부(切斷部)를 냉수에 충분히 적신 후에 검사한다.

### 가. 적극적 방법

(1). 질식사(窒息死)

어떠한 방법도 사용될 수 있으나 분만 직후에 발작적(發作的)으로 행해지는 수가 많으므로 손이나 주변에 있는 물건을 사용하여 질식시키는 예가 가장 많다. 질식시키는 경우 영아는 저항력(抵抗力)이 없으므로 외력이 가해진 흔적이 없거나 매우 경미한 경우가 많다. 따라서 이러한 질식의 흔적을 발견하는 것은 질식사의 진단과 더불어 출산(出產)에 의한 외상(外傷)이나 다른 질병에 의한 무산소증(無酸素症)과 감별점이 되므로 매우 중요하다.

① 경부압박(頸部壓迫)

액살(扼殺) 및 교살(絞殺)이 가장 흔한 방법이다. 액살에서는 액흔이, 교살에서는 교흔이 남는 수가 있다. 액살의 경우 대부분 외표에서는 극히 경미한 표피박탈(表皮剝脫) 또는 피하출혈(皮下出血)을 볼뿐이나 내부연조직(內部軟組織)에는 상당한 출혈이 있을 수 있다. 기저귀와 같이 부드러운 천을 사용하였을 때는 내부손상마저도 경미하거나 없을 수 있다. 드물

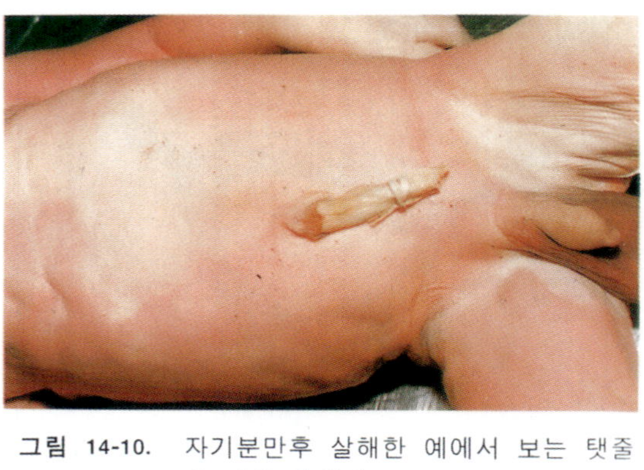

그림 14-10. 자기분만후 살해한 예에서 보는 탯줄의 거친 절단면

지만 탯줄을 이용하는 경우도 있는데 이때는 Wharton's jelly의 전위(轉位)와 같은 소견을 본다. 신생아를 비롯한 소아에서는 경부에서 삭흔과 정상적인 피부의 주름을 잘 구별하여야 한다. 특히 저온(低溫)에 방치되거나 냉장(冷藏) 보관하면 지방(脂肪)이 경화되어 피부가 쭈글쭈글해지므로 삭흔과 비슷하게 보일 수 있다(그림 3-12).

② 비구폐색(鼻口閉塞)

저항을 하지 못하는 영아의 코와 입을 손가락이나 손바닥으로 동시에 폐색시키는 것은 가장 간단하고 유용한 방법이다. 그외 유방(乳房)으로 압박을 가하거나 천조각이나 의류(衣類)를 사용할 때도 있다. 이때에는 외력을 가한 흔적이 전혀 남지 않을 수도 있으나 필요 이상으로 강한 힘을 주면 뺨이나 코와 입 주위 또는 입술에서 피하출혈(皮下出血)이나 표피박탈(表皮剝脫), 때로는 조흔(爪痕)이나 구강내 점막에서 점막하출혈(粘膜下出血)을 본다. 단 영아의 입술은 얇고 습윤(濕潤)하여 사후 건조되면 암적갈색(暗赤褐色)을 띠므로 이를 압박흔(壓迫痕)이나 표피박탈로 오인하여서는 안된다.

③ 기 타

천조각을 비롯한 다양한 물건을 이용하여 기도내강(氣道內腔)을 폐색시키거나(그림 14-11) 몸통을 의류나 침구 또는 유방(乳房)이나 둔부(臀部) 등 자신의 신체 일부를 이용하여 압박하는 경우도 있다.

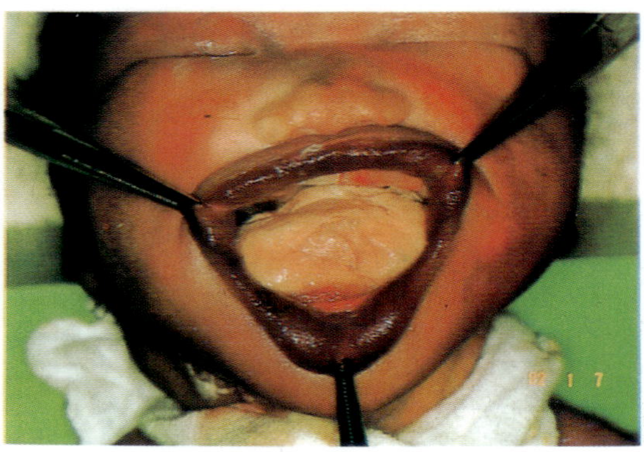

그림 14-11. 입속에 종이를 구겨넣은 질식사(若杉)

(2). 손상(損傷)

어떠한 형태의 외력도 작용할 수 있으나 머리를 벽이나 바닥에 부딪혀 일어나는 두부손상(頭部損傷)이 가장 많으며 질식사에 이어 두 번째로 흔한 사인이 된다.

두피, 두개골, 뇌막, 혈관 및 뇌 등에서 보는 여러가지의 손상은 분만손상(分娩損傷)과 반드시 감별하여야 한다. 두피의 열창(裂創)을 동반하는 등 분만손상과 감별이 비교적 쉬울 때도 있으나 때로는 이를 감별하기 위하여 산부인과 의사에게 산모의 검사를 요구하여야 할 때도 있다. 예기(銳器)를 사용하는 경우는 드물다.

(3). 기 타

생산아(生産兒)를 물이나 재래식 변소에 던져버리는 예도 있기는 하는 드물다. 대체로 다른 방법으로 살해하거나 사산아를 처리하는 수단으로 이용된다. 불에 태우는 것도 역시 드문 방법이나 사후투수(死後投水)와 같이 영아살 또는 사산아의 처리수단으로 가끔 이용된다. 중독(中毒)이나 생매장(生埋葬)은 극히 드물지만 보고된 바 있다.

### 나. 소극적 방법

분만후 당연히 취하여야 할 처치를 고의로 하지 않아 사망에 이를 수 있다. 예를 들어 출산후 아무 것도 투여하지 않거나 찬 곳에 방치하여 기아사(飢餓死)나 저체온사(低體溫死)에 이르게 하는 등이다(그림 14-12).

## 3. 추락분만(墜落分娩)

진통은 강하고 산도(産道)의 저항이 약하면 분만의 전과정(全過程)이 급속히 완료될 수 있는데 이를 급속분만(急速分娩, precipitate la-

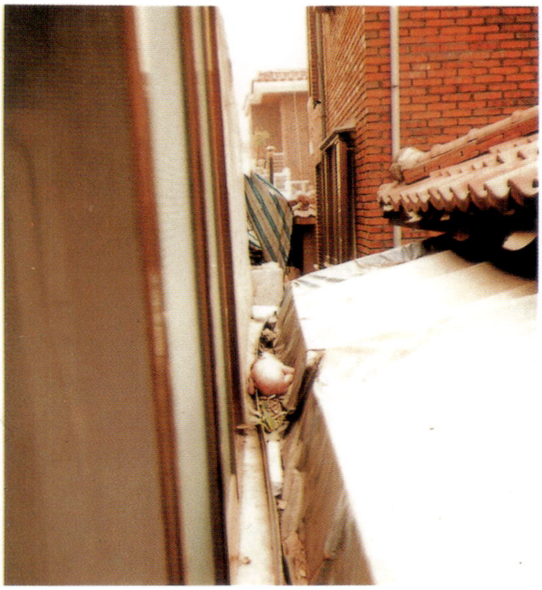

**그림 14-12.** 영아유기

bor)이라고 한다. 급속분만중 법의학적으로는 일정한 높이에서 분만하여 신생아가 손상되는 것이 문제되며 이를 추락분만 또는 추락산(墜

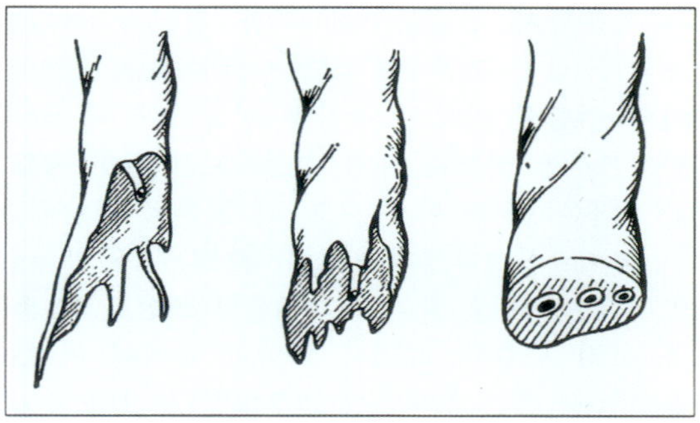

**그림 14-13.** 태줄의 절단면 (左.中 : 자연단열, 右 : 인기에 의한 절단) (錫谷)

落産)이라 한다. 추락분만은 대부분 경산부(經産婦)로서 진통을 단순한 변의(便意)나 복통(腹痛)으로 착각하여 일어나기 때문에 주로 변기내에서 이루어진다. 드물지만 초산부(初産婦)에서도 본다. 때로는 급속분만이 아니면서 고의로 변소내에서 분만하는 추락분만이 있으며 생산아를 산채로 또는 죽여서 버리거나 사산아의 처리수단으로도 이용되기 때문에 판단에 신중을 기하여야 한다.

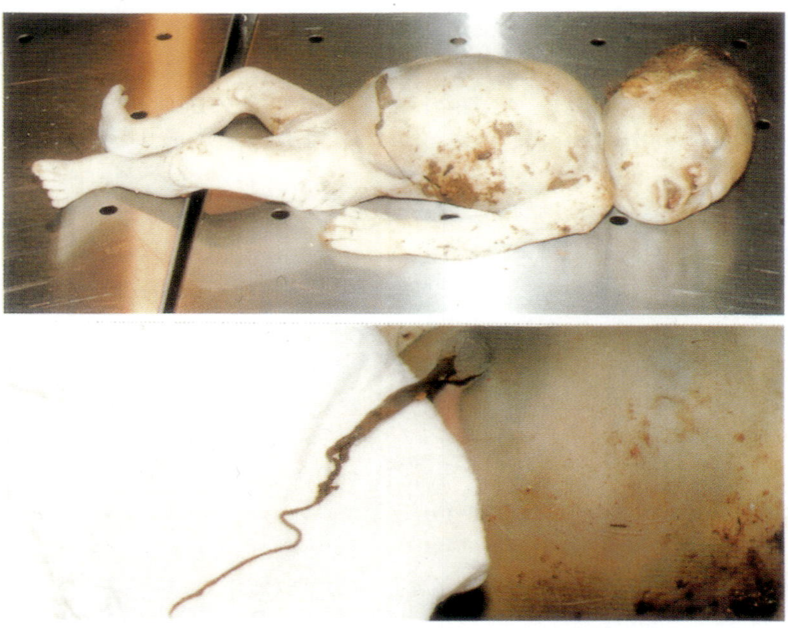

**그림 14-14.** 추락분만에서 보는 탯줄의 자연단열

추락분만이 급속분만에 의한 것인지 아니면 고의에 의한 것인지를 감별하기 위하여는 신생아와 더불어 산모의 검사가 필요하다. 즉 급속분만이라면 산모는 대개 경산부로서 골반(骨盤)은 발육이 좋고 아두(兒頭)의 크기와 비슷하거나 크다. 신생아에서는 산류(產瘤)나 두개골골절(頭蓋骨骨折) 및 두개강내손상(頭蓋腔內損傷)을 보지 못한다. 그러나 딱딱한 물체에 머리를 부딪혔을 때는 두부손상(頭部損傷)을 보므로 분만손상(分娩損傷)과 감별이 필요하다. 추락분만시 탯줄의 길이보다 높은 곳에서 분만되면 탯줄은 불규칙하게 단열된다(그림 14-13, 14). 추락분만 또는 생산아를 변소속에 던졌을 때는 기도나 위내에서 분변(糞便)의 성분을 본다.

# IV. 영아급사증후군(영兒急死症候群)

## 1. 정의 및 역학

### 가. 정 의

영아급사증후군(sudden infant death syndrome, SIDS)이란 평상시 건강하였던 어린이가 예상하지 못한 가운데 돌연히 사망하는 원인불명(原因不明)의 죽음을 말한다. 설사 이상이 있었다 하더라도 감기와 같은 경한 감염증이나 위장장애를 보는 정도이다. 이 때에는 상황조사와 해부 및 각종 검사 등 철저한 사후검사를 통하여서도 사인이 될 수 있는 적절한 소견을 발견하지 못한다. 따라서 SIDS란 적극적인 측면에서 진단된 하나의 독립된 사인이 아니고 배제적인 견지에서 사용되는 진단명이다.

이를 우리나라에서는 영아돌연사증후군(영兒突然死症候群) 또는 유유아급사증후군(乳幼兒急死症候群)으로, 영미에서는 sudden unexpected death in infancy, unexplained death in infancy, sudden death syndrome 이라고도 부르며 cot death 또는 crib death라고 속칭(俗稱)하고 있다.

### 나. 역학(疫學)

발생빈도 : 매년 미국은 약 7,000 명의 영아가 SIDS로 사망하여 1,000 생산아당 1.5~2명에 이르며, 호주는 1000 생산아당 2.94명으로 매우 높고 이스라엘은 0.67명, 스웨덴은 0.41명으로 낮은 편이다. 국가와 인종에 따라 발생율에는 차이가 있나 특정 국가 또는 종족에서 보지 못한다는 보고는 없다. 우리나라에서도 정확한 통계를 잡을 수는 없으나 법의실무에서 자주 경험하게 된다. 형제, 특히 쌍생아가 SIDS로 사망하는 확률은 대조군과 비슷하여 유전성(遺傳性)은 배제되고 있다.

연령 및 성별 : SIDS는 남아에서 약간 많다. 1 주 내지 1 년 이하의 영아에서 보나 2~3 주 내지 6 개월, 특히 2~4 개월에서 압도적(壓倒的)으로 많으며 1 년이 지나면 거의 보지 못한다.

계절 및 시간 : 기온이 어떠한 영향을 미치는지는 확실하지 않으나 추운 지방이나 추운 계절에 비교적 많이 발생하는 경향이 있다. 이는 아마도 SIDS의 유발인자로 보여지는 감기가 유행하는 것과 관계되는 것으로 보이나 더운 지방이나 더운 계절에도 발생하기 때문에 단정하기는 곤란하다. 거의 예외없이 수면중(睡眠中)에 발생하며 시간별로는 오전 0 시에서 6 시 사이에 가장 많으나 낮잠을 잘 때도 흔히 본다.

인자(因子) : 모체의 인자로는 젊은 초산부, 짧은 임신과 임신 사이의 기간, 임신중 흡연이나 마약의 중독, 낮은 지능, 낮은 사회경제적 여건, 미혼모(未婚母)를 들 수 있다. 영아의 인자로는 미숙아, 저출산체중아, 다태아(多胎兒), 편모 등이 발생빈도에 영향을 주는 것으로 추정되고 있다.

## 2. 사망기전

과거에는 흉선임파선체질, 간질성 폐렴, 질식, 우유단백(牛乳蛋白)에 의한 감작(減作) 등으로 해석하여 왔으나 현재는 이 모든 것이 부정되고 있으며 하나의 기전보다는 여러가지 기전에 의하여 초래되는 것으로 추측되고 있다. 현재에도 SIDS의 사망기전에 대하여 확립된 것은 없으나 SIDS의 가장 큰 특징이 제한된 연령(年齡) 분포를 보이며 수면과 관련된다는 점에서 수면(睡眠)중에 일어나는 호흡장애설(呼吸障碍說)이 각광을 받고 있다.

호흡장애설이란 SIDS의 원인이 호흡중추의 기능변조(機能變調) 또는 미성숙(未成熟)에 있다는 것으로 이 가설은 SIDS가 호흡중추가 성숙될 것으로 보이는 12 개월 후에는 극히 드물다는 점이 뒷받침하고 있다. 또한 SIDS로 사망한 어린이의 병력을 자세히 조사하여 보면 간헐적인 무호흡 발작(無呼吸 發作)을 보이며 때로는 무호흡(無呼吸)과 청색증(青色症)을 보이면서 거의 죽어가던 아이가 소생술로 살아나는 예들이 보고되고 있다.

## 3. 시체소견 및 진단

### 가. 시체소견

SIDS란 이미 설명한 바와 같이 배제적인 측면에서 사용하는 진단명이므로 육안 및 조직학적 검사상 급사(急死)의 일반적인 소견을 볼 뿐이며 사망의 원인을 설명할 수 있는 기질적 병변은 볼 수 없다. 한편 비록 비특이적이고 사인을 설명할 수는 없다 하더라도 임상병력 및 병리학적 소견이 비교적 반복되는 경향이 있다. 즉 SIDS에서는 몇가지의 양성 소견을 보며 이를 기초로 하여 배제적인 측면보다는 적극적인 측면에서 진단하려는 것이 최근의 경향이다. 따라서 전형적인 SIDS에서 볼 수 있는 소견을 모아서 설명하기로 한다. 그러나 이러한 주장에 대하여 아직 많은 이견(異見)과 논박(論駁)이 있다.

(1). 외부소견

대부분 영양상태나 발육정도가 정상이나 혹자는 체중이 10～50 percentile 의 범주에 들어간다고 한다. 때로 코와 입에서 혈성액(血性液, blood-tingled fluid)이 유출되어 주변의 침구류에 묻어 있는 것을 보며 대변이 묻은 젖은 기저귀를 차고 있다.

(2). 내부소견

가장 특징적이고 흔히 볼 수 있는 육안소견은 흉강내 일혈점(胸腔內 溢血點)이다. 이는 SIDS로 죽은 어린이의 80 % 이상에서 보며 주로 장측늑막(臟側肋膜), 흉선, 심외막에 분포한다. 흉측늑막(胸側肋膜)이나 횡격막(橫隔膜) 상면에서도 보나 횡경막 이하의 장기에서는 거의 보지 못한다. 폐는 다양한 정도의 울혈과 부종상(浮腫狀)을 보인다. 때로는 상기도에서 유즙(乳汁)이 역류한 것을 본다.

(3). 조직학적 소견

조직학적으로 이상이 전혀 발견되지 않는 경우도 있으나 비록 사인으로 해석하기는 곤란하여도 다음과 같은 소견을 볼 때가 있다. 폐, 기관지 및 인후부(咽喉部) 등 호흡기계에서 임파구 침윤(沈潤)을 흔히 본다. 물론 그 정도가 사망에 이를 수 있는 정도라면 기관지염, 세기관지염, 인후염 또는 간질성 폐렴 등을 사인으로 하여야 하나 거의 대부분 그 정도가 경미하고 국소적이므로 감염으로 사망한 것과 감별하여야 한다. 또한 점액선(粘液腺)이 비후되는 경우도 있다.

그외에 호흡장애(呼吸障碍)를 의미하는 형태학적 변화로 1) 작은 폐동맥 중막내 근육의 증가, 2) 우심실(右心室)의 비대, 3) 부신(副腎) 주위 갈색지방(褐色脂肪)의 잔존, 4) 부신수질(副腎髓質)의 비후, 5) 지속적인 골수외(간)조혈(骨髓外(肝)造血), 6) 경동맥소체(頸動脈小體, carotid body glomus cell)의 이상 및 7) 뇌간(腦幹)의 신경교증(神經膠症)과 같은 소견을 볼 때가 있다.

### 나. 진 단

해부을 하지 않고 SIDS라는 진단을 내리는 것은 불가능하며 이 때는 반드시 사망한 장소(場所)와 발견된 체위(體位)를 정확히 조사하여야 한다. 또한 출산력(出産歷)을 포함한 병력과 치료 및 투약을 조사하여야 하며 형제나 다른 가족에 감염원(感染源)이 없는지도 조사하여야 한다.

## 4. 법의학적 의의

### 가. 질식사(窒息死)와의 관계

이러한 경우 해부를 하는 이유는 영아에서 급사를 일으킬 수 있는 질병(疾病)이나 외인(外因)을 가능한 한 배제하는 데 있다. 여기에서는 기계적 질식사(機械的 窒息死)와의 관계가 제일 중요하다. 즉 단지 발견 당시 코와 입을 침구(寢具)에 묻은 채 엎드려 있어다던가 또는 안면부가 침구에 덮혀 있었다고 비구폐색(鼻口閉塞)이라고 단정하여서는 안된다. 반대로 아무런 소견이 없다고 하여 사고성 질식(事故性 窒息) 또는 타살(他殺)이 아니라고 단정할 수 없는 것이다. 즉 SIDS라고 진단한 것 중에 실제로는 기계적 질식사가 포함될 가능성은 항상 있다. 또한 유즙(乳汁)의 역류는 간섭현상(干涉現象)으로 흔히 일어나기 때문에 비구강내 또는 기도내에서 역류된 유즙을 보았다고 해서 토유흡입(吐乳吸入)에 의한 질식사(窒息死)라고 진단하여서는 안된다.

### 나. 의료와의 관계

경한 감기 증상으로 치료를 받은 후 사망하여 의료분쟁화될 때가 있다. 이러한 경우는 생전의 건강상태에 대한 충분한 조사와 더불어 해부를 통하여 SIDS라고 진단하여야 한다. 이를 불명(不明)으로 처리하거나 또는 경미한 소견을 근거로 폐렴(肺炎)이나 기관지염(氣管支炎) 등으로 진단하면 불가항력적인 죽음이 의사의 오진(誤診)이라는 결과가 될 수 있다.

### 다. 부모에 대한 배려

SIDS는 현재로서는 완벽히 설명할 수 없으며 예방할 수도 없기 때문에 부모들이 과도한 죄책감(罪責感)을 가지지 않도록 가능한 한 빨리 부모들에서 SIDS를 설명하고 이해시킬 필요가 있다.

# V. 사고성 질식사(事故性 窒息死)

## 1. 사고의 유형

### 가. 침구(寢具)에 의한 질식

영아의 사고성 질식은 탄력성(彈力性)이 좋은 물침대나 너무 푹신한 침구에 엎어 놓았을 때 또는 침구가 안면부를 덮어 일어나므로 거의 대부분 비구폐색(鼻口閉塞)에 의한다. 이러한 사고는 목을 자유로이 가누지 못하는 어린이에서 일어나므로 대개 신생아로부터 4, 5개월 사이에 많이 발생하나 심신장애(心身障碍)가 있는 경우는 그보다 훨씬 많은 나이에도 발생할 수 있다.

### 나. 침대(寢臺)와 관련된 질식

침대에 의한 질식이나 후술하는 포압사(抱壓死)도 침구에 의한 사고에서 보는 연령군에 많기는 하나 10 개월 혹은 15 개월 정도, 심지어 4~5 세의 연령에서도 발생할 수 있다. 특히 어린이에게 부적절한 침대나 결함이 있는 침대에 재우면 침구와 침대틀 사이에 머리가 끼어 의사(縊死)의 기전을 취하거나 또는 침구에 목이 감겨 교사(絞死)의 기전으로 사망할 수도 있다.

### 다. 보호자(保護者)에 의한 질식

어른이 어린이와 같이 자면서 잠에 골아떨어져 어린이를 감싸거나 또는 압박하여 사망하는 것을 포압사(抱壓死, overlying)이라 한다. 대개 어머니가 젖을 먹이다가 잠이 들어 유방 또는 신체의 다른 부위로 깔거나 또는 아버지가 술에 취해 어린이와 자다가 깔게 된다. 한 방을 여러 사람이 쓰는 경우에 그 위험도가 높다.

## 2. 시체소견 및 진단

대부분 부드러운 물체에 의하여 또는 그러한 물체에 압박(壓迫)되어 일어나므로 외부에서 특이적인 소견을 볼 수 없고 내부에서도 폐의 수종 및 울혈, 기타 장기의 울혈과 같은 질식사의 일반적 소견을 볼뿐 특이적인 소견은 보지 못한다. 흉강내 일혈점(胸腔內 溢血點)이 있을 수도 있으나 SIDS에 비하여 그 정도가 덜하다.

이러한 경우 사망 현장과 상황에 대한 검토는 필수적이며 이를 철저히 하지 않으면 해부소견만으로는 SIDS와 감별이 불가능할 때가 많다. 침구에 의한 비구폐색과 SIDS의 감별점은 특징적인 것은 아니나 침구에 의한 경우 복와위(腹臥位)로 발견되며 대개 낮에 발생한다는 점이다. 반면 SIDS는 밤에 발생하는 경우가 훨씬 많다.

비구폐색에 의한 질식의 진단은 질식사 이외에 사인이 될 수 있는 소견이 없는 점과 상황을 종합하여 판단한다. 진단시는 SIDS와 비구폐색에 의한 영아살(영兒殺)을 충분히 고려할 필요가 있다.

## 3. 법의학적 의의

### 가. SIDS 및 영아살과의 관계

아무리 영아라 하더라도 자기의 기도(氣道)를 확보할 수 있는 능력이 있기 때문에 침구에 의해 비구폐색은 일어나지는 않으며 이들 모두가 SIDS의 범주에 속한다고 주장하는 사람도 있다. 그러나 아직까지 질식의 기전을 전적으로 배제할 수는 없다. 이것을 SIDS와 명백히 구별하여야 하는 이유는 SIDS와는 달리 예방이 가능하기 때문이다.

### 나. 법적 책임

어린이를 혼자 두거나 위험성이 있는 침구 및 침대에 방치하는 것, 또 어른이 어린이와 같이 자는 것은 위험한 일이다. 이로 인하여 사망하였을 때는 보호자의 관리책임 또는 생산자의 제조책임이 문제될 수 있다. 영국에서는 1933년 제정된 'Children and Young Persons Act'에 의하여 16 세 이상의 사람이 술을 먹고 3 세 이하의 어린이와 같이 자다가 어린이가 질식으로 사망하면 형사적 처벌하고 있다.

# VI. 피학대아증후군(被虐待兒症候群)

## 1. 정 의

아동학대(兒童虐待, child abuse)란 비인간성(非人間性)의 극단적인 형태로서 자기의 자식 또는 자기의 보호하에 있는 어린이를 적극적 또는 소극적 방법으로 학대하는 행위를 말한다. 이러한 학대의 결과 어린이에서 나타나는 소견을 모두 합하여 피학대아증후군(battered child syndrome)이라 하며 이로 인하여 사망에 이를 수도 있다. 피학대아증후군은 1946 년에 Caffey가 어린이에서 만성 경막하출혈(慢性硬膜下出血)과 경과시간을 달리하는 다발성 사지골절(多發性 四肢骨折)이 합병된 사례를 처음으로 보고함으로써 학문적 관심의 대상이 되었다. 그러나 그 당시에는 이러한 병변이 부모의 반복적인 구타(毆打)에서 비롯된다는 것을 아무도 단언하지 못하였으며 1955 년에 Wooley 등이 이를 증명하였다. 'battered child syndrome' 이라는 용어는 Kempe가 1962 년 처음으로 사용하였다.

학대의 형태는 크게 육체적 학대(肉體的 虐待, physical abuse)(그림 14-15), 정신적 학대(精神的 虐待, psychological abuse), 성적 학대(性的 虐待, sexual abuse) 및 유기(遺棄, neglect)(그림 14-16)로 분류할 수 있다. 가장 많이 보는 것은 육체적 학대로서 전형적인 형태는 고의성(故意性)을 가지고 반복적으로 가해하는 상습적 학대(常習的 虐待, constant child abuse)이다. 그외에 일과성 학대(一過性 虐待, one-time child abuse)와 간헐성 학대(間歇性 虐待, intermittent child abuse)가 있는데 전자는 대개 충동적인 상태에서 저질러지며 후자는 체벌(體罰)을 가하는 것으로 이해하면 될 것이다. 이들은 사회문화적 배경에 따라 피학대아의 범주에 속하지 않을 수도 있다.

여기서는 상습적인 육체적 학대를 중심으로 설명하기로 한다. 학대는 거의 대부분 부모, 계부모 및 친족 등 가족의 구성원에 의한다. 연령별로는 대부분 6 개월에서 3 세 사이이며

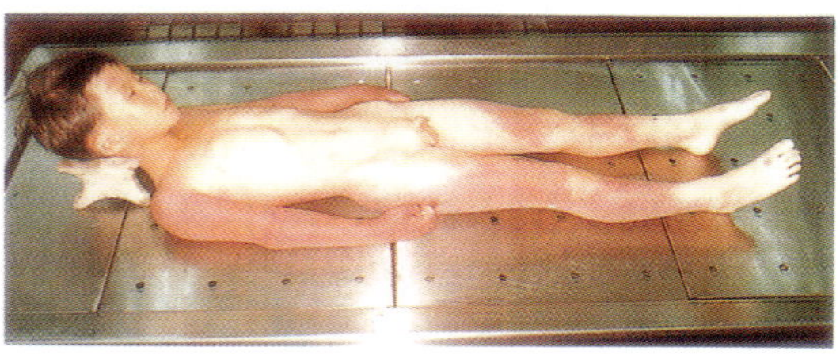

그림 14-15. 피학대아증후군(속발성 쇼크)

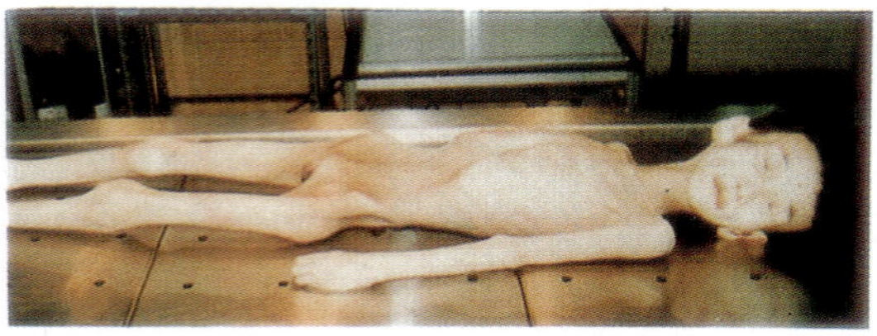

그림 14-16. 피학대아증후군(유기에 의한 기아사)

성(性)에 따른 차이는 별로 없다. 학대의 원인은 1차적으로 아이에 대한 애정결핍(愛情缺乏)이나 정신적 결함(精神的 缺陷)에 있으며 여기에 대소변(大小便)을 못가린다던지 자주 운다던지 또는 귀찮게 구는 행동이 직접적인 동기가 된다.

## 2. 시체소견 및 진단

### 가. 외부소견

대개 영양이나 위생상태가 불량하나 반드시 그러한 것은 아니다. 손상은 대부분 좌상(挫傷) 및 좌열창(挫裂創)으로서 상습적 피학대아에서는 오래된 것과 신선한 것, 경미한 것과 심각한 것이 뒤섞여 있으며 성상물체도 여러가지이다. 안면을 가격하였을 때는 상.하구순(上.下口脣)의 내면에서 좌상 또는 상하순소대(上下脣小帶, superior and inferior frenulum)의 열창을 보며 시간이 경과하면 반흔(瘢痕)으로 남는다. 때로는 치아(齒牙)가 탈락될 때도 있다. 흉부, 배부 및 팔다리에서 비교적 평행하고 쌍을 이루는 피하출혈(皮下出血)을 보는 수가 있는데 이는 꼬집었다는 것을 의미한다. 또한 막대기나 사슬 또는 전기줄과 같은 것으로 때릴 때가 많으므로 이에 의한 정형손상(定形損傷, patterned injury)을 본다. 때로는 담배불 또는 뜨거운 물을 껴얹어져 오는 화상을 본다. 교합손상(咬合損傷)은 특히 성적 학대에서 흔히 본다. 성적 학대가 의심되는 경우에는 성기(性器)에 대한 검사를 시행한다.

### 나. 내부소견

(1). 두부(頭部)

소아의 두부는 어른과는 달리 비교적 탄력성이 크며 2개의 천문(泉門, fontanelle)을 가지고 있다. 대천문(大泉門, anterior fontanelle)은 16 개월, 소천문(小泉門, posterior fontanelle)는 6 개월이 되어야 막힌다. 또한 봉합(縫合)은 섬

유조직으로 되어 있으며 2~3 세가 되어야 골화된다.

따라서 어른보다 외력을 잘 흡수한다. 그러나 외력이 강하여지면 어른과 마찬가지의 기전으로 골절(骨折)과 더불어 경막하출혈(硬膜下出血)이나 지주막하출혈(蜘蛛膜下出血)이 일어날 수 있으며 가장 흔히 보는 사인(死因)이다. 지주막하출혈을 보면 어린이에서는 비교적 드물기는 하나 berry 동맥류(動脈瘤) 및 다른 혈관기형(血管畸形)의 여부를 반드시 검토하여야 한다. 때로는 기질화된 출혈 또는 실질(實質)의 연화(軟化)와 같은 손상을 볼 수도 있다.

(2). 흉복부(胸腹部)

손상은 타격(打擊) 또는 압박(壓迫)에 의하여 온다. 다발성 늑골골절이 일어날 수 있는데 후면에서는 척추(脊椎)와 접합부에서, 전면에서는 흉골(胸骨)과 늑연골(肋軟骨)의 접합부에서 잘 일어난다. 늑골의 골절에 의하여 성인과 같이 폐 및 심장 등에 손상을 일으킬 수 있다. 복부는 탄력성이 풍부하기 때문에 외표에서는 특기할 소견을 보지 못하더라도 간(肝), 비(脾), 장간막(腸間膜) 또는 위장관(胃腸管)이 파열되어 대량의 혈복(血腹, hemoperitoneum)을 형성하는 경우가 있다.

### 다. 방사선학적 소견

골절(骨折)은 해부보다 방사선검사가 훨씬 쉽고 정확한 경우가 많으므로 피학대아의 의심이 있으면 전신에 대한 사후 방사선학적 검사를 실시하고 소아방사선전문의에게 판독을 의뢰하는 것이 좋다. 골절은 상습적 피학대아의 약 1/3 에서 보며 때로는 진구(陳久)한 것과 신선(新鮮)한 것이 혼재되는 수도 있다. 골절은 사지(四肢)에서 가장 흔히 보며 골간(骨幹, shaft)이 골단(骨端)-골간단(骨間端)의 약 4 배에 달한다. 때로는 골단분리(骨端分離) 또는 골막하혈종(骨膜下血腫)의 형태로 나타난다. 사지 다음으로는 두개골(頭蓋骨) 및 늑골(肋骨)의 순이다.

## 3. 진탕아증후군(震탕兒症候群)

### 가. 정 의

어린이를 세차게 잡아흔들면 경막하출혈 및/또는 지주막하출혈, 뇌손상, 망막출혈(網膜出血), 골절 등의 손상이 일어난다. 이를 진탕아증후군(shaken baby syndrome) 또는 편타증후군(鞭打症候群, whiplash syndrome)이라 하며 피학대아증후군의 특이한 형태라고 볼 수 있다. 이렇게 편타손상과 두개강내손상이 잘 일어나는 원인은 어린이는 머리가 상대적으로 크고 목의 근육이 발달되지 않았기 때문이다. 진탕아증후군도 피학대아증후군과 마찬가지로 Caffey가 1974 년 처음으로 보고하였다.

### 나. 시체소견 및 진단

경막하출혈(硬膜下出血)이 가장 흔히 사망의 원인이 되는데 두부(頭部)나 신체의 다른 부위에 손상이 동반되어 있다면 해석에 큰 어려움이 없다. 그러나 진탕아증후군에서 일어나는 경막하출혈은 두부에 직접 가하여진 외력에 의한 것이 아니므로 두부를 포함하여 외표에 아무런 손상이 없거나 경미할 수 있다. 이러한 경우 외력이 가하여진 뚜렷한 근거가 없기 때문에 출혈을 우발성(偶發性)이나 경미(輕微)하고 불확실(不確實)한 외력 또는 혈액질환(血液疾患)에 의한 것으로 잘못 판단하기 쉽다. 따라서 이렇게 설명할 수 없는 경막하출혈이 있다면 어린이를 세차게 잡아흔들지 않았나 고려하여야 한다. 특히 편타손상이 동반되어 있을 때는 그러한 의심이 더욱 높아진다.

때로는 망막출혈(網膜出血)이 오며 출혈이 안신경(眼神經)을 따라 후방으로 진행하는 경우도 있다. 진탕이 장기간 반복되었을 때는 미만성 축삭손상(彌滿性 軸索損傷, diffuse axonal injury)을 볼 수도 있다. 방사선사진을 촬영하면 때로 늑골의 골절, 척추탈위증(脊椎脫位症, spondylolisthesis)이나 장골(長骨)의 손상을 볼 때도 있다.

# 제 15 장 내인성 급사(內因性 急死)

## I. 서 론

### 1. 정 의

내인사(內因死) : 내인사(natural death)란 외인사(外因死, unnatural death)와 대립되는 개념으로서 내적 원인(內的 原因)에 의한 죽음을 말한다. 내적 원인이란 거의 전부 질병이므로 병사(病死)라고도 한다. 때로는 자연사(自然死)라는 말도 쓰는데 이는 전신의 모든 장기가 노쇠하여 사망에 이르는 것으로 병사와는 그 개념이 약간 다르다. 그러나 해부를 하여 보면 거의 대부분 사망에 이를 수 있는 질병이 발견되며, 그렇지 않다 하더라도 외인이 작용한 것이 아니기 때문에 내인사의 범주에 속한다.

급사(急死) : 급사(sudden and unexpected death)란 죽음이 돌연히(sudden) 예측하지 못한(unexpected) 상태에서 일어났다는 것을 의미한다. 돌연성(突然性)이란 질병의 증상이 출현되어 사망에 이른 경과가 매우 빨리 진행되었다는 시간적 개념이다. 그 기간이 몇분 또는 몇시간 이내여야 하는가에 대하여는 단정하기 곤란하나 즉사(卽死)일 필요는 없으며 너무 지연되어서도 안될 것이다. 사람에 따라 1~24시간까지 다양한 견해를 제시하고 있으나 법의학에서는 대개 1 시간 정도를 기준으로 하면 무난할 것으로 생각된다.

예측하지 못하였다는 불기대성(不期待性)이란 의식적 개념으로 어떤 질병이 있어 그 사람은 언제라도 돌연히 사망할 수 있다고 예측되었다면 그 죽음은 급사에 포함되지 않는 것이다. 예를 들어 심관상동맥질환이 있는 사람이 운동중 사망하였다면 돌연성은 있으나 불기대성은 없게 된다. 따라서 법의학적으로는 돌연성보다 불기대성이 외인이 작용하였을 가능성이 더 크기 때문에 더욱 의의가 있다.

내인성 급사(內因性 急死) : 내인성 급사(sudden and unexpected natural death)는 급사와 내인사의 개념을 합한 것으로서 사망하리라고 생각하지 못하였던 사람이 질병에 의하여 단시간내에 사망한 것이라고 정의할 수 있으며 돈사(頓死)라고도 한다.

### 2. 법의학적 문제

내인사는 원칙적으로 병리학(病理學)의 분야에 속하나 대체로 다음과 같은 이유에서 검시(檢視)의 대상이 된다.

#### 가. 사망의 상황을 알 수 없는 경우

충분한 의학적 관찰하에서 그 죽음이 병사(病死)라고 진단될 때는 문제되지 않는다. 그러나 아무리 진행된 질병을 가지고 있었다 하더라도 죽음의 경과가 명백하지 못하면 외인사 또는 외인이 작용하였을 가능성을 배제할 수 없게 된다. 더우기 외인사라 하더라도 외력이 가해진 근거가 없을 수 있다. 예를 들어 두부(頭部)나 복부(腹部)에 외력이 가하여져 내부에 치명적인 손상이 발생하였으나 외부에서는 아무런 손상을 보지 못하거나 그 정도가 극히 경미한 경우가 많다. 또한 감전사(感電死)에서도 전류흔(電流痕)을 보지 못할 때가 많으며 중독사(中毒死)에서도 외부에서는 중독을 의심할만한 아무런 근거를 보지 못할 때가 많다.

### 나. 유인(誘因) 또는 외인(外因)이 가하여진 경우

경미하지만 유인이나 외인이 가해졌을 때는 아무리 진행된 기존질병이 있다 하더라도 외인사(外因死)를 배제할 수 없으며 반대로 비교적 강한 외인이 가하여졌더라도 내인사(內因死)의 가능성이 있다. 즉 언쟁, 싸움, 구타 등 유인이나 외인을 받은 사실이 있어 외인사가 의심되거나 의료행위중 또는 직후에 사망하여 의료사고(醫療事故)의 가능성이 있는 경우가 이에 속한다. 때로는 외인과 질병이 공존하거나 연관성을 가져 각각 사망에 기여한 정도를 판단하여야 할 때도 있다.

### 다. 질병이 외인사(外因死)의 원인이 된 경우

질병이 외인사의 원인이 될 수 있다. 예를 들어 간질, 심장질환, 뇌혈관질환에 의한 증상이 갑자기 일어나 위험한 상황에서 자기자신을 방어하지 못하여 익사(溺死), 추락(墜落), 화상(火傷) 또는 차손상(車損傷)를 비롯한 각종 사고를 당할 수 있다.

### 라. 내인사(內因死)가 확실하나 검시(檢視)의 대상이 되는 경우

외인사의 의심이 없고 병사라고 인정되나 근로(勤勞)와 질병 및 사망과의 인과관계가 문제될 때가 있다. 또한 외인사는 배제되나 질병의 원인이 명백하지 않고 특히 이상경과를 밟아 사망에 이르러 전염병(傳染病)이나 특수한 질병이 의심되어 공중보건상 필요한 경우 등이 이에 속한다. 나라에 따라서는 이를 행정해부(行政解剖)라고도 한다.

판단의 중요성 : 이러한 경우 해부를 시행하지 않으면 내인사가 외인사로, 외인사가 내인사로 잘못 판단될 가능성은 항상 있다. 또한 유인(誘因)과 사인(死因)을 혼동하거나, 외인(外因)과 사인(死因)과의 인과관계를 잘못 해석하면 법의학적 오진에 의하여 폭행이 살인으로, 단순한 의료분쟁이 의료과오로 둔갑되며 보험 등에도 혼선을 초래한다.

## 3. 유인(誘因)

내인성 급사는 수면이나 휴식과 같은 안정(安靜)시보다는 어떠한 자극(刺戟)이 가하여졌을 때 비교적 잘 일어난다. 이러한 자극은 외부와 내부 모두에서 가해지며 법의학에서는 이를 사인(死因)과 대비하여 유인(inducing factors 혹은 precipitating factors)이라 한다. 그러나 유인이 명백하지 않을 때도 많으며 안정시 또는 수면중에도 적지 않게 발생한다.

유인으로는 1) 육체적 자극 : 중노동, 질주(疾走), 계단의 승강, 등산과 같은 과격하고 갑작스런 운동으로 육체적 부담이 가하여지는 경우, 2) 정신적 자극 : 통증, 기쁨, 슬픔 및 분노와 경악, 불만, 걱정, 두려움, 공포, 언쟁(言爭), 성교 등 정신적 부담이 가하여지는 경우, 3) 기후의 격변 : 기압, 온도(특히 냉온), 습도의 급격한 변화, 4) 의료행위 : 마취, 수술, 주사, 약제의 투여, 5) 기타 : 배변(排便), 입욕(入浴), 과음, 과식, 분만, 구타와 같은 외력 등을 들 수 있다.

이러한 유인은 실제적으로는 경미한 것으로서, 정상인이라면 해부학적인 변화를 초래하지 않고 단지 일과성(一過性)으로 그치며 안정을 되찾으면 회복되는 것이 상례이므로 전혀 문제가 되지 않는다. 그러나 기존질환이 있다면 이를 급격히 악화시키거나 2차적 변화를 초래하여 사망에 이르게 한다.

유인이란 결국 일시적으로 심장에 과도한 부담을 주거나 혈압을 상승시키는 것이므로 심혈관계, 특히 심장(心臟)과 뇌혈관(腦血管)의 질환이 가장 큰 영향을 받는다. 심장에서는 기질적 질환, 특히 관상동맥질환 및 고혈압성 질환이 이러한 유인에 의하여 쉽게 사망에 이른다. 즉 유인이 가하여지면 심박동(心拍動)과 심박출량(心拍出量)이 증가되어 혈압이 상승한다. 이에 따라 심장의 산소요구(酸素要求)가 증대되므로 이미 손상되어 있는 심장은 그 기능을 급격히 상실하고 심부전(心不全)상태에 빠지게 된다. 뇌혈관계 질환으로는 낭상동맥류(囊狀動脈瘤)나 동맥경화성 질환에서 유인이 가해지면 혈압상승으로 혈관이 파열되어 지주막하출혈(蜘蛛膜下出血)이나 실질내출혈(實質內出血)을 일으킨다. 뇌혈관계질환의 빈도는 심혈관계질환보다 훨씬 낮다.

## 4. 사인의 확실성(確實性)

의학이란 완성된 학문이 아니고 항상 발전단계에 있다. 더우기 법의해부(法醫解剖)는 병리해부(病理解剖)와는 달리 사망에 이르기까지 임상적인 관찰을 할 수 없으므로 사인을 판단하는데 기능적(機能的)인 면을 고려하지 못하고 형태학적 변화(形態學的 變化)에 치중하게 되는 경우가 많다. 또한 이화학적 검사(理化學的 檢査)도 한계가 있으며 더우기 살아있는 상태가 아니므로 무한한 사후변화(死後變化)가 따르게 된다. 따라서 법의해부에 의하여 모든 사인이 명백히 밝혀지는 것은 아니다.

외인사의 경우도 때로는 해부만으로 사인을 단정할 수 없는 경우가 있으며 그 대표적인 예로 원발성(原發性)쇼크, 저체온사(低體溫死), 감전사(感電死) 등을 들 수 있다. 더우기 내인사에서는 해부상 의심되는 소견은 있으나 단정할 수 없는 경우가 많고 때로는 의심되는 소견마저 없을 때도 있다. 따라서 법의의사는 다음과 같은 범주에 의거하여 사인을 판정하여야 할 것이다.

제 1 군 : 질병에 의한 형태학적인 변화가 의심할 여지 없이 사망에 이르게 한 경우이다. 즉 삶에 절대적으로 부적합한 병변이 증명되는 경우로서 대량의 폐동맥색전증(肺動脈塞栓症), 파열된 심근경색증(心筋梗塞症), 뇌출혈(腦出血), 대동맥류(大動脈瘤)나 식도정맥류(食道靜脈瘤)의 파열 등을 예로 들 수 있다. 이때는 사인을 단정하여도 좋다.

제 2 군 : 형태학적 변화가 제 1 군과 같이 단정적은 아니더라도 사인으로서 거의 확실시되는 경우이다. 즉 삶에 절대적으로 부적합하다고는 할 수 없지만 사인을 설명할 수 있는 다른 소견이 없으며 병변의 위치, 성상, 정도 및 범위로 볼 때 사인으로 볼 수 있는 경우이다. 육안으로 확인되는 정도의 대엽성 폐렴(大葉性 肺炎), 관상동맥경화증(冠狀動脈硬化症) 및 혈전증(血栓症)을 비롯한 진행된 만성 심장병(慢性 心臟病), 지방간(脂肪肝)이나 간경변(肝硬變), 출혈성 췌염(出血性 膵炎) 등을 예로 들 수 있다. 이때는 비록 단정할 수는 없다 하더라도 그 질병을 사인으로 판정하는데 주저할 필요는 없다.

제 3 군 : 사인으로 볼만한 형태학적 변화는 없으나 질병의 기왕력이 있으며 다른 사인을 배제할 수 있는 경우이다. 예를 들어 간질환자(癎疾患者)가 죽은 채 발견되었으나 사인이 될만한 질병이나 외상이 없고 또 다른 원인도 배제할 수 있다면 간질로 사망하였다고 간주할 수 있다. 이 때는 '해부학적으로는 불명(不明)이나 기왕력에 의거하여 간질(癎疾)로 판단함'이라는 진단명을 붙이는 것이 좋을 것으로 생각된다.

제 4 군 : 형태학적 소견, 기왕력 및 각종 검사를 통하여 단지 내인사라고 판단될뿐 이를 뒷받침할 만한 충분한 근거를 발견하지 못하는 경우이다. 즉 해부나 각종 검사에서 아무런 의의 있는 소견을 보지 못하거나 또는 사소(些少)하거나 애매모호(曖昧模糊)한 변화만 볼뿐이다. 대표적인 예로 청장년급사증후군(靑壯年急死症候群) 및 영아급사증후군(영兒急死症候群)을 들 수 있다. 이때 경한 질병이나 변화를 사인(死因) 또는 유인(誘因)으로 해석하여서는 안된다. 사망에 이른 경과가 중요하며 이것도 모를 때는 '내인사로 판단되나 사인불명(死因不明)'으로 처리하는 것이 옳을 것이다.

### 5. 3대 징후(三大 徵候)

급사에서도 질식사와 같이 암적색 유동성 혈액(暗赤色 流動性 血液, dark-red liquid blood), 내장울혈(內臟鬱血, congestion of the internal organs), 일혈점(溢血點, petechia) 등 소위 3대 징후가 나타난다. 자세한 것은 질식사를 참고하기 바란다.

## II. 심혈관계(心血管系)

성인에서 내인성 급사의 가장 흔한 원인은 심장 및 혈관계의 기질적 질환이다. 심혈관계, 특히 심장의 질환은 정도가 심각하여도 특별한 증상을 못 느끼고 살아갈 때가 많은 반면 언제라도 사망할 수 있는 특수성을 지니므로 법의학적으로 문제될 때가 많다.

### 1. 관상동맥(冠狀動脈)

#### 가. 관상동맥경화증(冠狀動脈硬化症)

급사를 초래하는 심혈관계질환 중에서 관상동맥의 질환이 가장 많으며 그 대부분이 관상동맥경화증(冠狀動脈硬化症, coronary atherosclerosis)이다. 관상동맥경화증이란 관상동맥이 죽종(粥腫, atheroma)에 의하여 경화되어 혈관의 내강(內腔)이 협착(狹窄) 또는 폐쇄(閉鎖)되는 질환으로 심장에 만성 허혈성 변화(慢性 虛血性 變化)를 초래한다. 관상동맥이 가장 잘 협착되는 부위는 1) 좌관상동맥(左冠狀動脈) 전하행지(前下行枝)의 기시부(起始部), 2) 우관상동맥(右冠狀動脈)의 기시부, 3) 좌관상동맥(左冠狀動脈) 회선지(回旋枝)의 기시부, 4)

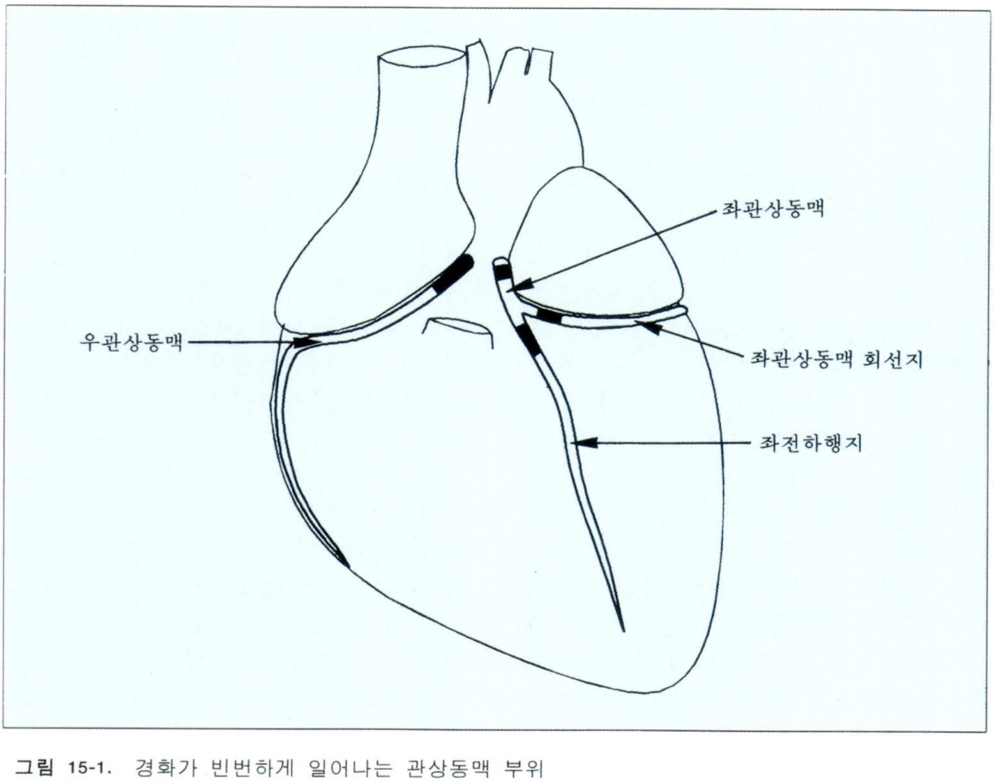


**그림 15-1.** 경화가 빈번하게 일어나는 관상동맥 부위

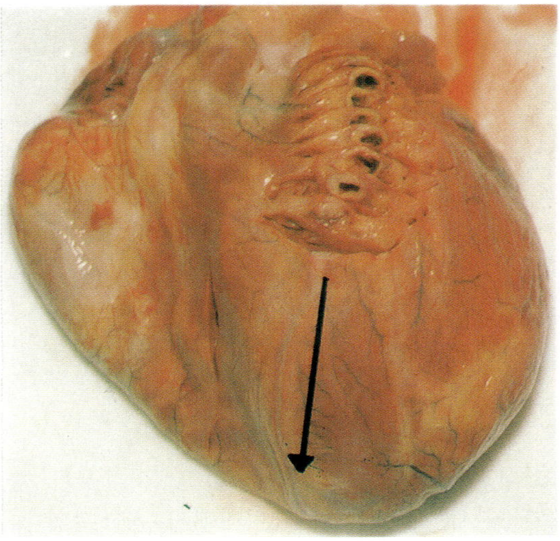

그림 15-2. 관상동맥의 절단검사

좌관상동맥(左冠狀動脈)의 주간(主幹)이다(그림 15-1). 때로는 말초부에 형성될 수도 있으므로 해부시에는 관상동맥의 전주행을 따라 약 0.5 cm 의 간격으로 횡단하여 검사하여야 한다(그림 15-2).

대부분 경화와 협착의 소견을 볼뿐 죽종판(粥腫板, atheromatous plaque)내로의 출혈, 신선한 혈전(血栓)이나 심근경색(心筋梗塞)과 같은 새로운 변화를 보지 못한다. 물론 이러한 변화를 본다면 그 기전을 설명하기가 훨씬 쉬워지며 국소적인 진구성 경색(陳久性 梗塞)이나 섬유화(纖維化) 소견이라도 본다면 심장의 반복적인 저산소증(低酸素症) 및 이로 인한 심근(心筋)의 파괴로 사망의 기전을 설명할 수도 있다(그림 15-3).

그러나 이러한 소견마저도 없다면 죽음이 왜 그 시점에서 일어났는지 설명하기가 곤란해진다. 더우기 관상동맥경화증으로 사망한 사람보다 손상을 비롯하여 다른 원인으로 사망한 예에서 경화의 정도가 훨씬 더 심한 것은 흔히 보는 바이다. 따라서 사망기전은 경화의 정도보다는 경화로 인하여 심근의 부위에 따라 산소공급량(酸素供給量)이 달라짐으로써 심전도계(心傳導系)에 이상을 초래하는 것으로 추측

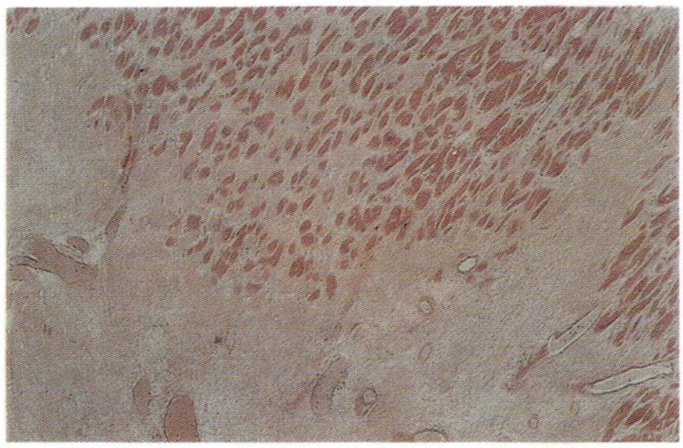

그림 15-3. 관상동맥경화증에 합병된 심근섬유화

된다. 사망에 이를 수 있는 협착의 정도는 65 % 또는 75 % 라고 하나 실제로는 이보다 협착의 정도가 덜한 예도 흔히 본다.

**심근경색증(心筋梗塞症) 및 심장파열(心臟破裂)** : 관상동맥경화증에 의한 심근경색증(그림 15-4) 및 이에 의한 심장벽의 파열을 볼 때가 있다. 좌심실벽(左心室壁)에 가장 흔하게 발생하며 대개 원인이 된 혈전(血栓)이 발견되지만 보지 못하는 경우도 있다(그림 15-5). 신선한 경색을 보면 발병후 최소 수시간 이상 경과되었다는 것을 의미하며 파열은 7 일 전후에 가장 잘 일어난다. 경색만 있을 때에는 급성심부전(急性心不全), 파열되었을 때는 심장탐포네이드(cardiac tamponade)가 사망의 기전으로 작용한다(그림 15-6).

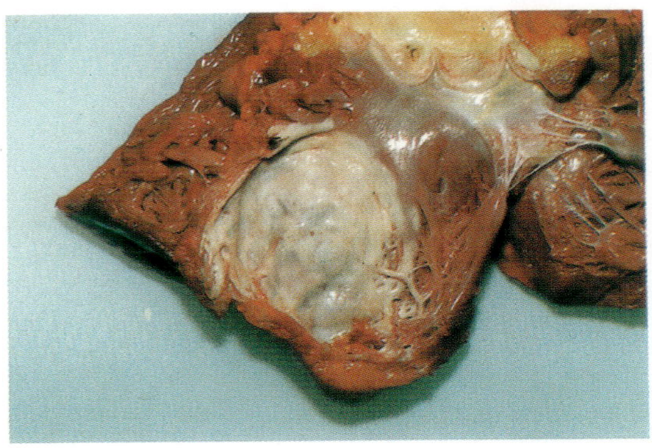

그림 15-4. 진구성 심근경색증

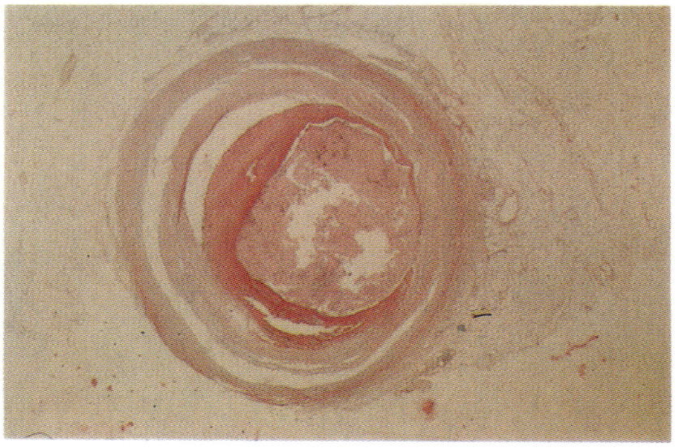

그림 15-5. 관상동맥경화증에 합병된 혈전증

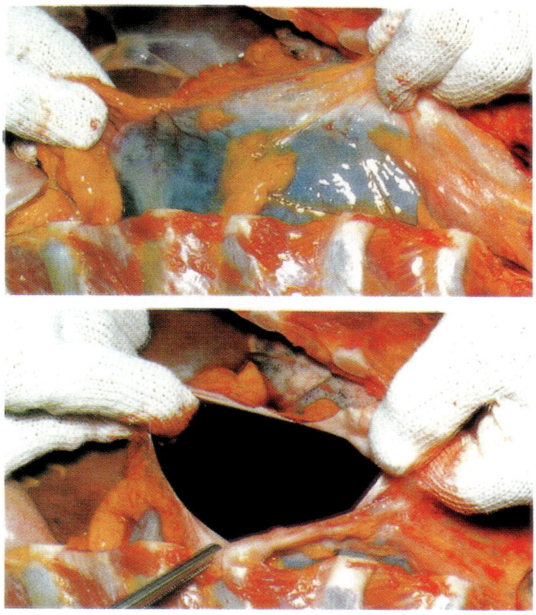

그림 15-6. 심장탐포네이드(上 : 심낭절개전, 下 : 심낭절개후)

### 나. 기타의 관상동맥질환

관상동맥은 심장 자체에 산소와 영양분을 공급하는 혈관이기 때문에 경화 이외에 어떠한 질환이 있더라도 급사(急死)할 수 있다. 그러나 이러한 모든 질환을 다 합하여도 관상동맥질환에 의한 급사에서 차지하는 비율은 극히 적다.

관상동맥중 특히 좌전하행지(左前下行枝)가 심근내로 주행하면(소위 bridging) 심장이 수축할 때 내경(內徑)이 좁아지거나 폐쇄되어 급사의 원인이 될 수 있다. 관상동맥이 경축(痙縮, coronary artery spasm)되어도 같은 기전에 의하여 급사할 수 있는데 이때는 형태학적 변화를 보지 못하므로 사후에 증명이 불가능하다.

그외에 관상동맥의 박리성 동맥류(剝離性 動脈瘤), 염증(炎症), 색전(塞栓) 및 선천성 기형(先天性 畸形) 등이 급사의 원인이 된다.

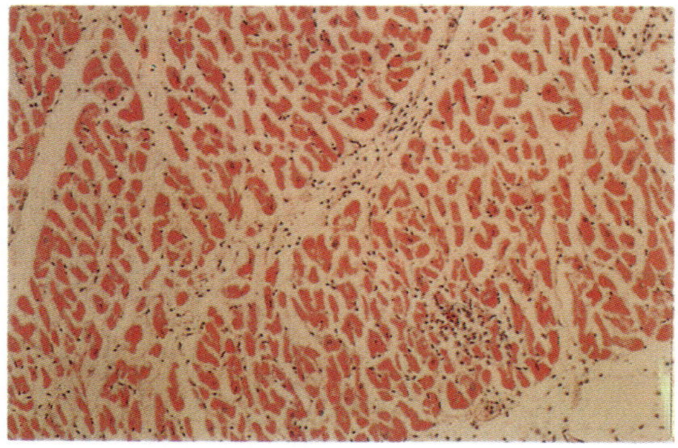

그림 15-7. 심근염

## 2. 심근(心筋)

### 가. 심근염(心筋炎)

심근염(myocarditis)은 심근에 백혈구(白血球)가 침윤되고 심근섬유가 괴사(壞死) 또는 변성(變性)되는 질환이다(그림 15-7). 급성, 아급성 및 만성 심근염(acute, subacute 및 chronic myocarditis)의 형태로 나타난다.

심근염의 원인으로는 virus를 비롯하여 세균, 원생동물, 곰팡이 등 감염성 미생물이 가장 많으며 그외 각종 약물, 주정(酒精)이나 독물 및 갑상선기능항진증(甲狀腺機能亢進症)과 같은 대사 이상을 들 수 있다. 심근염은 모든 연령층에서 다 생길 수 있으나, 특히 영아, 임산부 및 면역학적으로 억제된 사람에서 많이 본다. 대부분 후유증 없이 완전히 회복되지만 때로 전도계(傳導系)에 손상을 일으키거나 이소성 심근흥분(異所性 心筋興奮)에 의한 부정맥(不整脈)으로 사망할 수 있다.

심장은 정상이거나 다소 커져 있으며 방실(房室)이 확장되어 있다. virus성 심근염은 후일 확장성 심근증(擴張性 心筋症)으로 발전하는 경우가 많다. 조직학적으로는 원인에 따라 그 소견을 달리 한다. 병변은 미만성(彌滿性)일 수도 있고 국소성(局所性)일 수도 있다. virus성인 경우는 침윤된 염증세포가 보통 임파구, 대식세포(大食細胞), 형질세포(形質細胞) 등 단핵세포(單核細胞)로 구성되고 간질의 부종 및 심근섬유의 괴사가 동반된다. 세균성(細菌性)일 때는 미만성 간질성 변화보다는 국소적인 화농성 염증반응(化膿性 炎症反應)을 일으키고 미세한 농양(膿瘍)을 형성할 때가 많다.

### 나. 고혈압성 심질환(高血壓性 心疾患)

고혈압성 심질환(hypertensive heart disease)은 대개 관상동맥경화증과 동반된다. 때로 심근에서 허혈성 변화(虛血性 變化)와 신(腎)에서 세동맥경화(細動脈硬化)의 소견을 볼 때도 있으나 대부분 심장의 전반적인 확장과 좌심실의 비후만 본다.

### 다. 심근증(心筋症)

심근은 관상동맥의 경화 및 협착, 고혈압, 심판막질환, 심장의 선천성 기형, 주정(酒精) 및 이로 인한 영양장애, 분만, 만성 심근염 등 여러가지의 원인에 의하여 심근증(cardiomyopathy)이 일어날 수 있다. 그러나 때로는 그 원인을 알 수 없을 때가 있는데 이를 특발성 심근증(特發性 心筋症, idiopathic cardiomyopathy) 또는 원발성 심근질환(原發性 心筋疾患, primary myocardial disease)이라고 한다. 심근증에는 확장성 심근증(擴張性 心筋症, dilated cardiomyopathy), 비대성 심근증(肥大性 心筋症, hypertrophic cardiomyopathy) 및 제한성 심근증(制限性 心筋症, restrictive cardiomyopathy)의 3 종류가 있으나 후자는 그 원인질환이 잘 알려져 있다. 가장 흔한 것은 확장성이나 그 원인도 대부분 잘 알려져 있으며 원인을 알 수 없는 것은 소수에 불과하다. 확장성에서는 대개 좌우심실 및 심방이 모두 확장되어 있다. 조직학적 검사상 불규칙하고 광범한 간질성(間質性) 또는 혈관 주위의 섬유화(纖維化)와 심근섬유(心筋纖維)의 불규칙한 비후(肥厚)를 본다.

비대성은 대부분 원인질환을 증명할 수 없으며 심실중격(心室中隔)의 비대칭성 비후(非對稱性 肥厚)가 특징적이다. 특발성 비대성 대동맥판막하협착증(特發性 肥大性 大動脈瓣膜下狹窄症, idiopathic hypertrophic subaortic stenosis)도 비대성 심근증의 하나로 분류된다. 조직학적으로 심근섬유(心筋纖維)의 주행이 불규칙하고 비후되며 변형된 소견을 특히 중격에서 본다. 심실벽은 비교적 정상적이다. 남성에 많으며 연령별로는 10 대 후반에서 30 세 사이에 가장 많다. 야간, 특히 오전 2~4 시 경사이에 갑자기 큰 소리를 치면서 사망하는 수가 많다. 가족성(家族性)을 보이며 상염색체 우성유전(常染色體 優性遺傳, autosomal dominant)을 주장하는 사람도 있다. 원인이 명확하지 않을뿐 아니라 사망기전도 밝혀져 있지 않으므로 때로는 후술하는 청장년급사증후군(靑壯年急死症候群) 및 체질이상(體質異常)과 더불어 원인불명의 급사로 분류하기도 한다.

## 3. 기타의 심장질환

### 가. 심판막증(心瓣膜症)

급사(急死)와 관계되는 심판막증(valvular heart disease)으로는 대동맥판협착증(大動脈瓣狹窄症, aortic stenosis)이 가장 많다. 사망은 좌심실에서 빠져나가는 혈류가 장애되어 일어난다. 대부분 생전에 진단을 받게 되나 때로는 일상생활에 지장이 없이 지내다가 갑자기 사망할 때도 있다.

휴식중에도 사망할 수 있으나 비교적 경미한 육체적 운동을 할 때 많이 일어난다. 그러나 왜 그 시점과 상황에서 사망하였는지를 설명해주는 새로운 병변이나 해부학적 변화는 볼 수 없다.

### 나. 감염성 심내막염(感染性 心內膜炎)

감염성 심내막염(infective endocarditis)은 병원균이 심판막(心瓣膜)이나 심내막(心內膜)을 침범하여 감염성 증식물(感染性 增殖物)을 형성하는 질환이다. 대개 치아나 잇몸의 염증, 비뇨기계, 피부, 폐 등의 1차적 염증성 병소(炎症性 病巢)에서 병원균이 혈액을 통하여 파종(播種)되며 기존의 심장질환이 있거나 면역결핍증이 있을 때는 더 잘 발생한다. 육안적으로 판막, 특히 승모판(僧帽瓣)에서 감염성 증식물을 보며 판막으로부터 떨어져 나오면 뇌, 신, 장관, 비 등에 색전(塞栓)을 형성하여 경색(梗塞) 또는 농양(膿瘍)을 일으킨다. 감염성 증식물은 조직학적으로 혈소판, 섬유소 및 병원균으로 구성된다.

### 다. 심장전도계(心臟傳導系)의 장애

심전도계는 심장에서 충동(衝動, impulse)을 일으키고 전달하는 신경과 근육으로 구성된 계통이다. 섬유화(纖維化) 및 괴사(壞死) 등 변성이 일어나면 사망할 수 있다. 전도계 전체에 대한 조직학적 검색을 실시할 수도 있으나 실무상 어렵고 곤란할 때가 많다.

### 라. 선천성 심질환

심장의 기형으로 인한 급사는 유유아기(0~4세)와 20 세 내지 40 세 전후에 가장 흔하다.

## 4. 대동맥류(大動脈瘤)

대동맥은 다른 어떠한 혈관보다도 높은 압력을 받기 때문에 특히 기존질환이 있을 때는 쉽게 파열되며(그림 15-8) 비동맥(脾動脈, splenic artery)이나 장골동맥(腸骨動脈, iliac artery)과 같은 대동맥의 분지가 파열되어도 치명적일 수 있다(그림 15-9).

동맥경화성 동맥류(動脈硬化性 動脈瘤, arte

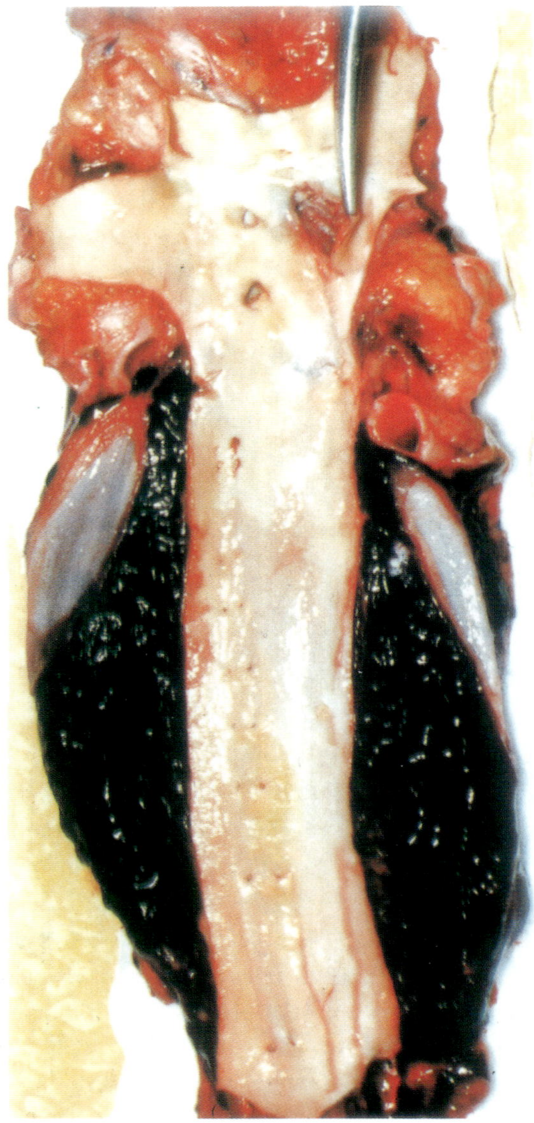

**그림 15-8.** 대동맥류의 파열

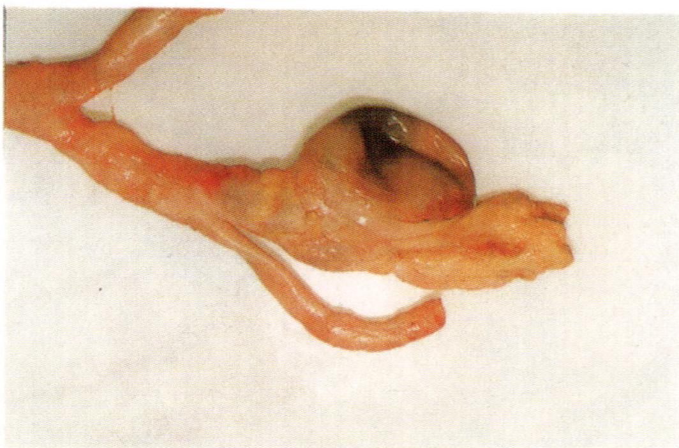

그림 15-9. 장골동맥류의 파열

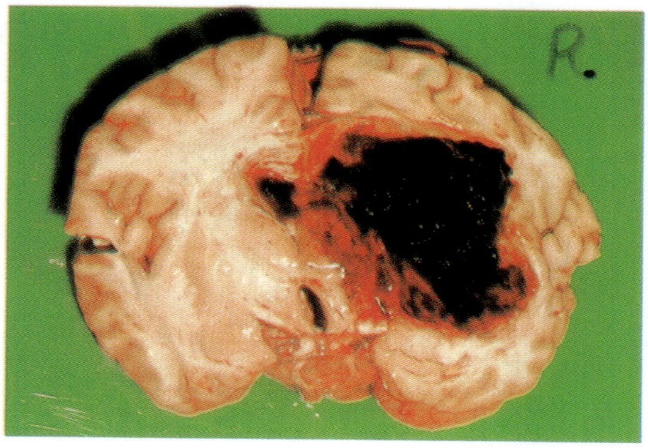


그림 15-10. 뇌실질내출혈(若杉)

riosclerotic aneurysm)는 대부분 복대동맥(腹大動脈)에 형성되므로 출혈은 후복막(後腹膜)으로 일어난다. 전면으로 파열되면 복강내로 출혈되기 때문에 더 빨리 사망한다.

박리성 대동맥류(剝離性 大動脈瘤, dissecting aneurysm)는 상행대동맥(上行大動脈)에서 많이 보며 심낭내로 파열되는 경우가 많다. 연령은 10 대부터 노인까지 다양하다. 때로는 출혈이 내막쪽으로 다시 찢고 나올 수 있는데 이때는 생존할 기회가 높으며 수개월 또는 수년후 다시 파열되어 사망할 수 있다.

매독성 동맥류(梅毒性 動脈瘤, syphilitic aneurysm)는 매독 2 기에서 중막(中膜)이 침범되어 수년후에 형성되며 상행(上行) 및 궁부 대동맥(弓部 大動脈)에 호발한다. 출혈은 대개 심낭내로 일어나나 흉강내로 일어날 때도 있다. 때로는 폐 또는 주기관지(主氣管支)내로 파열되어 대량의 각혈을 동반하면서 사망할 수도 있다.

# III. 중추신경계(中樞神經系)

질환이 있는 뇌혈관(腦血管)이 파열되어 발생하는 비외상성 뇌출혈을 비롯하여 혈전(血栓) 및 색전(塞栓), 감염(感染), 신생물(新生物) 등 다양한 뇌실질(腦實質) 및 뇌막(腦膜) 질환에 의하여 급사(急死)할 수 있다. 뇌혈관질환은 내인성 급사에서 심장질환 다음으로 큰 비중을 차지한다.

## 1. 뇌혈관질환(腦血管疾患)

### 가. 비외상성 뇌실질내출혈(非外傷性 腦實質內出血)

비외상성 뇌실질내출혈(nontraumatic intracerebral hemorrhage)은 거의 대부분 중년이나 노년에서 본다. 대부분 고혈압(高血壓)과 동맥경화(動脈硬化)가 복합되어 뇌혈관의 변화가 일어나며 혈압이 상승하면 파열된다(그림 15-10). 드물지만 매독성 동맥내막염, 혈액질환, 종양내 출혈, 혈관종(血管腫)도 원인이 된다.

출혈이 잘 일어나는 부위는 피각(被殼, putamen)과 그 주변의 내포(內包, internal capsule), 대뇌 백질, 시상부(視床部, thalamus), 뇌교(腦橋, pons), 소뇌 피질 등이다. 약 3 % 에서는 다발성(多發性)으로 온다.

뇌실질내출혈이 측실(側室)이나 또는 피질을 뚫고 지주막하강(蜘蛛膜下腔)으로 들어갈 수 있다. 만약 출혈되는 힘에 의하여 지주막이 찢어지면 경막하혈종(硬膜下血腫)이 형성되어 마치 외상성(外傷性)과 비슷하게 보이므로 주의를 요한다. 뇌실질내출혈로 곧 사망하는 예는 드물다. 사망은 수 시간 후에 일어나거나 환자가 약간 회복되었다가 사망한다. 사망례의 약

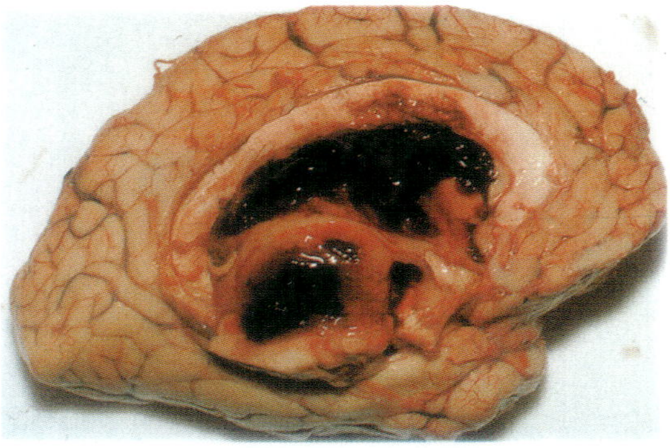

**그림 15-11.** 뇌실질내출혈의 뇌실내파급

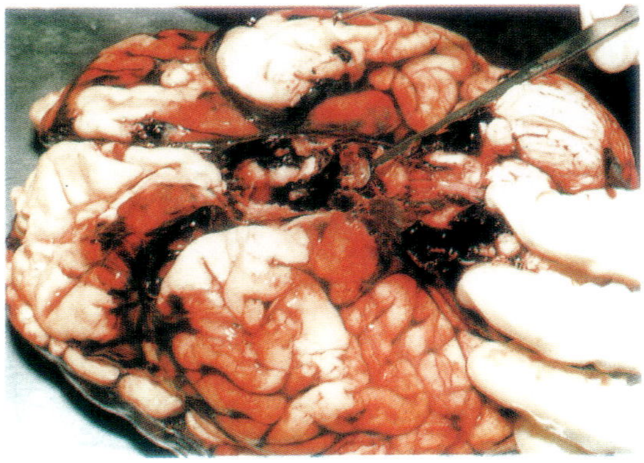

**그림 15-12.** 지주막하출혈 및 낭상동맥류

3/4 에서는 측실내로 파급되며(그림 15-11) 뇌는 비대칭적으로 종창(腫脹)되어 있다.

## 나. **비외상성 지주막하출혈**(非外傷性 蜘蛛膜下出血)

### (1). 정 의

비외상성 지주막하출혈(nontraumatic subarachnoid hemorrhage)에는 뇌혈관의 질병에 의한 병인성(病因性)과 아직 그 원인을 모르나 외력과는 무관한 특발성(特發性, idiopathic)이 있으며 이를 합하여 우발성(偶發性, spontaneous)이라고 한다.

### (2). 발생기전

비외상성 출혈은 거의 병인성이며 대부분 동맥류(動脈瘤, aneurysm)가 파열되어 일어난다. 일부는 동정맥기형(動靜脈畸形, arteriovenous malformation) 또는 혈관종(血管腫)의 파열에 의하며 이 때에는 뇌실질내출혈을 동반하는 것이 상례이다. 동정맥기형의 파열에 의한 지주

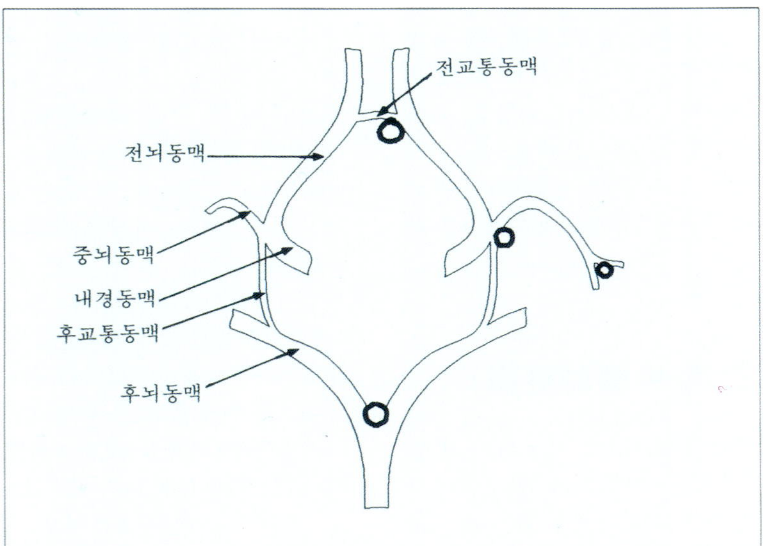


**그림 15-13.** 뇌저동맥에서 동맥류의 호발부위

막하출혈은 수 % 를 차지하며 20~40 대의 남성에 많다. 드물지만 동맥경화성, 고혈압성 또는 당뇨병성 혈관질환 등으로 동맥이 파열되는 경우도 있다. 여기에서는 가장 중요한 뇌동맥류의 파열을 중심으로 기술한다.

뇌동맥류의 성인(成因)으로는 여러가지가 있으나 낭상동맥류(囊狀動脈瘤, berry aneurysm)가 가장 많으며(그림 15-12) 파열되는 동맥류의 약 95 % 를 차지한다. 낭상동맥류는 뇌저(腦底) 의 동맥륜(動脈輪, circle of Willis), 특히 주대뇌동맥(major cerebral artery)이 분지되는 곳에 잘 생긴다(그림 15-13). 40~60 세에서 잘 파열된다.

(3). 증 상

25~50 % 는 파열과 더불어 사망하며 특히 출혈이 대량으로 일어나면 혈액이 측뇌실에까지 파급되어 즉사(卽死)하게 된다. 생존하면 대부분 수분내에 의식을 회복하나 재출혈(再出血)이 흔히 일어나며 예후(豫後)는 극히 불량하다.

(4). 시체소견

파열은 대개 벽이 얇아진 동맥류의 기저부(基底部)에서 일어난다. 대개 직경이 10 mm 에 이르면 파열되나 2~3 mm 정도의 것도 파열될 수 있다. 그러나 모든 동맥류가 파열되는 것은 아니며 경동맥조영술(頸動脈造影術)이나 해부(解剖)상 성인에서 5~6 % 로 드물지 않게 우연히 발견된다. 동맥류의 검색방법에 대하여는 외상성 뇌저부지주막하출혈(100 쪽)을 참조하기 바란다.

(5). 법의학적 의의

외상성 뇌저부지주막하출혈(外傷性 腦底部 蜘蛛膜下出血)과의 감별 : 비외상성에서는 뇌저부(腦底部)를 중심으로 출혈이 일어나기 때문에 일반적인 외상성 지주막하출혈과는 쉽게 구별된다. 그러나 외력에 의하여 뇌저부에 국한하여 대량으로 출혈될 때가 있으며 이는 비외상성 출혈과 형태 및 분포가 동일하므로(그림 5-18) 반드시 출혈원(出血原)을 확인하는 노력을 기울여야만 한다(그림 15-14).

외력(外力)과 질병(疾病)의 경합 : 뇌동맥류를 비롯한 뇌혈관의 병변은 비교적 경미한 외력에 의하여도 파열될 수 있다. 이때는 외력 및 질병이 사망에 각각 어떠한 기여를 하였는가를 평가하여야 한다.

## 2. 감염증(感染症)

### 가. 화농성 수막염(化膿性 髓膜炎)

화농성 수막염(purulent meningitis)은 지주막(蜘蛛膜)과 유막(柔膜) 및 뇌척수액에 세균이 감염되어 발생하는 화농성 염증으로 지주막하강(蜘蛛膜下腔)에 화농성 삼출물이 차게 된다. 대부분 전형적인 임상경과를 밟으나 때로는 삼출물(滲出物)의 급속한 증가로 뇌압(腦壓)이 상승하여 급사하는 예를 가끔 보는데 특히 어린이에 많다.

화농성 수막염이나 후술하는 뇌농양(腦膿瘍)은 안와개(眼窩蓋)에 생긴 작은 골절이 감염경로가 되는 때가 있으므로 주의를 요한다.

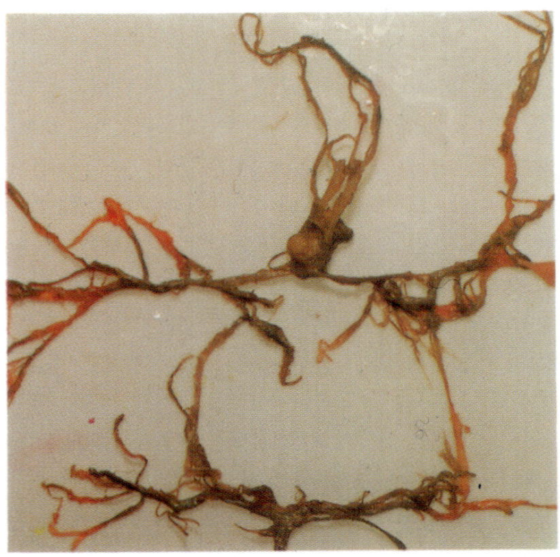

그림 15-14. 낭상동맥류

### 나. 뇌농양(腦膿瘍)

뇌실질내 농양(brain abscess)은 유양돌기염(乳樣突起炎)과 같은 근처의 감염소로부터 직접 이행되거나 심장 또는 폐 등으로부터 혈행(血行)을 따라 균이 감염되어 일어난다. 뇌농양도 역시 뇌압상승에 의하여 급사를 일으킬 수 있다.

## 3. 두개강내종양(頭蓋腔內腫瘍)

그 기원이 뇌(腦)이건 뇌막(腦膜)이건 두개강내종양(intracranial tumors)은 생전에 진단되는 경우가 많아 급사의 경과를 취하는 경우가 매우 드물다. 그러나 신경교종(神經膠腫, glioma)과 같이 특별한 임상증상이 없이 비교적 크게 자랄 수 있는 종양은 갑자기 두개강내압을 상승시켜 급사에 이를 수 있다. 또한 다형성 교아종(多形性 膠芽腫, glioblastoma multiforme)과 같이 혈관이 풍부한 종양은 자발적으로 또는 경미한 외력에 의하여 출혈이 일어나 갑자기 용적이 증가하여 사망할 수 있다.

## 4. 간질(癎疾)

간질(epilepsy)은 그 원인이 무엇이든 간에 갑자기 사망할 수 있다. 간질지속상태(癎疾持續狀態, status epilepticus)와 같이 장기간 반복적으로 발작(發作)이 일어나면 허탈(虛脫)에 빠져 사망한다. 그러나 이러한 형태의 죽음은 오히려 예외에 속하며 단한번의 발작이나 간헐적(間歇的)인 몇번의 발작, 심지어는 발작을 일으키지 않고도 심실세동(心室細動)을 일으켜 급사할 수 있다. 특히 심혈관계에 기존질환이 있으면 더욱 쉽게 사망한다.

뇌에서 경색, 동정맥기형, 종양 등 간질의 원인이 된 소견을 볼 때도 있으나 어떠한 기질적 변화도 보지 못하는 경우가 대부분이다. 따라서 사망에 이른 상황이나 병력을 모르면 간질이라는 진단에 이를 수 없게 된다. 가족들은 사회적 이유(社會的 理由)로 병력을 숨기는 경우가 많기 때문에 사인불명(死因不明)으로 처리되거나 또는 관상동맥질환 등으로 판단될 수 있다. 따라서 이렇게 판단된 예중 간질이 상당한 부분을 차지할 것으로 추측된다.

혀에서 교합손상(咬合損傷)이나 대소변(大小便)의 실금(失禁)을 볼 때는 진단에 도움이 된다. 그러나 이러한 소견은 약 1/4 에서만 볼뿐이며 다른 원인에 의한 사망에서도 볼 수 있으므로 진단적 가치는 없다. 소지품중에 간질약(癎疾藥)이 없나 살펴야 하며 혈중에서 치료농도 이하로 증명될 때도 있다. 진단은 배제적인 측면에서 내려진다.

# IV. 호흡기계(呼吸器系)

급성 및 만성 폐질환은 서로 다른 몇가지의 기전에 의하여 급사(急死)에 이를 수 있다. 대표적인 것으로 폐렴, 결핵, 출혈에 의한 실혈 또는 질식, 폐색전(肺塞栓) 및 만성 폐성심(慢性 肺性心)에 의한 급성 호흡부전 등을 들 수 있다.

## 1. 감염증(感染症)

### 가. 폐결핵(肺結核)

결핵(tuberculosis)은 *Mycobacterium tuberculosis*에 의하여 발생하는 만성 소모성 질환으로 폐에 호발하지만 다른 장기도 침범한다. 대부분의 환자는 잘 관리되나 사회경제적 여건이 낮은 층에서 적절한 치료를 받지 않거나 진단되지 않은 상태에서 결핵 자체로 또는 폐렴(肺炎)이 병발하여 사망한 채 발견되는 경우가 많다. 비록 병소(病巢)는 작더라도 기관 또는 기관지의 혈관을 파열시켜 실혈(失血) 또는 기도폐색(氣道閉塞)으로 인한 질식에 이를 수 있다. 양측성 기흉(兩側性 氣胸)으로 사망할 수도 있다.

## 나. 폐렴(肺炎)

폐렴(pneumonia)이 전형적인 경과를 취할 때에는 쇼크, 극도의 쇠약, 심한 호흡곤란 등의 증상을 보이나 때로는 상당히 진행된 상태에서도 사망할 때까지 활동하는 경우도 많아 급사의 형태를 취하기도 한다. 이러한 사람은 대개 만성 주정중독자(慢性 酒精中毒者)이다. 또한 어린이나 노인은 뚜렷한 증상을 보이지 않다가 갑자기 사망하는 수가 있다.

뇌손상이나 뇌출혈, 중독 등에 의하여 혼수에 빠지거나, 마취나 근육신경질환 등으로 기침반사가 억제되거나, 익수(溺水)를 흡입하였을 때는 흡인성 폐렴(吸引性 肺炎, aspiration pneumonia)이 발생된다. 울혈성 심부전, 간경변의 말기, 만성 호흡기질환 및 만성 신부전증으로 폐에 울혈과 부종이 생기면 침하성 폐렴(沈下性 肺炎, hypostatic pneumonia)이 잘 발생한다. 이 때는 원래의 병상(病傷)에 따라 사인 및 사망의 종류를 결정한다.

### (1). 기관지폐렴(氣管支肺炎)

기관지폐렴(bronchopneumonia)은 어린이와 노인에 호발한다. 육안적으로 종말기관지(終末氣管支)를 중심으로 다발성 점상 경결(硬結)로 나타나며 경결의 크기는 수 mm로부터 3~4 cm 정도이다. 조직학적으로 세기관지(細氣管支)가 괴사(壞死)되고 기관지벽에 급성 및 만성 염증세포가 침윤된 것을 본다. 특히 겨울철에는 기관지염(氣管支炎) 또는 세기관지염(細氣管支炎), 폐섬유화증(肺纖維化症, pulmonary fibrosis)이나 폐기종(肺氣腫)이 있는 환자에서 병발되어 1~2 일내에 사망에 이를 수도 있다.

### (2). 대엽성 폐렴(大葉性 肺炎)

대엽성 폐렴(lobar pneumonia)은 한 엽의 거의 전부 또는 여러 엽이 동시에 감염된 것으로 80~95 %가 폐렴구균(肺炎球菌)에 의하여 발생한다. 보통 당뇨병, 만성주정중독자, 간경변증 및 만성폐질환자에서 흔히 본다. 때로는 급격히 경과하여 1~2 일만에 사망할 수 있다. 울혈기(鬱血期), 적색간변기(赤色肝變期, red hepatization), 회색간변기(灰色肝變期, gray hepatization) 및 융해기(融解期)의 4 단계를 거치는데 사망은 대개 회색간변기에서 일어난다.

### (3). 간질성 폐렴(間質性 肺炎)

간질성 폐렴(interstitial pneumonia)은 virus에 의한 폐렴이다. virus는 보통 기도(氣道)에 국한하여 염증을 일으키지만 때로는 폐실질을 침범하여 폐렴을 유발한다. 주병변이 간질성이기 때문에 세균성 폐렴과 같은 심한 경결은 보이지 않는다. 조직학적 소견상 폐포중격(肺胞中隔)이 확장되고 단핵염증세포(單核炎症細胞)가 침윤된다. 폐포강에서 단백질양물질과 소량의 염증삼출물을 보며 폐포강 내면에서 유리질막을 형성하여 미만성 폐포손상(彌滿性 肺胞損傷)의 소견을 보이기도 한다.

## 다. 기 타

그외의 감염증으로는 폐농양(肺膿瘍, pulmonary abscess), 인후기관지염(咽喉氣管支炎, laryngotracheobronchitis), 세기관지염(細氣管支炎, bronchiolitis) 등을 들 수 있다.

# 2. 폐색전증(肺塞栓症)

폐색전증(pulmonary embolism)은 색전에 의하여 폐동맥의 순환이 폐색되는 것으로 치명적일 수 있다. 약 95 % 가 슬와정맥(膝窩靜脈), 대퇴정맥(大腿靜脈) 및 장골정맥(腸骨靜脈) 등 하지의 심부정맥(深部靜脈)에서 형성된 혈전(血栓)에 의한다. 정맥혈전이 떨어지면 우심을 거쳐 폐동맥계로 들어간다.

정맥혈전은 혈행(血行)이 지체될 때 잘 발생하기 때문에 대부분 좌우심실부전(左右心室不

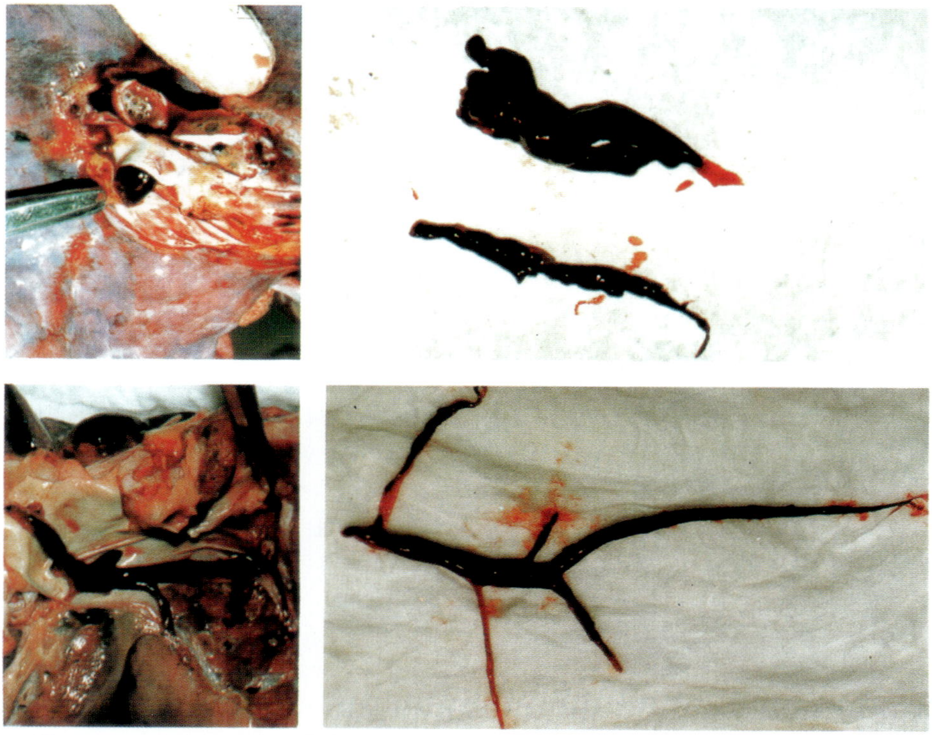

**그림 15-15.** 폐색전(上)과 사후응고혈(下)

줄)을 초래하는 심장질환, 만성 폐질환, 암과 같은 질병을 앓고 있거나 골절, 수술 등으로 오랜동안 움직이지 않는 환자 또는 비만자에서 합병증으로 잘 온다. 젊은 여자에서는 임신말기와 출산후에 위험성이 높아진다. 이에 대하여는 모성사망(母性死亡)에서 다시 언급하기로 한다. 하복부수술, 골반 및 하지의 손상 및 골절 또는 정맥염(靜脈炎)에서도 혈전(血栓)이 생기기 쉽다. 이와 같은 고위험 환자가 일어선 직후 가슴의 통증과 호흡곤란을 호소하면서 급사(急死)하면 폐색전이 강력하게 의심된다.

색전이 안상전자(鞍狀栓子, saddle embolus)와 같이 폐동맥 주간(主幹)을 폐색시키면 폐로 가는 혈류가 일시에 차단되므로 즉사(卽死)하며 큰 폐동맥 혹은 중간 크기의 폐동맥을 폐색시키면 우심(右心)이 급속히 확장되어 급성 폐성심(急性 肺性心, acute cor pulmonale)으로 수시간내에 사망하게 된다. 이러한 경우에는 폐에서 경색(梗塞)과 같은 2차적 변화가 일어날 시간적 여유가 없기 때문에 특기할 만한 변화를 보지 못한다. 혈관을 따라 절개하면 동맥내에서 색전을 볼 수 있으며 압력을 가하면 마치 sausage모양으로 색전이 밀려나오는 것을 볼 수 있다. 작은 색전은 말단지(末端枝)로 이동하며 이때는 경색을 일으킬 수도 일으키지 않을 수도 있다. 때로는 수많은 작은 색전이 하나의 커다란 색전과 같은 효과를 나타낼 수도 있다.

**사후응고혈(死後凝固血)과의 감별** : 색전은 사후응고혈(postmortem blood clot)과 감별해야 한다(그림 15-15). 색전은 혈전(血栓)에서 유래된 것이므로 비교적 딱딱하며 쉽게 부스러지고, 끝이 비교적 뭉뚝하며 절개시 혈액응괴층(血液凝塊層)과 섬유소층(纖維素層)이 혼합되어 나타나는 자안선(line of Zahn)을 볼 수 있는 등 혈전(血栓)의 특징을 본다. 반면

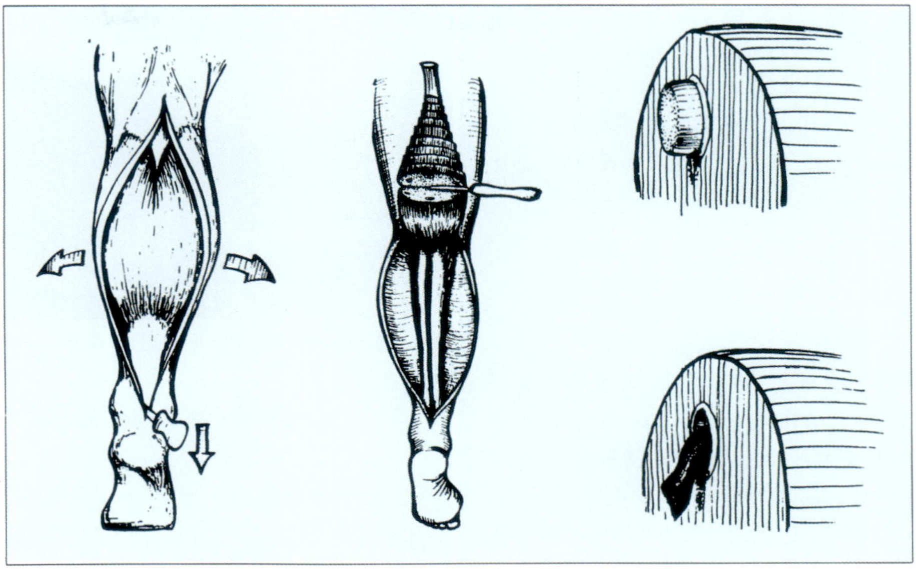

**그림 15-16.** 하지정맥내 혈전의 증명방법(Spitz)

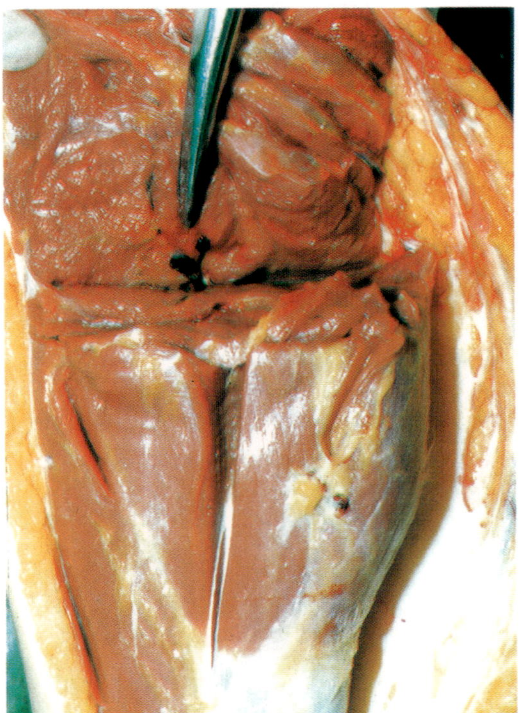

**그림 15-17.** 하지정맥내 혈전의 증명

사후응고혈은 부드럽고 gelatin의 양상을 보이며 혈액침하에 의해 혈구(血球)가 뭉친 적갈색(赤褐色)부위를 연황색(軟黃色)의 응고된 혈장(血漿)이 덮고 있다. 혈관을 따라 형성되므로 끝이 뾰족하다.

하지정맥내 혈전(血栓)의 증명 : 폐색전과 더불어 그 원인이 된 하지의 혈전(血栓)을 증명할 필요가 있다. 종아리를 종(縱)으로 완전히 절개하여 피부를 박리한 다음 하퇴부(下腿部)의 근육을 2~3 cm 간격으로 횡(橫)으로 절단하면 쉽게 증명할 수 있다(그림 15-16, 17). 하퇴부의 근육을 일단으로 적출하여 시행할 수도 있다.

## 3. 기관지천식(氣管支喘息)

기관지천식(bronchial asthma)은 기관지가 각종 자극에 대하여 예민하게 반응하여 내강(內腔)이 간헐적으로 좁아지는 질환이다. 현재는 비교적 잘 관리되기 때문에 이로 인한 사망은 그렇게 많지 않으며 더우기 급사의 기전을 취하는 경우는 드문 편이다. 기관지천식에 기인하는 급사는 대개 만성 폐성심(慢性 肺性心)이 있는 상태에서 호흡장애가 일어나 급성 심부전(急性 心不全)에 빠지는 것으로 생각되며 대부분 발작, 즉 천식중적상태(喘息重積狀態, status asthmaticus) 또는 급성 천식발작(急性喘息發作, acute asthmic paroxysm)중에 사망한다.

### 4. 기 타

그외 급사를 초래할 수 있는 폐질환으로는 폐기종(肺氣腫, pulmonary emphysema), 기관지확장증(氣管支擴張症), 진폐증(塵肺症), 폐섬유증(肺纖維症), 폐암(肺癌) 등을 들 수 있다. 또한 폐기포 파열에 의한 자연기흉(自然氣胸, spontaneous pneumothorax), 성인호흡곤란증후군(成人呼吸不全症候群), 후두점막부종(喉頭粘膜浮腫) 등으로 사망할 수도 있다.

## V. 소화기계(消化器系)

### 1. 식도 및 위장관의 출혈(出血)

뇌혈관계(腦血管系)에서와 마찬가지로 식도 및 위장관계에서도 가장 대표적인 것이 출혈이다. 대량으로 토혈(吐血)하면 사망현장에서 많은 혈액을 볼 수 있어 살인을 의심케 하는 경우도 있다.

#### 가. 소화성 궤양(消化性 潰瘍)에 의한 출혈

소화성 궤양은 위장관계의 어느 부위에도 발생할 수 있으나 대개 만성 위 및 십이지장 궤양이 점차 진행하면서 저면(底面)의 큰 혈관을 침범하여 출혈이 일어난다(그림 15-18). 혈관이 침범된 것은 육안으로 확인할 수 있다. 그 외에 궤양성 암종(潰瘍性 癌腫)을 비롯한 종양이 부분적으로 괴사(壞死)되어 일어날 수도 있다.

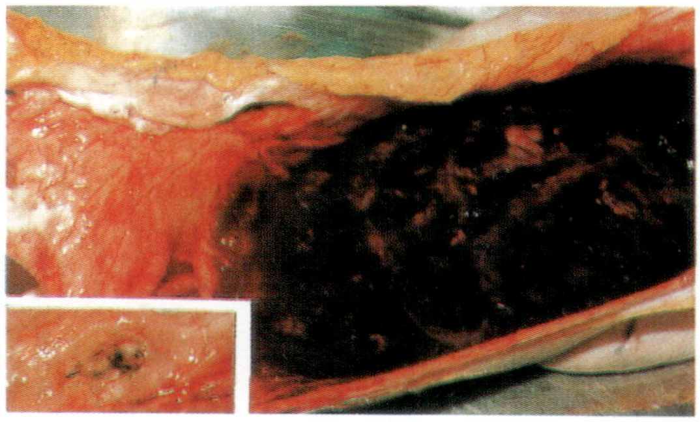

그림 15-18. 위궤양에 의한 위장관내 출혈

#### 나. 식도정맥류(食道靜脈瘤)의 파열

간경변(肝硬變)에 의하여 문맥압(門脈壓)이 지속적으로 상승되어 있으면 식도정맥류(食道靜脈瘤, esophageal varices)가 발생한다. 파열되면 실혈(失血) 또는 혈액흡인(血液吸引)에 의한 질식으로 사망한다. 확장되었던 정맥은 출혈후 허탈되므로 사후에 출혈원(出血原)을 증명하기 어려울 때도 있다. 대개 뚜렷한 정맥의 확장을 볼 수 있으며 간경변과 더불어 위장관내에서 대량의 혈액을 보고(그림 15-19) 상부 위장관에서 출혈을 일으킬만한 다른 병변이 없으면 진단할 수 있다.

### 2. 복막염(腹膜炎) 및 쇼크

#### 가. 장기파열(臟器破裂)

궤양 및 종양 등이 복강내로 천공되면 화농

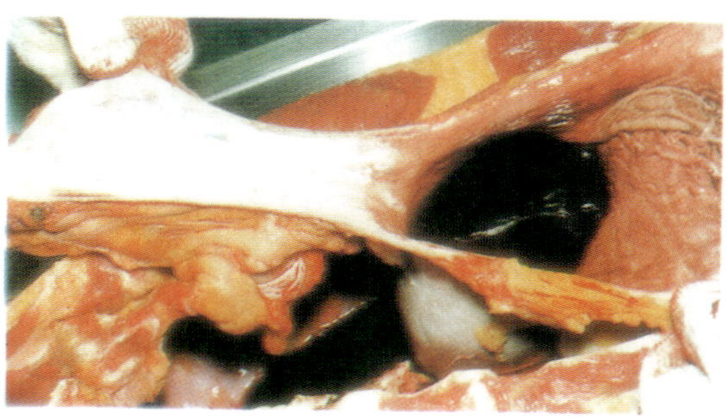

그림 15-19. 식도정맥류 파열에 의한 위장관내출혈

성 복막염(化膿性 腹膜炎, purulent peritonitis)으로 쇼크를 일으켜 수시간 내에 급격히 사망할 수 있다. 급성 담낭염(急性 膽囊炎), 급성 충수염(急性 蟲垂炎), 각장기의 농양(膿瘍), 방광염(膀胱炎) 등이 파열되거나 각장기의 괴사 및 여성생식기염증에서도 볼 수 있다.

### 나. 장폐색(腸閉塞)

장폐색은 증상이 뚜렷하고 그 경과가 길므로 대개 진찰을 받게 되나 증상을 무시하고 있으면 장이 괴사에 빠져 복막염 또는 쇼크를 일으켜 사망한다(그림 15-20). 드물지만 장간막동맥혈전증(腸間膜動脈血栓症)을 볼 수도 있다.

## 3. 간(肝)

### 가. 지방간(脂肪肝)

지방화(fatty metamorphosis)란 원인이 무엇이든 지방이 지방적(脂肪滴)을 형성하여 실질세포내에 비정상적으로 축적되는 것이다. 이러한 변화는 심장, 근육, 신(腎)을 비롯한 다른 장기에서도 보나 지방대사(脂肪代謝)를 담당하는 간(肝)에 가장 흔히 일어난다(그림 15-21).

지방간의 사망기전에 대하여는 간세포의 파괴로 인한 지방색전(脂肪塞栓, fat embolism), 저혈당증(低血糖症, hypoglycemia), 진단섬망(delirium tremens), 비타민결핍증, 급성 간부전(急性 肝不全, acute hepatic failure) 등 여러 가설이 제창되고 있으나 어느 것도 모두를 설명하지는 못한다. 비록 그 기전은 명확하지 않다 하더라도 사인을 지방간(脂肪肝, fatty liver)으로 하는 것이 현재의 추세이다.

해부상 사인이 될 만한 다른 소견은 전혀 없고 지방간만 보거나 또는 간경변(肝硬變)이 합병된다. 이들은 거의 대부분 만성 주정중독자이지만 혈액에서 주정이 검출되지 않거나 또는 치사농도에 훨씬 미달하는 정도만 검출될 때가 많다.

주정외에 단백질 부족에 의한 영양장애, 당뇨병, 비만, 간독(肝毒, hepatotoxin), 간염의 회복기 등에서도 볼 수 있다. 임신에서 볼 수 있는 급성 지방간(急性 脂肪肝, acute fatty liver of pregnancy)도 때로 치명적일 수 있으나 다행히 극히 드물며 병인은 아직 불명이다.

간은 지방이 축적될수록 비대해지고 황색조(黃色調)를 더해가며 연하고 미끈미끈해진다. 조직학적으로는 처음에는 작은 지방적(脂肪滴)이 핵(核) 주위에 나타나며 진행할수록 융합되

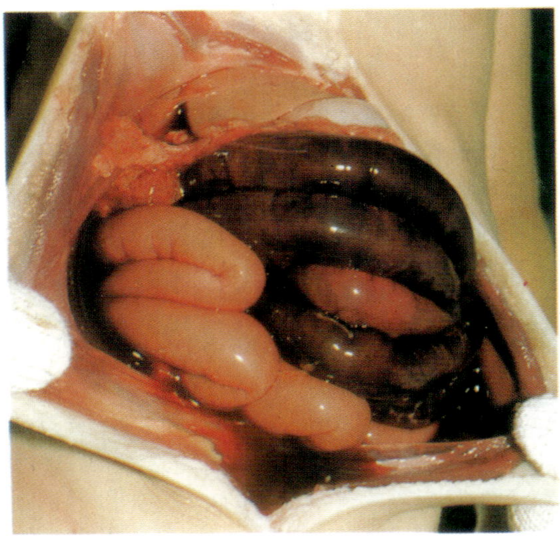

그림 15-20. 장폐색

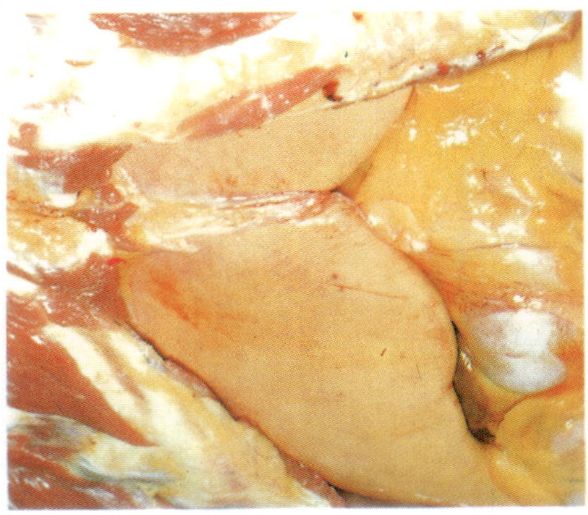

그림 15-21. 지방간

어 핵을 세포의 주변으로 밀어낸다.

### 나. 간경변(肝硬變)

간경변(liver cirrhosis)은 간실질의 비가역적인 만성 손상과 광범한 섬유화(纖維化) 및 간세포의 재생결절(再生結節)의 형성을 특징으로 한다. 우리나라에서는 70 % 이상이 B형간염에 의한 괴사후성 간경변증(壞死後性 肝硬變症)이다. 대부분 식도정맥류파열, 심근증(心筋症) 및 감염증 등과 같은 합병증(合併症)에 의하여 사망하나 때로는 이러한 합병증이 없이 간경변만 보기도 한다. 사망기전은 간부전(肝不全) 또는 간성 뇌병증(肝性 腦病症, hepatic encephalopathy)으로 추측된다.

### 다. 간괴사(肝壞死)

드물지만 간조직의 광범한 부분이 괴사되는 아광역성(亞廣域性) 및 광역성 간괴사(廣域性 肝壞死, submassive 및 massive necrosis)로 사망할 수도 있다(그림 15-22). 대개 간부전이 발생하여 사망하기까지는 대개 2~3 주가 걸리는 전격성 간부전증(電擊性 肝不全症, fulminant liver failure)의 경과를 취한다.

원인으로는 전격성 virus성 간염(fulminant viral hepatitis)이 제일 많고 사염화탄소, 황린, 독버섯과 같은 독물(毒物)에 의하여도 발생한다. 특히 halothane을 비롯한 마취제(痲醉劑)에 의한 경우는 의료분쟁화되는 경우가 종종 있다. 이에 대하여는 후에 다시 설명한다(271 쪽 참조). 그 원인을 알지 못하는 경우도 있다.

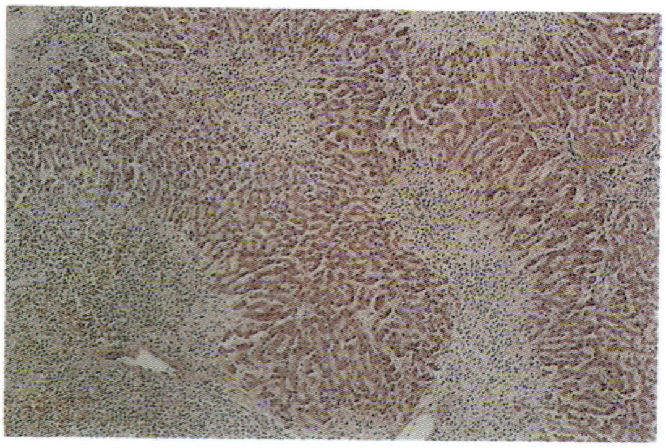

그림 15-22. 아광역성 간괴사

괴사의 정도는 생존기간에 따라 다르나 원인이 무엇이든 같은 형태학적 변화를 보인다. 외표에서 황달을 보며, 육안상 간의 크기가 약 500~700 gm 까지로도 작아지며 적색(赤色)을 띠고 표면에 주름이 잡힌다. 간 전체에 걸쳐 일어나는 것이 일반적이나 드물게 부분적으로 올 수 있다. 괴사부위는 녹갈색(綠褐色)의 변연에 둘러싸인다. 절단면은 암적갈색(暗赤褐色)으로 흐물흐물하며, 군데군데에 담즙(膽汁)이 침착된다.

조직학적 소견도 괴사를 유발한 원인에 관계없이 비슷한데 간소엽(肝小葉)의 주위에서 일부 생존하는 간조직이 남아있고 중심정맥(中心靜脈) 주변 및 중간부위(中間部位)가 대부분 파괴된다. 간세포는 액화괴사(液化壞死)되며, 대다수의 소엽이 파괴되어 간문맥만 남아 불규칙하게 가까워지고 군데군데 살아있는 간조직이 파괴된 조직 사이에 떠있는 듯한 소견을 본다. 염증세포의 침윤은 거의 없으며 가끔 임파구(淋巴球), 대식세포(大食細胞), 호중구(好中球)등이 간문맥동(肝門脈洞)에 침윤되는데 특히 괴사가 일어난 부위와 살아있는 부위의 사이에서 볼 수 있다. 괴사후 1 주일 이상 경과되면 재생활동(再生活動)이 일어나며 대개 반흔조직(瘢痕組織)은 형성되지 않는다. 자가융해(自家融解) 및 부패(腐敗)와 감별해야 한다.

## 4. 급성 췌염(急性 膵炎)

급성 췌염으로 급사하는 경우는 드물지만 급성 출혈성 췌염(急性 出血性 膵炎, acute hemorrhagic pancreatitis)은 임상증상이 급격히 진행하여 급사할수 있다(그림 15-23). 많은 예가 중년의 남자에서 폭음(暴飮)과 관련되나 금주자(禁酒者)에서도 본다. 그외 담도관질환(膽道管疾患), 외상, 인접장기로부터의 감염 및 각

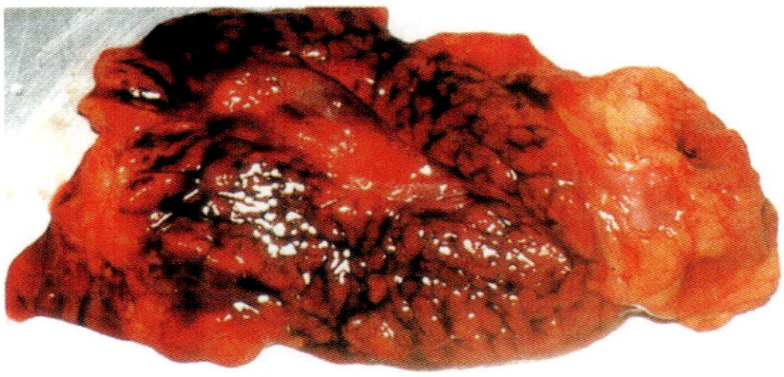

그림 15-23. 급성 출혈성 췌염

종 약물에 의하여 발생할 수도 있다. 사망은 전해질의 불균형과 bradykinin이나 prostaglandin 같은 혈관확장제의 분비로 인한 쇼크에 기인하는 것으로 생각되고 있다. 육안적으로 췌의 출혈 및 괴사, 지방괴사(脂肪壞死)가 혼재된 소견을 보나 때로는 과정이 너무 급격하여 괴사성 변화가 뚜렷하게 인지되지 않을 수 있다. 혈액침하(血液沈下)나 혈색소침윤(血色素浸潤)과 감별을 요한다.

## VI. 대사(代謝) 및 내분비계(內分泌系)

드물기는 하지만 대사이상이나 내분비계의 장애로 급사할 수 있다. 따라서 내인사가 의심되나 해부학적 변화를 보지 못할 때는 이러한 질환으로 사망하였을 가능성을 고려하여야 한다.

### 1. 저혈당증(低血糖症) 및 고혈당증(高血糖症)

체내의 혈당조절기능이 파괴되어 저혈당증(低血糖症, hypoglycemia) 또는 고혈당증(高血糖症, hyperglycemia)이 일어나면 급사할 수 있다. 있다. 저혈당증은 췌의 선종(腺腫, adenoma)으로 인한 과인슐린증(hyperinsulinism)에 의하여 초래된다. 또한 당뇨병 치료시 insulin을 과용하여 급격히 저혈당성 혼수(低血糖性昏睡, hypoglycemic coma)에 빠져 사망할 수도 있다. 자가치료(自家治療)시에 많이 본다.

고혈당증으로 인한 급사는 당뇨병이 있는지 모르는 상태에서 혼수(昏睡)가 첫 증상으로 나타나거나 또는 혼수에 빠지고 있다는 것을 인식하지 못하여 일어나는 경우가 대부분이다. 특히 젊은 층에 호발하는 insulin 의존성 당뇨병에서 많이 본다. 해부상 당뇨병의 근거가 될 만한 육안적 또는 조직학적 소견을 보지 못하는 것이 보통이다. 따라서 진단에 큰 곤란을 느끼게 되며 특히 사전에 만족할 만한 정보를 얻지 못하면 더욱 그러하다. 당뇨병의 사후 진단에서 비록 그 가치가 제한적이기는 하지만 생화학적 분석(生化學的 分析)은 중요한 의미를 지닌다.

사전기에서 혈중 glucose는 급격히 증가하기 때문에 전혀 도움이 되지 못하며 안방수(眼房水)에서의 glucose치가 사망 당시의 혈당치를 비교적 정확히 반영한다. 당뇨병이 아닌 사람에서는 일반적으로 100 mg/100 ml인데 반하여 당뇨병으로 사망하였을 때는 대부분 200 mg/100 ml 이상이 된다. 사후에는 감소하기 시작하므로 상당한 시간이 경과된 후에도 농도가 높게 검출된다면 더욱 의의가 있다.

### 2. 기 타

산후출혈(產後出血)이나 출혈성 쇼크로 인한 뇌하수체기능부전(腦下垂體機能不全, pituitary insufficiency), 다양한 원인으로 인한 갑상선기능항진증(甲狀腺 機能亢進症, thyrotoxicosis) 및 기능저하증(機能低下症, myxedema), 부신의 수질(髓質)에서 기원하는 크롬친화성세포종(pheochromocytoma), 부신부전(副腎不全, adrenal insufficiency) 등이 급사의 원인이 된다. 갑상선기능항진증은 관리를 제대로 하지 않거나 또는 적출술, 심한 감염, 외상 등 급성 긴장상태(急性 緊張狀態)에서 갑상선발증(甲狀腺發症, thyrotoxic crisis)을 이르켜 사망한다. 갑상선기능저하증은 추위에 노출되거나 외상, 감염 및 중추신경억제제를 투여하면 급격히 악화되어 혼수에 빠져 사망할 수 있다.

# VII. 이차적(二次的) 또는 복합적 장애(複合的 障碍)

## 1. 패혈증(敗血症)

패혈증(septicemia)은 Gram음성균에 의하여 잘 발생하는데 주로 대장균(大腸菌, *E. coli*), *Klebsiella*, 녹농균(綠膿菌, *Pseudomonas*), *Serratia* 및 bacteroid 등의 감염이 관련되며 이것들이 혈중으로 내독소(內毒素, endotoxin)를 분비하므로 내독소쇼크라고도 한다. 드물게 Gram 양성균에 의하여서도 올 수 있는데, 이때는 세포벽의 peptidoglycan에 의해 발생되며, 연쇄상구균(連鎖狀球菌, Streptococci), 폐렴구균(肺炎球菌, Pneumococci) 등이 대표적이다.

패혈증에서는 미세동맥(微細動脈)이 확장되어 저항이 감소되고 모세혈관과 정맥이 확장되어 혈액이 저류되면 유효순환혈량(有效循環血量)이 감소되어 쇼크를 유발한다. 병리학적 기전은 아직 불확실하나 세균에서 분비되는 내독소에 의해 혈관의 내피세포(內皮細胞), 백혈구, 혈소판(血小板) 등의 세포막이 손상된다. 혈관내피세포의 손상에 의해 혈액응고기전(血液凝固機轉)이 활성화되며 혈관내에서 미세혈전(微細血栓)을 형성하여 파종성 혈관내응고병증(播種性 血管內凝固病症)을 유발하게 된다. 또한 손상된 내피세포에서 혈관작용성 물질의 분비, 보체활성화, 대식세포(macrophage), 손상된 혈소판 및 백혈구에서 혈관작용성 물질의 분비 등에 의해 더욱 광범하게 세포막이 손상되어 흉강 혹은 복강 등으로 삼출액이 빠져나가 전해질균형이 파탄되어 쇼크를 가중시킨다. 패혈성 쇼크는 다른 원인에 의한 쇼크와는 달리 심박동량이 증가되고 말초혈관저항이 감소하며 과호흡(過呼吸)에 의해 호흡성 염기증(呼吸性 鹽基症, respiratory alkalosis)이 초래된다. 사망율은 약 40～50 %에 이른다.

## 2. 파종성 혈관내응고병증(播種性 血管凝固病症)

파종성 혈관내응고병증(disseminated intravascular coagulation, DIC)은 원인질환에 2차적으로 발생하는 급성 혹은 만성의 응고기전 장애(凝固機轉障碍)이다. 미세혈전(微細血栓)이나 색전(塞栓) 또는 응고인자(凝固因子)의 소모와 이로 인한 응고장애를 특징으로 한다. 원인질환(표 15-1)에 의해 조직내의 thromboplastin이 혈관내로 분비되거나 또는 혈관의 내피세포가 손상을 받아 응고기전(intrinsic 및 extrinsic pathway)이 활성화되면 혈관내에서 혈액이 응고되고 이를 분해하기 위해 섬유소용해기전(纖維素溶解機轉)이 활성화된다. 이러한 현상이 반복됨으로서 혈관내 응고인자인 혈소판, 섬유소 및 기타 응고인자 등이 모두 소비되어 혈관내에서 미세섬유소혈전(微細纖維素血栓)이 형성되고 혈관내강이 좁아져 적혈구가 파괴되며, 이에 의해 조직에 저산소증(低酸素症) 및 경색(梗塞)이 유발되고 응고인자의 소모로 인해 출혈성 경향(出血性 傾向)을 보이게 된다.

원인적 질환은 매우 다양하나 크게 혈액내로 thromboplastin을 분비하는 경우와 내피세포가 손상을 받는 경우로 나누어 생각할 수 있다. 가장 흔한 원인질환은 산과적 질환으로서 태반조기박리(胎盤早期剝離), 자궁내사태아(子宮內死胎兒), 양수색전증(羊水塞栓症) 및 자간증(子癎症) 등으로 전체의 약 50 %를 차지한다. 그 외에 패혈증(敗血症), 전신으로 파종된 악성종양(惡性腫瘍) 등 다양한 질환에 의해 발생한다. 패혈성 쇼크 혹은 양수색전증 등에 의한 경우는 급성 경과를 취하고 주로 출혈성 경향으로 나타나며, 암(癌) 등에 의한 경우 만성 경과를 취해 주로 혈전(血栓)에 의한 변화를 보인다.

시체에서는 출혈성 경향에 의해 피부에서 점상출혈(點狀出血), 자반(紫斑), 반상출혈(斑狀出血) 등을 볼 수 있다(그림 15-24). 특히 경미한 외력이 가해진 부위나 주사침흔, 도관삽입

**표 15-1.** 파종성 혈관내응고병증(播種性 血管內凝固病症)의 원인질환

| | |
|---|---|
| 산과적 원인(産科的 原因) : | 태반조기박리(胎盤早期剝離, abruptio placenta) |
| | 자궁내사태아(intrauterine fetal death) |
| | 패혈성 인공중절(septic abortion) |
| | 양수색전증(羊水塞栓症, amniotic fluid embolism) |
| | 자간증(子癎症 eclampsia), 중증의 자간전증 |
| 패혈증(敗血症, sepsis) | |
| 암(癌) : 점액을 분비하는 암 (위, 폐, 췌장, 결장, 전립선 등), | |
| 급성 전골수구성 백혈병(acute promyelocytic leukemia) | |
| 손상(損傷) : 두부손상(頭部損傷), 화상(火傷), 동상(凍傷), 독사에 물린경우 | |
| shock | |
| 광범위한 수술 | |
| 열사병(熱射病, heatstroke) | |
| 혈관내용혈(血管內溶血, intravascular hemolysis) | |
| 거대혈관종(巨大血管腫, giant hemangioma) | |
| 혈관염(血管炎, vasculitis) | |
| 대동맥의 동맥류(動脈瘤, aortic aneurysm) | |
| 간질환(肝疾患), 급성 사구체신염(急性 絲球體腎炎) | |

부(道管插入部), 수술부위 등에서는 넓은 범위에 걸쳐 출혈이 일어나며 비출혈(鼻出血)도 볼 수 있다. 내경검사에서도 다양한 크기의 출혈반을 본다(그림 5-25). 폐에서는 심한 부종 및 울혈과 더불어 국소적인 출혈반을 볼 수 있다. 조직학적 검사상 뇌, 심장, 폐, 신장, 부신, 비, 간 등에서 미세섬유소혈전을 볼 수 있다. 뇌에서 섬유소혈전에 의해 현미경적 경색이 발생할 수 있으며 2차적으로 출혈을 동반할 수도 있다. 폐에서는 폐포의 모세혈관에서 다수의 섬유소혈전을 보며, 폐포내로 섬유소가 분비되

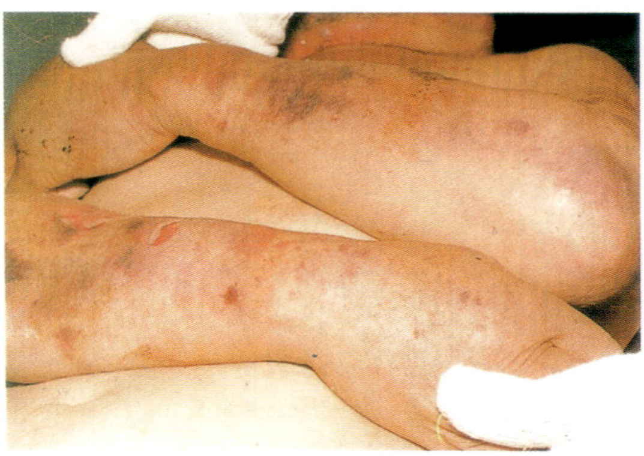

**그림 15-24.** 파종성 혈관내응고병증에서 보는 피하출혈

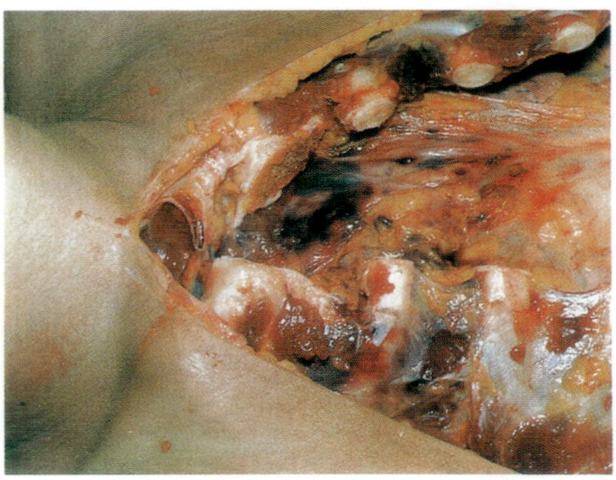

**그림 15-25.** 파종성 혈관내응고병증에서 보는 내부 출혈반

거나 유리질막(琉璃質膜)이 형성된 것도 볼 수 있다. 신의 사구체(絲毬體)에서도 섬유소혈전을 볼 수 있다. 심할 때는 피질에서 미세한 경색(梗塞)을 보며 심지어 양측성 신피질괴사(兩側性 腎皮質壞死)의 소견을 보일 수도 있다.

### 3. 성인호흡곤란증후군(成人呼吸困難症候群)

성인호흡곤란증후군(adult respiratory distress syndrome, ARDS)이란 조직학적으로 미만성(彌滿性) 및 침윤성(浸潤性)의 폐포모세혈관(肺胞毛細血管) 손상과 임상적으로 호흡곤란, 빈맥(頻脈), 청색증(靑色症) 및 저산소증(低酸素症)을 특징으로 하는 증후군이다. 그 원인은 매우 다양하여 폐 자체의 손상 및 기타 다른 손상에 의해서도 발생한다(표15-2). 어떤 원인에 의해 폐포벽이 직접 손상되거나 패혈증 등으로 모세혈관의 내피세포가 손상되면 제 I 형 폐포세포가 주로 손상을 받아 모세혈관의 투과성(透過性)이 증가되어 간질(間質) 및 폐포강(肺胞腔)내 부종을 초래하고, 섬유소(纖維素)가 폐포내로 유출되어 유리질막이 형성된다. 이는 산소요법(酸素療法)에도 반응하지 않으며, 호흡성 산증(呼吸性 酸症)이 발생한다. 사망율은 약 50 %에 달한다.

폐는 무겁고 딱딱하며 절개시 붉고 축축하다. 울혈, 폐포간 및 폐포내 부종, 염증세포 침윤, 섬유소 침착, 상피세포의 괴사, 유리질막 형성, 국소적인 폐포강내출혈 등을 보며 기관지폐렴(氣管支肺炎)을 보이는 경우도 많다. 오랜기간이 지나면 기질화(器質化)되는데 폐포강이 입방(立方) 혹은 원주상(圓柱狀)의 제 II 형 세포로 덮혀있고 간질 및 폐포내에서 섬유화 및 염증세포의 침윤을 본다.

## VIII. 기 타

### 1. 혈액(血液) 및 조혈계(造血系)

외국에서는 겸상적혈구빈혈(鎌狀赤血球貧血, sickle cell anemia)로 급사한 예가 보고되고 있으나 우리나라에서는 아직 없다. 그외 급사는 아니나 질병의 경과를 모르는 상태에서 급성 백혈병(急性 白血病), 악성임파종, 재생불량성 빈혈(再生不良性 貧血), 악성빈혈(惡性貧血), 혈소판감소자반병(血小板減少紫斑病), 다발성 골수종(多發性 骨髓腫) 등으로 사망할 수 있다.

백혈병, 장티프스 및 아편중독(阿片中毒) 등에서 보는 비종(脾腫, splenomegaly)(그림 15-26)은 자발적으로 또는 좌측 옆구리에 가한 경미한 외력으로도 용이하게 파열되어 사망

**표 15-2.** 성인호흡곤란증후군(成人呼吸困難症候群)의 원인

| |
|---|
| 패혈성(敗血性) 쇼크 |
| 심한 외상(外傷), 출혈성 췌염, 화상(火傷), 복부수술 등에 연관된 쇼크 |
| 폐의 미만성 감염(彌滿性 感染), 특히 virus감염 |
| 과도한 산소공급에 의한 산소중독(酸素中毒) |
| 독성 가스의 흡입 ($NO_2$) |
| 마약(痲藥)의 과다복용 |
| 유기용매제(有機溶媒劑)에 대한 과민반응(過敏反應) |
| 인공심폐기(人工心肺器)를 사용한 심장수술 |
| 흡입성 폐렴(吸引性 肺炎) |

할 수 있다.

### 2. 비뇨생식기계(泌尿生殖器系)

남성에서 생식계질환으로 급사하는 예는 거의 없으며 여성에서는 거의 대부분 임신(姙娠) 및 분만(分娩)과 관련된다.

급성 및 만성 신질환으로 급사하는 경우는 드물지만 순환혈량감소성 쇼크 또는 독물에 의하여 2차적으로 발생하는 급성 신세뇨관괴사(急性 腎細尿管壞死, acute tubular necrosis)는 원인이 제거되어도 사망할 수 있다. 때로는 신결석(腎結石)에 의한 산통(疝痛, renal colic)으로 사망할 수도 있다.

### 3. 노쇠사(老衰死)

진정한 자연사(自然死)는 소위 노쇠사로서 전신적 기능이 쇠약해져 사망하는 것을 말하며 이러한 범주를 인정하지 않으려는 사람도 있다. 그러나 고령(高齡)으로 사망한 예에서 뇌, 심장 등에서 퇴행성 변화(退行性 變化)만 볼뿐 사인이라고 단정할 수 있는 질환을 보지 못한다면 부득이 노쇠사라는 진단명을 사용할 수 밖에 없을 것으로 생각된다.

## IX. 원인이 명백하지 않은 급사

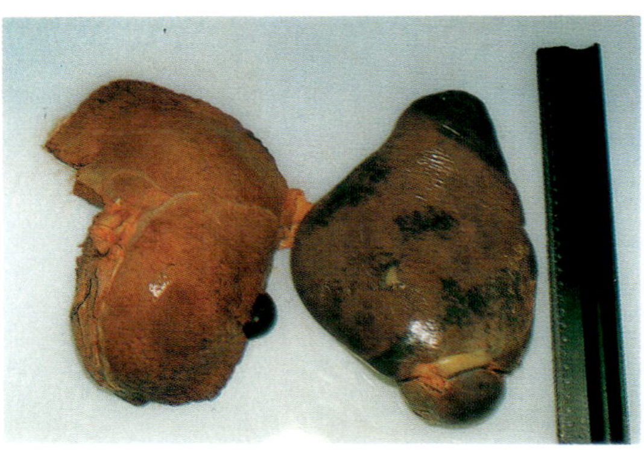

그림 15-26. 비종(左: 간, 右:비)

법의학 영역에서 정상인에게는 전혀 이상반응(異常反應)을 나타내지 않는 경미한 유인(誘因)에 의하여 또는 이러한 유인마저도 없거나 알 수 없는 상태에서 기존질환(旣存疾患)도 없이 급사하는 경우를 흔히 본다. 이러한 죽음의 원인을 현대의학이 아직 밝히지는 못하고 있으나 사망자에 내재(內在)하는 어떠한 이상(異常)에 기인할 것이라는 점에서 병사와 더불어 내인사에 포함시켜야 할 것이다. 여기에는 청장년급사증후군(靑壯年急死症候群)과 체질이상(體質異常)이 포함되며 특발성 심근증(特發性心筋症)(243 쪽 참조) 역시 이러한 형태의 죽음으로 볼 수 있다. 또한 어린이에서 보는 영아급사증후군(영兒急死症候群)도 이 범주에 속하며 여기에 대하여는 이미 설명한 바 있다(230 쪽 참조).

이들을 해부할 때 부딪히는 가장 어려운 점은 일반인들은 물론 심지어 의료인까지도 해부을 하면 모든 사인이 밝혀지는 것으로 믿는다는 것이다. 이러한 원인불명례를 해부하였을 때는 비록 사망기전을·명백히 하거나 사인을 결정하기는 곤란하더라도 해부를 통하여 손상과 중독 등 추정 가능한 다른 사인을 배제하는 데 의의를 두어야 할 것이다. 또한 이러한 죽음이 내인사의 범주에 속한다는 것을 비전문인(非專門人)에게 잘 납득시켜 사망을 둘러싼 억측을 배제하여야 할 것이다.

### 1. 청장년급사증후군(靑壯年急死症候群)

#### 가. 개념 및 정의

청장년급사증후군(sudden manhood death syndrome, SMDS)이란 청장년에서 보는 원인불명의 내인성 급사를 말한다. 즉 청장년이 갑자기 사망하여 철저한 사후검사(死後檢査)를 시행하였으나 사인이 될만한 내인(內因)이나 외인(外因)을 입증할 수 없는 죽음을 말한다. 우리나라를 비롯한 동양인에서 많이 보며 백인이나 흑인에서는 크게 문제되지 않는 것으로 보인다. 필리핀에서는 Tagalog어로 bangungut이라 하는데 몽마(夢魔, nightmare)라는 뜻이다. 일본에서는 뽁구리(Pokuri, 꼴깍)병 또는 뽁구리 사라고 한다.

### 나. 사망의 양상과 기전

(1). 사망의 양상

10 대 후반에서 40 세 정도 사이의 청장년에서 주로 보며 45 세 이후에는 드물다. 남성에게 압도적으로 많다. 계절적으로는 봄철, 즉 5 월에서 7 월 사이에 많이 발생되며 시간적으로는 0 시에서 6 시 사이의 수면중, 특히 2~4 시 사이에 잘 일어난다.

대체로 건강하고 체격의 발달이나 영양상태가 양호하며, 근육질로 비만하지 않은 사람에서 많다. 발병에서 사망까지의 과정은 극히 짧으며 특징적인 양상을 보인다. 대개 아무런 불편이나 증상을 보이지 않고 잠자리에 든 후 이상한 신음소리를 내어 깨워보니 이미 의식이 없고 사망하였다는 식이다. 때로는 무서운 꿈을 꾸는 것 같이 보이며 고함을 지르거나 몸부림을 치기도 한다.

(2). 사망기전

인종적(人種的) 및 연령적(年齡的)인 특성을 갖는 이와 같은 죽음의 원인 또는 사망기전을 설명할 수 있는 만족할 만한 학설이 아직까지 없다. 독물은 증명되지 않으며 한 때 음식에 의심을 두었으나 이또한 근거가 없다. 현재로서는 내분비계(內分泌系)의 평형파괴(平衡破壞), REM(rapid eye movement)수면기에 있어서 자율신경계(自律神經系)의 이상, 부교감신경(副交感神經)의 긴장 등 각종의 가설이 제창되고 있다.

### 다. 시체소견 및 진단

급사의 소견을 볼뿐이며 심장을 비롯한 각장기에서 사인이 될만한 질환이나 이상을 보지 못한다. 때로는 이러한 사람들에 있어 혈관계, 특히 대동맥(大動脈) 및 관상동맥(冠狀動脈)의 직경이 좁고 벽이 얇으며 후술하는 특이체질(特異體質)의 소견을 보기도 하나 역시 이것만으로 사망의 기전을 설명하기는 곤란하다. 이러할 때 흔히 급성 심장사(急性 心臟死), 급성 심부전(急性 心不全) 또는 급성 심장기능부전(急性 心臟機能不全)이라는 진단명을 사용하나 아직 사망의 원인이 심장인지도 명확하지 않기 때문에 단지 청장년급사증후군이라고 진단하는 것이 옳을 것으로 생각된다.

## 2. 특이체질(特異體質)

전술한 유인에 의하여 쇼크증상과 같은 이상반응을 나타내며 사망하였을 때 해부상 사인이 될 수 있는 기존질환(既存疾患)이나 이로 인한 2 차적 변화가 있을 때는 문제가 되지 않는다. 그러나 사인이 될 수 있는 질병이 배제될 때는 전술한 SMDS와 더불어 소위 특이체질(特異體質)의 가능성을 생각해 볼 수 있다. 특이체질중에는 형태학적인 이상을 보이지 않는 것도 많을 것으로 생각된다. 장기조직의 형태학적 이상을 보이는 것으로는 흉선임파특이체질(胸腺淋巴特異體質, status thymicolymphaticus)이 대표적이다.

흉선임파특이체질자는 피하지방이 풍부하고 피부는 매끄러워 대리석양 외관(大理石樣 外觀, marblous skin)을 가진다. 흉선은 정상인에 비하여 비대하고 지방화(脂肪化)되지 않은 실질이 풍부하며 설근부(舌根部), 인두부(咽頭部), 경부(頸部), 겨드랑이, 사타구니와 장간막(腸間膜) 및 장관(腸管)에서 임파절(淋巴節)의 증식을 본다(그림 15-27). 심혈관계는 대동맥(大動脈)과 심관상동맥(心冠狀動脈)의 폭이 좁고 벽이 얇다. 그러나 항상 이러한 소견을 모두 보는 것은 아니다. 때로는 흉선만 비대하며 또 때로는 임파조직의 증식만 뚜렷하다. 전자를 흉선체질(胸腺體質, status thymicus), 후자를 임파체질(淋巴體質, status lymphaticus)이

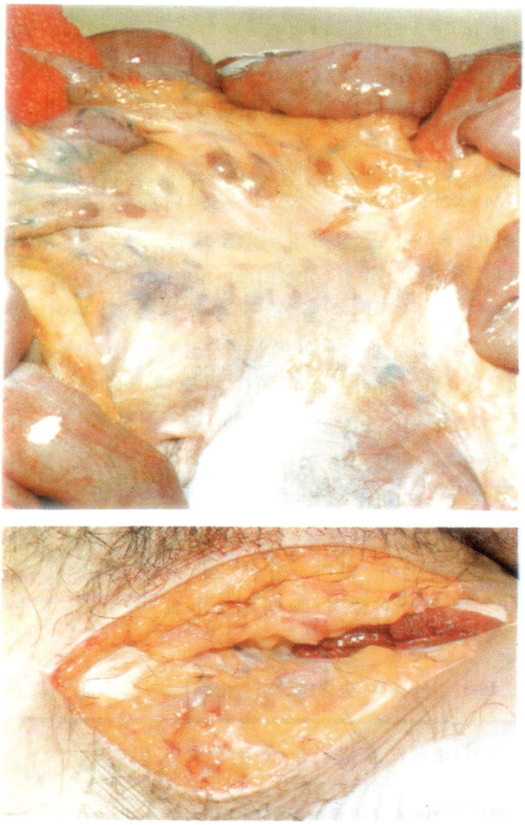

그림 15-27. 흉선임파선특이체질자에서 보는 임파절 증식(上: 장간막 下: 사타구니)

라고도 한다.

이러한 체질은 구타를 비롯한 경미한 자극에 의하여 원발성(原發性) 쇼크(80 쪽 참조)가 잘 일어나며 약물(藥物)에 의하여서도 쇼크가 잘 일어나는 것으로 알려져 법의학적인 문제를 제기하고 있다. 그러나 수많은 연구 결과 이러한 체질을 가진 사람과 정상인 사이에 원발성 쇼크 또는 약물쇼크를 일으키는 데 유의한 차가 없다는 것이 밝혀지고 있다. 따라서 현재로서는 흉선임파선체질을 급사의 원인으로 인정하지 않는 경향이며 이를 전술한 SMDS에 포함시키고 있다. 이와 같이 흉선임파선체질에 대하여는 부정적인 견해가 우세하나 아직 완전히 해결된 것은 아니므로 계속적인 연구가 필요할 것으로 생각된다.

박리되었을 때는 은폐성 출혈(隱蔽性 出血) 이 잘 생기며, 발견이 늦어지므로 위험하다.

시체에서는 실혈(失血)의 소견을 보며 많은 예에서 파종성 혈관내응고병증(播種性 血管內凝固病症)이 동반된다. 드물게 자궁근(子宮筋)이나 자궁부속기관(子宮附屬器官)의 조직내로 혈액이 유입되어 자궁이 암적색(暗赤色)을 띠는데 이를 Couvelaire uterus라 하며, 자궁과 태반 사이에 출혈이 고여 있는 소위 자궁태반졸중(子宮胎盤卒中, uteroplacental apoplexy)을 본다. 진단을 위해서는 태반을 반드시 검사해야 한다.

### 라. 자궁내사태아(子宮內死胎兒)

태아가 자궁내에서 사망하여 어느 정도 시간이 지나면 사태아에서 thromboplastin이 분비되어 파종성 혈관내응고병증(播種性 血管內凝固病症)을 유발하며 심한 출혈이 일어날 수 있다. 일반적으로 태아가 사망한 후 1 개월 이내에는 혈액응고이상(血液凝固異常)이 거의 발생하지 않으나 그 이상의 기간이 경과되면 약 1/4에서 혈액응고이상이 올 수 있다고 한다.

## 2. 산후출혈(產後出血)

산과영역에서 보는 대량출혈중 가장 흔한 원인으로서 모성사망의 약 25 % 가 산후출혈에 의한다. 산후 24 시간내에 일어나는 출혈중 가장 흔한 원인은 산도손상, 자궁이완증 및 잔류태반 등이다.

### 가. 산도손상(產道損傷)

분만중 어떤 원인에 의해 자궁(子宮)이 파열되거나 질(膣), 회음부(會陰部) 혹은 자궁경부(子宮頸部)가 찢어지면 대량의 출혈이 일어날 수 있다. 회음절개술(會陰切開術)을 시행한 부위에서 대량의 출혈이 유발되는 경우는 거의 없으나 절개술 부위에 열창(裂創)이 동반되면 드물게 대량의 출혈이 일어날 수 있다.

(1) 자궁파열(子宮破裂)

열창이 복강(腹腔)과 연결되었는지 여부에 따라 부분파열(部分破裂)과 완전파열(完全破裂)로 나눈다(그림 16-2). 부분파열이 간혹 완전파열로 이행될 수도 있다. 완전파열되면 하혈(下血) 이외에 복강내로 대량의 출혈이 일어나며, 태아의 일부가 복강내로 돌출되는 경우도 있다. 부분파열에서는 출혈이 서서히 진행되나 자궁의 인대(靭帶) 사이로 혈액이 모여 후복막강(後腹膜腔)에 혈종을 형성하기 때문에 진단이 늦어질 수 있다. 인대가 혈종의 압력에 의해 파탄되면 대량의 출혈이 일어난다.

과거에 손상받는 적이 없는 자궁이 정상적인 진통에 의하여 파열되는 경우는 거의 없다. 파열의 가장 흔한 원인은 과거 제왕절개술로 인한 반흔(瘢痕)이다. 그 외에 1) 과거에 받은 자

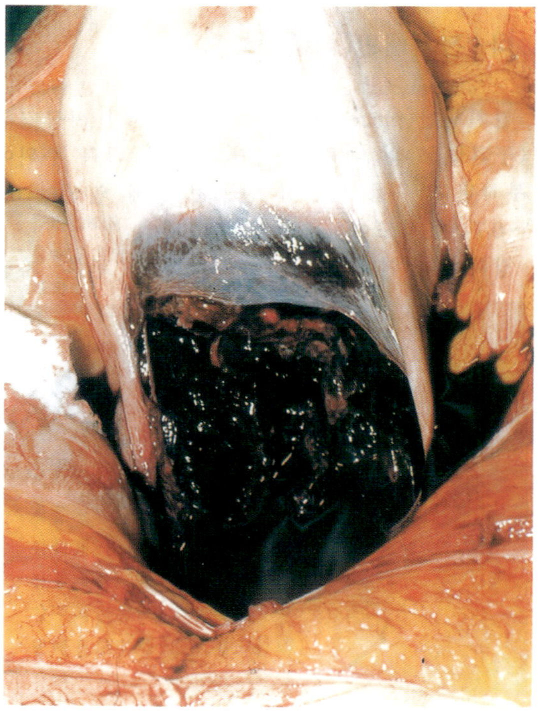

**그림 16-2.** 자궁파열

궁손상, 2) 과도하게 빠른 분만, 3) oxytocin 등 자궁수축제의 주입에 의한 과도한 수축, 4) 자궁내태아의 위치를 강제로 이동시키는 등의 의료처치, 5) 아두골반불균형(兒頭骨盤不均衡), 5) 어려운 겸자분만(鉗子分娩), 7) 태아가 자궁내에서 옆으로 누워있는 경우 혹은 안면부나 둔부가 먼저 분만되는 경우, 8) 태아의 수두증(水頭症), 9) 양수과다증(羊水過多症)이나 다태아(多胎兒) 등에 의해 자궁이 과도하게 늘어난 경우, 10) 유착태반(癒着胎盤), 포상기태(胞狀奇胎), 선근종(腺筋腫) 등이 있다. 특히 다산부(多產婦)에서는 특별한 원인 없이 자연적으로 자궁파열이 일어날 수 있어 분만시 oxytocin은 거의 투여하지 않는 것으로 알려져 있다. 자궁이 파열되면 산모는 갑작스럽고 날카로운 동통(疼痛)을 느끼게 되나 곧 자궁이 수축되지 않으므로 동통이 사라지면서 심한 출혈에 의한 순환계 허탈현상이 나타난다. 자궁이 파열되면 산모와 태아 모두 매우 위험하며, 태아의 사망률은 매우 높아 50~75 % 에 달한다.

(2)자궁경부(子宮頸部)의 열창(裂創)

분만시 자궁경부에는 어느 정도의 작은 열창이 생길 수 있으며 임상적으로 2 cm 정도의 열창은 흔히 발생하는 것으로 별다른 치료없이 회복된다고 한다. 그러나 경부(頸部)의 깊고 커다란 열창은 상방으로 확장되어 자궁하부(子宮下部), 자궁동맥분지(子宮動脈分枝), 복막(腹膜)까지 침범할 수 있으며 질의 상부로도 연장되어 후복막(後腹膜) 혹은 복강(腹腔)내로 대량의 출혈을 일으킬 수 있다.

열창은 겸자(鉗子) 혹은 흡인기(吸引器)를 사용한 경우, 자궁경부가 충분히 개대되기 전에 급속히 분만된 경우, 과거의 반흔, 자궁수축제를 과도하게 사용하는 경우 등에 발생할 수 있다. 열창이 발생하면 분만중에는 뚜렷한 출혈을 보이지 않다가 분만후에 대량의 출혈이 일어나게 된다.

(3) 질(膣)의 열창(裂創)

질에 단독으로 생기는 열창은 매우 드물며, 회음부(會陰部) 혹은 자궁경부(子宮頸部)의 열창과 동반되어 나타난다. 대부분 겸자손상(鉗子損傷)에 의하며 심부조직에 다달아 대량의 출혈이 일어날 수 있다.

### 나. 자궁이완증(子宮弛緩症)

분만 직후 자궁은 급격히 수축하여 자궁내에 노출된 혈관을 압박하고 곧이어 혈전(血栓)을 형성하여 지혈(止血)된다. 분만후 자궁이 충분히 수축하지 않으면 대량의 출혈이 유발될 수 있는데 그 원인으로는 1) 전신마취, 특히 halothane과 같은 halogen 마취제의 사용, 2) 너무 빨리 분만되거나 너무 오랜 시간에 걸친 진통, 3) oxytocin 등 자궁수축제로 유도한 분만, 4) 심한 빈혈 혹은 저혈량증(低血量症, hypovolemia), 5) 임신중독 등 임신성 고혈압, 6) 다산부(多產婦), 7) 융모양막염(絨毛羊膜炎, chorioamnionitis), 8) 거대아(巨大兒), 다태아(多胎兒) 혹은 양수과다증(羊水過多症) 등에 의해 자궁이 과도하게 확장된 경우 등이 있다. 특히 임신성 고혈압에 2차적으로 일어나는 경우가 가장 많아 전체의 약 40~50 %를 차지한다.

분만 직후 정상적으로는 자궁저부(子宮底部)가 배꼽과 치골결하부의 중간 혹은 약간 상부에 위치한다. 이때 자궁은 길이 약 15 cm, 무게 1,000 gm 전후로 구형(球形)을 취하며, 자궁벽은 약 4~5 cm 로 매우 두꺼워지고 자궁전벽과 후벽이 가까이 붙어 있으며, 혈관이 압축되어 창백하게 보인다. 자궁이완증에서는 자궁저부가 배꼽 상방에 위치하며, 자궁이 축 쳐져있고 길이가 길며 자궁벽의 두께가 얇다. 임상적인 경과와 함께 해부상 다른 원인을 배제하여 진단한다.

### 다. 잔류태반(殘留胎盤)

태반의 일부가 자궁내에 잔존하면 산욕기(產褥期) 말기에 대량의 출혈을 유발하거나 만기

자궁출혈(晩期子宮出血)의 원인이 되며 감염(感染)의 위험성도 높다. 자궁에 특별한 병변이 없거나 부태반(副胎盤)이 있는 경우도 있다. 그러나 대부분 탈락막(脫落膜)의 전부 혹은 일부가 없거나 이상이 있어 자궁근(子宮筋)과 태반의 융모(絨毛)가 유착된 유착태반(癒着胎盤, placenta accreta)이 가장 많다. 드물게 태반의 융모가 자궁근내로 침입하는 감입태반(嵌入胎盤, placenta increta), 자궁근을 관통하는 천공태반(穿孔胎盤, placenta percreta) 등도 있다. 자궁하부에 많아 전치태반(前置胎盤)과 동반되는 경우가 많으며, 과거의 제왕절개술이나 인공중절술의 반흔(瘢痕)에서 잘 발생한다. 초산부보다 다산부에서 빈도가 높다. 이를 강제로 제거하면 대량출혈이 일어나거나 자궁의 천공을 유발하기도 하며 자궁내번(子宮內飜)을 초래할 수도 있다.

## II. 색전증(塞栓症)

임신과 관계되는 색전증(embolism)으로는 양수색전증, 공기색전증 및 폐색전증이 있다. 공기색전증은 외상사에서, 폐색전증은 내인성 급사에서 이미 설명하였으므로 여기에서는 임신 및 분만과 관련된 사항만 간단히 언급하기로 한다.

### 1. 양수색전증(羊水塞栓症)

분만 도중 혹은 분만 직후에 양수(羊水)가 산모의 순환계로 들어가면 양수색전증(amniotic fluid embolism)이 일어나는데 이의 전제조건으로 융모막(絨毛膜)의 파열, 자궁 혹은 자궁경부의 정맥 파열 및 양수가 혈액내로 유입될 수 있는 충분한 압력 등이 필요하다. 양수색전증의 병리학적 기전은 아직 확실히 밝혀져 있지 않으나 양수내의 구성물질인 태아의 피부세포, 솜털(lanugo), 점액이나 태변(胎便) 등이 혈관내로 유입되어 이들에 의해 파종성 혈관내응고병증(播種性 血管內凝固病症)이 발생하고 섬유소혈전(纖維素血栓)에 의해 폐의 미세혈관이 폐쇄되어 폐성심(肺性心)을 유발하는 것으로 추정된다. 다른 기전으로 양수내의 어떤 인자가 폐의 혈관수축 및 심장의 수축을 방해하는 것으로 추정되기도 한다. 이는 예견이나 예방이 불가능한 질환이며 급작스런 호흡부전 및 순환기 허탈로 사망하게 된다.

즉사하면 외견상 특기할 만한 소견을 볼 수 없으며 사망이 지연되면 파종성 혈관내응고병증, 폐부종 및 국소적인 무기폐, 우심방 및 우심실의 확장, 간의 울혈 및 성인호흡부전증후군 등의 소견을 본다. 조직학적으로 폐의 모세혈관에서 양수성분을 관찰하면 진단할 수 있다. 태아의 피부세포는 주로 폐의 모세혈관(毛細血管) 혹은 세동맥(細動脈)에서 관찰되며 점액은 작은 동맥에서 관찰된다. 다른 장기에서도 양수성분을 볼 수 있으나 아주 드물다. 폐의 모세혈관내 양수성분의 양(量)과 질환의 정도는 무관한 것으로 알려져 있다.

### 2. 공기색전증(空氣塞栓症)

임신자궁은 태반박리시 커다란 정맥동(靜脈洞)이 노출되기 때문에 공기색전증(air embolism)이 일어날 수 있다. 공기색전은 유산(流産), 특히 범법적 유산(犯法的 流産)과 자궁내조작(子宮內操作)시에 잘 일어나며 예외적이긴 하지만 정상적인 질식분만, 제왕절개수술중에 일어날 수도 있다. 임신중에 나타날 수도 있는데 대개 성행위(性行爲)중 상대방이 입으로 바람을 불어 넣어 발생한다. 즉 질내에 바람을 불어넣는 것이 비임부(非姙婦)에서는 위험성이 없으나 임부(姙婦)에서는 위험하다. 산욕기에는 knee-chest 자세를 취하고 다리를 오무리면 질(膣)내에 들어있던 공기가 자궁정맥동을 통하여 들어갈 수 있다.

### 3. 폐색전증(肺塞栓症)

약 1/3 은 임신중에, 약 2/3 는 산욕기(產褥期)에 발생하며 산욕기에 발생하는 것중 약 반수가 2 주(특히 1 주)내에 나타나지만 드물게는 6 주후에 나타나는 경우도 있다. 위험인자로는 노령(老齡), 다산(多產), 비만, 제왕절개에 의한 출산 등을 들 수 있다. 산욕기에 난관결찰(卵管結紮, tubal ligation)과 같은 외과적 처치를 받은 경우와 유즙분비(乳汁分泌, lactation)를 억제하기 위하여 estrogen을 투여받은 경우에서도 잘 발생한다. 병리학적 소견은 비임산부와 같다(249 쪽 참조).

## III. 고혈압성 질환(高血壓性 疾患)

임신에 의해 정상이었던 혈압이 올라가거나 기존의 고혈압이 악화되는 경우로서 임신의 흔한 합병증이며 모성사망의 주요원인이다. 그 원인은 아직 정확히 밝혀져 있지 않으며 자간전증(子癎前症) 및 자간증(子癎症)이 포함된다.

자간전증(preeclampsia)은 임신 20 주 이후에 고혈압(高血壓)과 더불어 단백뇨(蛋白尿) 및 부종(浮腫)이 발생하는 경우를 말하며, 자간증(eclampsia)이란 자간전증의 증세에 신경계의 질환에 의하지 않는 경련(痙攣) 및 의식소실(意識消失)이 동반되는 경우를 말한다. 고혈압은 확장기혈압(擴張期血壓)이 90 mmHg 이상이거나 수축기혈압(收縮期血壓)이 140 mmHg 이상인 경우 또는 임신전에 비하여 확장기혈압이 15 mmHg 이상 상승하거나 수축기혈압이 30 mmHg 이상 상승하였을 경우이다. 단백뇨는 24 시간 모은 소변에서 300 mg 이상의 단백질이 검출되거나 어느 정도의 시간을 두고 시행한 소변검사에서 2 번 이상 단백질이 1 g/L 이상 검출될 때를 말한다. 부종이란 12 시간 이상의 휴식후에 하지(下肢)에서 눈으로 확인할 수 있는 정도의 압흔(壓痕)이 나타나거나 일주일에 2 kg 이상 체중이 증가할 때를 말한다.

빈도는 임신의 약 6 % 정도이며, 다산부보다 초산부에서 잘 나타나고 특히 나이가 많거나 아주 어린 산모에서 빈도가 높다.

시체에서 보는 변화는 주로 고혈압, 태반의 허혈(虛血) 및 파종성 혈관내응고병증(播種性血管內凝固病症)에 의한다. 간(肝)에서는 육안상 불규칙한 실질내 혹은 피막하출혈을 보며, 특히 우엽에 잘 생긴다고 한다. 피막하출혈이 파열되면 복강내출혈이 일어날 수도 있다. 조직학적 검사상 간문맥의 모세혈관내에서 섬유소혈전(纖維素血栓)과 말단세엽에서 출혈성 괴사(出血性 壞死)를 볼 수 있다. 신(腎)에서는 세뇨관괴사, 신피질에서 미세한 경색 등을 보며 심한 경우는 양측성 신피질괴사가 오는 경우도 있다. 전자현미경적 검사에서 사구체모세관내피증(絲毬體毛細管內皮症) 및 중피세포(中皮細胞)의 증식이 비교적 특징적인 소견으로 알려져 있다. 뇌에서 부종, 울혈, 점상출혈 등의 소견을 본다. 출혈은 육안적으로 확인할 수 있는 것부터 현미경적 출혈까지 모두 올 수 있는데 특히 작은 혈관의 혈전부위를 따라 잘 나타난다. 출혈성 폐렴, 비(脾)의 출혈 및 괴사, 부신의 출혈 등을 볼 수 있다. 태반의 검사가 필수적이며 중요한데 육안상 다양한 크기의 경색(梗塞), 태반 후방의 혈종(血腫) 등을 볼 수 있다. 조직학적 검사상 태반의 융모(絨毛)에서 조기노화현상(早期老化現象) 및 저산소증(低酸素症)에 의한 변화를 보며, 자궁혈관의 벽에서 유섬유소괴사(類纖維素壞死, fibrinoid necrosis) 및 혈관내 지방축적 및 지방을 탐식한 탐식구(貪食球)의 축적 등을 볼 수 있다.

## IV. 인공임신중절(人工妊娠中絕)

임신중절(interruption of gestation)이란 태아가 성숙되기 전에 모체외로 배출되는 것으로 그 원인에 따라 자연임신중절(自然姙娠中絶, spontaneous interruption of gestation)과 인공임신중절(induced interruption of gestation)로 나눈다. 자연임신중절이 법의학적으로 문제되는 경우는 거의 없으며 인공임신중절도 태아보다는 모체쪽이 문제가 된다.

인공임신중절은 다시 목적과 합법성에 따라 치료적 인공임신중절(治療的 人工姙娠中絶, therapeutic abortion)과 범법적 인공임신중절(犯法的 人工姙娠中絶, criminal 혹은 illegal abortion)로 나누며 후자를 낙태(落胎)라고 한다. 전자에 의하여도 모체의 사망이 초래될 수 있으나 특히 후자에서는 적절한 의료를 받지 못하므로 더욱 문제가 된다. 우리나라에서는 형법과 모자보건법으로 낙태의 죄와 치료적 인공임신중절의 한계를 정하고는 있으나 사문화(死文化)된 상태로서 비록 범법적 인공임신중절이라 하더라도 의료기관에서 행하여지고 있기 때문에 이로 인한 사망은 극히 드물다.

인공임신중절은 행위자의 의학적 지식이나 설비에 따라 다양한 방법으로 시행된다. 때로는 하복부에 직접 물리적 외력(物理的 外力)을 가하거나 격심한 운동을 하여 중절을 시도하는 경우도 있으나 대체로 약물사용, 자궁내 액체주입 및 기구사용 등 3 가지 방법이 사용된다.

**약물사용(藥物使用)** : 자궁근육을 직접 자극하여 낙태를 유도하는 낙태약(落胎藥, arbortifacient)과 2차적으로 자궁근육을 자극하여 낙태를 일으키는 약물로 구분될 수 있다. 전자에는 맥각(麥角, ergot), kinin, oxytocin이 속하며 후자에는 주로 하제(下劑)가 속한다. 이러한 약물들은 선택적으로 낙태를 시키는 것이 아니며 또한 쉽게 낙태가 이루어지지 않아 대개는 과량 사용하기 때문에 모체는 중독(中毒)이나 부작용(副作用)으로 사망할 수 있다. 또한 이러한 약물 이외에도 중금속제제(重金屬製劑)나 생약제제(生藥製劑)를 낙태약으로 사용하여 사망하는 경우도 있다.

**액체주입(液體注入)** : 물이나 식염수를 주사기로 질(膣)이나 자궁경관(子宮頸管)으로 주입한다. 이때는 비누, 양잿물, 소독약(消毒藥) 등 자극적인 물질을 혼합하여 사용하는 경우가 많다. 원발성(原發性) 쇼크, 공기색전(空氣塞栓)으로 급사할 수 있으며 비위생적으로 처리하였을 때는 후일 패혈증(敗血症)을 일으킬 수 있다.

**기구사용(器具使用)** : 각종 이물(異物)을 자궁경관(子宮頸管)으로 삽입하는 방법으로 대개 제 3 자가 행한다. 원발성(原發性) 쇼크로 즉사할 수 있으며 손상에 의한 출혈(出血), 공기색전(空氣塞栓)과 더불어 패혈증(敗血症)으로 사망할 수 있다.

의료기관에서는 중절의 방법으로 임신초기에는 소파술(搔爬術) 또는 진공흡입법(眞空吸入法)을 가장 많이 사용하며 그 후에는 bougie 삽입법(插入法), 자궁절제술(子宮切除術)을 쓴다. 이때의 사인은 출혈, 전신마취의 합병증, 감염, 양수색전증(羊水塞栓症) 및 폐색전증(肺塞栓症)의 순이다.

## V. 기 타

### 1. 자궁이상(子宮異常)

극히 드물지만 급성 자궁염전(急性 子宮捻轉, acute uterine torsion)이나 자궁내면이 외측으로 되고 저부가 경관에서 밀려나 질내 또는 질외로 돌출하는 급성 자궁내번증(急性 子宮內飜症, acute uterine inversion)으로 급사할 수 있다.

### 2. 산도감염(産道感染)

유산(流産), 질식분만(膣式分娩), 제왕절개분만(帝王切開分娩) 모두에서 패혈증(敗血症)이 합병되어 사망할 수 있다.

### 3. 비감염성 질환

드물지만 분만중 Valsalva maneuver 시 일시적으로 폐포내강압(肺胞內腔壓)이 증가하여 변방의 폐포가 파열되어 기흉(氣胸)을 형성할 수 있으며 oxytocin을 과량 투여하면 수독증(水毒症, water intoxication)이 일어날 수 있다. 이때는 단지 폐와 뇌의 부종(浮腫)만 본다.

# 제 17 장. 의료(醫療)와 관련된 사망

## I. 과민성(過敏性) 쇼크

약물투여로 인한 죽음에서 대표적인 것은 과민성 쇼크(anaphylactic shock)이며 약을 과량 또는 잘못 투여하는 경우는 중독(中毒)의 개념에 속한다. 과민성 쇼크는 면역반응(免役反應)의 일종으로서 이미 항원(抗原)에 감작된 인체에 항원이 재차 들어오면 형질세포(形質細胞)에서 IgE를 분비하고 이의 작용에 의해 histamine 등 다양한 중개물질(仲介物質)이 분비되어 발생된다. 항원으로는 penicillin 등의 항생제(抗生劑), 혈청주사(血淸注射), aspirin, 방사선진단용 조영제(放射線診斷用 造影劑), 국소마취제(局所痲醉劑) 등이 있다. 증상의 정도는 감작(感作)정도에 따르며 아주 적은 양의 항원으로도 전신과민증(全身過敏症)을 유발할 수 있어 심지어 피부반응검사에 의하여도 쇼크가 유발될 수 있다.

항원에 노출된 후 수초 혹은 수분내에 가려움, 두드러기, 피부발적 등을 보며, 폐의 세기관지(細氣管支)가 수축되고 후두(喉頭)에 부종(浮腫)이 일어나 흉부압박감(胸部壓迫感)을 호소한다. 그 외에 구토, 복통, 설사 등의 증세를 보이고 기관폐쇄(氣管閉鎖)와 쇼크가 유발되어 수시간내에 사망한다.

해부소견으로는 두드러기, 피부발적(皮膚發赤), 인후(咽喉) 및 기관(氣管)에서 혈관부종(血管浮腫, angioedema)을 볼 수 있으며, 폐부종, 폐출혈 및 폐의 과확장소견을 보고 우측심장의 확장 외에 급사의 일반적 소견, 뇌부종 등을 본다. 또한 기관지점막의 분비물 증가 및 고도의 성문부종을 보며 후두개(喉頭蓋) 혹은 후두의 부종으로 인해 기계적 질식(機械的 窒息)도 가능하다(그림 7-47). 그러나 이러한 소견이 항시 전형적으로 나타나는 것은 아니므로 진단할 때는 임상증상을 필수적으로 고려하여야 한다.

조직학적 검사상 기관지 및 세기관지내 분비물의 증가, 기관지주위의 울혈, 점막하부종, 호산구침윤(好酸球沈潤), 급성 폐기종 등의 소견을 보나 기관지경련(氣管支痙攣)은 사후(死後)에 확인할 수 없다. 드물게 천식(喘息) 등에서 약물주입후 사망하였더라도 면역기전에 의하지 않은 경우가 있다. 천식환자에게 진통소염제(鎭痛消炎劑)인 indomethacin, aminopyrin, aspirin, mefenamic산 등을 사용하는 경우 기관지경련을 유발할 수 있는데 이는 체내 prostaglandin 및 leukotriene의 항상성(恒常性)에 변화가 초래되어 오는 경우로서 과민증과는 감별해야 한다.

## II. 혈액형부적합수혈(血液型不適合輸血)

수혈자(輸血者)와 공혈자(供血者) 사이에 ABO 혈액형이 맞지 않으면 수혈자의 항체(抗體)와 보체(補體)가 수혈된 혈액을 공격하여 일어나는 면역반응으로 혈관내에서 용혈(溶血)이 일어난다. 이러한 혈액형부적합수혈(mismatched transfusion)은 매우 드물지만 치명적(致命的)이다. 증상으로는 수혈을 시작한 후 수초내지 수분내에 두드러기, 오한(惡寒), 심장박동증가, 발열, 흉통(胸痛), 호흡곤란, 피부의 발적 등이 나타나고 심혈관계 허탈 및 쇼크가 발생하여 급격히 사망한다.

# III. 마취(痲醉)

마취사(痲醉死, anesthetic death)란 마취제 자체 및 마취제를 투여하는 전문성이 원인이 되는 사망을 말하나 마취중에 사망하였다 하여 모두 마취에 기인하는 것은 아니므로 마취중사망(痲醉中死亡, death occurring during anesthesia)이라는 표현을 쓰기도 한다. 마취사고는 대부분 병원에서 발생하나 드물게는 치과의원 또는 무면허의료에 의하여도 발생한다.

마취중 사망례를 해부하여 보면 그 소견이 사인을 설명하는 데 충분하지 못한 경우를 자주 보게 된다. 그 이유는 해부만으로는 알 수 없는 여러가지 인자가 작용하기 때문이다. 따라서 적절한 검체를 적절한 양으로 채취하여 이화학적 검사(理化學的 檢査)를 시행하는 것은 물론 마취과정(痲醉過程)을 철저히 파악하여야만 한다. 마취에 참여한 마취의사나 임상의사와 토의하는 것도 도움이 된다.

## 1. 마취제(痲醉劑)

### 가. 악성고열증(惡性高熱症)

악성고열증(malignant hyperthermia)은 유전적 질환으로, halothane, methoxyflurane, cyclopropane, ether 등의 흡입마취제(吸入痲醉劑)나 근이완제(筋弛緩劑)인 succinylcholine 등의 투여후에 유발되는 치명적인 과신진대사증(過新陳代謝症)으로 급격한 체온상승을 특징으로 한다. 대개 상염색체 우성(常染色體 優性)으로 유전되나 드물게 상염색체 열성(常染色體 劣性)으로 유전되는 경우도 볼 수 있다.

악성고열증은 골격근세포에서 칼슘의 저장 혹은 재축적이 장애되어 발생하는 것으로 추정되는데 그 외에 신경계 및 내분비계 등의 장애도 복합적으로 작용한다고 알려져 있다. 빈도는 어른의 경우 40,000 당 1 명, 어린이의 경우 15,000 당 1 명 정도에서 발생한다.

마취중 혹은 마취후 체온이 급상승하여 39~43 oC 정도로 올라가게 되는데 심하면 5 분 정도에 1 oC씩 상승하는 경우도 있다. 이런 환자에게 마취유도시 succinylcholine을 투여하면 약 75 % 정도에서 전신 근육이 수축되어 입을 벌리기 어려워 기관삽관술(氣管插管術)에 장애를 받는다고 한다. 체온상승과 더불어 혈압상승, 대사성 산증(代謝性 酸症), 호흡성 산증(呼吸性 酸症), 청색증(靑色症), 부정맥(不整脈) 등의 증세를 보이게 되며 심하면 사망하게 된다. 후반기에는 합병증으로 파종성 혈관내응고병증(播種性 血管內凝固病症) 및 급성 세뇨관괴사(急性 細尿管壞死) 등이 나타난다. 예방을 위해서는 마취전 본인 및 가족의 기왕력을 물어 유전적 소인(遺傳的 素因)이 있는지를 확인해야 하며, 마취전 지나치게 불안해하거나 발열(發熱), 말단청색증(末端靑色症) 등이 있는 경우는 주의해야 한다. 치료는 즉각 마취를 중단하고 체온을 낮추며, 증세에 대한 대증요법(對症療法)와 함께 dantrolene이라는 치료제(治療劑)를 투입한다.

### 나. 간괴사(肝壞死)

마취제는 여러 형태의 간독성을 나타내나 그중 마취후 오는 아광역성(亞廣域性) 및 광역성 간괴사(廣域性 肝壞死, submassive 및 massive hepatic necrosis)는 치명적이다(254 쪽 참조). 마취제에 의한 간독성의 확실한 기전은 정확히 알려져 있지 않다. 마취제중 halothane이 가장 빈번한데 약 10,000건당 1 건 정도의 빈도로 발생한다고 하며, 그 외에 methoxyflurane, enflurane, isoflurane, trichloroethylene 등은 드물긴 하나 보고되어 있다.

마취제 사용후 약 5~7 일 정도 후에 황달, 간효소(肝酵素)의 이상 등이 나타나기 시작하며 간기능부전(肝機能不全), 간성 뇌장애(肝性腦障碍, hepatic encephalopathy), 간신성증후군(肝腎性症候群, hepatorenal syndrome) 등을 유발하여 사망할 수 있다. 특히 28 일 이내에 마취제를 다시 사용하면 빈도가 높아지며 노인 및 유아(乳兒)에서는 비교적 드물다.

## 2. 마취과정(痲醉過程)

### 가. 손상(損傷)

기관삽관(氣管插管)시 혀, 치아, 인후(咽喉), 후두부(喉頭部), 식도 및 기관(氣管)에 기계적인 손상을 줄 수 있고 심하면 파열될 수도 있다. 파열되면 심한 출혈이 동반되며 파열부위를 통해 공기가 들어가 종격동기종(縱隔洞氣腫) 혹은 기흉(氣胸) 등이 발생한다.

### 나. 미주신경자극(迷走神經刺戟)

삽관(插管)의 자극에 의해 미주신경이 자극되어 심정지(心停止)를 초래할 수 있다.

### 다. 인공호흡기(人工呼吸器)

인공호흡기의 압력이 과도하면 폐포(肺胞)가 파열되어 출혈(出血) 및 공기색전증(空氣塞栓症)이 일어날 수 있다. 간질조직(間質組織)까지 파열되면 간질내로 공기가 들어가 폐간질기흉(肺間質氣胸)이 생기며 이것들이 흉막 아래에 모여 흉강내로 들어가 기흉(氣胸)을 유발하거나 종격동내로 들어가 종격동기종(縱隔洞氣腫)을 형성한다.

### 라. 기 타

해부를 통하여 증명할 수 없는 경우가 많다. 삽관(插管)에 의한 후두(喉頭) 혹은 기관(氣管)의 경련, 기관지내삽관(氣管支內插管) 및 식도내삽관(食道內插管)에 의한 저산소증(低酸素症) 등이 있다. 또한 기구 및 시술상의 문제점으로 삽관의 폐쇄, 실수에 의한 발관(拔管), 마취회로와의 이탈(離脫), 산소가 연결되지 않는 경우 등이 포함된다.

## 3. 합병증(合併症)

마취에 합병되어 사망에 이를 수 있는 것으로는 위내용물(胃內容物)의 흡입이 대표적이다. 마취시술중 위산을 포함한 위내용물이 위가 충만된 상태 혹은 인두반사(咽頭反射)가 억제된 상태에서 역류되어 기관 및 폐로 들어갈 수 있다.

응급수술, 장폐색 환자, 쇠약한 환자, 임산부 등에서 빈발한다. 다량의 위내용물이 역류되면 기관 혹은 기관지를 폐색시켜 질식을 유발하며, 소량의 경우에도 강산(强酸)인 위산이 역류되어 기도가 경련(痙攣)을 일으켜서 무기폐가 되어 사망할 수 있다. 역류후 시간이 경과되면 흡인성 폐렴(吸引性 肺炎) 혹은 급성 폐부전(急性 肺不全), 성인호흡곤란증후군(成人呼吸困難症候群) 및 2차감염(二次感染) 등을 유발한다. 대개 pH 2.5 정도의 위산이 역류되면 기관지수축(氣管支收縮)을 유발할 수 있으며 약 25～30ml 정도 흡입시 발생한다.

## 4. 질병(疾病)

마취와 관련된 사망의 대부분에서 사인(死因)은 질병이다. 즉 수술을 받은 원인질병(原因疾病)일 수도 있으며 원인 질병이 아니면 수술에 부담을 주는 또다른 심한 질병, 즉 허혈성 심질환(虛血性 心疾患)과 같은 것이 원인이 될 수 있다. 이는 예기치 못하는 경우가 많다. 또한 장폐색(腸閉塞)이 너무 진행되어 심한 생화학적 변조(生化學的 變調)를 초래하여 사망이 불가피한 경우도 있다.

## 5. 국소마취제(局所痲醉劑)에 의한 전신중독(全身中毒)

국소마취제의 혈중농도가 지나치게 높아지면 중추신경계, 심혈관계 및 호흡기계에 영향을 미쳐 사망에 이를 수 있으며 마취제뿐 아니라

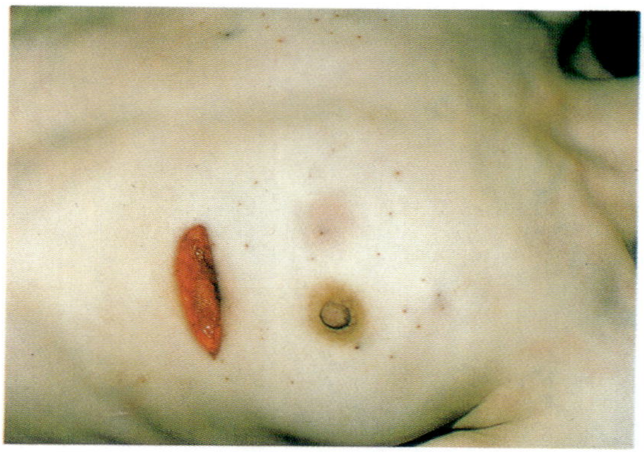

**그림 17-1.** 유방확대수술을 위하여 lidocaine 40 cc 를 투여한 예(무면허자)

첨가된 혈관수축제(血管收縮劑) 혹은 방부제(防腐劑)에 의한 경우도 있다. 주입 부위가 중요하다. 정맥내주입(靜脈內注入)시 매우 위험하며 폐, 인후, 기관 등 혈관이 풍부하고 혈류가 많은 곳, 간을 거치지 않고 직접 심장으로 들어 갈 수 있는 곳, 측두부(側頭部)나 경부(頸部) 등에 투여하면 위험을 초래할 수 있다(그림 17-1). 증상으로는 초기두통, 가면상태, 착란(錯亂), 의식소실, 전신경련 등을 보며 뇌간(腦幹)의 호흡중추 및 순환중추를 억제하면 호흡과 심장이 정지된다.

# 중요참고문헌


## < 국내서적 >

1. 우상덕 : 법의학, 제 19 판, 최신의학사, 1991
2. 문국진 : 최신법의학, 제 2 판, 일조각, 1986
3. 문국진 : 법의검시학, 청림출판, 1985
4. 유영찬 : 법과학, 일신상사, 1991

## < 日本書籍 >

1. 四方一郎, 永野內造 : 現代の 法醫學, 改訂 第 2 版, 金原出版株式會社, 1988
2. 錫谷徹 : 法醫診斷學, 初版, 南江堂, 1972
3. 富田功一, 上山滋太郎 : 標準法醫學.醫師法, 第 3 版, 醫學書院, 1989
4. 池本卯典 : 法學部法醫學, 初版, 八千代出版, 1991
5. 若杉長英, 龍野嘉紹, 小嶋亨 : カラ-アトラス 法醫學, 金原出版株式會社, 1990

## < 영문서적 >

1. Spitz WU, Fisher RS : Medicolegal Investigation of Death, 2nd Ed., Charles C Thomas Publisher, Springfield, 1980
2. Camps FE : Gradwohl's Legal Medicine, 3rd Ed. A John Wright and Sons LTD Publication, London, 1976
3. Polson CJ, Gee DJ : The Essentials of Forensic Medicine, 3rd Ed., Pergamon Press, Oxford, 1973
4. Dimaio VJM, Dimaio DJ : Forensic Pathology, Elsevier Science Publishing Co., New York, 1989
5. Simpson K : Forensic Medicine, 8th Ed., Edward Arnold Ltd., London, 1979
6. Janssen (translated by Foster S) : Forensic Histopathology, Springer-Verlag, Berlin, 1984
7. Moritz AR : The Pathology of Trauma, Lea and Febiger, Philadelphia, 1954
8. Dimaio VJM : Gunshot Wounds, Elsevier Science Publishing Co., New York, 1985
9. Becker DP, Gudeman SK : Textbook of Head Injury, WB Saunders Co., Philadelphia, 1989
10. Errico TJ, Bauer RD, Waugh T : Spinal Trauma, JB Lippincott Co., Philadelphia, 1991
11. Leestma JE, Kirkpatrick JB : Forensic Neuropatholgy, Raven Press, New York, 1988
12. Ellenhorn MJ, Barceloux DG : Medical Toxicology, Elsevier Science Publishing Co., New York, 1988
13. Arena JM, Drew RH : Poisoning, 5th Ed., Charles C Thomas Publisher, Springfield, 1986

14. Klaassen CD, Amdur MO, Douli J ; Toxicology, 3rd Ed., Macmillan Publishing Co., New York, 1986
15. Mason JK ; Paediatric Forensic Medicine and Pathology, Chapman and Hall Medical, London, 1989
16. Kulbertus HE, Wellens HJJ ; Sudden Death, Matinus Nijhoff Publishers, Hague, 1980
17. Sonnenblick EH, Lesch M ; Sudden Cardiac Death, Grune and Stratton, New York, 1981
18. Cotran RS, Kumar V, Robbins SL ; Pathologic Basis of Disease, 4th Ed., WB Saunders Co., Philadelphia, 1989
19. Gresham GA ; Color Atlas of Forensic Pathology, Year Book Medical Publishers, Chicago, 1975

## < 잡 지 >

1. 대한법의학회지
2. 국립과학수사연보
3. 日本法醫學雜誌
4. Medicine, Science and Law
5. Legal Medicine Annual
6. The American Journal of Forensic Medicine and Pathology
7. Journal of Forensic Science

# 부록 : 신체도

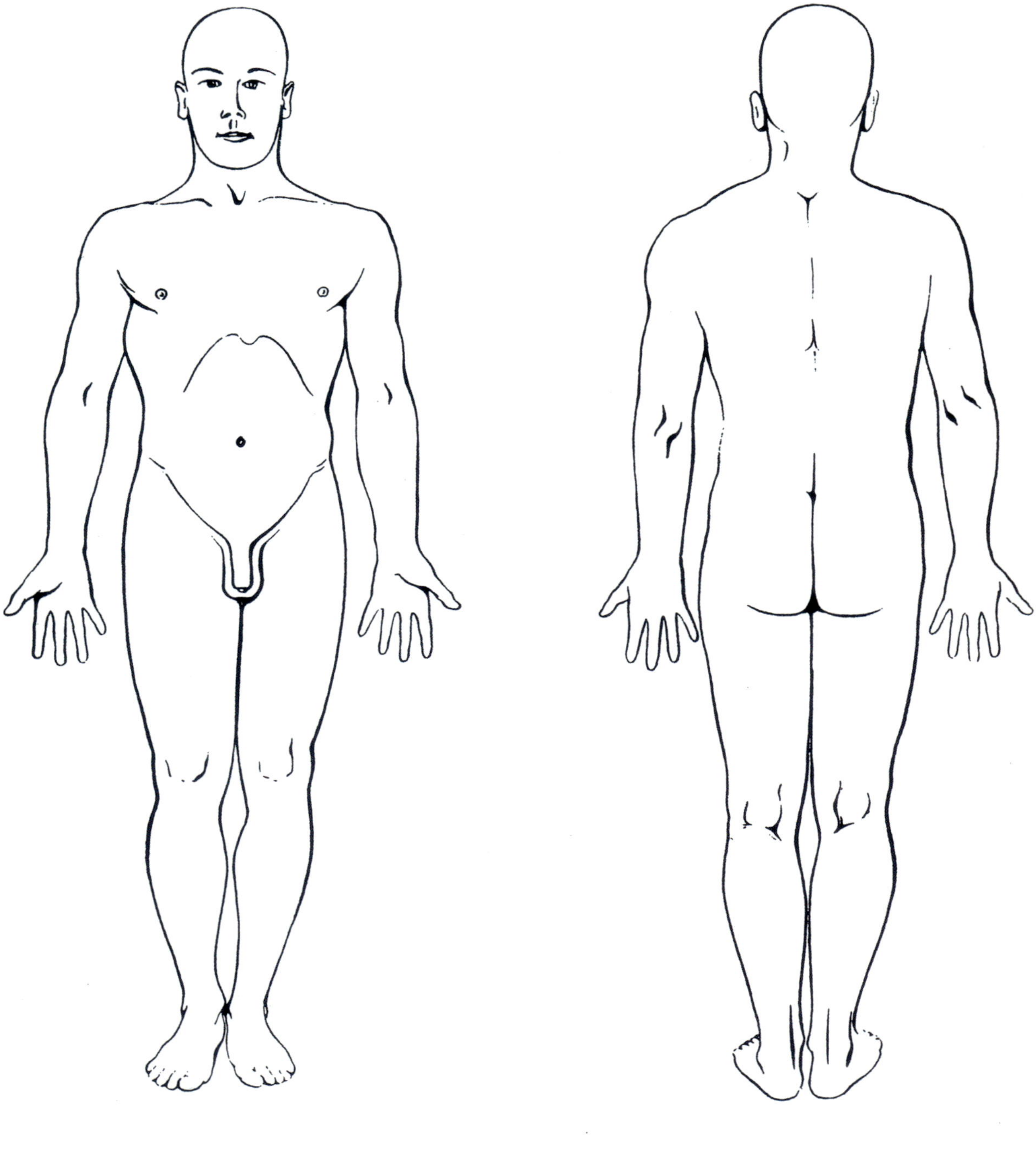

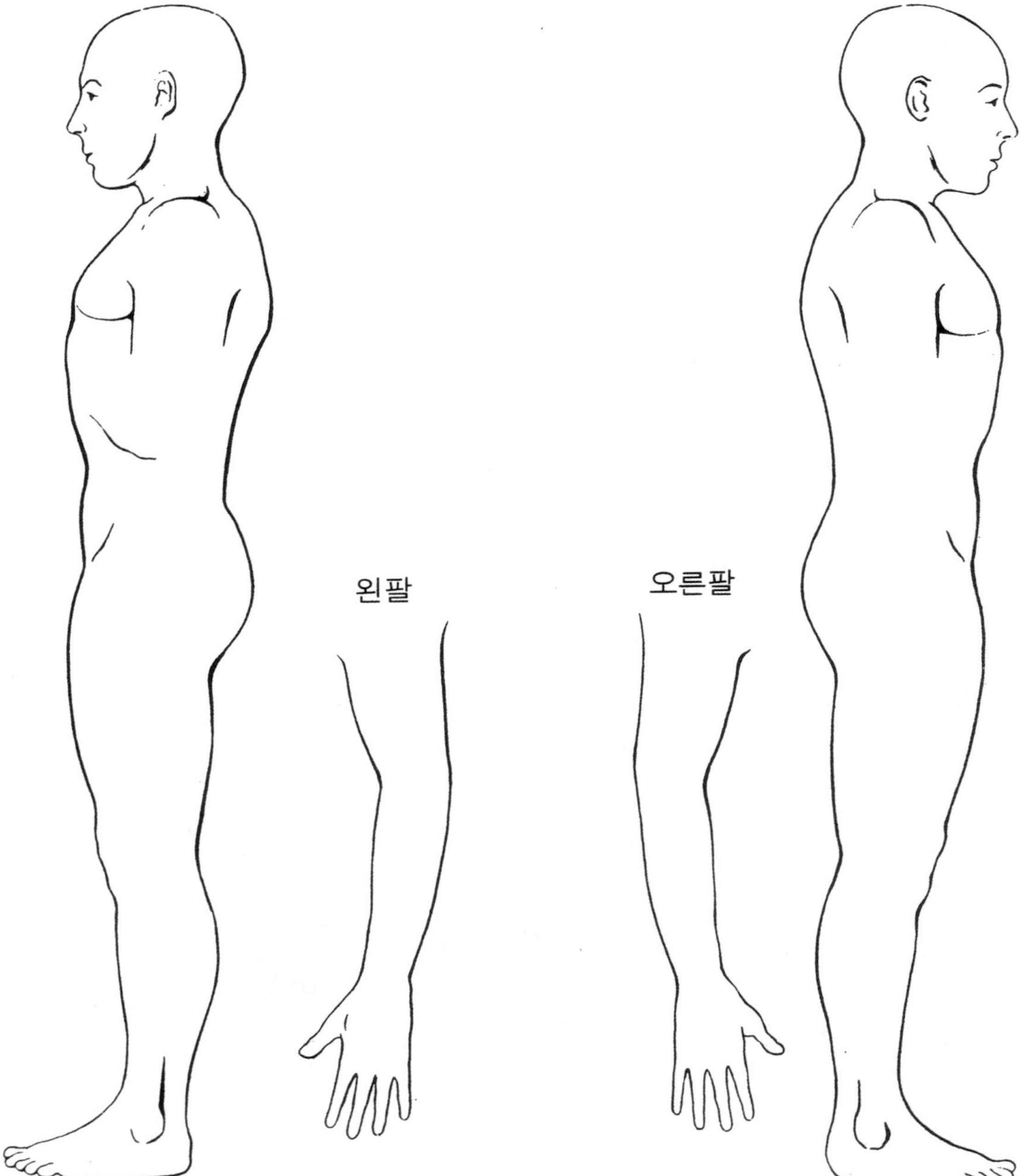
왼팔
오른팔

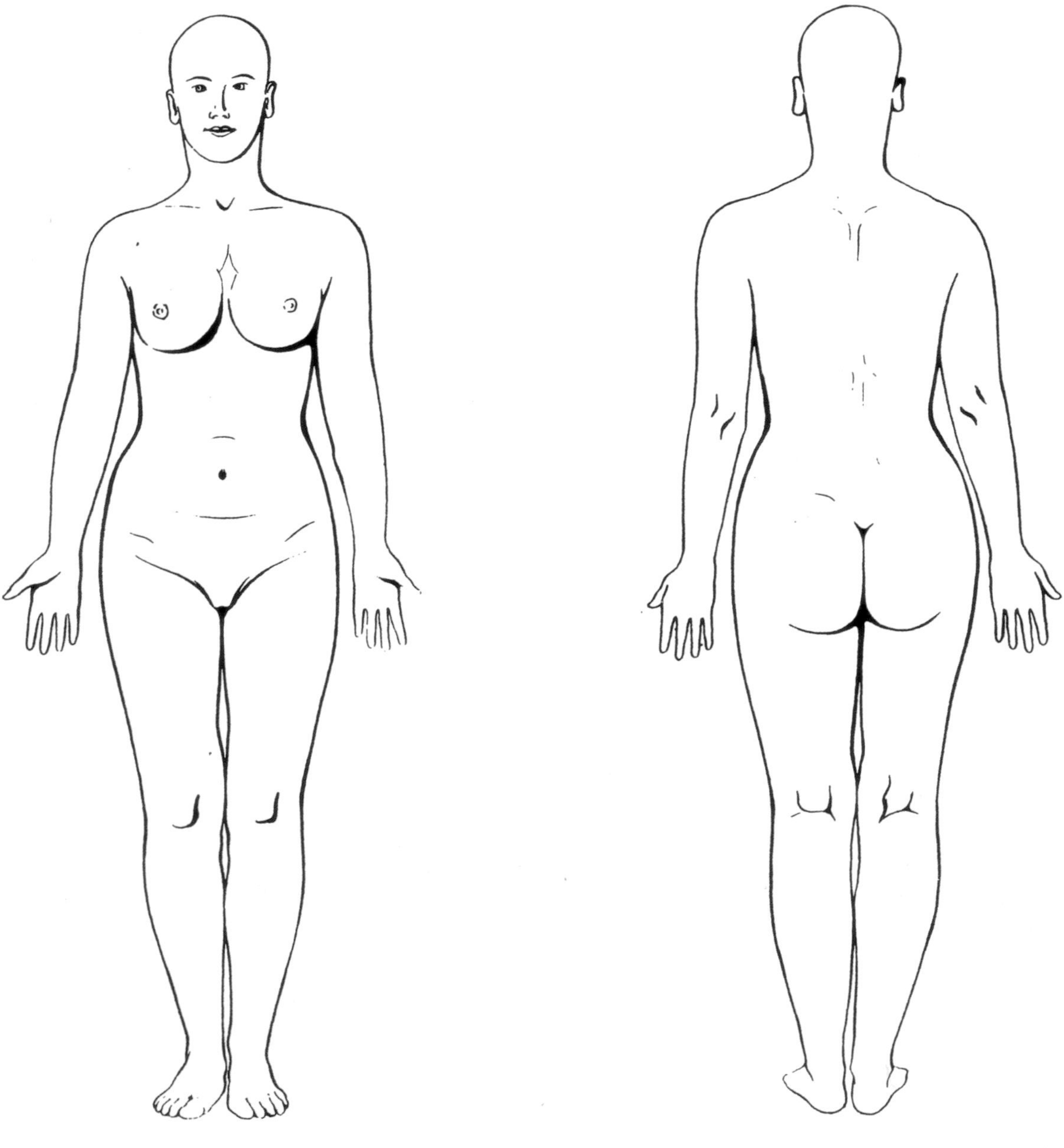

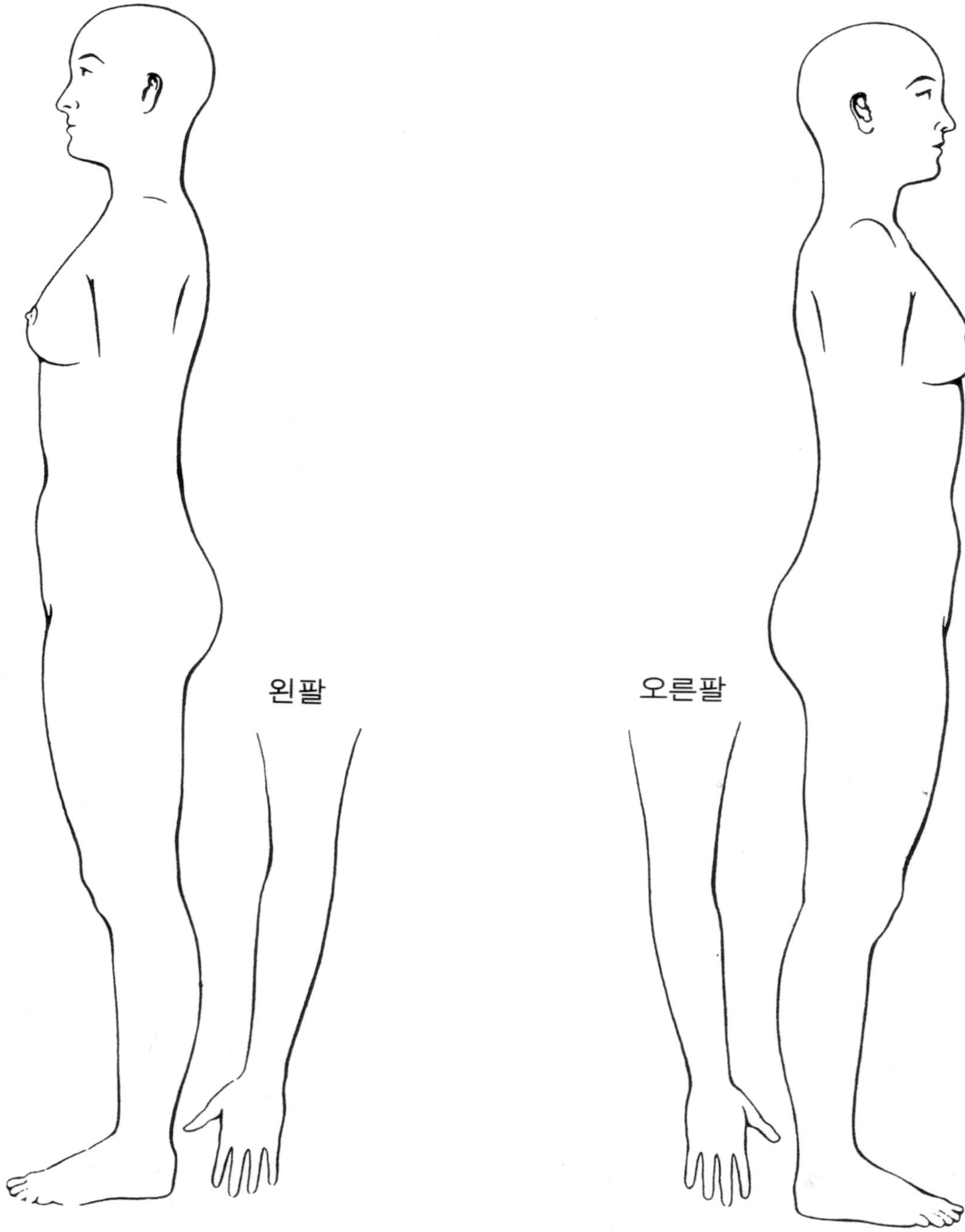
왼팔
오른팔

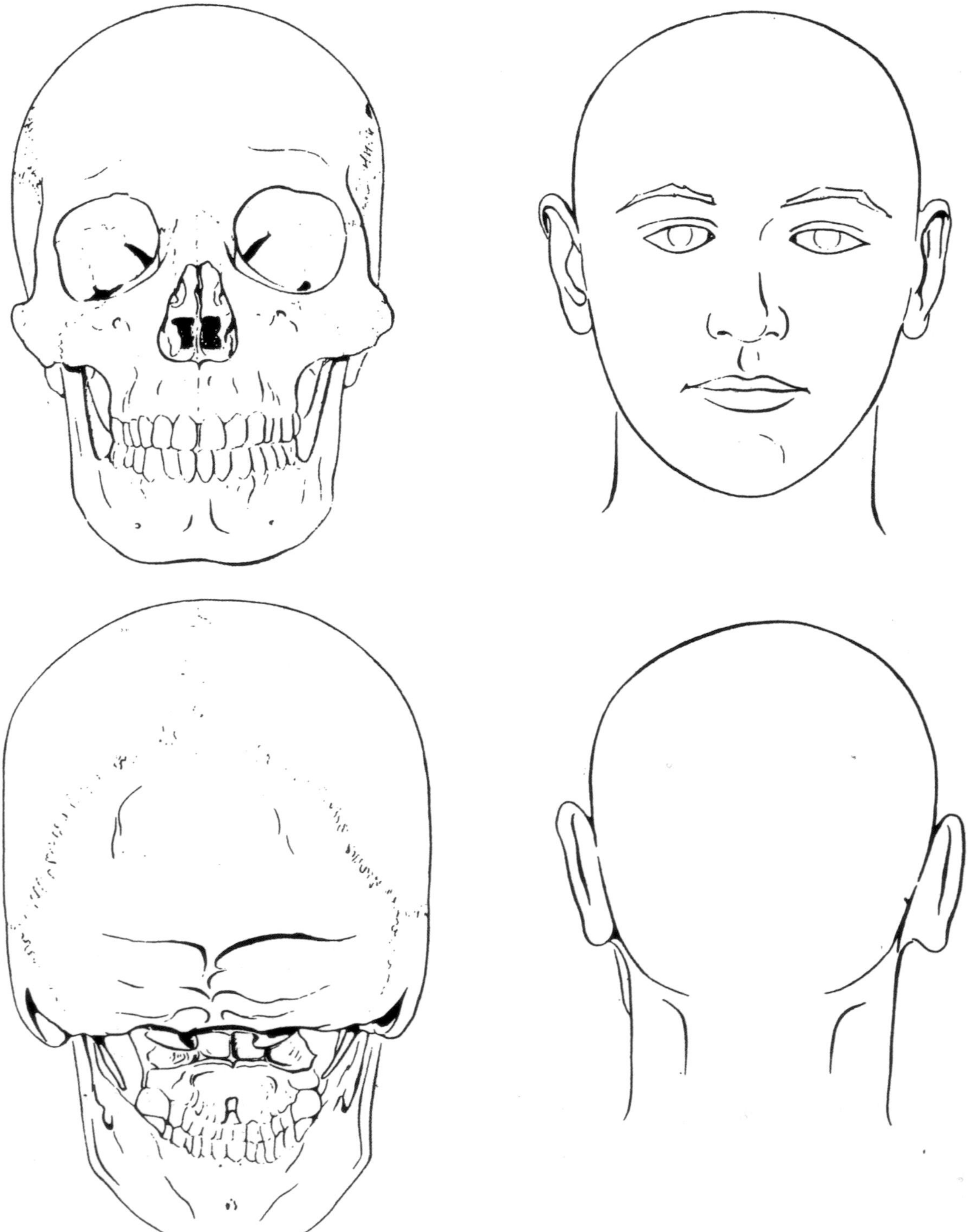

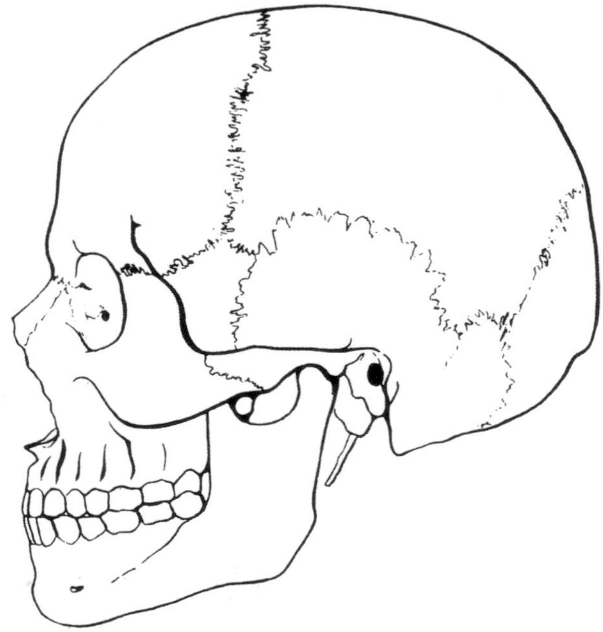

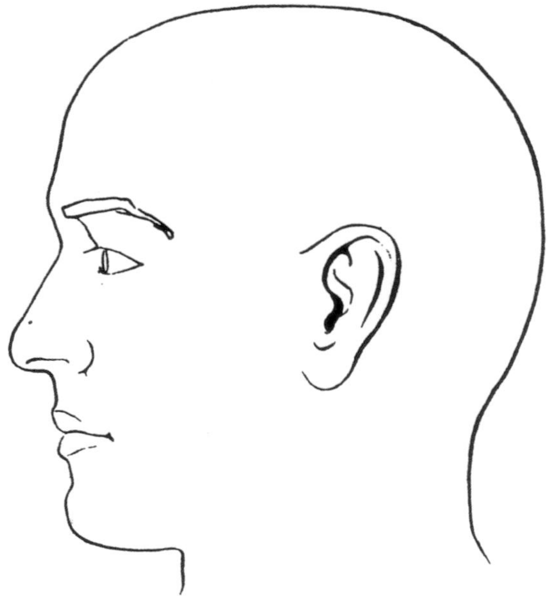

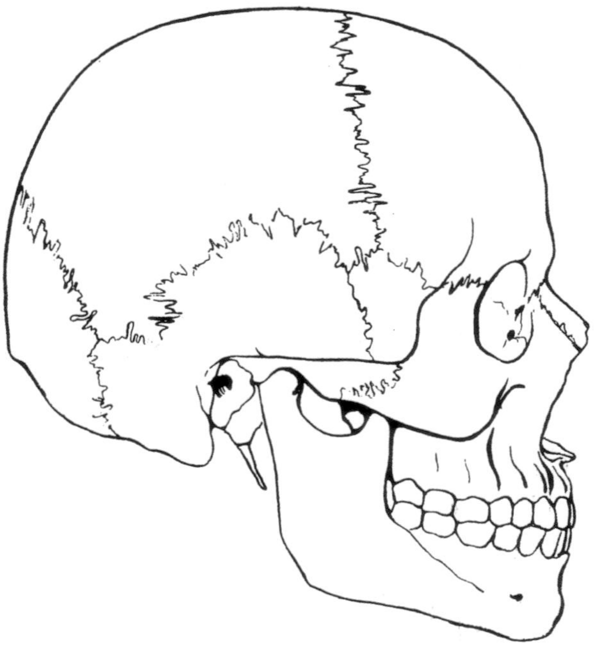

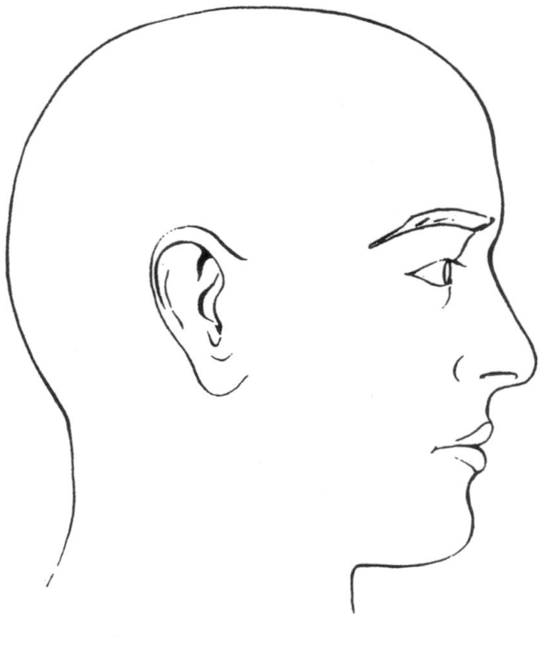

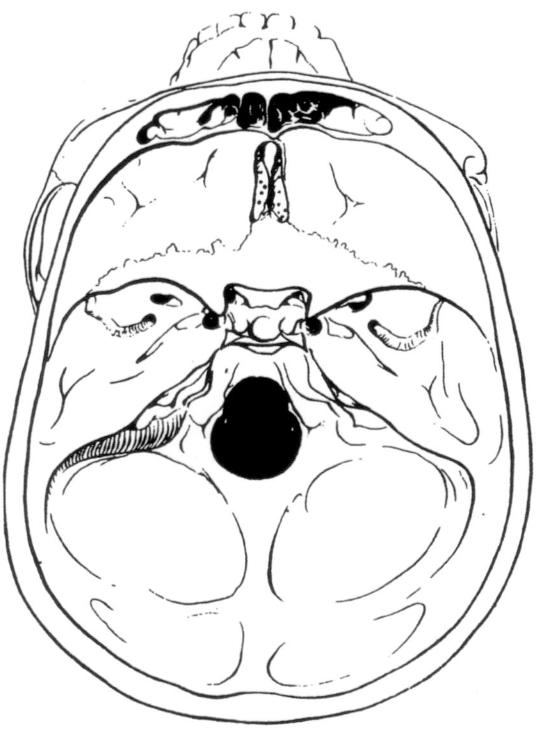

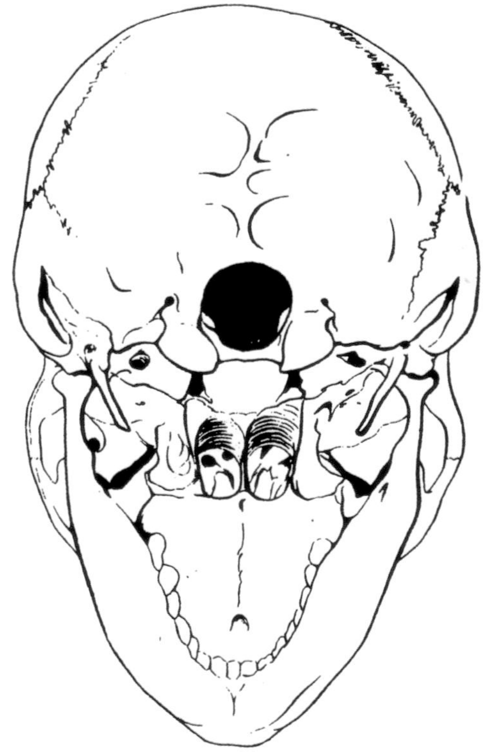

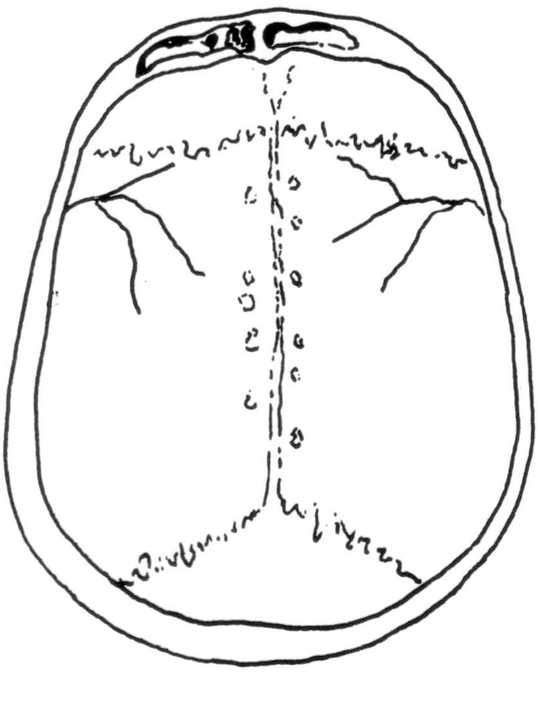

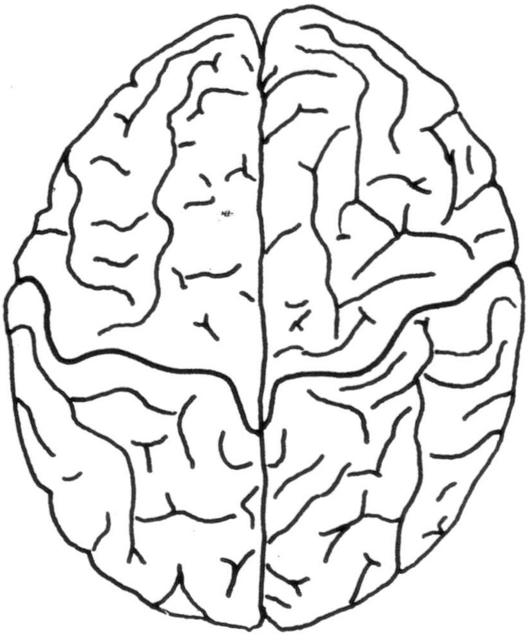

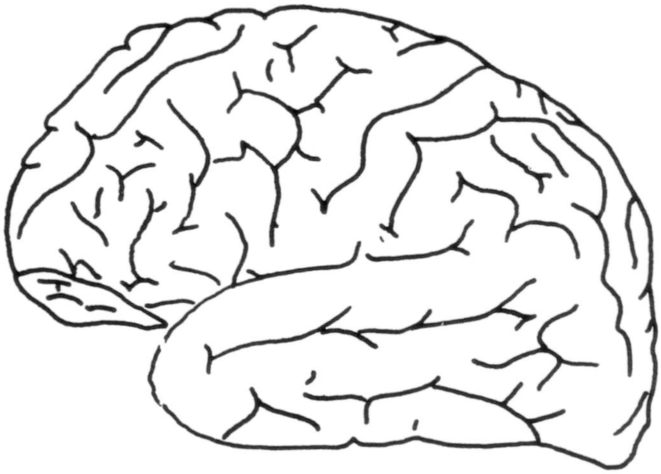

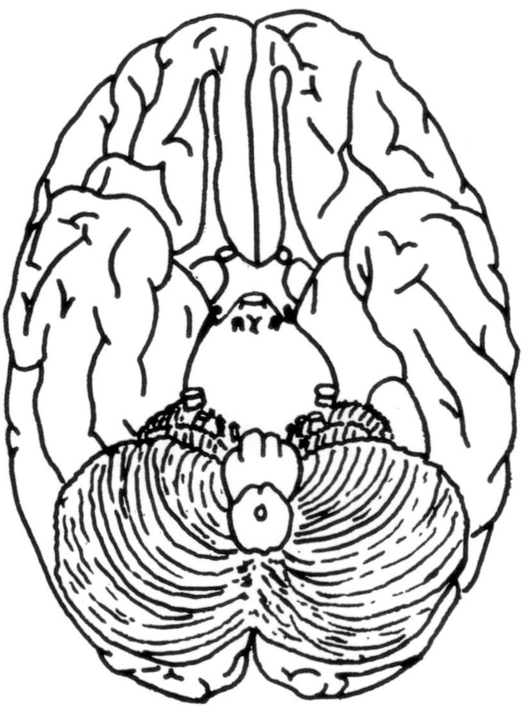

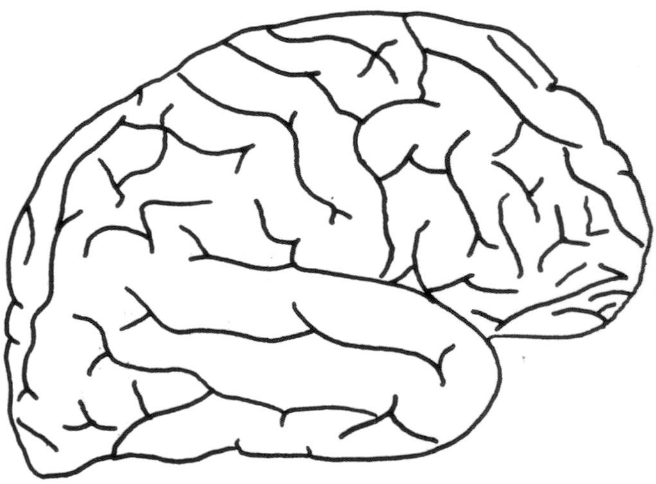

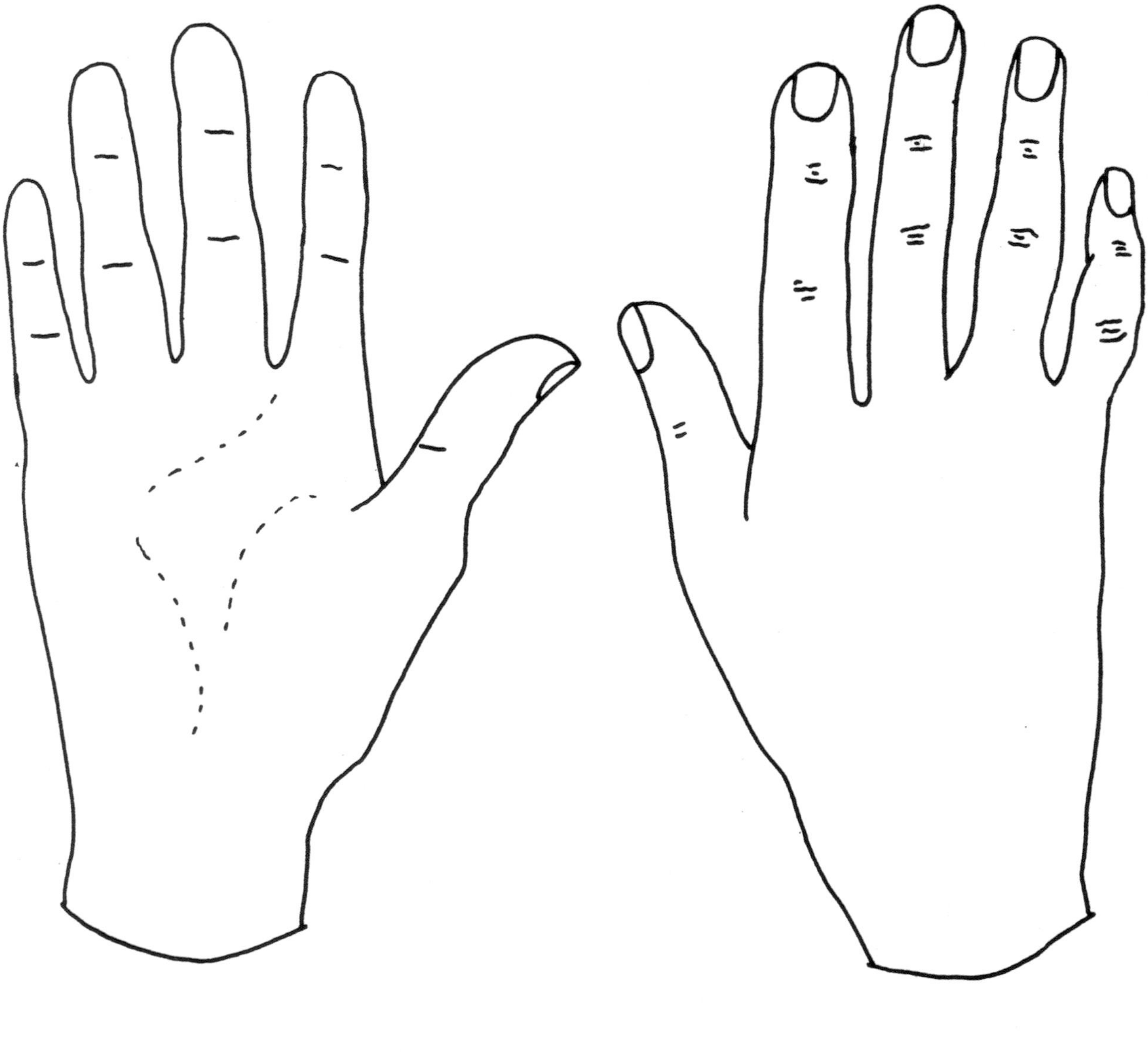

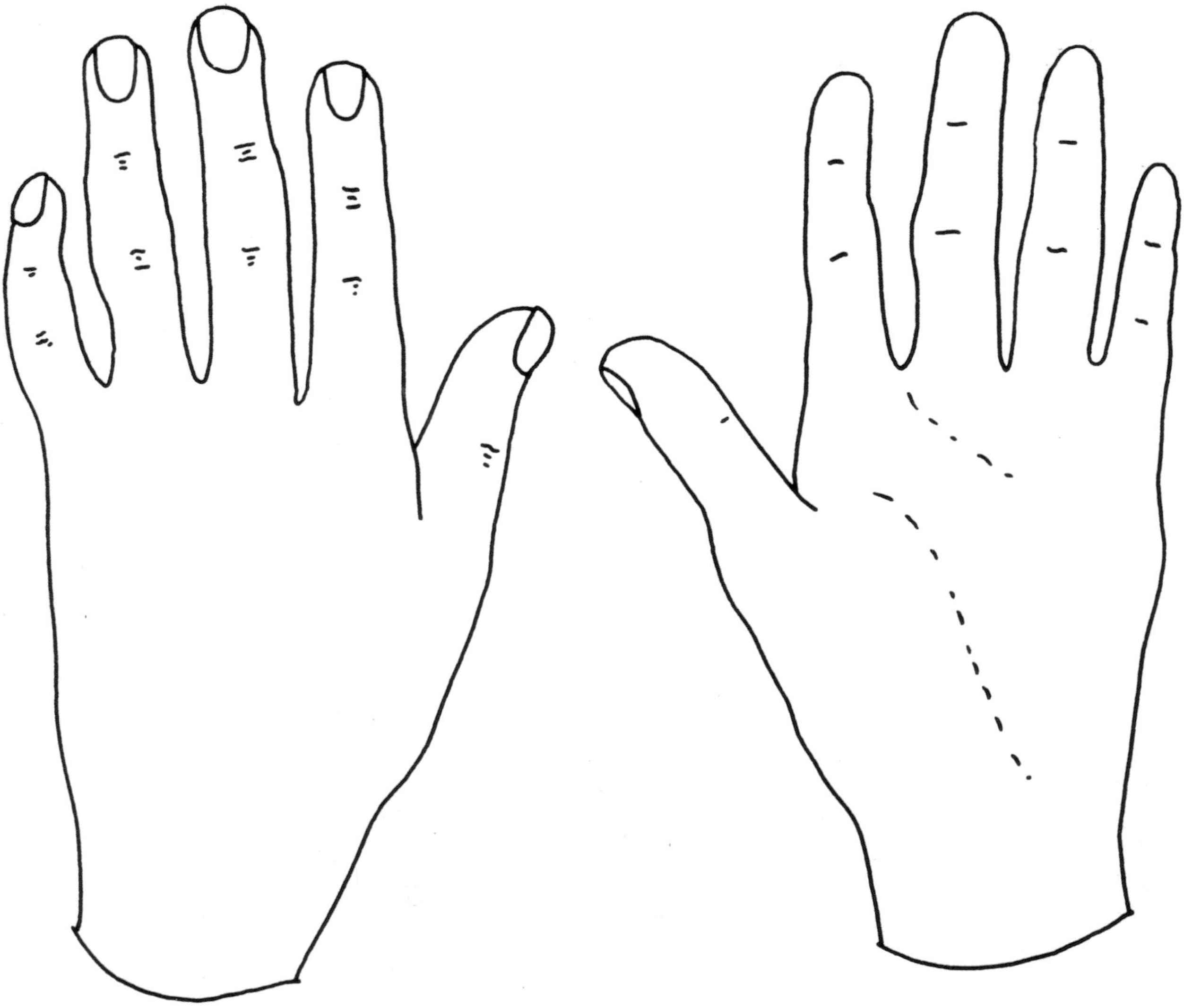

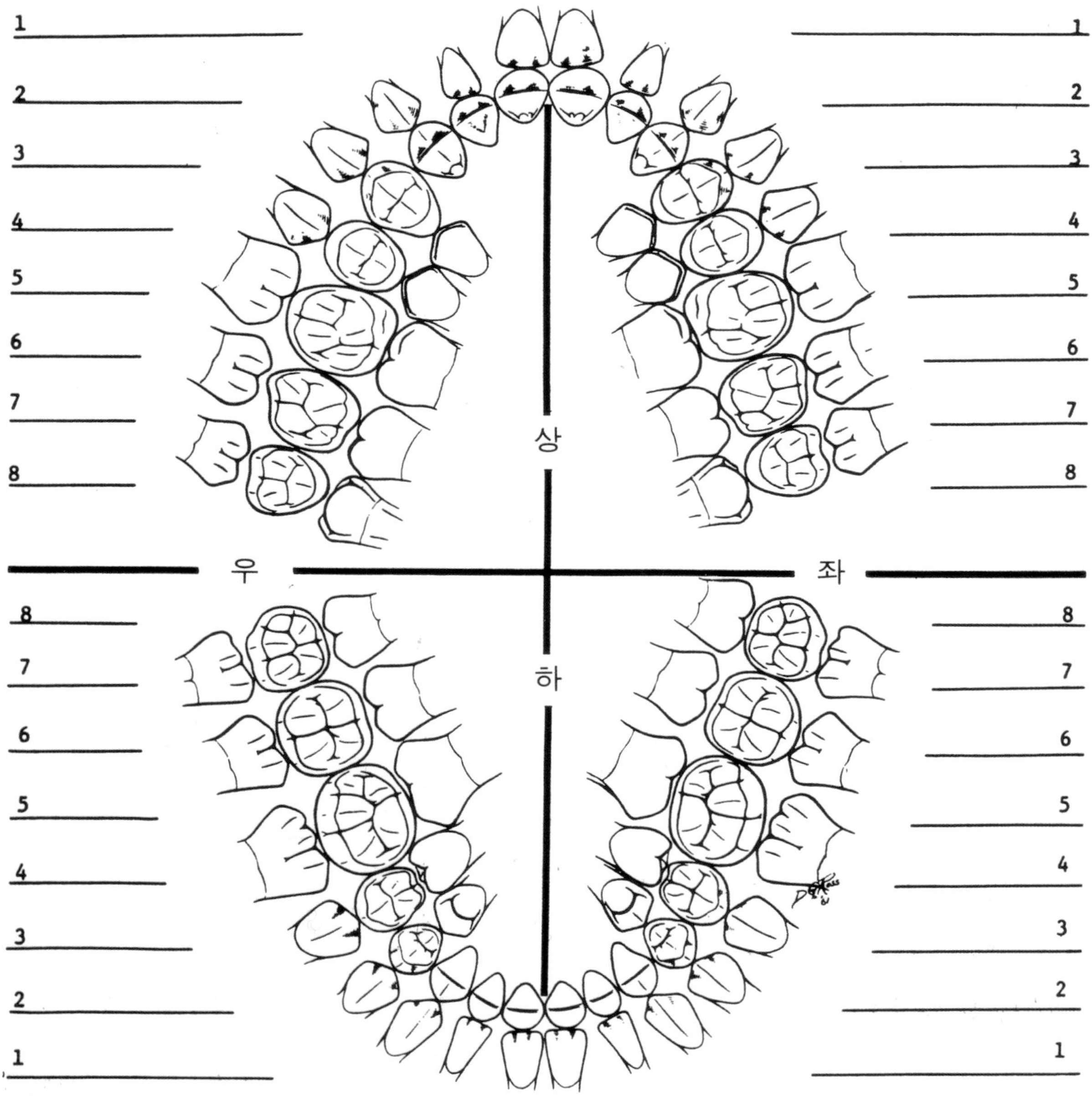
상
우
좌
하
1
2
3
4
5
6
7
8

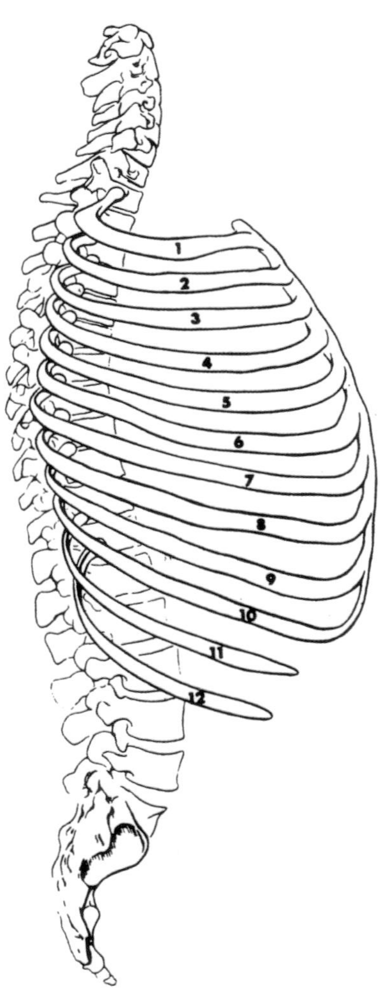
1
2
3
4
5
6
7
8
9
10
11
12

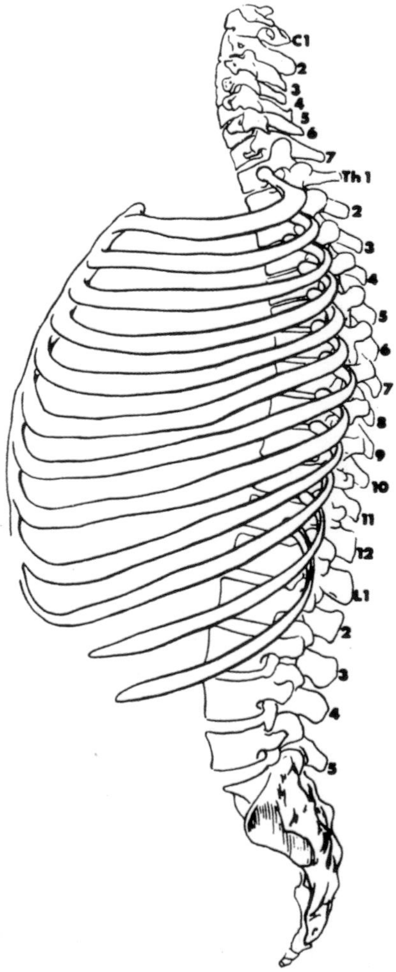
C1
2
3
4
5
6
7
Th 1
2
3
4
5
6
7
8
9
10
11
12
L1
2
3
4
5

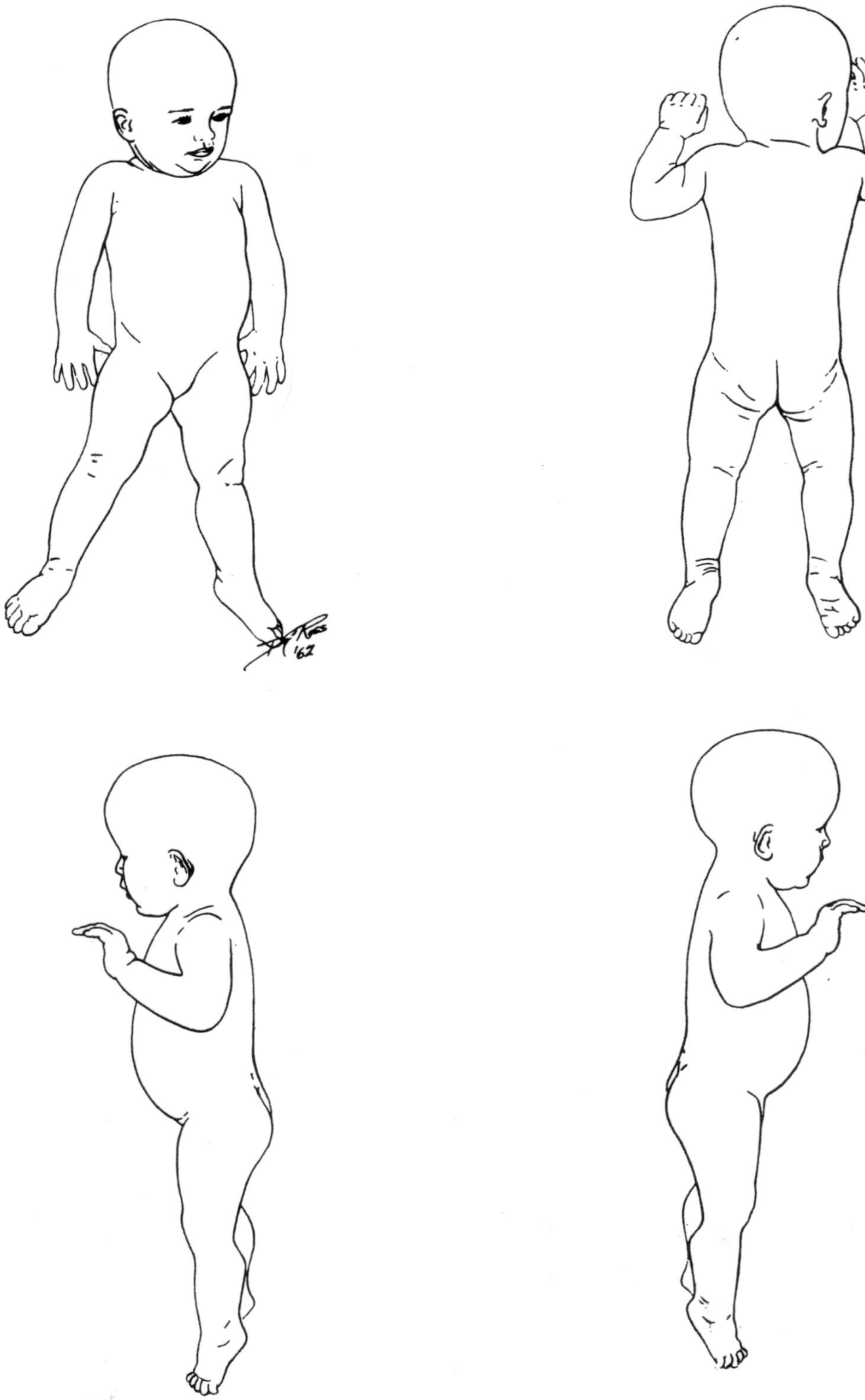

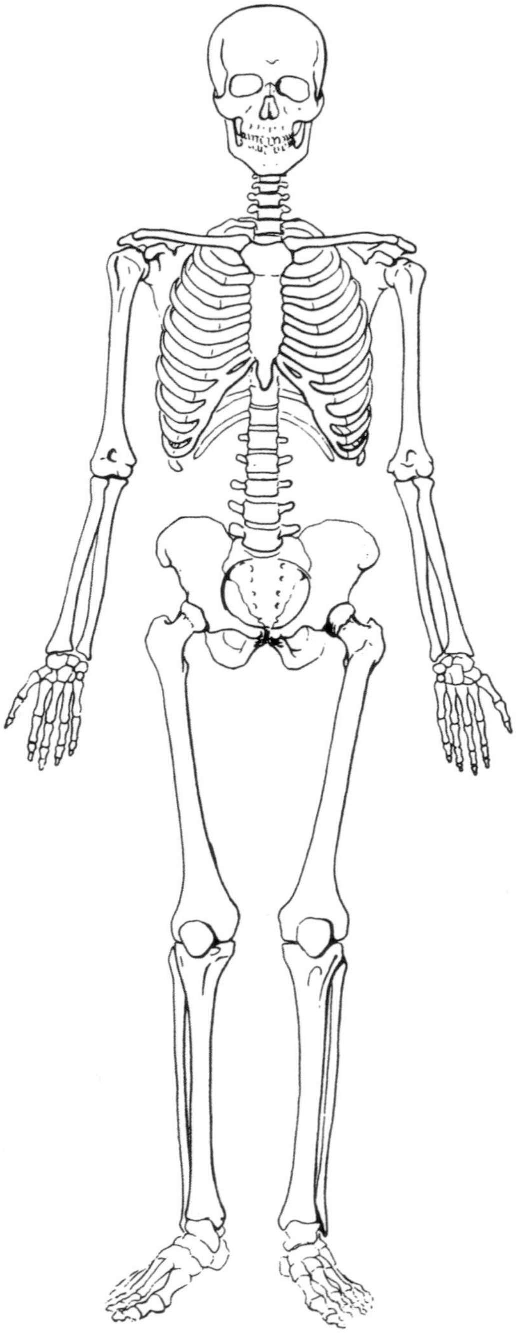

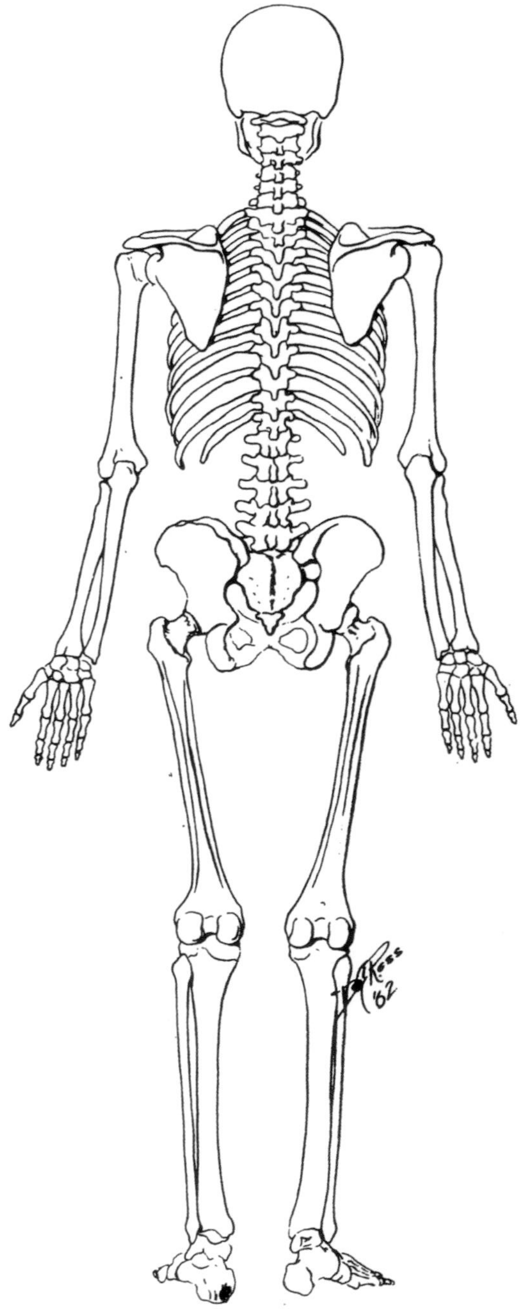

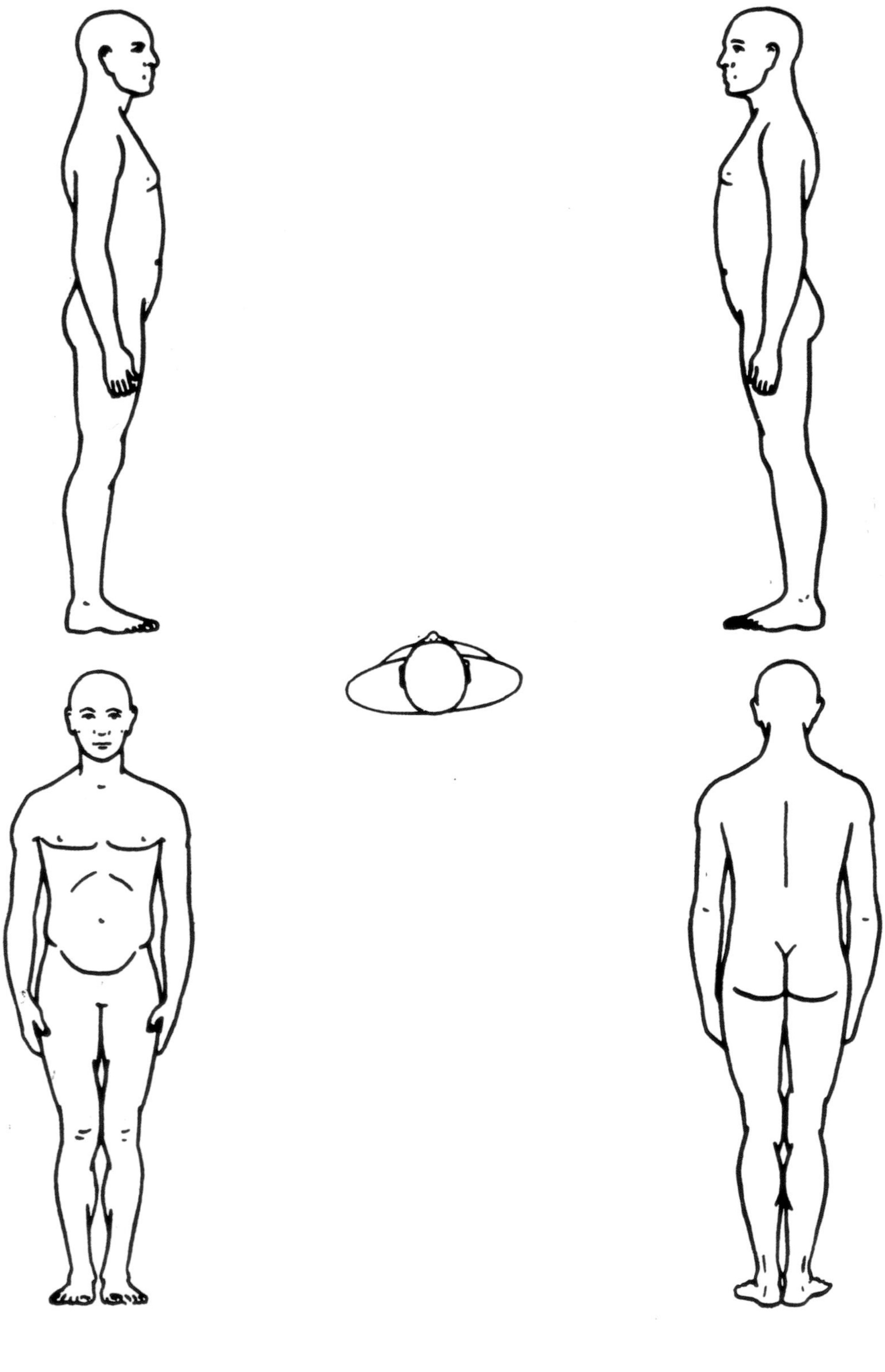

# 찾 아 보 기

# INDEX

# 法 醫 學

정가 40,000원

ISBN 89-7043-028-8

1993년 3월 15일 1판 1쇄 발행
1995년 2월 12일 2쇄 발행
2001년 3월 5일 3쇄 발행
2006년 3월 10일 4쇄 발행
2009년 3월 15일 5쇄 발행
2013년 3월 5일 6쇄 발행
2018년 9월 1일 7쇄 발행
2022년 8월 20일 8쇄 발행



저 자 : 尹 重 鎭

발 행 자 : 崔 秉 進



발 행 처 : 도서출판 **고 려 의 학**
(02880) 서울시 성북구 성북로9길 1 보문빌딩 3층
Tel. 765-0333 / 0337
Fax. 743-2288
등록번호 : 제 1-519호 1978. 6. 29.